Loeweneck
Funktionelle Anatomie
für Krankengymnasten

FACHBUCHREIHE KRANKENGYMNASTIK
Physikalische Therapie – Prävention – Rehabilitation
Herausgeberin Asta von Mülmann

H. Loeweneck
unter Mitarbeit von I. Liebenstund

Funktionelle Anatomie für Krankengymnasten

Ein Lehr-, Lern- und Arbeitsbuch

mit Zeichnungen von
Siegfried Nüssel und Barbara Ruppel

Pflaum Verlag München

Autoren:

Prof. Dr. med. Hans Loeweneck
Anatomische Anstalt der Universität München
Pettenkoferstr. 11, 8000 München 2

Ingeborg Liebenstund
Lehrkraft an der Staatlichen Schule für Krankengymnastik
an der Universität München Klinikum Großhadern
Marchioninistr. 15, 8000 München 70

CIP-Kurztitelaufnahme der Deutschen Bibliothek

Loeweneck, Hans:

Funktionelle Anatomie für Krankengymnasten : e. Lehr-, Lern- u.
Arbeitsbuch / H. Loeweneck unter Mitarb. von I. Liebenstund.
Mit Zeichn. von Siegfried Nüssel u. Barbara Ruppel.
– München : Pflaum
   (Fachbuchreihe Krankengymnastik)

[Hauptbd.]. – 1985.

ISBN 3-7905-0454-8

Copyright 1985 by Richard Pflaum KG
Alle Rechte, insbesondere die der Übersetzung, des Nachdrucks, der Entnahme
von Abbildungen, der Funksendung, der Wiedergabe auf fotomechanischem
oder ähnlichem Wege und der Speicherung in Datenverarbeitungsanlagen,
bleiben, auch bei nur auszugsweiser Verwertung, vorbehalten.
Titelbild in Anlehnung an eine Abbildung aus V. LANZ-WACHSMUTH: Praktische
Anatomie. Springer, 1938
Satz und Binden: Pustet, Regensburg
Druck: Pflaum, München

INHALT

Vorwort 17
Einführung in die Fachsprache 19
   Begriffe aus der Fachnomenklatur 19
   Begriffsdefinitionen zur Orientierung und Richtungsbestimmung . . . 37
      Achsen und Ebenen 37
      Lagebezeichnungen und Richtungsangaben 38
   Abkürzungen in der Fachsprache 38

Allgemeine Anatomie 39
   Cytologie und Histologie 39

   Cytologie 39
      Zelle 39
      Chromosomen 42
      Zellteilung 44
   Histologie 44
      Gewebearten 44
         Epithelgewebe 46
         Bindegewebe 48
         Stützgewebe 50
            Knorpelgewebe 50
            Knochengewebe 52
            Knochenbildung 54
            Knochenwachstum 57
            Lamellenknochen 58
            Knochenbruch 60
         Muskelgewebe 61
            Glatte Muskulatur 61
            Quergestreifte Skelettmuskulatur 62
            Quergestreifte Herzmuskulatur 64

Nervengewebe	64
Nervenzelle	64
Nerv	66
Degeneration und Regeneration von Nerven	67
Synapsen	68
Rezeptoren	69

Wachstum und Körperbautypen 70

Wachstum 70

Praenatales Wachstum	70
Postnatales Wachstum	70
Wachstum und Proportionen	71

Körperbautypen 73

Haut 74

Aufgaben	74
Aufbau	75
Subcutis	75
Verankerung der Haut	75
Nervöse Strukturen	76
Hautanhangsgebilde	77
Wundheilung	77
Krankengymnastische Gesichtspunkte bei der Nachbehandlung von Hautwunden	77

Allgemeine Osteologie und Arthrologie 78

Allgemeine Osteologie 78

Knochenformen	78
Periost	78
Röhrenknochenaufbau	79
Leichtbauprinzip der Knochen	79

Allgemeine Arthrologie 80

Haft	80
Gelenk	81
Gelenkzusammenhalt	83
Gelenkführung	84
Gelenkformen	84
Gelenkbewegungen	85
Bewegungshemmung	85
Gelenkuntersuchung und Gelenkbeweglichkeit	86
Klinische Hinweise	86

Myologie und Sehne ... 87
    Skelettmuskel ... 87
    Muskelformen ... 89
    Territoriale Gliederung des Skelettmuskels ... 92
    Hilfseinrichtungen für Muskeln ... 92
        Sehne ... 93
        Sehnenscheide ... 94
    Muskelmechanik ... 95
        Hypomochlion ... 96
        Physiologischer Querschnitt ... 96
        Muskelkontraktion ... 96
        Motorische Einheit ... 96
        Längendefinitionen, Begriffe zur Muskelkontraktion ... 97
    Zur Klinik ... 98
        Muskelprüfung ... 98
        Muskeltraining ... 98
        Spasmus ... 99
        Spastik ... 99
        Muskelkater ... 99
        Muskelfaserriß ... 99
        Sehnenruptur ... 99

Bewegungsapparat ... 100

Rumpf ... 100

Wirbelsäule ... 100
    Gliederung der Wirbelsäule ... 101
    Aufbau eines Wirbels ... 101
    Wirbelgelenke ... 107
    Kopfgelenke ... 107
    Verbindungen zwischen beweglichen Wirbeln ... 110
    Bandscheibe ... 110
    Wirbelsäulenbänder ... 111
    Physiologische Krümmungen ... 112
    Bewegungsmöglichkeiten ... 113
    Zur Klinik ... 114
        Orientierung an der Wirbelsäule ... 114
        Fehlentwicklungen ... 117
        Fehlhaltungen ... 117
        Skoliosen ... 118

Rippen-Wirbelgelenke 119
　　　Kreuzbein-Darmbeingelenk 120
Rückenmuskeln 120
　　　Schichtenfolge der Rückenmuskeln 122
　　　　　Oberflächliche Rückenmuskeln 122
　　　　　Tiefe Rückenmuskeln 122
Thorax 128
　　　Aufbau 128
　　　Brustbein 129
　　　Rippen 129
　　　Rippen-Wirbelgelenke 130
　　　Rippen-Brustbein-Verbindungen 130
　　　　　Funktion der Rippengelenke 130
　　　Muskeln der Thoraxwand 130
Halsmuskeln 131
　　　Halsfascien 131
　　　Muskeln 132
　　　Zur Klinik 133
Zwerchfell 134
　　　　　Funktion 136
Atemmuskeln 138
Bauchwand 139
　　　Außenrelief 139
　　　Funktionelle Bauchwandkonstruktion 139
　　　Schichtung der Bauchwand 140
　　　Leistenkanal 144
　　　Schwache Stellen an der Bauchwand 144
Becken und Beckenboden 145
　　　Becken 145
　　　　　Hüftbein 145
　　　　　Kreuzbein 147
　　　　　Ebenen und Meßwerte im kleinen Becken der Frau 147
　　　　　Verbindungen der Beckenknochen 148
　　　　　Zur Klinik der Beckenverbindungen 149
　　　　　Bänderprüfungen 149
　　　　　Nerven- und Gefäßstraßen in der Wandung des Beckens 149
　　　Beckenmuskeln und Beckenboden 150
　　　　　Beckenboden 151
　　　　　Zur Klinik 156

Schultergürtel und Arm ... 157

Knöcherner Schultergürtel und Beweglichkeit des Armes ... 157
    Knöcherner Schultergürtel ... 158
        Hauptbewegungen des knöchernen Schultergürtels und zugehöriger Muskeln ... 159
        Zur Klinik ... 162

Humerus ... 164
    Osteologie ... 164
        Epiphysenfugen und Apophysenfugen ... 165
    Schultergelenk ... 166
        Aufbau ... 167
        Schwache Kapselzonen, Verrenkungswege ... 167
        Schulternebengelenk ... 168
        Rumpf – Oberarm – Muskeln ... 169
        Schultermuskeln ... 170
        Zur Klinik des Schultergelenks ... 172

Ulna und Radius ... 172
    Osteologie und Arthrologie von Ulna und Radius ... 173

Ellenbogengelenk ... 173
    Im Ellbogengelenk wirksame Oberarmmuskeln ... 175
    Zur Klinik ... 176
    Umwendbewegungen der Hand ... 176

Handskelett ... 178
    Osteologie ... 178
    Carpo-Metacarpalgelenke, Daumensattelgelenk ... 181
    Fingergelenke ... 181

Hand- und Fingermuskeln ... 182
    Zum Verlauf der langen Fingermuskeln ... 183
    Mm. lumbricales und Mm. interossei ... 186
    Daumenmuskeln ... 188
    Kleinfingerballen ... 190
    Druckkonstruktion der Hohlhand ... 191
    Zur Klinik der Hand ... 192

Bein 197

Osteologie des Femur 197
    Tastbare Orientierungspunkte am Skelett im Bereich von Hüftgelenk und Femur 198
    Winkelverhältnisse an der Hüftgelenkspfanne und am Femur 198
    Spongiosaarchitektur am proximalen Femurende 199

Hüftgelenk 200
    Gelenkbänder 200
    Gelenkmechanik 202
    Zur Klinik des Hüftgelenks 202
    Muskeln des Hüftgelenks 204

Kniegelenk 207
    Aufbau aus Teilgelenken 208
    Osteologie 209
    Menisci 210
    Kapselverlauf und Recessus 212
    Bänder 212
    Gelenkführung 214
    Bewegungsausmaß 214
    Bewegungsmechanik 214
    Aktive und passive Stabilisatoren 216
    Funktionsübersicht der Muskeln 218
    Muskeln, die an Hüft- und Kniegelenk wirksam sind 218
    Zur Klinik des Kniegelenks 220

Osteologie von Tibia und Fibula 220
    Tibia 220
    Fibula 221
    Verbindungen zwischen Tibia und Fibula 221
    Orientierung am Unterschenkel 221

Fußskelett und dessen pronatorische Verwindung 222
    Fußskelett 222
    Pronatorische Verwindung des Fußskeletts 223
    Sprunggelenke 224
    Übrige Fußgelenke 227
    Pfannenband und Sohlenband 228

Unterschenkel- und Fußmuskulatur 228
    Muskeln der Extensorenloge 229
    Muskeln der Peronaeusloge 230
    Muskeln der Flexorenloge 231
    Übersicht zur Leistung der in den Sprunggelenken wirksamen Muskeln . 232
    Kurze Muskeln am Fußrücken 233
Planta pedis 233
    Muskeln des Großzehenballens 234
    Muskeln des Kleinzehenballens 234
    Kurze longitudinale Zehenmuskeln der Planta pedis 235
    Aktive und passive Gewölbehaltung am Fuß 236
    Zur Klinik 239

Blut, Kreislauforgane und Lymphsystem 242

Blut 242
    Blutbildung 242
    Blutbestandteile 243
    Blutgruppen 244
    Rhesusfaktor 245
    Zur Klinik 245
Kreislauforgane 245
    Herz 246
        Lage 246
        Aufbau 246
        Erregungsleitung 249
    Herzkranzarterien 250
    HEAD'sche Zone des Herzens 250
    Blutgefäße 250
        Aufbau 250
        Kleiner Körperkreislauf 251
        Großer Körperkreislauf 251
        Kreislaufmotoren 251
        Funktionelle Besonderheiten von Gefäßen 253
    Zur Klinik 254
        Herzschlag 254
        Puls 254
        Blutdruck 255
        Blutdruckmessung 256

Lymphsystem 257
    Lymphocyten und Abwehr 257
    Lymphe und Lymphkreislauf 257
    Lymphatische Organe 258
        Lymphknoten 259
        Milz 259
        Tonsillen 259

Respirationstrakt 260

Nase und Nasennebenhöhlen 260
    Nase 260
    Nasennebenhöhlen 261
Kehlkopf 261
Luftröhre 264
Lunge 264
    Bronchialbaum 265
    Lappen- und Segmentbronchi 266
Pleura und Pleuraspalt 267
    Mechanik der Atmung 268
        Lungen- und Pleuragrenzen 268
    Zur Klinik 269

Schädel und Sinnesorgane 271

Osteologie des Schädels 271
Hirnschädel 271
    Schädelbasis 272
Gesichtsschädel 274
    Kiefergelenk 274
Auge 275
    Bulbus oculi 275
    Augenmuskeln 276
Sehbahn (N. II) und Pupillarreflex 276
    Zur Klinik 277
Ohr und Gleichgewichtsapparat 278
Ohr 278
    Mittelohr 278

Innenohr 279
   Hörorgan und Hörbahn (N. VIII) 279
   Gleichgewichtsorgan und Gleichgewichtsbahn (N. VIII) 280
   Zur Klinik 281

Zentrales Nervensystem 282

Gehirn 282
   Hirnhäute 282
      Räume zwischen Hirnhäuten 283
   Sinus 284
   Liquor und Liquorzirkulation 285
      Zur Klinik 287
   Hirngliederung 287
      Allgemeine Daten 287
      Gliederung und Definitionen 288
      Telencephalon 289
      Diencephalon 292
      Mesencephalon 294
      Metencephalon 295
      Myelencephalon 295
      Rautenhirn und Rautengrube 296
      Formatio reticularis 297
   Motorik 298
      Pyramidale Motorik 298
      Extrapyramidale Motorik 299
      «Kleinhirnmotorik» 300
      Zur Klinik 300
   Bahntypen und Capsula interna 301
      Bahntypen 301
      Capsula interna 302
   Hirnarterien 304
      Zur Klinik 305
   Limbisches System 305
   Hirnnerven 306
      Nn. olfactorii (N. I) 306
      N. oculomotorius (N. III) 307
      N. trochlearis (N. IV) 307
      N. trigeminus (N. V) 307

N. abducens (N. VI) 308
N. facialis (N. VII) 309
N. glossopharyngeus (N. IX) 310
N. vagus (N. X) 310
N. accessorius (N. XI) 310
N. hypoglossus (N. XII) 311

Rückenmark 311
    Rückenmarkshäute 311
        Fixierung des Rückenmarks 313
    Feinaufbau des Rückenmarks 313
        Graue Substanz 313
        Weiße Substanz 314
    Arterien des Rückenmarks 314
    Segmentnerv und Plexusbildungen 316
    Reflexbogen 317
        Reflexe 318
    Head'sche Zonen (Begriff) 319
    Rückenmarksbahnen 320
        Afferenzen 320
        Efferenzen 327
    Zur Klinik 330

Peripheres Nervensystem 331

    Aufbau eines peripheren Nerven 331
        N. occipitalis maior 331
        N. phrenicus 332
        Plexus brachialis mit Ästen 332
        «Segmentale Innervation» der Bauchwandmuskeln 333
        Plexus lumbosacralis mit Ästen 334

Vegetatives Nervensystem 336

    Aufbau 336
    α- und β-Rezeptoren 337
    Lage der Perikaryen und Versorgungsgebiete 338
    Wirkungen des Symphaticus und Parasympathicus an ausgewählten Organen 340

Verdauungssystem 341

Mundhöhle, Schlund, Speiseröhre 341
Zähne 341
Zunge 342
Mundspeicheldrüsen 342
Schlund 342
    Schluckakt 343
Speiseröhre 343

Magen-Darm-Trakt 344
Übersicht 344
Peritonaeum und Peritonaealverhältnisse 345
Magen 346
Zwölffingerdarm 347
Leber 347
    Ableitende Gallenwege 350
Bauchspeicheldrüse 350
Dünndarm 351
Dickdarm 352
Mastdarm 353
    Verschluß des Analkanals 353
    Entleerung des Mastdarms 354
    Rectuminkontinenz 354

Urogenitalsystem 355

Niere und ableitende Harnwege 355
Übersicht 355
Niere 356
Harnleiter und Harnblase 358
    Verschluß und Entleerung der Harnblase 358
    Zur Klinik 359
Harnröhre 360
    Zur Klinik 360

Weibliche Geschlechtsorgane 360
Übersicht und Meßwertangaben 360
    Eierstock 361
    Eileiter 361

Gebärmutter	361
Scheide	362
Ovarialzyklus und Menstruationszyklus und ihre hormonale Steuerung	362
Männliche Geschlechtsorgane	364
Übersicht	364
Zur Klinik	365

Endokrine Organe 366

Hypophyse 366
    Zur Klinik 367
Schilddrüse 368
    Zur Klinik 368
Nebenschilddrüsen 369
    Zur Klinik 369
Nebennieren 369
    Zur Klinik 370
Inselapparat der Bauchspeicheldrüse 371
    Zur Klinik 372

Übersicht zu den Zeichenvorlagen 373

Literatur 375

Sachregister 377

VORWORT

Die gängigen Lehrbücher der Anatomie des Menschen sind entweder für Medizinstudenten geschrieben oder wenden sich summarisch an die so heterogen zusammengesetzte Gruppe der ärztlichen Hilfsberufe. Als Dozent für Anatomie steht man bei Beginn eines jeden neuen Kurses für angehende Krankengymnastinnen und Krankengymnasten vor der unbefriedigenden Aufgabe, Lehrbuchempfehlungen für das Fach Anatomie geben zu müssen. Und immer muß man einen unglücklichen Kompromiß schließen. Die Anatomielehrbücher für Medizinstudenten sind in vielen Kapiteln zu detailliert dargestellt, in anderen, besonders in bestimmten Kapiteln des Bewegungsapparates, sind funktionelle Gesichtspunkte zu wenig berücksichtigt. Die Anatomielehrbücher für ärztliche Hilfsberufe sind für Krankengymnasten in manchen Kapiteln zwar ausreichend dargestellt, in anderen, speziell im «Bewegungsapparat» oder in manchen Gebieten des Nervensystems sind sie oft nicht ausführlich genug.

Zu dieser Schwierigkeit kommt das bei jeder Lehrgangsgruppe gravierende Problem der sehr unterschiedlichen schulischen Vorbildung der Schülerinnen und Schüler hinzu. Manche Abiturienten haben den dornigen Weg der humanistischen Gymnasialausbildung durchlaufen, andere einen neusprachlichen oder mathematischen Gymnasialzweig besucht, andere Abiturienten wiederum haben den für sie leichtesten Weg über musische oder sozialgeschichtliche Leistungsfächer gewählt, die ihnen nun – bei der bevorstehenden Berufsausbildung zum Krankengymnasten – fehlende naturwissenschaftliche Grundkenntnisse und Unkenntnis der lateinischen Sprache nicht ersetzen können. Nach der Ausbildungsordnung für Krankengymnasten reicht als schulische Vorbildung die mittlere Reife. Oft sind auch deshalb mangelhafte Biologie-, Physik- oder Chemiekenntnisse bei einzelnen Schülern vorhanden. Nicht selten haben Schülerinnen und Schüler auch noch nie vor der Notwendigkeit gestanden, sich ein sinnvolles Skriptum zum Unterricht erstellen zu müssen. Das führt dann während der Unterrichtsstunde zum «frustrierenden Dauermitschreiben», wobei zwangsläufig Wichtiges verloren gehen muß. Wie auch in vielen anderen Studienrichtungen an der Universität, müssen die Dozenten durch ständiges Anpassen ihrer Ausbildungsweise oft schulpolitisch bedingte, mangelnde schulische Vorkenntnisse der Auszubildenden in Betracht ziehen und auszugleichen versuchen.

Die «funktionelle Anatomie für Krankengymnasten» ist deshalb aus der Notwendigkeit heraus geschrieben, den angehenden Krankengymnastinnen und Krankengymnasten ein für ihre beruflichen Anforderungen zugeschnittenes Anatomielehrbuch zu bieten. Es berücksichtigt dabei die sehr unterschiedliche Schulbildung der Schülerinnen und Schüler, soll und will aber auch die qualitativen Anforderungen an das Fachwissen nicht verwässern. Das Buch ist als Lehr-, rasches Nachschlage- und Lernbuch konzipiert. Bewußt soll es dem angehenden Krankengymnasten auch einen Lernweg vorgeben. Es richtet sich dabei auch nach dem für den Freistaat Bayern konzipierten «Lehrplan Anatomie für Krankengymnasten». Inhalt und Ausführlichkeit der Einzelkapitel richten sich nach den fachspezifischen Notwendigkeiten. Dabei wird, sofern notwendig, jedem Teilkapitel zu Beginn eine kurze Zusammenfassung vorangestellt. Am Kapitelende wird zu praxisbezogenen Gegebenheiten aus der Krankengymnastik Stellung genommen. Die textliche Gestaltung des vorliegenden Buches wurde bewußt auch so ausgerichtet, daß sich der Leser sein Wissen selbst abfragen kann. Die am Schluß des Buches befindlichen Zeichenvorlagen sollen es dem Leser ermöglichen, sich parallel zum Studium seinen eigenen Atlas mit wichtigen anatomischen Strukturen zu erstellen. Einen guten Atlas können und sollen sie aber auch nicht ersetzen. Die Zeichenvorlagen wurden großenteils in Anlehnung an die jahrzehntelang im Anatomieunterricht an der Anatomischen Anstalt der Universität München bewährten Vorlagen vereinfacht neugestaltet. Sie sollen die sonst textbezogen verteilten Zeichnungen und Fotos von Originalpräparaten ergänzen. Die Präparate zu den Abb. 26–28 wurden von Herrn Präparator Buchheim angefertigt.

Wir hoffen, daß dieses «Lehr- und Lernbuch der funktionellen Anatomie für Krankengymnasten» zu einem individuellen und unterrichtsbegleitenden Arbeitsbuch werden möge und vielleicht auch im späteren Berufsleben manchmal zu Rate gezogen wird. Zum Schluß möchten wir Frau Uta Maaß danken für die mühevolle Arbeit der Reinschrift des Manuskriptes. Den Mitarbeitern des Pflaum Verlages danken wir für die vertrauensvolle Zusammenarbeit und die rasche Verwirklichung unseres Vorhabens.

München im Frühjahr 1985					Hans Loeweneck
							Ingeborg Liebenstund

EINFÜHRUNG IN DIE FACHSPRACHE

BEGRIFFE AUS DER FACHNOMENKLATUR

abdomen, -inis n	= Bauch
abducens, -entis	= wegführend
abductor, -oris m	= Wegführer
accessorius, -a, -um	= hinzukommend
acetabulum, -i n	= Essigschälchen, Hüftgelenkspfanne
acidophil	= mit sauren Farbstoffen anfärbbar
acromion, -ii n	= Schulterhöhe
acusticus, -a, -um	= das Hören betreffend
adductor, -oris m	= Heranführer
adhaesio, -ionis f	= Verklebung, Anheftung
adiposus, -a, -um	= fettreich
afferens, -entis	= hinführend
affixus, -a, -um	= befestigt
ala, -ae f	= Flügel
albus, -a, -um	= weiß
alveolus, -i m	= Wabe, Bläschen
ambiguus, -a, -um	= nach zwei Seiten gebogen
amphiarthrosis, -is f	= straffes Gelenk
ampulla, -ae f	= blasenartige Erweiterung (bei Hohlorganen)
amygdaloideus, -a, -um	= mandelähnlich
analog	= entsprechend (analoge Organe = Organe gleicher Funktion, aber unterschiedlicher Herkunft)
anastomosis, -is f	= Querverbindung (unter Gefäßen oder Nerven)
anconaeus, -a, -um	= zum Ellenbogen gehörend
anisotrop	= im polarisierten Licht stark doppelt lichtbrechend (anisotrope Streifen: dunkle A-Bänder im histologischen Bild einer Skelettmuskelzelle)
ansa, -ae f	= Schlinge
ante	= vor, vorn
Antigen	= meist eiweißhaltiger Stoff, der parenteral Antikörperbildung auslöst
angulus, -i m	= Winkel
antebrachium, -ii n	= Unterarm
anterior, -ior, -ius	= vorderer
antrum, -i n	= Höhle
anulus, -i m	= kleiner Ring
anus, -i m	= Ring, Afteröffnung

aorta, -ae f	=	Hauptkörperschlagader
apertura, -ae f	=	Öffnung
Aphasie	=	zentrale Störungen der sprachlichen Formulierungsvorgänge (expressive Sprachleistungen) und des Sprachverständnisses (receptive Sprachleistungen)
Aplasie	=	angeborenes Fehlen eines Organs
aponeurosis, -is f	=	Sehnenplatte
appendix, -icis f	=	Anhängsel
Apnoe	=	Atemstillstand
aquaeductus, -ūs m	=	Wasserleitung
arachnoidea, -ae f	=	Spinngewebshaut
arcuatus, -a, -um	=	gebogen
arcus, -i m	=	Bogen
area, -ae f	=	Bezirk, Fläche
arteria, -ae f	=	Schlagader
articulatio, -onis f	=	Gelenk
arytaenoideus, -a, -um	=	ähnlich einem Gießbecken
ascendens, -entis	=	aufsteigend
asper, -a, -um	=	rauh
Assoziationsfasern	=	Nervenfasern, die Gebiete der gleichen Hirnhemisphärenhälfte untereinander verbinden
Ataxie	=	Störungen der Bewegungs- und Haltungskoordination
Atelektase	=	luftleere Lunge, Alveolenwände liegen einander an
atlas, -antis m	=	1. Halswirbel (Träger der Himmelssäulen)
Atresie	=	Fehlen einer natürlichen Körperöffnung
atrium, -ii n	=	Vorhof
auris, -is f	=	Ohr
autonomicus, -a, -um	=	selbständig, unabhängig
autochton	=	bodenständig, ursächlich durch eigene Einflüsse entstanden
Autosome	=	Chromosomen, die bei beiden Geschlechtern in Form und Größe übereinstimmen
axilla, -ae f	=	Achsel
axis, -is f	=	2. Halswirbel; Achse
Axon	=	erregungsleitender Teil des Neuriten, aus Neuroplasma und Neurofibrillen
azygos	=	unpaar
basalis, -is, -e	=	am Grund liegend
basilaris, -is, -e	=	am Grund liegend
biceps, -itis	=	zweiköpfig
bicuspidalis, -is, -e	=	zweizipfelig, zweisegelig
bifurcatio, -onis f	=	Gabelung
brachium, -ii n	=	Arm, Stiel
brevis, -is, -e	=	kurz, klein
bronchus, -i m	=	Ast der Luftröhre
bucca, -ae f	=	Wange
buccinator, -oris m	=	Trompetenbläser(muskel)

bulbus, -i m	= zwiebelförmige Verdickung
bursa, -ae f	= Beutel

caecus, -a, -um	= blind
caeruleus, -a, -um	= bläulich
calcaneus, -i m	= Fersenbein
calcar, -aris n	= Sporn
calix, -icis f	= Kelch
callosus, -a, -um	= schwielig
callus, -i m	= in der Osteologie: Knochenkeimgewebe, das bei Knochenbrüchen im Bereich der Bruchlücke gebildet wird
canalis, -is f	= Röhre, Rinne
capitulum, -i n	= Köpfchen
capsula, -ae f	= kleine Hülle
caput, -itis n	= Kopf
cardia, -ae f	= Mageneingang
cardiacus, -a, -um	= zum Herz gehörend
carina, -ae f	= vorspringende Leiste; Kiel
carotis, -idis f	= Kopfschlagader
carpus, -i m	= Handwurzel
cartilago, -inis f	= Knorpel
caruncula, -ae f	= warzenförmige Erhabenheit
cauda, -ae f	= Schwanz
caudalis, -is, -e	= nach unten gerichtet, zum Ende hingehend
caverna, -ae f	= Höhle
cavitas, -atis f	= Aushöhlung
cavum, -i n	= Hohlraum
centrum, -i n	= Mitte
cephalicus, -a, -um	= den Kopf betreffend
cerebellum, -i n	= Kleinhirn
cerebrum, -i n	= Großhirn
cervix, -icis f	= Hals, Nacken
chiasma, -atis n	= schiefe Kreuzung
choana, -ae f	= Nasenöffnung zum Rachen hin
choledochus, -a, -um	= galleführend; Subst.: großer Gallengang
chondralis, -is, -e	= knorpelig
Chondroblast	= Knorpelsubstanz aufbauende Zelle
Chondroklast	= Knorpelsubstanz abbauende Zelle
chorda, -ae f	= Strang
chorioidea, -ae f	= Aderhaut am Auge
Chromosom	= Eiweißstruktur im Zellkern, an der die Erbfaktoren (Gene) lokalisiert sind
chylus, -i m	= Darmlymphe
cilium, -ii n	= Wimper
cinereus, -ea, -eum	= aschgrau
cingulum, -i n	= Gürtel
circulus, -i m	= Kreis
circum	= um, herum
circumferentia, -ae f	= Umkreis, Umfang

circumflexus, -a, -um	=	herumgebogen
cisterna, -ae f	=	mit Flüssigkeit gefüllter Hohlraum
claustrum, -i n	=	Schloß, Schranke
clavicula, -ae f	=	Schlüsselchen
clinoideus, -ea, -eum	=	lagerähnlich
clivus, -i m	=	Hügel, Abhang
clunis, -is m	=	Gesäßbacke
coccyx, -gis m	=	(Kuckuck); Steißbein
coccygeus, -a, -um	=	zum Steißbein gehörend
cochlea, -eae f	=	Schnecke
coeliacus, -a, -um	=	zur Bauchhöhle gehörig
collateralis, -is, -e	=	zusammen seitlich
collis, -is m	=	Hügel
collum, -i n	=	Hals
colon, -i n	=	Grimmdarm, Dickdarm
columna, -ae f	=	Säule
comissura, -ae f	=	Verbindung
communis, -is, -e	=	gemeinsam
concha, -ae f	=	Muschel
condylus, -i m	=	Gelenkwalze
confluens, -entis f	=	Zusammenfluß
conicus, -a, -um	=	kegelförmig
coniugata, -ae f	=	Verbindung
coniunctivus, -a, -um	=	verbindend
connexus, -ūs m	=	Verknüpfung
conoideus, -a, -um	=	kegelförmig
constrictor, -oris m	=	Zusammenschnürer
contortus, -a, -um	=	gewunden
conus, -i m	=	Kegel
cor, cordis n	=	Herz
coracoideus, -ea, -eum	=	rabenschnabelähnlich
corium, -ii n	=	Lederhaut
cornea, -ae f	=	Hornhaut am Auge
corona, -ae f	=	Krone, Kranz
coronoideus, -ea, -eum	=	kronenartig
corpus, -oris n	=	Körper
cortex, -icis m	=	Rinde
costa, -ae f	=	Rippe
coxa, -ae f	=	Hüfte
cranialis, -is, -e	=	kopfwärts, zum Schädel gehörend
cranium, -ii n	=	Schädel
cremaster, -eris m	=	Aufhänger
cribrosus, -a, -um	=	siebartig
cricoideus, -ea, -eum	=	ringförmig
crista, -ae f	=	Leiste, Kamm
cruciatus, -a, -um	=	gekreuzt
cruciformis, -is, -e	=	kreuzförmig
crus, -ris n	=	Unterschenkel; Pfeiler
crux, crucis f	=	Kreuz

cubitus, -i m	=	Ellenbogen
cuboideus, -ea, -eum	=	würfelförmig
cumulus, -i m	=	Hügel, Masse
cuneiformis, -is, -e	=	keilförmig
cuneus, -ei m	=	Keil
curvatura, -ae f	=	Krümmung
cuspis, -idis f	=	Spitze, Segel
cutaneus, -ea, -eum	=	häutern
cutis, -is f	=	Haut, Oberfläche
cysticus, -a, -um	=	zur Gallenblase gehörend
Cytoplasma	=	zellulär gegliederte lebendige Substanz ohne den Zellkern
dartos	=	geschunden, abgehäutet
Decidua (Membrana decidua)	=	gut ausgebildete sezernierende Schleimhautschicht der Gebärmutter
deciduus, -a, -um	=	hinfällig
decussatus, -a, -um	=	in X-Form
deferens, -entis	=	herabführend
deltoideus, -ea, -eum	=	Delta-förmig
dens, -entis m	=	Zahn
dentatus, -a, -um	=	gezähnelt
dentinum, -i n	=	Zahnbein
descendens, -entis	=	herabsteigend
descensus, -ūs m	=	Abstieg
desmalis, -is, -e	=	bindegewebig
desquamatio, -ionis f	=	Abstoßung der sekretorisch tätigen Schleimhautschicht der Gebärmutter
determinatio, -ionis f	=	Vorherbestimmung des Zwecks und des Entwicklungsweges einer Zelle oder Zellgruppe
deviatio, -ionis f	=	Abweichen vom Verlauf
dexter, -tra, -trum	=	rechts
diagonalis, -is, -e	=	schräg
diameter, -tri f	=	Durchmesser
diaphragma, -atis f	=	Zwerchfell, Scheidewand
diaphysis, -is f	=	Mittelstück eines Röhrenknochens (Dazwischengewachsenes)
diarthrosis -is f	=	Gelenk
diencephalon, -i n	=	Zwischenhirn
digastricus, -a, -um	=	zweibäuchig
digitus, -i m	=	Finger; Zehe
dilatator, -oris m	=	Erweiterer
diploe, -oes f	=	die zwischen der Tabula interna und der Tabula externa liegende Spongiosa des Schädeldaches
discus, -i m	=	Scheibe
distalis, -is, -e	=	an den Extremitäten weiter vom Rumpf weg
distorsio, -ionis f	=	Verstauchung
diverticulum, -i n	=	Ausstülpung
dorsalis, -is, -e	=	dem Rücken zu, zum Rücken gehörend

dorsum, -i n	= Rücken
duodenum, -i n	= Zwölffingerdarm
durus, -a, -um	= hart
dyspnoe, -oes f	= Atemnot
efferens, -entis	= abführend, herausführend
Ektoderm	= äußeres Keimblatt
emboliformis, -is, -e	= pfropfenförmig
embolus, -i m	= Pfropfen
eminentia, -ae f	= Erhabenheit
Emphysem	= Aufblähung der Lungenalveolen
endocardium, -ii n	= Herzinnenhaut
endokrin	= Sekretionsform, bei der das Substrat in das Blut abgegeben wird
endolympha, -ae f	= Flüssigkeit im häutigen Labyrinth
endometrium, -ii n	= Schleimhaut der Gebärmutter
endoneurium, -ii n	= lockeres, Gefäße enthaltendes Bindegewebe zwischen den Nervenfasern eines peripheren Nerven
Endothel	= alle Gefäße auskleidendes einschichtiges Epithel
Entoderm	= inneres Keimblatt
Enzym	= Biokatalysator, der den Ablauf chemischer Reaktionen beschleunigt oder verlangsamt
eosinophil	= den sauren, roten Farbstoff Eosin gut aufnehmend
ependyma, -atis n	= Auskleidung der Hohlräume im zentralen Nervensystem
epicardium, -ii n	= auf dem Myokard gelegenes, mit diesem verwachsenes inneres (viscerales) Blatt des Herzbeutels
epicondylus, -i m	= außerhalb der Gelenkkapsel an der Gelenkwalze (condylus) befindlicher Knochenfortsatz
epidermis, -idis f	= Oberhaut
epididymis, -idis f	= Nebenhoden
epiduralis, -is, -e	= auf der Dura gelegen
epigastricus, -a, -um	= auf dem Magen gelegen
epiglottis, -idis f	= Kehldeckel
epimysium, -ii n	= Bindegewebe zwischen Muskel und Fascie
epineurium, -ii n	= Bindegewebe, das die Nervenfasern untereinander und mit der Umgebung verbindet
epipharynx, -yngis f	= Nasenrachenraum
epiphysis, -eos f	= Endbereiche eines Röhrenknochens; Zirbeldrüse
epiploicus, -a, -um	= das daran Schwimmende; zum Netz gehörige
eponychium, -ii n	= Epithelumschlag am hinteren Nagelbettrand
erector, -oris m	= Aufrichter
Erythroblast	= Vorstufe eines roten Blutkörperchens
Erythrocyt	= rotes Blutkörperchen
ethmoidalis, -is, -e	= siebartig
excavatio, -onis f	= Ausbuchtung
excretio, -onis f	= Ausscheidung, Absonderung
exokrin	= Sekretionsform einer Drüse, bei der das Sekret über einen Ausführungsgang auf die innere oder äußere Körperoberfläche abgegeben wird

extensor, -oris m	=	Strecker(muskel)
externus, -a, -um	=	äußerer
extraperitonaealis, -is, -e	=	außerhalb der Bauchhöhle
extremitas, -atis f	=	äußerstes Ende
extremus, -a, -um	=	äußerster
facialis, -is, -e	=	zum Gesicht gehörend
facies, -ei f	=	äußere Fläche, Aussehen, Gesicht
falciformis, -is, -e	=	sichelförmig
falx, -cis f	=	sichelartige Bindegewebsplatte
fascia, -ae f	=	bindegewebige Muskelumhüllung
femoralis, -is, -e	=	zum Bein gehörend
femur, -oris n	=	Oberschenkelknochen
fenestra, -ae f	=	Fenster
fetus, -ūs m	=	Leibesfrucht (ab Beginn 3. Monat)
fibra, -ae f	=	Faser
Fibrin	=	Eiweißstoff, der sich bei der Blutgerinnung aus dem im Blutplasma befindlichen Fibrinogen bildet
fibrocartilago, -inis m	=	Faserknorpel
Fibrocyt	=	Bindegewebszelle
fibrosus, -a, -um	=	faserig
fibula, -ae f	=	Wadenbein
filamentum, -i n	=	intrazelluläre fadenförmige Struktur
filum, -i n	=	Faden
fissura, -ae f	=	Spalte
flaccidus, -a, -um	=	schlaff
flexor, -oris m	=	Beuger(muskel)
flexura, -ae f	=	Biegung, Krümmung
folliculus, -i m	=	kleiner Knoten
fontanella, -ae f	=	Knochenlücke am Schädeldach des Neugeborenen
foramen, -inis n	=	Loch
formatio, -ionis f	=	Gestaltung
fornix, -icis m	=	Bogen
fossa, -ae f	=	Graben
fovea, -eae f	=	rundliche (Gelenk)pfanne
fractura, -ae f	=	Knochenbruch
frons, -tis f	=	Stirn, Vorderseite
functionalis, -is f	=	Schleimhaut der Gebärmutter, die einem zyklusentsprechenden Auf- und Abbau unterliegt
fundus, -i m	=	Boden, Grund
funiculus, -i m	=	kleiner Strang
galea aponeurotica	=	Sehnenhaube auf dem Schädeldach
gallus, -i m	=	Hahn
ganglion, -ii n	=	Anhäufung von Nervenzellleibern; Überbein
gaster, -tris f	=	Magen
gastrocnemius, -a, -um	=	zur Wade gehörend
Gel	=	Ausflockung oder Ausfällung von Teilchen einer dispersen kolloidalen Lösung

gemellus, -i m	= Zwillingsbruder
Gen	= Erbträger
genu, -us n	= Knie
gingiva, -ae f	= Zahnfleisch
glandula, -ae f	= Drüse
glenoidalis, -is, -e	= dem glänzenden Augapfel ähnlich
glia, -ae f	= Hüll- und Stützgewebe des Nervengewebes, mit dem die Ganglienzellen «aneinandergekittet» sind
glomus, -eris n	= Knäuel
glomerulum, -i n	= kleines arterielles Kapillarknäuel in der Nierenrinde
glossa, -ae f	= Zunge
glutaeus, -a, -um	= zum Gesäß gehörend
gracilis, -is, -e	= schlank, zart
griseus, -a, -um	= grau
gyrus, -i m	= Windung
Häm	= roter Blutfarbstoff
haemorrhoides, -is f	= «blutfließendes» Gefäß unter der Schleimhaut des Mastdarmes
hallux, -cis m	= Großzehe
hamatus, -a, -um	= hakenförmig
hamulus, -i m	= kleiner Haken
haploid	= einfach(er Chromosomensatz)
haustrum, -i n	= Dickdarmausbuchtung
hemiazygos, -on	= halb unpaar
hepar, -atis n	= Leber
hernia, -ae f	= Bruch
hiatus, -ūs m	= offen gehaltene Durchtrittstraße
hilum, -i n	= Pforte
hippocampus, -i m	= gebogener Wulst im Unterhorn des Seitenventrikels
homolog	= übereinstimmend (homologe Organe: Organe gleicher Anlage, aber evtl. unterschiedlicher Funktion)
horicontalis, -is, -e	= waagerecht
humerus, -i m	= Oberarmknochen
hyalinos	= strukturlos, transparent, bläulich, gläsern
hyoideus, -ea, -eum	= zum Zungenbein gehörend
Hyperplasie	= Vergrößerung eines Organs durch Zellvermehrung
Hypertrophie	= Vergrößerung eines Organs durch Zellvergrößerung
hypochondrium, -ii n	= das unter den Rippenknorpeln des Rippenbogens Befindliche
hypogastricus, -a, -um	= unter dem Magen befindlich
hypoglossus, -a, -um	= unter der Zunge gelegen
Hypomochlion	= Drehpunkt eines Hebels
Hypoplasie	= Unterentwicklung
hypothenar, -aris m	= Kleinfingerballen
iliacus, -a, -um	= zum Darmbein gehörend
ileum, -ei n	= Krummdarm
ilium, -ii n	= Darmbein

impressio, -ionis f	= Eindellung
incisura, -ae f	= Einschnitt
inclinatio, -ionis f	= Neigung
incretio, -ionis f	= Abgabe von Stoffen aus Zellen in die Blutbahn
index, -icis m	= Zeigefinger
inductio, -ionis	= Auslösung des Differenzierungsvorganges durch meist gegenseitige Beeinflussung zweier Gewebe
inferior, -ior, -ius	= darunter gelegen
infra	= unter, unterhalb
inguinalis, -is, -e	= zur Leiste gehörend
insertio, -ionis f	= Ansatz
interossea, -ea, -eum	= zwischen Knochen gelegen
internus, -a, -um	= innerer
intersectiones tendineae	= Zwischensehnen
intestinum, -i n	= Eingeweide
intima, -ae f	= die Innerste, innerste Gefäßwandschicht
intumescentia, -ae f	= Anschwellung
ischiadicus, -a, -um	= zum Sitzbein gehörend
ischium, -ii n	= Sitzbein
isometrisch	= gleichbleibende Länge
isoton	= gleichbleibender Spannungszustand
isotrop	= im polarisierten Licht kaum doppelt lichtbrechend (isotrope Streifen: helle i-Bänder im histologischen Bild einer Skelettmuskelzelle)
Kinesiologie	= gesamte Bewegungslehre
Kinematik	= Lehre von den Bewegungsabläufen
Kinetik	= Lehre von den bewegten Massen
Kollagene	= Proteingruppe, die zu den Gerüsteiweißen zählt
Kolloid	= homogene Verteilung von anorganischen und organischen Substanzen in Teilchengrößen zwischen 10^{-5} und 10^{-7} cm in einem flüssigen Medium
Kyphose	= Wirbelsäulenkrümmung, bei der der Krümmungsscheitelpunkt nach dorsal zu gerichtet ist
labium, -ii n	= Lippe (gebräuchlich als «Knochenlippe»)
labrum, -i n	= Lippe (gebräuchlich als «Faserknorpellippe»)
lacer, -era, -erum	= zerrissen
lacuna, -ae f	= Lücke
lamina, -ae f	= Schicht
larynx, -yngis f	= Kehlkopf
lateralis, -is, -e	= seitlich
latissimus, -a, -um	= der breiteste
latus, -a, -um	= breit
lemnicus, -i m	= schleifenförmig verlaufende Nervenbahnen
lentiformis, -is, -e	= linsenförmig
leptomeninx, -ingis f	= weiche Hirnhaut (Arachnoidea und Pia)
Leukozyten	= weiße Blutkörperchen
Leukozytose	= Vermehrung der weißen Blutkörperchen über die Norm

levator, -oris m	= Heber(muskel)
lien, -nis m	= Milz
ligamentum, -i m	= Band
limbus, -i m	= Saum
lingua, -ae f	= Zunge
Lipoide	= fettähnliche Stoffe (Wachse, Phosphatide, Cerebroside, Sterine, Lipochrome)
liquor, -oris m	= Flüssigkeit
lobulus, -i m	= Läppchen
lobus, -i m	= Lappen
locus, -i m	= Platz
longitudinalis, -is, -e	= der Länge nach
longus, -a, -um	= lang
Lordose	= Wirbelsäulenkrümmung, bei der der Krümmungsscheitel nach ventral zu gerichtet ist
lumbalis, -is, -e	= zur Lende gehörend
lunatus, -a, -um	= mondförmig
luxatio, -ionis f	= Verrenkung
Lymphe	= Interzellularflüssigkeit, die in den Lymphknoten mit Lymphocyten angereichert wird und im Venenwinkel in die Blutbahn abfließt
Lysosomen	= Zellorganellen, die mit sauren Hydrolasen angefüllt sind und das intrazelluläre Verdauungssystem darstellen
macula, -ae f	= Fleck
magnus, -a, -um	= groß
maior, -ior, -ius	= größer
malleolus, -i m	= kleiner Hammer; Knöchel
mandibula, -ae f	= Unterkiefer
manubrium, -ii n	= Griff
manus, -ūs f	= Hand
margo, -inis m	= Rand
mastoideus, -ea, -eum	= einer Brust ähnlich
mater, -tris f	= Mutter
matrix, -icis f	= Mutterboden
maxilla, -ae f	= Oberkiefer
maximus, -a, -um	= größte
meatus, -ūs m	= Gang
mediastinum, -i n	= Mittelraum zwischen beiden Pleurahöhlen
medialis, -is, -e	= der Mitte zu
medianus, -a, -um	= in der Mitte befindlich
medius, -a, -um	= mittlerer von drei
medulla, -ae f	= Mark
meiosis, -is f	= Zellteilung bei den Reifeteilungen der Keimzellen
membrana, -ae f	= Häutchen
Meningocele	= Bei umschriebenem Defekt der Wirbelsäule oder des Schädels auftretende blasenartig nach außen gedrängte Rückenmark- oder Hirnhäute mit liquorgefülltem Subarachnoidealraum
meninx, -ingis f	= Hirnhaut

meniscus, -i m	= Halbmond(knorpel)
mentalis, -is, -e	= zum Kinn gehörend
Mesangium	= interstitielles Gewebe zwischen den Glomerulumkapillaren
Mesaxon	= Bindegewebsstraße zwischen den Gliazellrändern zum Axon hin
mesencephalon, -i n	= Mittelhirn
Mesenchym	= embryonales Bindegewebe
mesenterium, -ii n	= Gekröse
meso-	= Vorsilbe für gefäß- und nervenführende Bindegewebsschiene zu Organen; Peritonealduplikatur
Mesoderm	= mittleres Keimblatt
metacarpus, -i m	= Mittelhand
Metachromasie	= Farbwirkung in einer anderen Farbe als der Farbstoff selbst hat
Metaphase	= Phase der Kernteilung, in der sich die Chromosomen im Bereich der Äquatorialplatte anordnen
Metaplasie	= Ersatz eines differenzierten Gewebes durch ein anderes differenziertes Gewebe
metatarsus, -i m	= Mittelfuß
metencephalon, -i n	= Hinterhirn
minor, -or, -us	= kleiner
mitochondrium, -ii n	= Zellorganelle, die der Energieproduzent der Zelle ist
mitosis, -is f	= Zellteilung mit Ausbildung eines diploiden Chromosomensatzes
mitralis, -is, -e	= einer Mitra (Bischofshut) ähnlich
Monosomie	= Fehlen eines Partners eines Chromosomenpaares
mons, -ntis m	= Berg
mucosus, -a, -um	= schleimig
multifidus, -a, -um	= vielfach gespalten
musculus, -i m	= Mäuslein
Mutation	= Abänderung von Art- und Rassenmerkmalen
myelencephalon, -i n	= Nachhirn, verlängertes Mark
myentericus, -a, -um	= zur Muskulatur der Eingeweide gehörend
myocardium, -ii n	= Herzmuskulatur
Myofibrille	= kontraktile Proteinfäden in der Muskelzelle, die aus in Serie hintereinander verknüpften Aktomyosineinheiten aufgebaut sind
Myogelose	= Muskelhärte
Myometrium, -ii n	= Muskulatur der Gebärmutter
Myosin	= im Muskel wichtiger Eiweißbaustein, der in die Gruppe der Skleroproteine gehört
navicularis, -ris, -re	= kahnförmig
Nekrose	= Absterben eines Organs oder Organteils in lebender Umgebung
Nephron	= kleinste funktionelle Einheit der Niere
Neurolemm	= Hüllschicht von Cytoplasmaausläufern der äußeren Schicht der Schwann'schen Zellen einer peripheren Nervenfaser

Neurofibrille	=	in Nervenzellen und deren Fortsätzen gelegene, feinste aus Neurofilamenten und Neurotubuli aufgebaute Bestandteile
niger, -gra, -grum	=	schwarz
nodus, -i m	=	Knoten, Gelenk
nucha, -ae f	=	Nacken
nucleus, -ei m	=	Kern
nutricius, -a, -um	=	ernährend
obex, -icis m	=	Riegel
obliquus, -a, -um	=	schräg
oblongatus, -a, -um	=	verlängert
obturatorius, -a, -um	=	zum Verstopfen dienend
obturatus, -a, -um	=	verstopft
obtusus, -a, -um	=	stumpf
occipitalis, -is, -e	=	zum Hinterhaupt gehörend
octavus, -a, -um	=	der achte
oculus, -i m	=	Auge
oesophagus, -i m	=	Speiseröhre
olecranon, -i m	=	Ellenbogen, proximales Ulnaende
olfactorius, -a, -um	=	zum Riechen dienend
omentum, -i n	=	Eingeweidenetz
omoclavicularis, -is, -e	=	vom Schulterblatt zum Schlüsselbein gehend
omohyoideus, -a, -um	=	vom Schulterblatt zum Zungenbein gehend
ophthalmicus, -a, -um	=	zum Auge gehörend
opponens, -entis	=	entgegenstellend
orbicularis, -is, -e	=	kreisförmig
orbita, -ae f	=	Augenhöhle
orificium, -ii n	=	Öffnung
os, oris n	=	Mund
os, ossis n	=	Knochen
Osteoblasten	=	Knochensubstanz aufbauende Zellen
Osteoid	=	unfertiges, noch nicht verkalktes Knochengewebe aus glykoproteidhaltiger Grundsubstanz und kollagenen Fasern
Osteoklasten	=	Knochensubstanz abbauende Zellen
Osteon	=	Grundeinheit des Knochengewebes, bei der sich konzentrisch angeordnete Lamellen um einen zentralen Havers'schen Gefäßkanal finden
ostium, -ii n	=	Mündung
oticus, -a, -um	=	zum Ohr gehörend
ovarium, -ii n	=	Eierstock
ovum, -i n	=	Ei
pachymeninx, -ingis f	=	harte Hirnhaut
palatum, -i n	=	Gaumen
pallidus, -a, -um	=	blaß
pallium, -ii n	=	Mantel
palma, -ae f	=	Handfläche
palpebra, -ae f	=	Augenlid
pampiniformis, -is, -e	=	rankenförmig

pancreas, -atis f	=	Bauchspeicheldrüse
papilla, -ae f	=	Warze der Brustdrüse; warzenartige Erhebung
Paraganglien	=	kleine knötchenartige Epithelzellhaufen, die an Nerven liegen; parasympathische P. = Chemoreceptoren für die Atmungssteuerung; sympathische P. = endokrine Drüsen, die Adrenalin bzw. Noradrenalin produzieren
parenchyma, -atis n	=	spezifisches Gewebe eines Organs
paries, -etis m	=	Wand
parietalis, -is, -e	=	wandständig
parotis, -idis f	=	Ohrspeicheldrüse
pars, partis f	=	Teil
parvus, -a, -um	=	klein
patella, -ae f	=	Kniescheibe
pecten, -inis m	=	Kamm
pectus, pectoris n	=	Brust
pedunculus, -i m	=	Füßchen, Stiel
pelvis, -is f	=	Becken
perforans, -ntis	=	durchbohrend
perforatus, -a, -um	=	durchbohrt
pericardium, -ii n	=	Herzbeutel
perichondrium, -ii n	=	Knorpelhaut
periodontium, -ii n	=	Zahnwurzelhaut
perikaryon, -you n	=	Zelleib (um den Kern herum)
perimetrium, -ii n	=	Peritonaealüberzug der Gebärmutter
perineum, -i n	=	Damm
perineurium, -ii n	=	straffe bindegewebige Umhüllung von Nervenfaserbündeln
periosteum, -ei n	=	Knochenhaut
peritonaeum, -ei n	=	Bauchfell
peronaeus, -a, -um	=	zum Wadenbein gehörend (lat. fibularis)
pes, pedis m	=	Fuß
petrosus, -a, -um	=	felsig
Phagozytose	=	Aufnahme von festen Teilchen, auch Bakterien und Viren durch eine Zelle
phalanx, -angis f	=	(Finger-) oder (Zehen)glied
pharynx, -yngis m	=	Schlund
phrenicus, -a, -um	=	zum Zwerchfell gehörend
pilus, -i m	=	Haar
pinealis, -is, -e	=	pinienzapfenähnlich
piriformis, -is, -e	=	birnenförmig
placenta, -ae f	=	Mutterkuchen
planum, -i n	=	Fläche
platysma, -ae f	=	Platte; Hautmuskel am Hals
pleura, -ae f	=	Rippenfell
plexus, -ūs m	=	Geflecht
plica, -ae f	=	Falte
pollex, -icis m	=	Daumen
pons, -ntis m	=	Brücke
popliteus, -a, -um	=	zur Kniekehle gehörend
porta, -ae f	=	Pforte

portio, -ionis f	= Portion, Teil
porus, -i m	= Gangöffnung
posterior, -ior, -ius	= hintere
princeps, -ipis m	= wichtigster
processus, -ūs	= Fortsatz
profundus, -a, -um	= tief
proliferatio, -ionis f	= Wachstum. Im weiblichen «Zyklus» östrogene Wachstumsphase der Gebärmutterschleimhaut
prominentia, -ae f	= Vorsprung
promontorium, -i n	= Vorsprung; ventrale Oberkante des l. Sakralwirbelkörpers
pronator, -oris m	= Wender (Muskel, der z. B. den horizontal nach vorn gehaltenen Unterarm so wendet, daß der Handteller bodenwärts sieht)
Proprioceptor	= Sinnesorgane der Tiefensensibilität (Muskelspindeln, Sehnenspindeln, Lamellenkörperchen an Gelenkkapseln und Sehnenansatzstellen)
proprius, -a, -um	= eigenständig
prostata, -ae f	= Vorsteherdrüse
Protoplasma	= zellulär gegliederte lebendige Substanz
protuberantia, -ae f	= Erhabenheit, Vorsprung
proximalis, -is, -e	= an Extremitäten näher dem Rumpf zu gelegen
psoas, psoae m	= Lende
pterygoideus, -a, -um	= flügelförmig
pudendus, -a, -um	= zur Schamgegend gehörend
pulmo, -onis m	= Lunge
pulpa, -ae f	= Mark, Parenchym
pulposus, -a, -um	= aus weicher Substanz bestehend
pulvinar, -aris n	= Polster
putamen, -inis n	= äußerer schalenförmiger Teil des Nucleus lentiformis
pyelon, -i f	= Nierenbecken
pylorus, -i m	= Magenausgangspförtner
pyramis, -idis f	= Pyramide
quadriceps, -cipitis m	= der Vierköpfige
quadrigeminus, -a, -um	= vierfach
radiatio, -ionis f	= Ausstrahlung
radius, -ii m	= Speiche
radix, -icis f	= Wurzel
ramus, -i m	= Ast, Zweig
recessus, -ūs m	= Einbuchtung, Nische
rectum, -i n	= Mastdarm
rectus, -a, -um	= gerade
Rectusdiastase	= Verbreiterung des Zwischenraumes zwischen den beiden Mm. recti abdominis; fühlbarer Längsspalt zwischen den beiden geraden Bauchmuskeln
recurrens, -entis	= zurücklaufend
regio, -ionis f	= Gegend
ren, renis m	= Niere

renculus, -i m	= kleine Niere; territorial abgegrenzte Einheit in der Niere
resectio, -ionis f	= Ausschneiden eines Organs oder eines Organteils
rete, retis n	= Netz
reticulum, -i n	= kleines Netz
retina, -ae f	= Netzhaut
retinaculum, -i n	= bandartige Halteeinrichtung für Muskeln, Sehnen oder Knochen
retrograd	= rückläufig
retroperitonaealis, -is, -e	= dorsal des Bauchfells gelegen
rhombencephalon, -i n	= Rautenhirn
rhomboideus, -a, -um	= rautenförmig
rostrum, -i n	= Schnabel, Rüssel
rotatio, -ionis f	= Drehung
rotundus, -a, -um	= rund
ruber, -bra, -brum	= rot
sacer, -cra, -crum	= heilig
sacralis, -is, -e	= zum Kreuzbein gehörend
sagittalis, -is, -e	= in Pfeilrichtung von ventral nach dorsal verlaufend
salivatorius, -a, -um	= der den Speichel bildende
salpinx, -ingis f	= Trompete (Eileiter, Ohrtrompete)
saphenus, -a, -um	= verborgen
Sarkoplasma	= Cytoplasma der Muskelzelle = zellulär gegliederte lebendige Substanz der Muskelzelle ohne deren Zellkern
sartorius, -a, -um	= der zum Schneidern verwendete
scala, -ae f	= Treppe, Leiter
scalenus, -a, -um	= schief, treppenartig
scaphoideus, -a, -um	= kahnförmig
scapula, -ae f	= Schulterblatt
sclera, -ae f	= derbe Augenhaut
scrotum, -i n	= Hodensack
secretio, -ionis f	= Abgabe von Stoffen aus Zellen
Segmentnerv	= Gesamtheit aller dem Rückenmarksegment einer Seite zukommender oder abführender peripherer Nervenzellfortsätze
segmentum, -i n	= (Kreis)Abschnitt
Selektion	= Auslese (bei der Züchtung bestimmter Merkmale Auslese der Eltern nach den gewünschten Merkmalen der Nachkommen)
sella, -ae f	= Sattel
semicircularis, -is, -e	= halbkreisförmig
semilunaris, -is, -e	= halbmondförmig
semimembranosus, -a, -um	= halbaponeurotisch
semispinalis, -is, -e	= mit einem Ende am Dornfortsatz befestigt
semitendinosus, -a, -um	= halbsehnig
septum, -i n	= Scheidewand
serosus, -a, -um	= dünnflüssig
serratus, -a, -um	= gezähnelt; gesägt
sinister, -tra, -trum	= links
sinus, -ūs m	= Biegung, Bucht
Sklerotom	= Mesenchymaler Zellverband in der ventralen und medialen

Wand des Somiten, der sich zu Fibroblasten, Chondroblasten oder zu Osteoblasten weiter differenziert. Aus dem Sklerotom stammende Mesenchymzellen wandern auf die Chorda dorsalis zu und bilden das Anlagematerial für die Wirbelsäule

Skoliose	= Seitwärtskrümmung der Wirbelsäule
Sol	= disperse Phase einer kolloidalen Lösung
soleus, -a, -um	= schollenähnlich
solitarius, -a, -um	= abgesondert
Spasmus	= tonisch krampfhafte Muskelkontraktion
spatium, -ii n	= Zwischenraum
sphenoidalis, -is, -e	= keilförmig
sphincter, -eris m	= Schnürmuskel
spina, -ae f	= Dorn
Spinalnerv	= Segmentnerv = Gesamtheit aller dem Rückenmarksegment einer Seite zukommender oder abführender peripherer Nervenzellfortsätze
splanchnicus, -a, -um	= zu den Eingeweiden gehörend
splen, -nis m	= Milz
splenium, -ii n	= Wulst
splenius, -a, -um	= pflasterförmig
spongiosus, -a, -um	= schwammig
squama, -ae f	= Schuppe
stapes, -edis m	= Steigbügel
statoacusticus, -a, -um	= zum Gleichgewichts- und Hörorgan gehörend
stellatus, -a, -um	= sternförmig
sternum, -i n	= Brustbein
stratum, -i n	= Schicht
styloideus, -a, -um	= griffelförmig
subcutaneus, -a, -um	= unter der Haut gelegen
sulcus, -i m	= Furche, Einkerbung
superficialis, -is, -e	= oberflächlich
superior, -ior, -ius	= höher
supinator, -oris m	= nach oben drehender Muskel (von supinari = beschwören, erflehen)
supremus, -a, -um	= der oberste
suralis, -is, -e	= zum Wadenbein gehörend
sustentaculum, -i n	= Unterstützung
sutura, -ae f	= (Knochen)naht
synarthrosis, -is f	= nicht frei bewegliche Knochenverbindung
synchondrosis, -is f	= Knorpelhaft, Verbindung zweier Knochen über eine Knorpelbrücke
syncytium, -ii n	= Zellverband, bei dem die einzelnen Zellen an ihren Berührungspunkten in direktem cytoplasmatischem Zusammenhang stehen, sodaß keine Zellgrenzen feststellbar sind
syndesmosis, -is f	= Bandhaft, Verbindung zweier Knochen über Bänder
synostosis, -is f	= Knochenhaft, Verbindung zweier Knochen über eine Knochenbrücke
synovia, -ae f	= von der Gelenkinnenhaut, der Sehnenscheideninnenhaut oder der Schleimbeutelinnenhaut sezernierte Flüssigkeit

taenia, -ae f	= bandartige Raffung der äußeren Längsmuskulatur am Dickdarm in eine der 3 längsverlaufende Stränge
talus, -i m	= Sprungbein
tarsus, -i m	= Fußwurzel; Bindegewebsplatte des Augenoberlids
tectum, -i n	= Dach
tegmentum, -i n	= Decke, Haube
tela, -ae f	= Gewebeschicht
Telencephalon	= Endhirn
Telophase	= Endphase der mitotischen Zellteilung
temporalis, -is, -e	= an der Schläfe gelegen
tendineus, -a, -um	= sehnig
tendo, -inis m	= Sehne
tensor, -oris m	= Anspanner, Strecker
tentorium, -i n	= Zelt
teres, -etis	= rund
terminalis, -is, -e	= abgrenzend
Tetanus	= Spannung, Starrkrampf
thyr(e)oideus, -a, -um	= schildartig
tibia, -ae f	= Schienbein (lat. Flöte)
tonsilla, -ae f	= Mandel
trabecula, -ae f	= Bälkchen
trachea, -ae f	= Luftröhre
tractus, -ūs m	= Strang
Translation	= fortschreitende Bewegung
Transmitter	= spezifischer Überträgerstoff an Synapsen
transversus, -a, -um	= quer
triangularis, -is, -e	= dreieckig
triceps, -itis	= dreiköpfig
tricuspidalis, -is, -e	= dreizipfelig
trigeminus, -a, -um	= dreiteilig
tripus, -odis m	= Dreifuß
triquetrus, -a, -um	= mit dreieckigem Querschnitt
Trisomie	= anstelle eines Chromosomenpaares drei Chromosomenpartner vorhanden
trochanter, -eris m	= Rollhügel
trochlea, -eae f	= Rolle
truncus, -i m	= Stamm
tuba, -ae f	= Trompete
tuber, -eris n	= Höcker
tuberculum, -i n	= Höckerchen
tuberositas, -tatis f	= rauhe Erhabenheit am Knochen
tubulus, -i m	= kleines Rohr
tunica, -ae f	= Gewebeschicht
tympanum, -i n	= Trommel
ulna, -ae f	= Elle
umbilicus, -i m	= Nabel
umbo, -onis m	= Nabel
uncinatus, -a, -um	= hakenartig

uncus, -i m	= Haken
unguis, -is m	= Nagel
urachus, -i m	= Harngang zwischen Blasenscheitel und embryonalem Harnsack
ureter, -eris m	= Harnleiter
urethra, -ae f	= Harnröhre
uterus, -i m	= Gebärmutter
utriculus, -i m	= kleiner Schlauch
uvula, -ae f	= Zäpfchen
vagus, -a, -um	= umherschweifend, X. Hirnnerv = N. vagus
vallatus, -a, -um	= umwallt
valvula, -ae f	= kleine Klappe
Varice	= Krampfader
vas, vasis n	= Gefäß
vascularis, -is, -e	= zum Gefäß gehörend
vastus, -a, -um	= groß, weit
velum, -i n	= Segel
venter, -tris n	= Bauch; Magen
ventralis, -is, -e	= nach vorne zu (bauchwärts) gelegen
ventriculus, -i m	= Kammer, Aussackung
vermiformis, -is, -e	= wurmförmig
vermis, -is f	= Wurm
vertebra, -ae f	= Wirbel
verticalis, -is, -e	= in der Richtung eines Haarscheitels senkrecht in Längsrichtung durch den Menschen (auch bei Arm und Bein gebräuchlich)
vesica, -ae f	= Blase
vestibulum, -i n	= Vorhof
villus, -i m	= Zotte
vinculum, -i n	= Fessel
visceralis, -is, -e	= zu den Eingeweiden gehörend
viscera, -orum n	= Eingeweide
Viskoelastizität	= Materialeigenschaft, bei der sich nach Krafteinwirkung die Verformung des Materials erst verzögert einstellt und sich auch der Ausgangszustand verzögert rückbildet
vitreus, -ea, -eum	= gläsern
vocalis, -is, -e	= zur Stimme gehörend
vomer, -eris n	= Pflugscharbein
vulva, -ae f	= äußeres weibliches Genitale
xiphoideus, -a, -um	= schwertförmig
zygomaticus, -a, -um	= zum Jochbein gehörend

Bei der Nomenklatur haben wir uns erlaubt, entsprechend dem lateinischen Sprachgebrauch «Peritonaeum» und «glutaeus» wieder mit «ae» zu schreiben, da ansonsten eine Fehlaussprache induziert wird. Aus ähnlichen aber auch aus prinzipiellen Erwägungen konnten wir uns nicht entschließen, der Gl. thyreoidea ihr erstes «e» zu rauben. Das «Lig. annulare» blieb bei uns sinngemäß das Lig. anulare.

BEGRIFFSDEFINITIONEN ZUR ORIENTIERUNG UND RICHTUNGSBESTIMMUNG

ACHSEN UND EBENEN

Durch einen Körper lassen sich unendlich viele Achsen und Ebenen legen. Um diese Vielfalt zu vereinfachen, wurden die Begriffe «Hauptachse» und «Hauptebene» geprägt. Als Hauptachse bezeichnet man eine der 3 Gruppen von Körperachsen, die zu jeder der beiden anderen immer im rechten Winkel steht. Als Hauptebene wird eine der 3 Gruppen von Körperebenen bezeichnet, die sich aus jeweils 2 Gruppen von Hauptachsen bestimmen läßt. Die Hauptebenen stehen immer im rechten Winkel zueinander. Bei allen Bezugsangaben zu Achsen und Ebenen gehen wir in der medizinischen Nomenklatur vom stehenden Menschen aus.

DIE 3 GRUPPEN VON HAUPTACHSEN

Longitudinalachsen	= Längsachsen, vom «Scheitel zur Sohle» verlaufend
Transversalachsen	= Querachsen, die parallel zum Horizont von rechts nach links verlaufen
Sagittalachsen	= Achsen, die parallel zum Horizont den Körper in Pfeilrichtung von vorn nach hinten durchlaufen

DIE 3 GRUPPEN VON HAUPTEBENEN

Frontalebenen	= Ebenen, die den stehenden Körper parallel zur senkrecht abfallenden Stirn schneiden
Sagittalebenen	= Ebenen, die den stehenden Körper parallel zu einem Haarscheitel von oben nach unten schneiden
Transversalebenen	= Ebenen, die den stehenden Körper parallel zum Horizont schneiden

LAGEBEZEICHNUNGEN UND RICHTUNGSANGABEN

superior	= cranialis	= nach oben zu	
inferior	= caudalis	= nach unten zu	
anterior	= ventralis	= nach vorn zu	
posterior	= dorsalis	= nach hinten zu	
dexter		= rechts (immer vom Patienten aus)	
sinister		= links (immer vom Patienten aus)	
lateralis		= der Seite zu	
medialis		= der Mitte zu	
medius		= mittlerer (von 3 Gebilden)	
medianus		= mitten (in der Körpermittelebene)	
centralis		= im Zentrum	
internus		= innerer	
externus		= äußerer	
extremus		= äußerster	
superficialis		= oberflächlich	
profundus		= tief	

am Arm:

ulnaris	= medialis	= auf der Ellenseite
radialis	= lateralis	= auf der Speichenseite
palmaris	= volaris	= auf der Handinnenseite
dorsalis		= am Ober- und Unterarm Streckerseite, an Hand Handrücken
proximalis		= rumpfwärts
distalis		= fingerwärts

am Bein:

tibialis	= medialis	= auf der Schienbeinseite
fibularis	= lateralis	= auf der Wadenbeinseite
plantaris		= auf der Fußsohlenseite
dorsalis		= am Ober- und Unterschenkel Rückseite, am Fuß Fußrücken
proximalis		= rumpfwärts
distalis		= zehenwärts

ABKÜRZUNGEN IN DER FACHSPRACHE

A.	= arteria	inf.	= inferior, -ius	Proc.	= processus
ant.	= anterior, -ius	int.	= internus, -a, -um	prof.	= profundus, -a, -um
Art.	= articulatio	lat.	= lateralis, -e	prox.	= proximalis, -e
comm.	= communis, -e	Lig.	= ligamentum	R.	= ramus
dext.	= dexter, -ra, -rum	M.	= musculus	sin.	= sinister, -tra, -trum
dist.	= distalis, -e	maj.	= maior, -ius	sup.	= superior, -ius
dors.	= dorsalis, -e	med.	= medialis, -le	superfic.	= superficialis, -e
ext.	= externus, -a, -um	min.	= minor, -us	Tr.	= tractus, truncus
Gangl.	= ganglion	N.	= nervus	V.	= vena
Gl.	= glandula	post.	= posterior, -ius	ventr.	= ventralis, -e

ALLGEMEINE ANATOMIE

CYTOLOGIE UND HISTOLOGIE

Die Cytologie ist die Lehre von der Zelle.
Die Histologie umfaßt die Zellehre und die Lehre von den Geweben.

CYTOLOGIE
ZELLE

Die Zelle ist die kleinste lebendige Baueinheit eines Organismus. Sie erfüllt die Kriterien, die an Lebendiges gestellt werden: Sie hat einen Stoffwechsel und wächst, sie reagiert auf Reize, und sie ist in der Lage sich zu vermehren, d. h. durch Teilen zu zwei gleichwertigen Tochterzellen zu werden. Eine Zelle besteht aus Cytoplasma (Zelleib) und Nucleus (Zellkern).

Cytoplasma

Das Cytoplasma ist ein gelartiges Kolloid. Es besteht aus einer Grundsubstanz (= Hyaloplasma), in der sich Ausgangs- und Endprodukte des Stoffwechsels (z. B. Glykogen, Lipide) befinden. In ihm sind auch mögliche Fremdstoffe gespeichert. Im Hyaloplasma sind die Zellorganellen verteilt, die spezifische Aufgaben in der Zelle übernehmen. Aus der Vielzahl der Zellorganellen sind einige besonders wichtige mit ihren Aufgaben in der folgenden *Tabelle 1* zusammengestellt.

Tab. 1

Zellorganellen	Aufgaben
Golgi-Apparat	Sammel- und Transportstelle von Zellsekreten
Lysosomen	membranumschlossene, mit sauren Hydrolasen angefüllte Körperchen
Mitochondrien	Enzymträger für die biologische Oxydation, Energieproduzent der Zelle
Ribosomen	Bedeutung bei der wesenstypischen Proteinbildung aus Aminosäuren
Zentrosom	Bedeutung beim Aufbau der Spindelfasern für die Zellteilung
Endoplasmatisches Reticulum	Membranlabyrinth des Cytoplasma, Membrangerüst, intrazellulärer Stofftransport, Oberflächenbildung für enzymatische Stoffwechselreaktionen

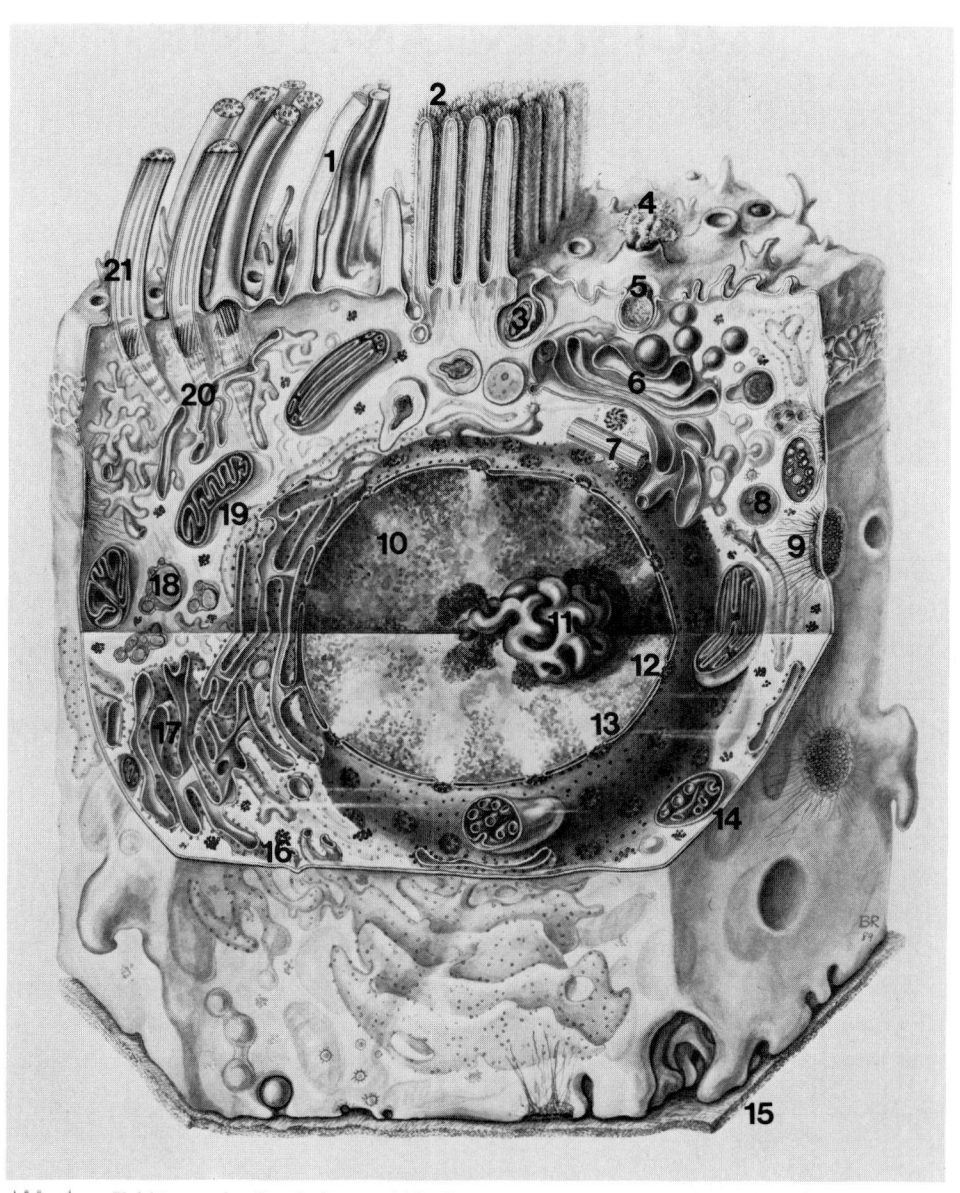

Abb. 1a Erklärung der Symbole aus Abb. 1a

- 1 = Stereozilien
- 2 = Mikrovilli
- 3 = Phagocytose
- 4 = Exocytose
- 5 = Sekretgranula
- 6 = Golgi-Apparat
- 7 = Centriol
- 8 = Lysosom
- 9 = Desmosom
- 10 = Nucleus
- 11 = Nucleolus
- 12 = Kernporen
- 13 = Kernmembran
- 14 = Mitochondrium (tubulärer Typ)
- 15 = Basalmembran
- 16 = Glykogengranula
- 17 = rauhes endoplasmatisches Reticulum mit Ribosomen
- 18 = Pigment
- 19 = Mitochondrium (Crista Typ)
- 20 = glattes endoplasmatisches Reticulum
- 21 = Kinozilie

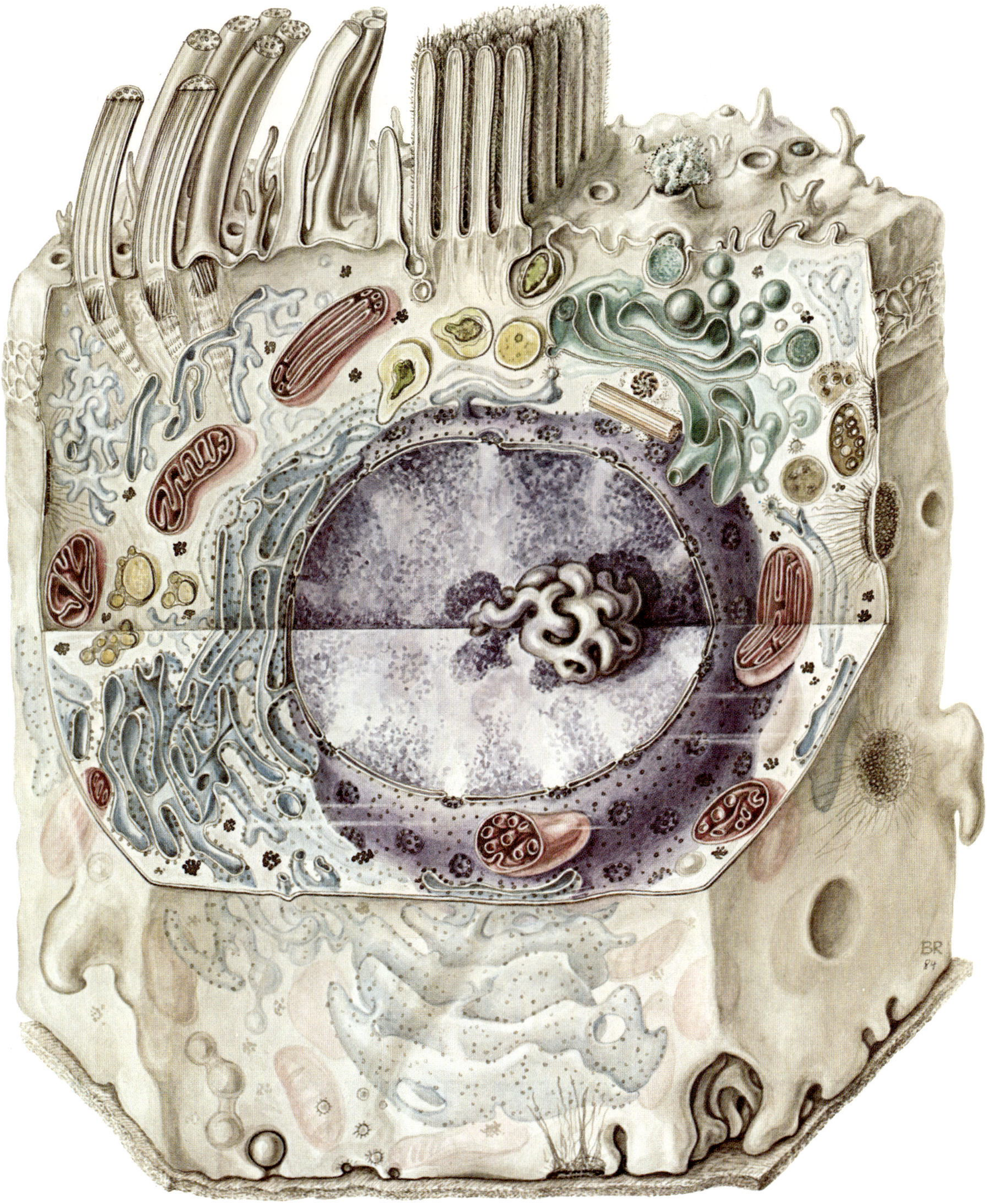

Abb. 1b Schematischer Aufbau einer idealisierten Epithelzelle.

Zellmembran

Die elektronenoptisch als mehrschichtig erkennbare Zellmembran grenzt die Zelle gegen den Interzellularraum ab. Sie regelt den Flüssigkeitshaushalt und den Elektrolytgehalt in der Zelle und im Extrazellularraum. Mit Hilfe von energiereichen Stoffen (ATP = Adenosintriphosphat) wird intrazellulär ein Kaliumionenpotential von 40-fach höherer Konzentration als im Extrazellularraum aufgebaut. Dafür findet sich im Extrazellularraum ein entsprechend höheres Natrium-Ionenpotential. Bei einer Zellerregung gleicht sich diese Spannungsdifferenz vorrübergehend fast aus, bis sie über eine «Ionenpumpe», die Natriumionen aus der Zelle hinaus und Kaliumionen in die Zelle hineinbefördert, wiederhergestellt wird. Durch die Zellmembran werden auch die für den Zellhaushalt wichtigen Ausgangsstoffe z. B. Aminosäuren, Glucose, Vitamine eingeschleust und die Zellprodukte wie körpereigene Eiweiße, Hormone, Enzyme, Glykogen u. a. an die Extrazellularflüssigkeit abgegeben.

Nucleus

Der Zellkern, der bei allen Zellen mit Ausnahme der reifen roten Blutkörperchen vorkommt, ist netzartig strukturiert, paßt sich den Formveränderungen seiner Zelle an und beinhaltet einen oder mehrere Nucleoli. Im Zellkern sind die Erbanlagen (Gene) auf ihren Trägern, den Chromosomen lokalisiert.

Chromosomen

Chromosomen sind die Träger der Erbanlagen, der Gene. Als einfacher = haploider Chromosomensatz wird der von einem Elternteil mit der Eizelle oder der Samenzelle mitgebrachte Satz der 23 Chromosomen bezeichnet. Bei der Vereinigung von Ei- und Samenzelle werden die beiden haploiden Chromosomensätze zum diploiden Satz von 46 Chromosomen vereinigt. Bei allen folgenden mitotischen Zellteilungen wird grundsätzlich ein diploider Chromosomensatz gebildet.

Mit Ausnahme der reifen Geschlechtszellen und der roten Blutkörperchen hat jede Zelle des Menschen 46 Chromosomen. Davon sind 44 sogenannte «Autosomen» (= Chromosomen, die bei beiden Geschlechtern in Form und Größe übereinstimmen) und 2 sogenannte «Heterochromosomen» (= Geschlechtschromosomen, x- und y-Chromosom).

Chromosomenaberrationen
Während der ersten und zweiten Reifeteilung der Eizelle kann es zu Trennungsstörungen der beiden Glieder eines homologen Chromosomenpaares kommen. In der reifen weiblichen Geschlechtszelle sind dann 24 oder 22 Chromosomen anstelle der Normalzahl von 23 vorhanden. Nach der Befruchtung entstehen dann Zellen mit 47 Chromosomen (Trisomie = anstelle eines Chromosomenpaares ist ein Chromosom 3-fach vorhanden) oder Zellen mit 45 Chromosomen (Monosomie = anstelle eines Autoso-

menpaares ist nur ein einfaches Chromosom vorhanden). Solche chromosomale Zahlenveränderungen führen meist zu schweren Krankheitsbildern. Die *autosomale Trisomie* ist nicht selten. Neben den für Krankengymnasten unwichtigen Formen der Trisomie 13–15 und 18 kommt auch die für die Krankengymnasten wichtige Trisomie 21 vor. Die Trisomie 21, bei der das autosome Chromosomenpaar 21 durch ein drittes zusätzliches Chromosom vermehrt ist, zeichnet sich durch folgendes klinisches Bild aus: Mongolismus, Hautfalte am Innenrand des Oberlids (Epikanthus), meist Schwachsinn, breites Gesicht, große Zunge, wulstige Unterlippe, breite Hände mit einzelner Querfurche (Affenhand), Herzfehler häufig.

Die *heterochromosomale Trisomie* (Trisomie 23) ist nicht selten. Sie kann in folgenden Erscheinungsformen auftreten:

Tab. 2

Formen	Klinisches Bild
1. XXX (Tripel-X-Syndrom)	infantil, manchmal geistig zurückgeblieben, schwache Regelblutung
2. XXY (KLINEFELTER-Syndrom)	Sterilität, Hodenatrophie, Gynäkomastie (Brustdrüse übermäßig entwickelt), häufig unproportioniert lange Beine
3. XYY	normales männliches Aussehen, vermehrt aggressiv, häufig sehr groß

Auf die sehr seltenen Fälle von vier- oder fünffach vorkommenden Chromosomen anstelle eines Chromosomenpaares soll hier nicht eingegangen werden.

Nicht selten (ein Fall auf 3900 Frauen) ist das Fehlen eines der beiden X-Chromosomen bei der Frau:

Tab. 3

Form	Klinisches Bild
XO (TURNER-Syndrom)	Pterygium colli (= angeborene Hautfalte zwischen Warzenfortsatz und Schulterhöhe), Lymphoedem von Armen und Beinen, Mißbildungen am Skelettsystem, normale Intelligenz, bindegewebig degeneriertes Ovar

Nukleinsäuren

DNS: Ein wichtiger Bestandteil der Chromosomen ist die *Desoxyribonukleinsäure* (DNS). Ihre Bausteine nennt man Nucleotide. Sie setzen sich aus drei verschiedenartigen Anteilen zusammen: 1. Phosphorsäure, 2. der Pentose «Desoxyribose» (einem Zucker) und 3. den basischen Anteilen Adenin, Cytosin, Guanin und Thymin. Die DNS ist der Träger der genetischen Information.

RNS: Die *Ribonukleinsäure* (RNS) wird als Transfer-RNS in Nucleolusnähe gebildet, wandert dann aber ins Cytoplasma ab. Sie kettet hier enzymatisch aktivierte Aminosäuren zu spezifischen Verbindungen zusammen. Sie überträgt diese Verbindungen dann zur Oberfläche der Ribosomen, an der eine m-RNS (messenger-RNS) lokalisiert ist. Hier werden die aktivierten Aminosäuren zu Proteinmolekülen zusammengeschlossen. Die Transfer-RNS steuert somit die Proteinsynthese im Cytoplasma der Zelle. Auch die RNS ist wiederum aus Nukleotiden zusammengesetzt und unterscheidet sich von der DNS nur durch einen anderen basischen Anteil: Anstelle der bei der DNS vorhandenen Base Thymin ist bei der RNS Uracil vorhanden.

Zellteilung

Mitose: Verdoppelung einer Zelle. Bei der Kernteilung wird eine identische Verdoppelung des Chromosomensatzes bewirkt. Beide Tochterzellen erhalten dadurch einen der Ausgangszelle völlig gleichen diploiden Chromosomensatz. Die mitotische Zellteilung wird in ihrem Ablauf, der zellspezifisch zwischen einer halben und zwei Stunden dauern kann, in Phasen untergliedert: Prophase, Metaphase, Anaphase, Telophase und Rekonstruktionsphase.

Meiose: Reduktionsteilung der noch unreifen Geschlechtszellen mit doppeltem (diploidem) Chromosomensatz auf die nur mit einfachem (haploidem) Chromosomensatz versehenen, reifen Geschlechtszellen.

HISTOLOGIE

Die Histologie ist die Lehre von den Geweben und der Zelle.

Gewebe Ein Gewebe ist ein Verband gleichartig differenzierter Zellen und gleichartiger Zwischenzellsubstanz (Interzellularsubstanz).

Organ Ein Organ ist eine funktionelle Einheit, die aus mindestens zwei Geweben aufgebaut ist.

GEWEBEARTEN

Grundgewebe Wir unterscheiden 4 Grundgewebearten

1. Epithelgewebe
2. Binde- und Stützgewebe
3. Muskelgewebe
4. Nervengewebe

Die 4 Grundgewebearten können in **weiter differenzierte Erscheinungsformen** unterteilt werden:

I. **Epithelgewebe**
    a) Äußere und innere Oberflächen auskleidende Epithelzellverbände
    b) Drüsenepithelzellen
    c) Sinnesepithelzellen

II. **Binde- und Stützgewebe**
    1. Ortsfestes Bindegewebe

        a) Mesenchymales Bindegewebe
        b) Gallertgewebe
        c) Retikuläres Bindegewebe
        d) Fettgewebe
        e) Kollagenfaseriges lockeres oder straffes Bindegewebe
        f) Elastisches Bindegewebe

    2. Freie Bindegewebszellen

        a) Blut
        b) Blutbildende Zellen
        c) Freie Zellen des Bindegewebes

    3. Stützgewebe

        a) Knorpel
            α) Hyaliner Knorpel
            β) Elastischer Knorpel
            γ) Kollagener Faserknorpel
        b) Knochen
        c) Zahnbein

III. **Muskelgewebe**
    a) Glatte Muskulatur
    b) α) Quergestreifte Skelettmuskulatur
        β) Quergestreifte Herzmuskulatur

IV. **Nervengewebe**
    a) Neuroglia
    b) Nervenzellen

Epithelgewebe

Nach der Zellform, der Schichtung und der Reihenbildung der Epithelzellen zueinander wird unterschieden:

Tab. 4

Zellform	Schichtung und Reihenbildung	Lokalisation
Plattenepithel	einschichtig	Endothel (Gefäßauskleidung u. a.)
		Mesothel (Auskleidung der serösen Körperhöhlen)
		Alveolarepithel (Auskleidung der Lungenalveolen)
	mehrschichtig, unverhornt	Epithel der Mundhöhle, Speiseröhre, Scheide u. a.
	mehrschichtig, verhornt (ohne Zellkern)	Epithel der äußeren Haut
Übergangsepithel	mehrschichtig	Epithel von Harnblase und Harnleiter (Formveränderungen des auskleidenden Epithels bei unterschiedlicher Füllung der Hohlorgane
Prismatisches Epithel		
isoprismatisch (= kubisch)	einschichtig	Epithel der Sammelrohre in der Niere
hochprismatisch	einschichtig	Epithel des Darms u. a.
prismatisches Flimmerepitel	einschichtig und zweireihig	Epithel der Atemwege, des Eileiters u. a.
Drüsenepitel unterschiedliche Form, meist kubisch	Verband vieler Drüsenschläuche aus einschichtigem Epithel, durch Bindegewebe gerüstartig zusammengehalten	Epitel der parenchymatösen Organe (Leber, Pankreas u. a.)
Sinnesepithel prismatisch	ein- bis mehrschichtig	Epithel von Geschmacksknospen, Riechschleimhaut, Hör- und Gleichgewichtsapparat

Aufgaben der Epithelzellen

Epithelzellen haben unterschiedliche Aufgaben:

1. Schutz (gegen Austrocknung, physikalische und chemische Reize, Infektionen u. a.)
2. Resorption (von Nahrungsstoffen, Durchtritt von Sauerstoff und Kohlendioxyd)
3. Sekretion a) Epithelzellverbände können Flüssigkeit auf die äußere oder innere Oberfläche abgeben (= exokrine Sekretion, Substanz = Exkret)
   b) Epithelzellverbände können Substanzen in die Blutbahn abgeben (= endokrine Sekretion, Substanz = Inkret)
4. Reizaufnahme (Geschmack, Geruch, Gehör, Gleichgewicht)
5. Transportaufgabe (z. B. Transport der Eizelle)

Sekretion

Unter Sekretion versteht man die Bildung und die Abgabe von zellspezifischen Stoffen. Diese Stoffe werden von der Zelle nur deshalb aufgebaut, um zur Ausscheidung zu gelangen. Sie übernehmen eine dem Gesamtorganismus dienliche Aufgabe. Sekrete werden von vielen verschiedenen Zellarten abgegeben. So z. B. von Epithelzellen, Osteoblasten, Mastzellen, Nervenzellen, Plasmazellen.

Entsprechend der Abgabeform der zellspezifisch synthetisierten Stoffe unterscheiden wir:

Ekkrine Sekretion = Sekretabgabe der Zelle ohne Verlust von Cytoplasma- oder Zellmembrananteilen (z. B. kleine Schweißdrüsen).

Apokrine Sekretion = Sekretabgabe der Zelle mit Verlust von Cytoplasma- und (oder) Zellmembrananteilen (z. B. Brustdrüse).

Holokrine Sekretion = Sekretabgabe mit dabei erfolgender Erschöpfung und Tod der Zelle (z. B. Talgdrüse).

Drüse

Verbände von Epithelzellen können sich zu einer Drüse zusammenlagern (Schilddrüse, Speicheldrüsen, Leber), die dann ein gemeinsames Sekret ausstößt. Dabei unterscheidet man zwei Grundformen der Sekretabgabe von Drüsen:

Exokrine Sekretion = Zellsubstrat wird auf die äußere und innere Körperoberfläche über einen Ausführungsgang abgegeben.

Endokrine Sekretion = Zellsubstrat wird ohne Ausführungsgang von den Zellen über den Extrazellularraum in das Gefäßsystem abgegeben.

Binde- und Stützgewebe

Bindegewebe

Das Bindegewebe ist das verbindende Gewebe zwischen benachbarten oder entfernt gelegenen Organen und Geweben. Für das Organ selbst stellt es dessen organspezifisches Gerüst und dessen Umhüllung. Bindegewebe ist damit verantwortlich für den Zusammenhalt und die territoriale Gliederung von Organen. Es stellt auch das Medium, über welches die Stoffwechselprodukte das Organ und letztlich die Zelle erreichen und verlassen.

Ortsfeste Bindegewebszellen

Mesenchymgewebe Mesenchymzellen sind fortsatzreiche, untereinander netzartig verknüpfte, embryonale Bindegewebszellen. Sie sind noch in der Lage, sich zu differenzierteren Zellen des Binde- und Stützgewebes und des glatten Muskelgewebes weiter zu entwickeln. Mesenchymzellen kommen besonders in der Embryonal- und Fetalzeit vor.

Gallertgewebe Gallertgewebe ist eine mit locker verteilten Bindegewebszellen und kollagenen Faserbündeln durchsetzte gallertige Substanz. Sie findet sich in der Nabelschnur und im Bindegewebe der Zahnhöhle junger Zähne.

Retikuläres Bindegewebe Retikuläres Bindegewebe ist ein weitmaschiger, schwammartiger Zellverband von pluripotenten, mesenchymzellähnlichen Zellen und kollagenen Gitterfasern (Retikulinfasern). Retikulumzellen finden sich als bindegewebiges Grundgerüst im roten Knochenmark, in der Milz, im Thymus, in allen Lymphknoten und in anderen lymphatischen Organen. Die pluripotenten Retikulumzellen, die einen hohen Stoffwechselumsatz haben, können phagozytieren (Stoffe aufnehmen) und speichern. Sie sind auch in der Lage Blutzellen zu bilden. Im Maschenwerk des retikulären Bindegewebes finden sich freie Bindegewebszellen wie z. B. Lymphocyten, andere reife Blutzellen und auch deren Vorstufen.

Fettgewebe Durch Einlagerung oder Bildung von fettgefüllten Vakuolen im Cytoplasma von Retikulinzellen werden diese zu Fettzellen.
Wir unterscheiden:

1. Baufett

Ein für die physiologischen Funktionen von Organen notwendiges Polstermaterial aus Fett, das auch im Hungerzustand erst spät zur Ernährung mobilisiert wird (z. B. Kniegelenksfettkörper, Schläfenfettkörper, Orbitafettkörper).

2. Speicherfett = Depotfett

Hormonell gesteuerte Einlagerung oder Ablagerung von Fett bei zu großem Nahrungsangebot. Das Fett wird als Nahrungsreserve gespeichert (z. B. als subcutanes Fettgewebspolster oder als Mesenterialfett).

Kollagenfaseriges Bindegewebe	Kollagenfaseriges Bindegewebe besteht aus einer Grundsubstanz, Fasern und Bindegewebszellen. Es kommt in folgenden Erscheinungsformen vor, zwischen denen fließende Übergangsformen existieren: 1. Lockeres, faserarmes Bindegewebe 2. Geflechtartiges, straffes, kollagenfaserreiches Bindegewebe 3. Parallelfaseriges, straffes, kollagenfaseriges Bindegewebe
Lockeres Bindegewebe	Lockeres Bindegewebe besteht aus kollagenen Fasern, wenigen elastischen sowie retikulären Fasern und den ortfesten Bindegewebszellen (Fibrozyten). Mit ihren Fortsätzen bilden die Fibrozyten ein weitmaschiges Netz, in dem eine Grundsubstanz aus Wasser, neutralen und sauren Mucopolysacchariden eingelagert ist. Lockeres Bindegewebe beherbergt auch auf Abruf bereitliegende Abwehrzellen (Histiocyten). Es kann viel Gewebsflüssigkeiten speichern (Ödeme). Lockeres Bindegewebe findet sich z. B. als Verschiebeschicht zwischen benachbarten Organen oder im großen Netz.
Straffes, kollagenfaserreiches Bindegewebe	Straffes Bindegewebe besteht aus dreidimensional angeordneten kollagenen Faserbündeln, die sich geflecht- oder auch filzartig untereinander durchsetzen oder parallelfaserig ausgerichtet sind. Das zellarme Gewebe hat wenig Grundsubstanz, sein Stoffwechsel ist niedrig (bradytrophes Gewebe).
Geflechtartiges, straffes Bindegewebe	Das geflechtartige kollagene Bindegewebe leistet auf Grund scherengitterartig angeordneter kollagener Fasern einen «zähelastischen» Widerstand auf mehrseitige Druck- und Zugbelastung (z. B. in Lederhaut, Organkapseln).

Parallelfaseriges straffes Bindegewebe	Beim parallelfaserigen straffen Bindegewebe sind die kollagenen Fasern in der Belastungsrichtung ausgerichtet. Es gibt damit eine Zugbeanspruchung (wie z. B. bei der Sehne) ideal weiter.
Elastisches Bindegewebe	Elastisches Bindegewebe besteht aus ortsfesten Bindegewebszellen und elastischem Fasermaterial, das als elastische Netze (z. B. in der Lungenalveolarwand), als elastische, gefensterte Membranen (z. B. in der Aortenwand) oder als elastisches Band (z. B. in den Ligg. flava) vorkommt.

Freie Bindegewebszellen

Freie Bindegewebszellen bilden keine Intercellularsubstanz. Zu den freien und damit beweglichen Bindegewebszellen gehören die *weißen Blutzellen*, die *Plasmazellen*, *Histiocyten* und *Mastzellen*. Die weißen Blutzellen und Vorstufen der Blutkörperchen werden im Kapitel «Blut» behandelt.

Histiocyten sind aus dem Blut ins umgebende Bindegewebe eingewanderte Zellen (Monocyten), die Stoffe (z. B. Zelltrümmer, Bakterien, Viren, aber auch anorganische Stoffe wie z. B. Asbestpartikel oder Kohlenstaubkörnchen) aufnehmen (phagozytieren) können. Als «ruhende Wanderzelle» liegen sie oft in Wandnähe kleiner Gefäße. Sie können sich auch zu mehreren vereinigen und bilden dann mehrkernige Riesenzellen. Von ihrer Ruhestellung aus können sie sich auf Wanderschaft begeben. Die Histiocyten sind Bestandteil des Reticulo-endothelialen Systems (RES). Sie werden, ebenso wie die weißen Blutkörperchen in den entsprechenden Kapiteln (RES) behandelt (s. S. 244, 257).

Mastzellen sind im lockeren Bindegewebe häufig. Sie finden sich dort in der Nachbarschaft kleiner Gefäße. Mastzellen enthalten u. a. das blutgerinnungshemmende Heparin und das gefäßerweiternde Histamin.

Stützgewebe

Das Stützgewebe gibt dem Körper seinen Halt und bietet Organen Schutz. Zu dem Stützgewebe zählen Knorpelgewebe, das Knochengewebe und das Dentin (Zahnbein). Stützgewebe ist druck- und zugfester als die anderen Gewebe. Seine kollagenen Fasern bewirken die Zugfestigkeit, seine Grundsubstanz die Druckfestigkeit.

Knorpelgewebe

Knorpelgewebe besteht aus Knorpelzellen (Chondrocyten), die in Gruppen beieinander liegen (Knorpelzellterritorien) und von einem Knorpelzellhof umgeben sind, kollagenen Fasern und einer Knorpelgrundsubstanz (Chondroid). Bei elastischem

Knorpelgewebe sind zusätzlich elastische Fasern eingebaut. Die Knorpelgrundsubstanz setzt sich aus Wasser, Chondroitinsulfat, Glykoproteinen und einem geringen Gehalt an Mineralien zusammen. Sie wird von den Chondroblasten – den noch nicht enddifferenzierten Chondrocyten – gebildet. Der Knorpel wird von einer Knorpelhaut, dem *Perichondrium* umgeben. Knorpel ist in gewissem Umfang druckelastisch und kann sich deshalb, je nach Knorpelart unterschiedlich, bei Belastung reversibel verformen. Knorpel hat meist nur einen geringen Stoffwechsel (bradytropher Stoffwechsel) und gilt als gefäß- und nervenfrei. In den äußeren Randzonen der Menisci und der Bandscheiben, als auch in knochennahen Gelenkknorpelschichten des Jugendlichen sind aber Gefäße nachweisbar. Die Haupternährung des Knorpels erfolgt aber durch Diffusion aus benachbartem Gewebe oder beim hyalinen Gelenkknorpel aus umgebender Gelenkschmiere (Synovia).

Knorpelarten

Hyalines Knorpelgewebe
Hyalines Knorpelgewebe hat eine bläulich-glasige Farbe. Es ist der typische Gelenkknorpel. In seiner Grundsubstanz sind eine Vielzahl kollagener Fasern eingelagert. Sie haben oberflächennah einen tangentialen Verlauf, wodurch der Gelenkknorpel besonders fest wird. Die Kollagenfasern haben den gleichen Lichtbrechungsindex wie die sie umgebende Grundsubstanz. Sie sind daher normalerweise lichtoptisch nicht zu sehen. Im Alter nimmt der Wasser- und Chondroitinsulfatgehalt der Grundsubstanz ab. Die schlechtere Ernährung des Knorpels, eine veränderte hormonelle Ausgangslage und ein niederer Stoffwechsel sind die Gründe dafür. Die kollagenen Fasern werden deshalb schon bei Lupenbetrachtung des degenerativ veränderten Knorpels als «Asbestfasern» sichtbar.
Beim hyalinen Gelenkknorpel fehlt ein Perichondrium (Knorpelhaut). Hyaliner Knorpel mit Perichondrium kommt u. a. an den Knorpelanteilen der Rippen, an der Nase, in der Wand der Luftröhre und des Bronchialbaumes vor. Hyaliner Knorpel hat nur eine geringe Elastizität und kann brechen.

Elastisches Knorpelgewebe
Neben den Bestandteilen des hyalinen Knorpels kommen im elastischen Knorpelgewebe zusätzlich elastische Fasernetze vor. Sie verankern sich im Perichondrium. Elastischer Knorpel findet sich u. a. in der Ohrmuschel und im Kehldeckel.

Kollagenes Faserknorpelgewebe
Im kollagenen Faserknorpel überwiegen die sichtbaren, nach Druck- und Zugbelastung ausgerichteten kollagenen Faser-

massen. Knorpelgrundsubstanz und die vereinzelten Knorpelzellen treten in den Hintergrund. Kollagener Faserknorpel kommt u. a. in den Bandscheiben vor.

Knochengewebe

Knochensubstanz entwickelt sich entweder als Ersatz für ein hyalinknorpelig vorgebildetes Stützelement (chondrale Ossifikation) oder ohne Knorpelvorstufe, indem sich Mesenchymzellen zu Osteoblasten differenzieren, die Knochengrundsubstanz ausscheiden (desmale Ossifikation).

Knochengewebe besteht aus anorganischen Substanzen, vor allem Kalziumphosphat (als Hydroxylapatitkristalle) und organischen Substanzen, wie kollagenen Fasern (95% der organischen Substanzen), Mucosubstanzen, Knochenzellen (Osteocyten) und Blutgefäßen. Die anorganischen Substanzen sind für die Härte des Knochens verantwortlich. Die kollagenen Fasern bestimmen das Formverhalten und die gewisse Elastizität auf Zug, Druck, Biegung und Torsion.

Knochengewebe ist in ständigem Auf- und Abbau begriffen. Es kann sich veränderten Krafteinwirkungen entsprechend umbauen. Für die Steuerung des Stoffwechsels im Knochen und für das Knochenwachstum sind u. a. folgende Hormone und Vitamine notwendig: Wachstumshormon (Somatotropin), Thyroxin, Parathormon und Kalzitonin (für den Kalziumhaushalt), Vitamine A, C, D_2 und D_3 (antirachitisch wirksam). Hormone der Nebennierenrinde und Geschlechtshormone bremsen das Knochenwachstum. Cortison, ein heute bei vielen Erkrankungen (wie Rheuma, Neurodermitis und Allergien) verwendetes Medikament, ist ein Nebennierenrindenhormon. Bei langdauernder und hochdosierter Einnahme tritt Osteoporose (Kalkabbau im Knochen) auf.

Osteoblast   Knochensubstanz bildende Zelle. Sie produziert Tropokollagen und neutrale und saure Mucosubstanzen für die Knochengrundsubstanz.

Osteocyt   Knochenzelle; ehemaliger Osteoblast, der sich selbst eingemauert hat.

Knochen-grundsubstanz   Die Knochengrundsubstanz (Osteoid=Glykoproteine) wird von den Osteoblasten ausgeschieden. In das Osteoid wird dann von den Osteoblasten ein Tropokollagen abgegeben. In die mit Kollagenfasern durchsetzte Grundsubstanz werden Kalziumphosphate eingelagert und zu Hydroxylapatitkristallen umgeformt.

Intercellular-substanz   Osteoid, kollagene Fasern und Hydroxylapatitkristalle bilden zusammen die Intercellularsubstanz des Knochens. Die Osteoblasten werden in der Intercellularsubstanz eingemau-

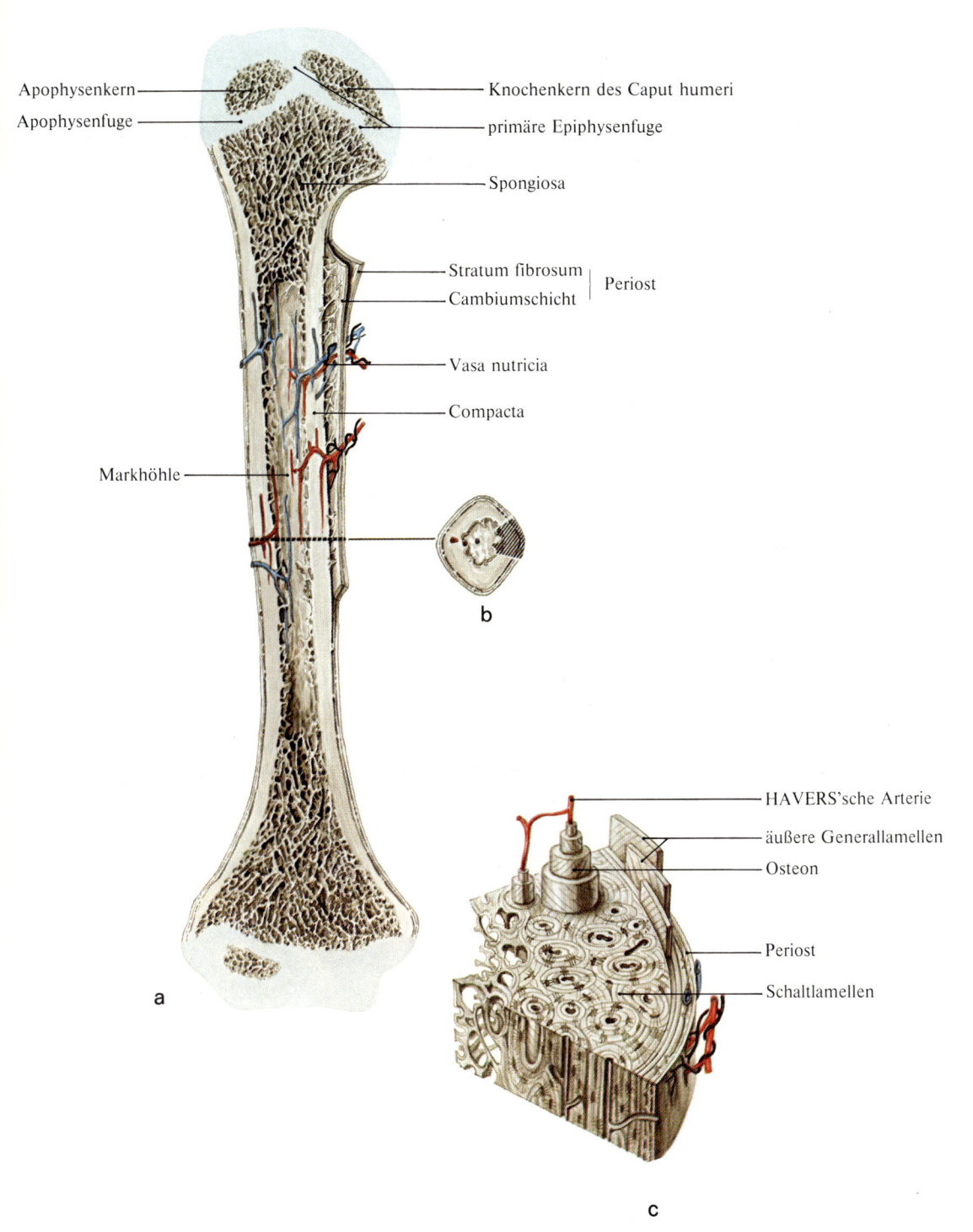

Abb. 2 Längsschnitt durch den Oberarmknochen eines 3½jährigen Kindes **(a)**, Diaphysenquerschnitt **(b)** und histologischer Grundaufbau eines Abschnittes aus der Diaphyse **(c)**.

ert, sie verlieren die Möglichkeit, weiter Osteoid und Tropokollagen abzugeben und werden zu Osteocyten.

Osteoklast   Knochensubstanz abbauende Zelle. Lysosomenreiche Zelle, die in Buchten und Höhlen (HOWSHIP'sche Lakunen) der Knochensubstanz liegt und kollagene Fasern und Knochenkristalle resorbiert.

Tab. 5   **Knochenbildung (= Ossifikation)**

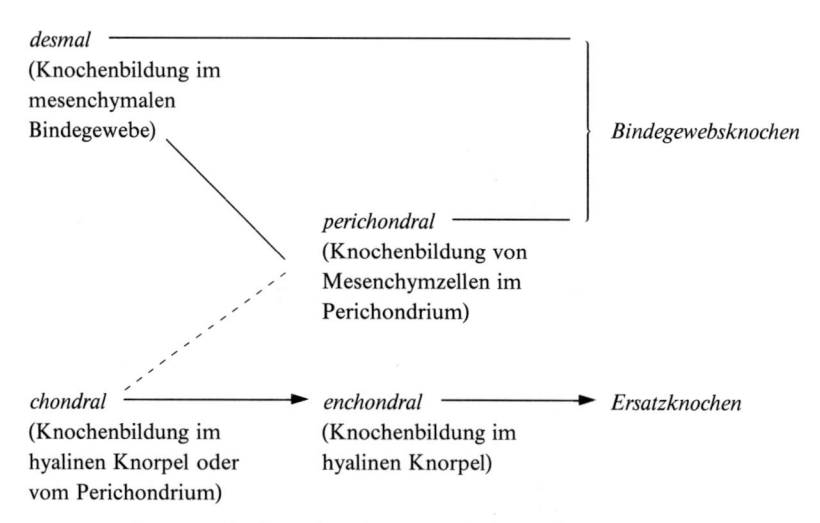

desmal — (Knochenbildung im mesenchymalen Bindegewebe)   ⎫
perichondral — (Knochenbildung von Mesenchymzellen im Perichondrium)   ⎬   *Bindegewebsknochen*

chondral → *enchondral* → *Ersatzknochen*
(Knochenbildung im hyalinen Knorpel oder vom Perichondrium)   (Knochenbildung im hyalinen Knorpel)

Desmale Ossifikation   An genetisch vorbestimmten Stellen verdichten sich im mesenchymalen Bindegewebe die Zellen und werden größer. Es sprossen verstärkt Blutkapillaren ein. Die großen Mesenchymzellen bekommen Fortsätze und werden zu Osteoblasten. Die Osteoblasten scheiden in den Intercellularraum Tropokollagen und Osteoid aus. Es bildet sich ein Kollagenfaserfilz. Durch Kalziumphosphateinlagerung verhärtet sich der umschriebene Kollagenfaserfilz und wird zu einer Geflechtknocheninsel. Benachbarte Geflechtknocheninseln senden Knochenbälkchenstrukturen in die Umgebung aus und finden so Kontakt zueinander. Es bildet sich ein Knochenbälkchenschwamm – eine Spongiosa. Schließlich werden innere und äußere Randzone dieses Schwammes aus Knochenbälkchen zu einer kompakten Schale verdichtet. Der Geflechtknochen wird durch Lamellenknochen ersetzt. Desmale Ossifikationen finden an den Knochen des Schädeldaches und bei der Ausbildung der diaphysären Knochenmanschette statt.

Chondrale Ossifikation

Chondrale Ossifikation nennt man eine Knochenbildung, bei der ein zunächst vorhandenes hyalines Knorpel-Stützelement durch Knochen ersetzt wird. Dabei kann die Ossifikation in dem Knorpel selbst beginnen oder von Gewebe ausgehen, das den Knorpel umgibt (Perichondrium).

Perichondrale Ossifikation

Die perichondrale Ossifikation läuft nach dem Verknöcherungsmuster der desmalen Ossifikation ab. Im Perichondrium der hyalinknorpeligen Anlage eines späteren Röhrenknochens differenzieren sich im diaphysären Bereich Mesenchymzellen zu Osteoblasten und bauen hier eine geflechtartige Knochenmanschette auf. Das Perichondrium wird dabei zum *Periost* (Knochenhaut). Die Osteoblasten mauern sich in dem von ihnen gebildeten Osteoid ein und werden zu Osteocyten. Nach Stabilisierung der in der Mitte eines Röhrenknochens gelegenen (diaphysären) Knochenmanschette breitet sich die perichondrale Ossifikation auch auf die Enden des Röhrenknochens, auf die Epiphysen aus. Die von der Knochenmanschette umschlossenen und eingezwängten Knorpelzellen werden größer und blasig. Sie richten sich als Säulenknorpel und diaphysenwärts größer werdend, als Blasenknorpel aus. In die umgebende Knorpelgrundsubstanz lagern sich Kalksalze ein.

Enchondrale Ossifikation

Von dem periostalen Bindegewebe sprossen Gefäße durch die Knochenmanschette in die Zone des blasigen hyalinen Knorpels ein. Mit ihnen dringen Mesenchymzellen ein, die sich zu Chondroklasten differenzieren und Knorpel abbauen, sodaß Knorpelhöhlen (Lakunen) entstehen. Mesenchymzellen und Gefäße dringen auch in diese Knorpelhöhlen ein. Dabei werden die Mesenchymzellen zu Osteoblasten und kleistern die «Lakunen» mit Knochensubstanz aus. Das entstehende Schwammwerk von Knochenbälkchen findet an die Knochenmanschette Anschluß und dringt epiphysenwärts vor. Aus einigen in die Knorpellakunen eingewanderten Mesenchymzellen differenzieren sich Osteoklasten, die für den Knochenumbau verantwortlich sind. Das in den knöchern ausgekleisterten Knorpelhöhlen gelegene mesenchymale Bindegewebe mit den Blutgefäßen ist bis zum 5. Fetalmonat primäres Knochenmark. Erst danach wird es zum sekundären, Blutzellen bildenden Knochenmark.

Knochenkerne

In den Epiphysenanlagen späterer Röhrenknochen und in den kurzen und platten Knochen treten die Knochenkerne zu unterschiedlicher Zeit auf (s. Tab. 6). Mit eingesproßten Epiphysenarterien werden hier Mesenchymzellen eingeschleust, die sich zu Osteoblasten differenzieren. Der Knochenanbau erfolgt von dem Knochen-

Tabelle 6. Zeitliches Auftreten der Knochenkerne in Epiphysen und Apophysen des Extremitätenskeletts (Aus «Benninghoff A. und Goerttler K.: Lehrbuch der Anatomie des Menschen» I, 12. Aufl., Urban & Schwarzenberg, München, 1978. Nach SCHMIDT und HALDEN, 1949 u. Documenta Geigy, 1968).

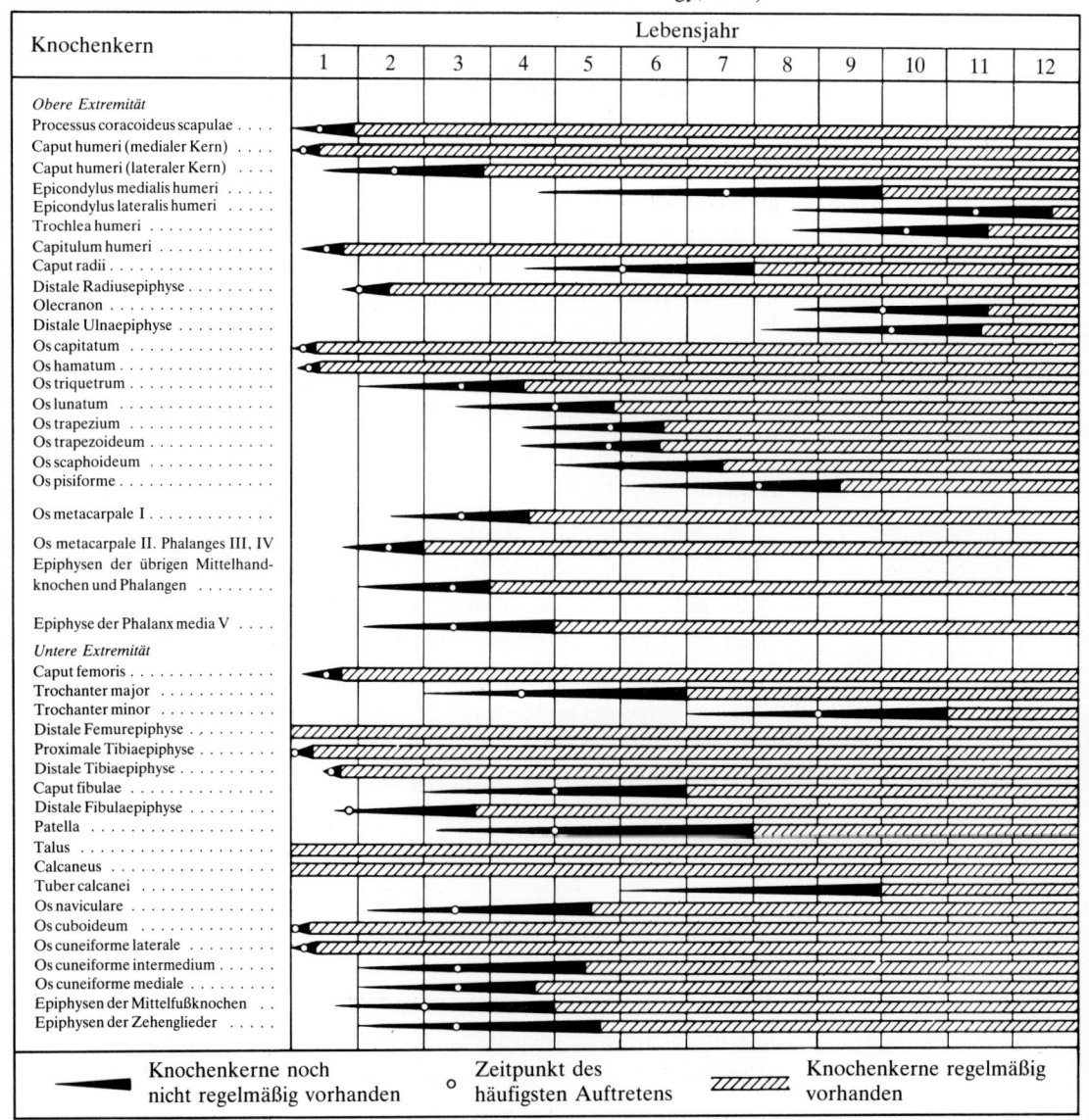

Knochenkern	Lebensjahr
	1 2 3 4 5 6 7 8 9 10 11 12
Obere Extremität	
Processus coracoideus scapulae	
Caput humeri (medialer Kern)	
Caput humeri (lateraler Kern)	
Epicondylus medialis humeri	
Epicondylus lateralis humeri	
Trochlea humeri	
Capitulum humeri	
Caput radii	
Distale Radiusepiphyse	
Olecranon	
Distale Ulnaepiphyse	
Os capitatum	
Os hamatum	
Os triquetrum	
Os lunatum	
Os trapezium	
Os trapezoideum	
Os scaphoideum	
Os pisiforme	
Os metacarpale I	
Os metacarpale II. Phalanges III, IV	
Epiphysen der übrigen Mittelhandknochen und Phalangen	
Epiphyse der Phalanx media V	
Untere Extremität	
Caput femoris	
Trochanter major	
Trochanter minor	
Distale Femurepiphyse	
Proximale Tibiaepiphyse	
Distale Tibiaepiphyse	
Caput fibulae	
Distale Fibulaepiphyse	
Patella	
Talus	
Calcaneus	
Tuber calcanei	
Os naviculare	
Os cuboideum	
Os cuneiforme laterale	
Os cuneiforme intermedium	
Os cuneiforme mediale	
Epiphysen der Mittelfußknochen	
Epiphysen der Zehenglieder	

▬ Knochenkerne noch nicht regelmäßig vorhanden   ○ Zeitpunkt des häufigsten Auftretens   ▨ Knochenkerne regelmäßig vorhanden

kern aus radiär in alle Richtungen. Von dem hyalinen Knorpel der Epiphyse bleibt schließlich nur mehr der hyaline Knorpelüberzug für den Gelenkanteil des Knochens und die Zone zwischen Epiphyse und Diaphyse übrig. Diese Knorpelzone wird als Epiphysenfuge bezeichnet.

Knochenkerne in Extremitäten (Reifezeichen des Neugeborenen)
Als Reifezeichen eines Neugeborenen gilt u. a. das Vorhandensein des distalen Femurepiphysenkerns, auch Calcaneus- und Talusknochenkerne sind zu dieser Zeit röntgenologisch nachweisbar. Die übrigen Knochenkerne der Extremitäten erscheinen erst später. Die *Tabelle 6* gibt eine Übersicht über die physiologische Zeitspanne, in der man das Auftreten der Knochenkerne in den Extremitäten erwarten kann. Dabei ist jedoch zu berücksichtigen, daß zu Beginn und während der Pubertät Mädchen in der Ausreifung ihres Knochenskeletts gleichaltrigen Knaben etwa zwei Jahre voraus sind.

In der klinischen Diagnostik endokriner Erkrankungen spielt die Bestimmung der altersentsprechenden Knochenentwicklung eine wichtige Rolle. Bei einer Schilddrüsenunterfunktion treten die Knochenkerne deutlich später auf. Bei einer Unterfunktion der Hirnanhangsdrüse bleiben Knochenkern- und Knochenlängenentwicklung zurück. Dagegen ist beim hypophysären Riesenwuchs zwar die Knochenkernentwicklung normal, das Knochenlängenwachstum jedoch altersentsprechend viel zu weit fortgeschritten. Bei anderen endokrinen Erkrankungen (wie z. B. adrenogenitales Syndrom mit Pubertas praecox) ist die Ausreifung der Knochenkerne für das Lebensalter schon viel zu weit voraus, das Knochenlängenwachstum aber ist zurückgeblieben.

Längenwachstum von Röhrenknochen

In den proximalen und distalen Epiphysenfugen von Röhrenknochen findet deren Längenwachstum statt. In diesen Wachstumsfugen wird ständig hyaliner Knorpel nachgebildet. Er wird an der Übergangszone zur Diaphyse wieder abgebaut und durch Knochen ersetzt. Das auf diese Weise erzielte Längenwachstum der Röhrenknochen erreicht mit Abschluß etwa des 21. Lebensjahres sein Ende (s. *Tab. 7*).

Primäre Epiphysenfuge
Als primäre Epiphysenfuge wird die hyaline Knorpelfuge zwischen Diaphyse und Epiphyse eines Röhrenknochens bezeichnet.

Sekundäre Epiphysenfuge
Als sekundäre Epiphysenfuge bezeichnet man die hyaline Knorpelfuge zwischen der Diaphyse einerseits und andererseits der Epiphyse und eines oder zweier hier sekundär gebildeter Apophysenknochenkerne.

Tab. 7 *Lebensalter (Jahre), in denen sich die Epiphysenfugen an Arm und Bein schließen*

Knochen	proximale Epiphysenfuge	distale Epiphysenfuge
Arm		
Humerus	20–22	16–17
Ulna	18–21	16–18
Radius	16–18	21
Bein		
Femur	17–19	19–24
Trochanter maior	17 (Apophysenfuge)	
Trochanter minor	16 (Apophysenfuge)	
Tibia	19–24	16–19
Fibula	19–24	19–22

Dickenwachstum von Röhrenknochen

Das Dickenwachstum der Röhrenknochen erfolgt – ähnlich den Jahresringen bei einem Baum – über einen schichtweisen Knochenanbau, der von der inneren Schicht des Periostes (Cambiumschicht) schubweise gegen den Knochen hin erfolgt. Gleichzeitig wird vom Markraum her und aus den HOWSHIP'schen Lakunen über Osteoklasten Knochensubstanz abgebaut.

Lamellenknochen

Der bei allen Ossifikationsformen zunächst gebildete Geflechtknochen wird im Laufe der ersten Lebensjahre durch den höher belastbaren Lamellenknochen ersetzt. Weitere Gefäße müssen dafür in den Geflechtknochen eindringen. Osteoklasten in der Umgebung dieser Gefäße und ihrer Verästelung nagen zylinderförmige Hohlräume aus dem Knochen heraus. Diese werden von Osteoblasten wieder mit konzentrischen Knochenlamellen bis an das zentral im Zylinder gelegene Gefäß – das HAVERS'sche Gefäß – zugemauert.

An einem Lamellenknochen erkennt man im Längsschnitt die äußere *Substantia compacta* (= Compacta, Corticalis) und die innere *Substantia spongiosa* (= Spongiosa). Die Spongiosabälkchen sind auf die am Knochen einwirkenden Zug- und Druckkräfte hin ausgerichtet. Durch die Ausbildung der Spongiosabälkchen anstelle von kompakter Knochensubstanz wird Gewicht und zu ernährende und laufend umzubauende Knochensubstanz eingespart. Trotzdem verliert der Knochen dabei nicht an Stabilität. An den besonders beanspruchten Knochenbereichen – wie an den Diaphysen langer Röhrenknochen – ist die Compacta verdickt. Hier läßt sich am histologischen Knochenschliffpräparat der Aufbau der Compacta aus einer Vielzahl von Osteonen aufzeigen.

Osteon   Ein Osteon ist im Regelfall 0,5–1 cm lang, kann aber mehrere cm lang werden. Es ist zylinderförmig und in der Längsrichtung des Knochens orientiert. Osteone sind verzweigt und stehen untereinander in Verbindung. Ein Osteon besteht aus 4–20 konzentrisch um einen Zentralkanal (HAVERS'schen Kanal) herum angeordneten *Speziallamellen*. In jeder Speziallamelle sind neben Osteocyten und Knochengrundsubstanz eine Vielzahl parallel zueinander verlaufender kollagener Fasern vorhanden. Diese schrauben sich, von Lamelle zu Lamelle in ihrem Steigungswinkel wechselnd, um den Zentralkanal. Im bis zu $1/10$ mm großen Zentralkanal sind von lockerem Bindegewebe umhüllte Arterie und Vene (HAVERS'sche Gefäße) und Nerven vorhanden. Von den Zentralkanälchen aus erfolgt die Ernährung der Knochenzellen durch Diffusion über feine Knochenkanälchen durch die Knochenlamellen bis zu den Knochenhöhlen der Osteocyten.

Schaltlamellen   In den Grenzräumen zwischen benachbarten Osteonen befinden sich Lamellenreste zu Grunde gegangener Osteone: die Schaltlamellen. Aus Resten von Osteonen und aus Lamellenbruchstücken sind u. a. die Spongiosa der Epiphysen von Röhrenknochen, aller kurzen Knochen und auch die Diploe der Schädelknochen aufgebaut.

Generallamellen   Am Rand der Compacta liegen unter dem Periost mehrere *äußere Generallamellen*, die alle Osteone und Schaltlamellen einscheiden. Sie sind geschlossen. Zur Knochenmarkhöhle hin ist die Compacta durch einzelne besonders in den Epiphysen vielfach unterbrochene *innere Generallamellen* abgegrenzt.

Knochenzustand

Der Knochenzustand richtet sich nach seiner Belastung und der Ernährungsweise. So wird Knochensubstanz bei fehlender Belastung eines Knochens auf das notwendige Maß reduziert (Inaktivitätsatrophie). Dies sehen wir besonders bei immobilen und querschnittsgelähmten Patienten. Umgekehrt wird Knochensubstanz vermehrt angebaut, wenn von den Knochen mehr Belastbarkeit verlangt wird (z. B. beim Gewichtheber). Aber auch auf pathologisch veränderte Zug- oder Druckbelastungen paßt sich der Knochen durch Umbau, Abbau oder Anbau an.

Da die Knochensubstanz die größte Calciumreserve unseres Körpers ist, auf die andere Organe (wie z. B. die Muskulatur) bei längerem Calcium-Mangel zurückgreifen, ist ein ausgewogener Calciumgehalt in unserer Nahrung notwendig. Ist dies nicht gegeben, wird der Knochen demineralisiert und ungenügend fest. Als Folge kann er sich verformen.

Die im Alter vielfach zu beobachtende Sprödigkeit eines Knochens hat meist mehrere Ursachen: So ist der Wassergehalt in allen Geweben im Alter geringer als in der Jugend. Zum anderen ist der Calciumsalzeinbau in den Knochen im Alter vermindert. Auch Medikamente und Hormongaben können den Calciumsalzabbau im Knochen beeinflussen (z. B. Cortison). Oft ist auch eine zu einseitige und mangelhafte Ernährungsweise bei alten, alleinstehenden Menschen ein weiterer, nicht zu unterschätzender Faktor für deren erhöhte Knochenbruchanfälligkeit.

Knochenbruch (Fraktur)

Ein Knochenbruch heilt nur, wenn die Bruchenden mechanisch ruhig gestellt sind. Dies kann über einen Gipsverband (1) oder über eine operative Osteosynthese (Plattenverschraubung, Nagelung etc.) (2) erfolgen. Bei beiden Versorgungsmöglichkeiten einer Fraktur verläuft die Knochenheilung verschieden:

zu 1) Beim Gipsverband ist es nicht möglich, die Bruchstücke zu 100% ruhigzustellen. Die Frakturheilung dauert länger und durchläuft folgende Phasen:
 a) Osteoklasten glätten die Frakturenden. Bindegewebiger weicher Callus vom Periost und Endost ausgehend, überzieht die Frakturstelle.
 b) Umwandlung des bindegewebigen weichen Callusmantels durch Osteoblastentätigkeit in knöchernen Callus. Die Callusbildung ist überschießend. Die Fraktur ist jetzt stabilisiert.
 c) Knöcherne Organisation des Bruchspaltes.
 d) Abbau des überschüssigen Callus.

zu 2) Nach Osteosynthesen (z. B. nach Fixieren zweier Bruchenden mit Platten und Schrauben) sind die Frakturenden sofort völlig ruhiggestellt. Der Patient ist rasch wieder beweglich (übungsstabil). Eine Callusmantelbildung zur Ruhigstellung der Frakturenden ist nicht notwendig. Durch die Druck- oder Zugspannungen an den Frakturenden wird eine rasche knöcherne Organisation des Frakturspaltes bewirkt, ohne daß es zu einer nennenswerten Callusbildung kommt. Über das Ausmaß des Abbaus als auch der Regeneration des Knochens gibt das Röntgenbild Auskunft.

Nach lehrbuchmäßig konservativ versorgten Frakturen und nach Osteosynthesen gibt es generelle Richtlinien, wie lange die Frakturstelle entlastet bleiben soll, bzw. wann sie wieder belastet werden darf.

Operativ und konservativ versorgte Frakturen werden unter folgenden Gesichtspunkten krankengymnastisch behandelt, wobei die Regelzeiten der Frakturheilung und der Befund im Röntgenbild über die Belastung entscheiden:

1. Erzeugen einer Muskelspannung, die komprimierend auf die Frakturstelle einwirkt.
2. Muskeln, die eine Scherwirkung auf die Frakturstelle haben, dürfen nicht angespannt werden.
3. Distal der Fraktur dürfen keine Widerstände gesetzt werden.
4. Während und unmittelbar nach der krankengymnastischen Behandlung dürfen keine Schmerzen auftreten.
5. Die Kraft der angrenzenden Muskeln muß erhalten bleiben.
6. Angrenzende Gelenke müssen – soweit dies möglich ist – beweglich bleiben.
7. Lagerungen müssen die adaptierte Fraktur, sowie den venösen Rückstrom berücksichtigen.
8. Durch aktive Muskelarbeit wird die arterielle Durchblutung angeregt.
9. Zeitpunkt und Höhe der Belastung werden vom Arzt angegeben und vom Krankengymnasten z. B. auf Waagen eingeübt.

Pseudarthrose

Eine Pseudarthrose ist ein Scheingelenk (= Falschgelenk), das sich auf der Grundlage einer nicht geheilten Fraktur entwickelt hat. Die notwendige Umwandlung des bindegewebigen Callusmantels in den knöchernen Callus ist nicht erfolgt. Man unterscheidet straffe von schlaffen Pseudarthrosen.

Muskelgewebe

Die Muskulatur, das aktive Element der Hohlorgane und des Bewegungsapparates, kommt als «glatte Muskulatur» und als «quergestreifte Muskulatur» vor. Die quergestreifte Muskulatur hat zwei Erscheinungsformen: Skeletmuskulatur und Herzmuskulatur. Gemeinsames Charakteristikum der verschiedenen Muskelgewebe ist ihre Kontraktionsfähigkeit. Sie geht von den kontraktilen Grundelementen der Muskelzelle, den Myofilamenten, aus. Diese sind in Serie hintereinander zu Myofibrillen «geknüpft». Die verschiedenen Muskelgewebe unterscheiden sich in Art und Steuerungsweise der Kontraktionen und in ihrem histologischen Aufbau.

Glatte Muskulatur

Glatte Muskelzellen kommen in großer Zahl und eng aneinander gepackt u. a. in den Wänden des Magen-Darm-Traktes, der muskulösen Arterien, des Harnleiters, der Harnblase oder der Gebärmutter vor. In anderen Organen wie etwa in der Wand von Venen oder in elastischen Gitternetzen sind einzelne glatte Muskelzellen gitterartig miteingebaut.

Glatte Muskelzellen sind spindelförmig und haben einen zentral gelegenen länglichen Kern. Die Längen der Zellen variieren zwischen 20 und 30 µm, ihre Durchmesser zwischen 3 und 10 µm. Glatte Muskulatur kontrahiert sich langsam, rhythmisch und kann dabei in Teilverkürzung oder auch in starker Kontraktionsstellung (Koliken!) längere Zeit verbleiben.

Kontraktiles Element der glatten Muskelzelle sind die in Längsrichtung der Zelle perlschnurartig aneinandergereihten Myofilamente. Die «Myofilamentschnüre» werden als Myofibrillen bezeichnet. Wegen fehlender regelmäßiger paralleler Anordnung der Filamente benachbarter Myofibrillen zueinander, ist bei der glatten Muskulatur keine Querstreifung erkennbar.

Glatte Muskelzellen verankern sich im umgebenden Bindegewebsgerüst, das sie bei ihren Kontraktionen fortwährend verstellen.

Die wellenartigen Kontraktionen werden durch das vegetative Nervensystem über chemische Überträgerstoffe wie Acetylcholin und Adrenalin ausgelöst. In der Wand der Hohlorgane werden glatte Muskelzellen auch über Dehnungsreceptoren erregt. Die Muskulatur der Gebärmutter wird über ein Hormon des Hypophysenhinterlappens, das Oxytocin, gesteuert.

Glatte Muskelzellen können bei Mehrbelastung innerhalb weniger Tage bedeutend an Substanz zunehmen (hypertrophieren). In der Schwangerschaft können die Muskelzellen der Gebärmutter Längen von etwa 500 µm erreichen.

Quergestreifte Skelettmuskulatur

Die Skelettmuskulatur verbindet Skelettelemente untereinander. Manchmal strahlt sie, von Skelettanteilen ausgehend, in andere Organe ein (mimische Muskeln, Schlundmuskeln, Zungenmuskeln u. a.). Kontraktile Baueinheit eines Skelettmuskels mit gesonderter Gefäß- und Nervenversorgung ist die Muskelfaser.

Skelettmuskelfasern (= Skelettmuskelzellen) sind lange Zytoplasmaschläuche, in denen Zellgrenzen fehlen. Auf ein Millimeter Länge finden sich 20 bis 40 randständige Zellkerne. Es gibt Muskeln mit sehr dünnen Muskelfasern (Augenmuskeln) und solche mit groben Fasern (M. glutaeus maximus). Die Fasern können in seltenen Fällen bis zu 15 cm Länge erreichen. Ihr häufigster Durchmesser liegt zwischen 40 µm und 100 µm. Feinfaserige Skelettmuskeln haben eine wesentlich ausgeprägtere Innervation als grobfaserige.

Nach der Funktion unterscheidet man zwischen phasischen «schnellen» Muskelfasern und tonischen «langsamen» Muskelfasern. Die phasischen Muskelfasern kontrahieren sich auf einen Reiz bei Überschreiten des Schwellenwertes komplett (fast alle unsere Muskeln). Die tonischen Muskelfasern (in den äußeren Augenmuskeln) können sich dagegen fein abgestimmt kontrahieren.

Charakteristisch für die quergestreiften Muskelfasern sind die quergestreiften Myofibrillen. Sie sind in Längsrichtung der Muskelfaser orientiert und etwa 0,5 bis 1 µm im Durchmesser. Ihr regelmäßiger und paralleler Aufbau aus abwechselnd dünneren Aktin- und dickeren Myosinfilamenten wird bei etwa 20 000facher Vergrößerung gut sichtbar. Aktin- und Myosinfilament bilden ein Myofilament. Die unterschiedlich dicken Abschnitte in den Myofilamenten sind verschieden lichtbrechend. Sie sind die Ursache für die Querstreifung der Myofibrille. An einer Myofibrille sind folgende «Querstreifen» erkennbar:

Z-Streifen	=	Dunkle Querlinie in der Mitte des I-Streifens.
I-Streifen	=	Isotrop (in polarisiertem Licht nur schwach doppelbrechend, bei Färbung hell). Entspricht dem Aktinfilament.
A-Streifen	=	Anisotrop (im polarisiertem Licht stark doppelbrechend, bei Färbungen dunkel). Entspricht dem Myosinfilament.
H-Zone	=	Helle Zone (HENSEN'sche Zone) in der Mitte des A-Streifens.
M-Streifen	=	Feiner dunkler Streifen in der Mitte der H-Zone.

In den Myofibrillen folgen die verschiedenen Streifen nach folgendem Muster periodisch aufeinander: -Z-I-A-H-M-H-A-I-Z. Eine Periode, die von Z-Streifen bis zum nächsten Z-Streifen reicht, ist etwa 2,5 µm lang und wird als «Sarkomer» bezeichnet. Durch die parallele Anordnung der Fibrillen in der Skelettmuskelfaser und durch die annähernd parallele Lage gleicher Streifen und Zonen benachbarter Myofibrillen, wird die Querstreifung der einzelnen Muskelfibrille zur Querstreifung der gesamten Muskelfaser. Im A-Streifen einer Myofibrille liegen parallel nebeneinander die dickeren Myosinfilamente. Zwischen sie reichen bei entspanntem Muskel die Aktinfilamente etwa bis zum Beginn des H-Streifens. Im I-Streifen befinden sich die dünneren Aktinfilamente. Aktin- und Myosinfilamente sind so ineinander «verzahnt», daß bei zunehmender Kontraktion die dünnen Aktinfilamente tiefer zwischen die dickeren Myosinfilamente hineingezogen werden.

Muskelgliederung

Über ein gefäß- und nervenführendes Bindegewebe ist der Muskel territorial gegliedert. Jede Myofibrille wird netzförmig von einem sarkoplasmatischen Reticulum umhüllt, das mit der Muskelfasermembran (Endomysium) Kontakt hat. Auf diesem Weg wird ein rascher Stoffaustausch zwischen Extrazellularraum und Myofibrille gewährleistet. Mehrere Muskelfasern werden von einem Perimysium internum eingescheidet und dadurch auch gegen benachbarte Muskelfaserbündel verschieblich. Gruppen von Muskelfaserbündeln werden von einem Perimysium externum umgeben, das über ein Epimysium schließlich an der bindegewebigen Umhüllung des Muskels, der Fascie, verankert ist. Die Fascie überzieht einen Muskel, hält ihn somit zusammen, gibt ihm seine Form und ermöglicht seine Verschieblichkeit gegenüber der Umgebung.

Muskelinnervation

In der Mitte einer Skeletmuskelfaser befindet sich in der Regel eine myoneurale Synapse, eine motorische Endplatte. Muskeln, bei denen besonders fein abstufbare Kontraktionen durchgeführt werden können, haben in der einzelnen Muskelfaser mehrere motorische Endplatten (z. B. äußere Augenmuskeln oder Mm. lumbricales).

Quergestreifte Herzmuskulatur

Das Herzmuskelgewebe ist ein dreidimensionales Muskelzellennetz. Die verzweigten Muskelzellen grenzen mit lichtoptisch gut erkennbaren besonderen Zellhaften (Glanzstreifen) aneinander. Die ovalen oder viereckigen Zellkerne liegen in den Herzmuskelzellen meist zentral. Ihr hoher Gehalt an Sarkoplasma und Mitochondrien weist auf die Dauerbeanspruchung des Herzmuskels hin.

Der Herzmuskel hat keine Fascienhülle. Die typische bindegewebige territoriale Gliederung eines Skelettmuskels fehlt ihm. Besondere, zugartig hintereinander geschaltete, fibrillenarme, glykogen- und wasserreiche Herzmuskelzellen stellen das Erregungsleitungssystem des Herzens.

Nervengewebe

Nervengewebe besteht aus den erregungsbildenden, reizverarbeitenden und erregungsleitenden Nervenzellen (= Neurozyten = Ganglienzellen = Neurone) und den sie verbindenden Gliazellen.

Die Hauptmenge der Neurone befinden sich in der grauen Substanz von Gehirn und Rückenmark. Die weiße Substanz wird von Zellfortsätzen der Nervenzellen und den sie umgebenden myelinhaltigen Gliazellen gestellt. Die Gliazellen sind für Stoffverteilung, Markscheidenbildung und Isolierung verantwortlich. Sie dienen auch als Schutz- und Leitstruktur und grenzen Nervenzellen gegen die Umgebung ab. Die Gliazellen des zentralen Nervensystems nennt man Oligodendrocyten. Gliazellen kommen in einer Sonderform als Ependymzellen vor: Sie bilden die Wandauskleidung der Hirnhohlräume. Die Gliazellen peripherer Nerven werden als «SCHWANN'sche Zellen» und «Mantelzellen» (= «Hüllzellen») bezeichnet.

In den Zellfortsätzen von Neuronen werden Nervenimpulse geleitet. Werden die Reize von der Peripherie zum Zentralen Nervensystem geführt, so spricht man von afferenter Leitung, werden Erregungen vom Zentralen Nervensystem in die Peripherie geleitet, so spricht man von efferenter Leitung.

Nervenzelle

Eine Nervenzelle (Neuron) setzt sich zusammen aus:

    1. Perikaryon   (= Soma = Zelleib)

    2. Dendrit   (= rezeptiver Fortsatz)

    3. Neurit   (= effektorischer Fortsatz = Axon = Achsenzylinder)

Perikaryon   Der Zelleib einer Nervenzelle ist zwischen 6 µm und 100 µm im Durchmesser. Seine Gestalt wird durch die Anzahl und die Formation der Dendriten bestimmt.

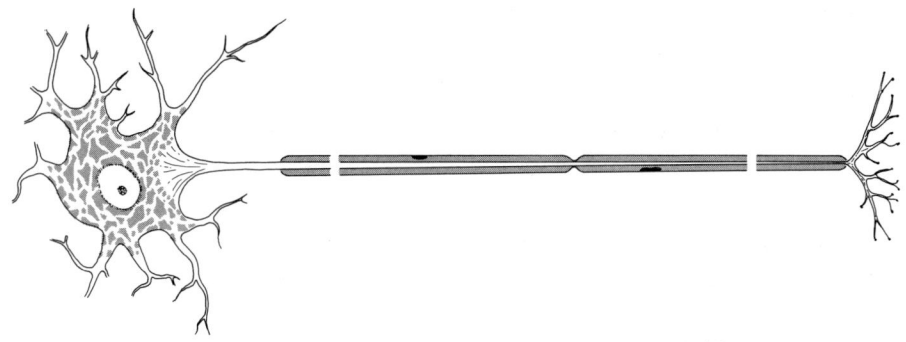

Abb. 3 Multipolare Ganglienzelle. Perikaryon und Axon mit Markscheide.

Dendrit	Dendriten sind baumartig verzweigte cytoplasmahaltige Fortsätze von Nervenzellen. Sie gehören zum Receptorfeld der Nervenzelle.
Neurit (= *Axon*)	Der Neurit ist der Nervenzellfortsatz, der für die efferente Erregungsleitung zuständig ist. Im Axon, das beim Menschen bis zu 1 m lang sein kann, sind Neurofibrillen und Neurotubuli. Das in den Axonen befindliche Plasma hat eine kontinuierliche, peripherwärts gerichtete, langsame Fließbewegung (1 mm am Tag).
«Dendritisches Axon»	Als «dendritisches Axon» bezeichnet man den markscheidenhaltigen Dendriten, über den bei sensiblen Nervenzellen der Impuls zum Perikaryon geleitet wird (z. B. bei pseudounipolaren Nervenzellen der Spinalganglien).

Tab. 8

Formen von Nervenzellen	Bestandteile
1. unipolare Nervenzelle	Perikaryon und ein Neurit
2. bipolare Nervenzelle	Je ein Neurit und Dendrit finden an «einander gegenüberüberliegender» Stelle ans Perikaryon Anschluß, Dendritenverzweigung in der Peripherie.
3. pseudounipolare Nervenzelle	Gemeinsamer Anschlußbereich von je einem Dendrit und Neurit am Perikaryon, Dendritenverzweigung in der Peripherie.
4. multipolare Nervenzelle mit langem oder kurzem Neurit	Perikaryon, mehrere Dendriten, ein Neurit, Dendritverzweigung perikaryonnah.
5. Pyramidenzelle	Mehrere Dendriten mit perikaryonnaher Verzweigung finden an «Basis» und «Spitze» eines pyramidenförmigen Perikaryons Anschluß, der Neurit geht von der »Basis« ab.
6. PURKINJE Zelle	Dendritenbaum am Perikaryon, ein Neurit.

Nervenfaser

Das Axon und seine umgebende Gliazellhülle (= Axonscheide = Markscheide) werden als Nervenfaser bezeichnet. Man unterscheidet zwischen «markhaltigen» und «marklosen» Nervenfasern.

Bei den markhaltigen Nervenfasern, die wir u. a. als motorische Nervenfasern für die Skelettmuskeln finden, haben myelinhaltige Gliazellen das Axon spiralig umwickelt. Im zentralen Nervensystem sind dies Oligodendrocyten, im peripheren Nervensystem SCHWANN'sche Zellen. Den Spaltraum am Axon zwischen zwei miteinander verzahnten, benachbarten SCHWANN'schen Zellen bezeichnet man als RANVIER'schen Schnürring.

Bei marklosen Nervenfasern sind Bündel von Axonen von myelinfreien Gliazellen umgeben. Marklose Nervenfasern finden wir im vegetativen Nervensystem.

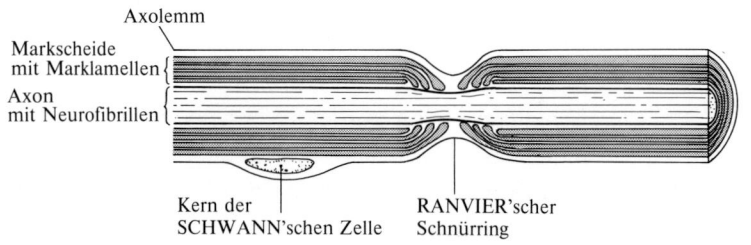

Abb. 4 Längsschnitt durch ein Axon mit Markscheide.

Viele Nervenfasern werden zu Nervenfaserbündeln zusammengefaßt. Im peripheren Nervensystem nennt man diese Nervenfaserbündel «Nerven», im zentralen Nervensystem «Fasciculi».

Nerv

Nerven sind die impulsleitenden Strukturen des Nervengewebes. Sie verbinden als afferente Nervenfaserbündel unsere Sinnesreceptoren mit Zentren des Nervensystems. Efferente Nervenfaserbündel geben motorische oder sekretorische Impulse an peripher gelegene Muskeln oder Drüsen weiter. Meist sind periphere Nerven eine Mischung aus afferenten und efferenten Nervenfaserbündeln.

Bindegewebshülle eines Nerven

Nerven sind durch Bindegewebe territorial gegliedert:

Endoneurium = Zarte Bindegewebshülle um jede Nervenfaser.

Perineurium = Straffere Bindegewebshülle, die bis zu 100 Nervenfasern mit zugehörigen Endoneuriumhüllen umscheidet.

Epineurium = Es verbindet die von Perineurium umgebenen Nervenfaserbündel, formt den Nerv und grenzt ihn verschieblich gegen das umgebende Gewebe ab.

Die Bindegewebshüllen sind Leitschienen für die Gefäßversorgung der Nerven.

Tab. 9   Nervenqualität und Leitungsgeschwindigkeit

Nervenqualität	Faserdurchmesser in µm	Mark-scheide	Leitungsgeschwindigkeit m/s
motorisch	10 –20	dick	60 –120
sensibel (Berührung)	7 –15	mittel	40 – 90
sensibel (Wärme, Kälte, Schmerz)	um 5	mittel	15 – 30
präganglionär vegetativ	1 – 3	dünn	5 – 15
postganglionär vegetativ	0,3– 1,5	marklos	0,5– 2

Degeneration und Regeneration von Nerven

Nervenzellen können sich nicht mehr teilen. Wird eine Nervenzelle zerstört, kann sie nicht mehr ersetzt werden. Wird eine Nervenfaser durchtrennt, so muß man unterscheiden, ob die Nervenfaser afferent oder efferent ist und ob die Nervenfaserdurchtrennung perikaryonnah oder perikaryonfern liegt.

Bei *efferenten* Nervenfasern geht das periphere abgetrennte Bruchstück des Axons zu Grunde. Das Perikaryon des betroffenen Neurons bleibt aber erhalten. Der zentrale Stumpf des Axons wächst beim Vorhandensein einer «Leitschiene» sehr langsam (etwa 0,5 – maximal 3 mm pro Tag) wieder peripherwärts. Erreicht er wieder sein Muskelgewebe, werden dort Synapsenkolben ausgebildet. Verirrt er sich unterwegs oder wird er durch Narbenzüge verändert, können sich knotenartige Nerventumoren (Neurinome) bilden. Die Regeneration peripherer efferenter Nerven, die ja oft größere Strecken umfassen muß, kann ein bis zwei Jahre dauern. Der Operationserfolg hängt entscheidend von der sauberen und möglichst spannungsfreien Adaption der Nervenstümpfe ab. Periphere motorische Nerven versorgen meist mehrere Muskeln in unterschiedlichem Abstand vom Rückenmark. Die fortschreitende Regeneration läßt sich daher an dem «Kommen» der Tonisierung der zentraler gelegenen Muskeln beobachten. Elektrodiagnostisch läßt sich die Reinnervation durch das wiederholte Erstellen der «i-t-Kurve» (Links- oder Rechtsverschiebung) sowie über das Elektromyogramm ermitteln.

Bei perikaryonnaher Durchtrennung ihrer einzigen *afferenten* Nervenfaser (z. B. dendritisches Axon) geht das gesamte Neuron zugrunde. Liegt die Läsion peripher im Verästelungsbereich des dendritischen Axons und finden somit noch Receptorreize ihren Weg zum Perikaryon, bleibt das Perikaryon erhalten. Eine Regeneration peripherwärts kann erfolgen. Ihre Kontrolle erfolgt durch Überprüfung im Autonomgebiet des Nerven (Hautareal, das ausschließlich über diesen Nerv sensibel innerviert wird) z. B. über Berührungsreize, Temperaturreize, Druck, räumliches Auflösungsvermögen etc. Eine Unterstützung der Regenerationsfähigkeit reanastomosierter sensibler Nerven könnte eventuell an der Hand über das Setzen taktiler Reize proximal und distal der versorgten Läsionsstelle erfolgen.

Synapsen

Unter Synapsen versteht man die Kontaktstellen, an denen die Nervenimpulse zwischen zwei Neuronen oder zwischen einem Neuron und dem zugehörigen Erfolgsorgan übertragen werden. Die Anzahl der Synapsen pro Neuron variiert stark (zwischen wenigen und Tausenden). Man gliedert nach Synapsen, über die ein Neuron Erregungen erhält *(konvergierende Erregungsleitung)* und solchen, über die das Neuron Erregungen an Nachbarneurone weitergibt *(divergierende Erregungsleitung)*. Die Übertragung der Nervenimpulse erfolgt bei uns Menschen meist über chemische «Transmitterstoffe», die in Bläschen in der praesynaptischen Nervenfaser gespeichert sind.

Funktionell unterscheidet man zwischen *erregenden* und *hemmenden Synapsen*. Überträgerstoffe (= Transmitterstoffe) für erregende Synapsen sind: Acetylcholin, die biogenen Amine (Noradrenalin, Dopamin und Serotonin). Die Synapsen werden deshalb auch als cholinerg, noradrenerg, dopaminerg und serotoninerg bezeichnet. Überträgerstoffe für hemmende Synapsen sind Glyzin (bei RENSHAW-Zellen) und Gamma-amino-Buttersäure (Interneurone ZNS).

Formen von Synapsen

a) Zwischen Nervenzellen
   1. Axo – dendritische Synapse
   2. Axo – somatische Synapse
   3. Axo – axonale Synapse

b) Zwischen Nervenzelle und Muskelzelle
   1. Myo – neurale Synapse an Skelettmuskelfaser (motorische Endplatte)
   2. Myo – neurale Synapse im Erregungsleitungssystem des Herzens

c) Synapsen zwischen Sinneszellen und Dendrit des ersten afferenten Neurons der Sinnesbahn

d) Synapsen zwischen Nervenzellen und Zellen anderer Gewebe wie: Drüsenzellen, Fettzellen, Gliazellen.

Erregungsübertragung an der Synapse

Kommt eine Erregung in der praesynaptischen Nervenfaser an den synaptischen Bläschen an, so schütten diese ihren Inhalt an Transmittersubstanz in den synaptischen Spaltraum aus. Der chemische Überträgerstoff gelangt an die subsynaptische Membran und wirkt hier erregend oder hemmend. Das in den synaptischen Spaltraum z. B. ausgeschüttete Acetylcholin wird über die Acetylcholinesterase in Bruchteilen von Sekunden wieder abgebaut. Freigesetzte Katecholamine werden vom Axonende her wieder aufgenommen.

Rezeptororgane

Rezeptororgane («Rezeptoren») nehmen Umweltreize oder im Körper entstandene Reize auf und transformieren sie mit ihren Nervenzellen in nervale Erregungen. Über afferente Nervenfasern werden die Erregungen dem zentralen NS zugeleitet und dort weiter verarbeitet und zu einem «einheitlichen Bild» integriert.
Wir unterscheiden zwischen:

    Exterorezeptoren: Informieren Zentralnervensystem über Reize von der Umwelt (= «Exterozeptoren»).
    Propriorezeptoren: Informieren Zentralnervensystem über körpereigen entstandene Reize (= «Propriozeptoren»).

Für die verschiedenartigen Reize (chemisch, osmotisch, pressorisch, thermisch u. a.) gibt es unterschiedliche Rezeptororgane:

1. Mechanorezeptoren
   a) lanzettförmige Dehnungsrezeptoren (z. B. in Gelenkkapseln, Haut, Eingeweide)
   b) Sehnenspindeln
   c) RUFFINI – Körperchen (im Hautbindegewebe und in der Subcutis)
   d) MEISSNER – Tastkörperchen (in Papillarschicht der Haut)
   e) KRAUSE – Endkörperchen (unter Epidermis)
   f) Lamellenkörperchen (VATER-PACCINI, HERBST in Subcutis)
   g) MERKEL – Zellrezeptoren
2. Thermorezeptoren (in Corium und Epidermis)
   a) doldenförmige Receptoren für Kältereize
   b) für Wärmereize
3. Schmerzrezeptoren (gesamte Haut, Subcutis)
4. Rezeptorkombinationen

Rezeptives Feld

Als rezeptives Feld bezeichnet man das einer sensiblen Ganglienzelle zugehörige Hautfeld. Es ist bei notwendigem feinem Auflösungsvermögen klein (z. B. Mundhöhle), bei grobem Auflösungsvermögen groß (z. B. Rückenhaut).

WACHSTUM UND KÖRPERBAUTYPEN

WACHSTUM

Praenatales Wachstum (Längenangaben ab 3. Monat in cm Scheitel-Fersenlänge)

Tab. 10

Zeit	Mondmonat	Länge in cm		Uterusstand
Embryonalzeit	1	1		
	2	4	Länge =	
Fetalzeit	3	9	Quadratzahl	Symphysenoberrand
	4	16	des Monats	
	5	25		
	6	30		Nabelhöhe
	7	35	Länge =	
	8	40	Monat mal 5	
	9	45		Rippenbogenhöhe
	10	50		2 Querfinger unter dem Rippenbogen

Postnatales Wachstum

Einteilung in Altersstufen:

1. Neugeborenes (Geburt bis Abstoßung des Nabelstrangrestes 10.–12. Tag)
2. Säugling (bis Ende 1. Lebensjahr)
3. Kleinkind (2. und 3. Lebensjahr)
4. Vorschulkind (4. und 5. Lebensjahr)
5. Schulkind (6. bis 9. Lebensjahr)
6. Jugendlicher (10. bis 18. Lebensjahr)
7. Erwachsener (ab 19. Lebensjahr)

Steuerung des postnatalen Wachstums

Das postnatale Wachstum wird vor allem durch das den Eiweißaufbau fördernde Hormon Somatotropin (= STH = Wachstumshormon) gesteuert. Bei dem in der Jugend hohen STH-Spiegel im Blutplasma bewirkt es, daß die Zellen größer werden und die mitotischen Zellteilungen rascher hintereinander auftreten. STH steigert die Aktivität des Epiphysenknorpels, wodurch das Längenwachstum angeregt wird.

Wachstum und Proportionen

Die prae- und postnatale Entwicklung der Organe, Organsysteme und Körperabschnitte verläuft unterschiedlich rasch. Dadurch entstehen beim Wachstum Proportionsverschiebungen. Besonders deutlich ist dies beim Menschen an Kopf und Beinen zu beobachten. Beim Neugeborenen macht die Kopfhöhe etwa ein Viertel der Scheitel-Fersenlänge aus, beim Erwachsenen nur etwa ein Achtel. Beim Neugeborenen entspricht die Länge der Beine etwa einem Drittel der Scheitel-Fersenlänge, beim Erwachsenen macht dies etwa die Hälfte aus.

Das Längenwachstum des Heranwachsenden wird in den Phasen der kräftigen, überproportionalen Wachstumsschübe an der Wirbelsäule (7.–9. Lebensjahr) und an den Extremitäten (11.–14. Lebensjahr) besonders deutlich erkennbar. Mit dem Schluß der Epiphysenfugen um das 21. Lebensjahr herum hört das Längenwachstum auf. Die Plasmakonzentration an STH ist beim Erwachsenen wesentlich geringer als in der Jugend. Das STH steuert beim Erwachsenen insbesondere das appositionelle Knochenwachstum.

Tab. II **Somatogramm für Knaben und Mädchen**
(nach KUNZE und MURKEN, Univ. Kinderpoliklinik München)

Jahre	Knaben				Mädchen			
	cm	±2σ	kg	±2σ	cm	±2σ	kg	±2σ
0	52	4	3.5	0.8	51	4	3.4	0.8
6 Mo	68	5	7.6	1.5	66	5	7.4	1.5
12 Mo	76	6	10.4	2.5	75	6	9.8	2.5
18 Mo	82	7	11.6	2.5	81	7	11.2	2.5
2	88	7	12.9	2.5	86	7	12.1	2.5
2.5	93	7	13.7	3.0	91	7	13.0	3.0
3	97	8	14.5	3.0	96	8	14.3	3.0
3.5	101	8	15.7	3.0	100	8	15.2	3.0
4	105	9	17.0	3.5	104	10	16.5	3.5
4.5	108	9	17.8	3.5	107	10	17.4	3.5
5	112	11	19.2	4.0	111	12	18.6	4.0
5.5	115	11	20.2	4.0	114	12	19.8	4.0
6	118	11	21.5	4.5	118	12	21.1	+ 5.0/–3
7	124	11	23.9	+ 7/– 5	124	12	23.6	+ 8/– 5
8	129	11	26.4	+ 8/– 6	130	12	26.3	+10/– 7
9	135	12	29.6	+10/– 7	135	13	28.9	+11/– 8
10	140	12	32.4	+11/– 8	140	13	32.5	+15/–10
11	145	13	36.0	+15/–11	147	14	36.6	+16/–11
12	150	14	39.9	+17/–12	153	14	41.5	+19/–13
13	156	16	44.2	+20/–14	158	13	46.0	+19/–13
14	163	16	50.2	+20/–14	162	13	52.5	+19/–13
19	177	13	67.9		166	11	58.0	

Tab. 12 **Pathologischer Somatotropinspiegel und klinisches Bild**

STH	klinisches Bild
beim Jugendlichen vermehrt	hypophysärer proportionierter Riesenwuchs (Körpergröße bei ♂ über 1,96 m) (Körpergröße bei ♀ über 1,84 m)
beim Erwachsenen vermehrt	Akromegalie (u. a. Vergröberung und Vergrößerung am Skelett, z. B. Hände)
beim Jugendlichen vermindert	hypophysärer, proportionierter Zwergwuchs (Körpergröße unter 1,20 m)

Tab. 13 **Kopfumfang in cm**

(nach HEIMENDINGER in Documenta Geigy, 7. Aufl. 1968)

Lebensalter		Kopfumfang (cm)	
		♂	♀
Neugeborenes		32,0–36,0	32,0–36,0
Säugling	1. Monat	35,0–39,0	34,0–38,0
	2. Monat	37,5–40,7	36,3–40,0
	3. Monat	39,0–42,5	38,0–41,2
	4. Monat	40,0–43,5	39,0–43,0
	5. Monat	41,0–44,5	40,0–44,0
	6. Monat	41,8–45,5	40,8–44,5
	7. Monat	42,5–46,0	41,5–45,3
	8. Monat	43,0–46,5	42,0–46,0
	9. Monat	44,0–47,5	42,8–46,5
	10. Monat	44,0–47,8	43,0–46,5
	11. Monat	44,5–48,0	43,8–47,1
	12. Monat	44,5–48,5	43,8–47,5
Kleinkind	2 LJ alt	46,4–52,0	44,6–50,2
	3 LJ alt	47,1–52,7	45,6–51,6
Vorschulkind	4 LJ alt	47,8–53,4	47,0–52,2
	5 LJ alt	48,0–54,0	47,5–53,1
Schulkind	6 LJ alt	46,8–56,0	47,2–54,4
	7 LJ alt	46,3–56,9	47,0–55,4
	8 LJ alt	46,5–57,1	46,9–56,1
	9 LJ alt	46,5–57,5	45,1–58,5
Jugendlicher	10 LJ alt	46,8–57,8	43,9–60,1
	12 LJ alt	49,3–56,1	48,3–56,7
	14 LJ alt	50,1–56,1	50,2–56,2
	16 LJ alt	50,8–56,4	51,1–56,3

Tab. 14 **Mittlere Armlänge in cm (2 σ)**

(nach BACH)

Lebensjahre	♂	♀
6	48,0 (38–55)	47,3 (40–56)
8	52,7 (43–61)	52,1 (43–61)
10	56,8 (46–66)	56,3 (45–66)
12	60,5 (52–71)	61,2 (50–69)
Körpergröße in cm		
150	68,2 (64–71)	66,6 (61–71)
156	69,6 (65–74)	68,8 (63–76)
162	72,0 (66–79)	71,8 (65–79)
168	74,9 (68–82)	73,8 (69–77)
174	77,4 (71–83)	75,9 (72–80)
180	79,8 (74–85)	
186	82,7 (75–88)	
192	86,0 (84–89)	

Tab. 15. **Mittlere Beinlänge in cm (2 σ)**

(nach BACH)

Lebensjahre	♂	♀
6	57,3 (48– 69)	57,0 (45– 67)
8	63,9 (50– 75)	63,9 (49– 75)
10	67,9 (55– 83)	69,7 (54– 82)
12	75,7 (66– 87)	75,9 (63– 88)
Körpergröße in cm		
150	79,9 (77– 82)	80,7 (75– 84)
156	83,2 (78– 87)	84,4 (80– 90)
162	86,2 (80– 92)	87,5 (80– 94)
168	90,5 (82– 96)	91,9 (86– 97)
174	94,3 (87–101)	95,4 (91–101)
180	97,4 (92–104)	
186	101,0 (96–107)	

KÖRPERBAUTYPEN

Leptosomer Der Leptosome hat ein feinknochiges Skelett, schmale Gelenke und eine nur gering ausgeprägte Muskulatur. Wegen seines geringen Thoraxumfanges hat der Leptosome nur eine geringe Lungenkapazität. Auf Grund seiner Muskel- und Bindegewebsschwäche neigt der Leptosome zu Haltungsschwäche, Hängebauch, Hämorrhoiden und Krampfadern.

Astheniker   Der Astheniker gleicht im Prinzip dem Leptosomen, hat einen schlanken Körperbau, schmale Hände, hagere Gesichtszüge.

Athlet   Der Athlet hat ein proportioniertes kräftiges Skelett und einen muskulös kräftigen Körperbau. Als vielseitiger «Sportlertyp» hat er eine große Lungenkapazität und ein sich rasch an Veränderungen anpassendes Kreislaufsystem.

Pykniker   Der Pykniker hat einen stämmigen, breit und kurz gebauten Körper. Er neigt schon in jungen Jahren zum Fettansatz. Kurzer dicker Hals, schlanke Extremitäten und zierliche Gelenke sind ebenso typisch, wie der relativ früh erkennbare Bauchansatz und die Kopfglatze. Seine Bereitschaft zum Fettansatz läßt den Pykniker für Kreislauferkrankungen anfällig sein.

HAUT (= CUTIS)

Die äußere Körperoberfläche (beim Erwachsenen etwa $1{,}5–1{,}8\,m^2$) wird von der 1 bis 7 mm dicken Haut gebildet. Die inneren Oberflächen im Magen-Darm-Trakt, Respirationstrakt und Urogenitalsystem werden von Schleimhaut ausgekleidet.

Aufgaben
1. Schutz vor
   a) chemischen Schäden
   b) thermischen Schäden
   c) mechanischen Schäden
   d) Krankheitserregern
   e) Wasserverlust
2. Hilfe bei der Regulierung des Wasserhaushaltes.
3. Periphere Regulierung der Körpertemperatur.
4. Absonderung von Talg, Schweiß und Schlackenstoffen (wie Harnsäure, Harnstoff, Medikamente).
5. Vermittlung von Sensibilitätseindrücken wie Berührung, Schmerz, Druck, Vibration, Temperatur.
6. Geringe Aufnahme von Sauerstoff, Aufnahme und Abgabe von Kohlendioxyd.

Aufbau

Äußere Haut besteht aus Epidermis (= Oberhaut, dem Epithelzellanteil der Haut) und Dermis (= Corium = Lederhaut, dem kollagenfaserigen und elastischen Bindegewebsanteil der Haut). Beide Anteile sind fest untereinander verzahnt. Die Hautleisten sind erblich und werden durch das Muster der Papillarschicht festgelegt.

Hautschichten

I. Hydrolipidschicht   (wachsartiger Schutzfilm über der Haut)
II. Epidermis (= Oberhaut)
   1. Hornschicht   (Stratum corneum)
   2. verhornende Schicht   (Stratum lucidum und Stratum granulosum)
   3. Schicht der regenerierenden Epithelzellen (Stratum germinativum)
III. Dermis (= Corium = Lederhaut)
   1. Papillarschicht   (Stratum papillare)
   2. kollagenes und elastisches Fasernetz (Stratum reticulare)

Subcutis

Eine lockere Bindegewebeschicht, die Unterhaut (= Subcutis), stellt die Verbindung zwischen Corium und Fascien her. In die Subcutis kann eine große Menge Flüssigkeit eingelagert werden (= Oedeme), bei stumpfen Verletzungen können sich hier Blutergüsse ausbreiten (= Haematome).

Die Verankerung der Haut

Von der inneren Seite der Lederhaut, also aus der retikulären Schicht, ziehen kräftigere Bindegewebszügel (Retinacula cutis) durch die Subcutis. Sie verankern sich an Fascien oder an das Periost benachbarter Knochen. Durch Querzügel sind die Retinacula cutis untereinander verbunden. In die so entstehenden Kammerungen wird Speicherfett, das subcutane Fettpolster, eingelagert. Es gibt subcutane fettreiche Gebiete (wie an Bauchwand, Gesäßgegend, Oberschenkel), fettarme (wie an Hand- und Fußrücken) und fettlose oder sehr fettarme Hautgebiete (wie an Augenlidern oder Scrotum).

An bestimmten Hautbereichen sind die Retinacula cutis zu derben Strängen und Platten gestaltet. Sie lassen der Haut dann nur mehr einen geringeren Verschiebespielraum, subcutanes Fett ist hier nur spärlich vorhanden. Solche Hautareale sind äußerlich oft daran erkennbar, daß die Haut grübchenartig oder muldenartig in die Tiefe zum Knochen «gezogen» wird. So fixieren derbe und vielfache Retinacula cutis die Haut im Iliosacralbereich an den Darmbeinrand und an das Kreuzbein. Die

Haut der Handinnenfläche und der Fußsohle ist über solche derben Retinacula cutis an darunter gelegene Aponeurosen angeheftet. Auch die Haut an der lateralen Oberschenkelseite ist über kräftige und vermehrte Bindegewebszügel an die hier sehnig verstärkte Fascia lata befestigt. Die Haut über der Kniescheibe hat vielfache Bindegewebszügel, die in die dicht unter ihr verlaufenden oberflächlichen Sehnenzüge der Quadricepssehne einstrahlen. Die muldenartige Einsenkung der Haut unter dem Trochanter maior bewirken Retinacula cutis, die sich am Periost um die Tuberositas glutaea anheften. Gleichzeitig wird der Trochanter maior nur von einem Schleimbeutel und von Sehnenzügen des M. glutaeus maximus überlagert, eine Muskelabpolsterung zur Haut hin fehlt.

Hautgefäße

Die Haut wird außerordentlich gut durchblutet. Die zur Ernährung und für die äußere Regulierung der Körpertemperatur vorhandenen Arterien reichen mit ihrem Kapillarnetz bis in die Papillarschicht. Beim immobilen Patienten werden Hautgefäße am Rücken oder in der Gesäßgegend oft zu lange komprimiert. Wegen fehlender Entlastung der Gefäße und mangelhafter Ernährung der betroffenen Hautgebiete bildet sich eine umschriebene Hautnekrose (= Gewebszerfall). Der Patient hat dann einen «Decubitus», einen «offenen Hautdefekt», bekommen.

Die Hautvenen bilden cutane und subcutane Venengeflechte. Diese drainieren ihr Blut in subcutane, außerhalb der allgemeinen äußeren Körperfascie verlaufende Hautvenen, bevor sie in tiefe Venen münden. Die epifascialen Hautvenen an den Beinen neigen zu statisch und anlagebedingten Venenerweiterungen (= Krampfadern = Varizen).

In der Dermis und in der Subcutis sind Netze von Lymphgefäßen, die mit dem Intercellularraum in Verbindung stehen. Bei übermäßiger mechanischer Belastung der Haut, z. B. zu enger Schuh reibt an Ferse, werden die Hautschichten andauernd gegeneinander tangential gering verschoben. Die Intercellularflüssigkeit drängt sich dann in diese Spalten, besonders in die Grenzzone zwischen Dermis und Epidermis hinein. Es bilden sich «Blasen».

Nervöse Strukturen der Haut

Die Haut wird von besonders vielen Nervenendigungen durchsetzt. Wir unterscheiden zwischen Rezeptororganen und freien Nervenendigungen für die verschiedenen Qualitäten der Sensibilität und Endigungen efferenter Nervenfasern an Hautdrüsen, Hautgefäßen und «Haarmuskeln». Die sensiblen freien Nervenendigungen und die Rezeptororgane können sehr dicht beieinander liegen (z. B. am Handteller oder an den äußeren Genitalorganen) oder aber auch weit voneinander entfernt sein (wie z. B. an der Rückenhaut oder an der Bauchhaut).

Die sensiblen Nervenendigungen können vorkommen als:

1. Freie Endigung
2. Korpuskuläre Mechanorezeptoren (z. B. VATER-PACINI Lamellenkörperchen, MEISSNER Tastkörperchen, MERKEL Tastscheibe).
3. Mehrfache Rezeptorenendigungen mit oder ohne freie Endigung.

Die efferenten Nervenendigungen in der Haut bewirken an den Hautgefäßen durch Lumenveränderungen das Erröten oder Erblassen, an den Hautdrüsen den Sekretionsmodus und an den glatten Muskelzellen in der Haut das «Haaresträuben» oder die «Gänsehaut».

Hautanhangsgebilde

1. Hautdrüsen
   a) Schweißdrüsen
   b) Duftdrüsen
   c) Talgdrüsen
   d) Brustdrüsen
2. Haare
3. Nägel
4. Glatte Muskelzellen zu Haaren

Wundheilung der Haut

a) Narbenlose Heilung bei Läsionen, die nur die Epidermis betreffen = Erosion.
b) Heilung mit Ausbildung einer Narbe bei Verletzungen, die Epidermis und Dermis betreffen oder noch tiefer gehen.

Heilfolge:

1. Abdichtung durch Fibrinpfropf.
2. Ausbildung von Granulationsgewebe unter Fibrinolyse und Resorption des eingetrockneten Fibrinpfropfes.
3. Einwachsen des Stratum germinativum von den Wundrändern her.
4. Kollagenisierung und Verhornung des eingewachsenen Gewebes.
5. Narbe.

Krankengymnastische Gesichtspunkte bei der Nachbehandlung von Hautwunden

Krankengymnastische Behandlungen nach Hautverletzungen sind insbesondere nach handchirurgischen Eingriffen erforderlich. Die Behandlung soll einer Narbenzugbildung entgegenwirken, die Gelenkbeweglichkeit normalisieren und möglichst physiologische Sensibilitätsverhältnisse im verletzten Hautgebiet anstreben:

1. Anregung der lokalen Durchblutung (z. B. Eisabtupftechnik).
2. Verminderung der Schrumpfungstendenz und Lösen von Verklebungen (durch bindegewebiges Anhaken und vorsichtige Narbenmassage).
3. Erhalten oder Erweitern der aktiven und passiven Gelenkbeweglichkeit.
4. Anregung der Sensibilität (z. B. Pinseltechnik) oder desensibilisieren (z. B. intermittierender Druck).

ALLGEMEINE OSTEOLOGIE UND ARTHROLOGIE

ALLGEMEINE OSTEOLOGIE

Knochenformen

a) Kurze Knochen

(z. B. Hand- und Fußwurzelknochen, Wirbel)
Der kurze Knochen besteht außen aus dünner Corticalis und innen aus einem Maschenwerk von Spongiosa.

b) Lange Knochen

(alle Röhrenknochen)
Der lange Knochen besteht aus zwei Epiphysenenden mit außen dünner Corticalis und innen Spongiosa und einem Mittelstück (= Diaphyse) aus Compacta mit einer zentralen Markhöhle.

c) Platte Knochen

(Z. B. Schulterblatt, Brustbein)
Der platte Knochen besteht aus zwei Schichten von Compacta, dazwischen befindet sich eine dünne, eventuell fehlende Spongiosa.

Periost (Knochenhaut)

Das Periost liegt dem Knochen eng an und ist mit ihm verwachsen. Über die Knochenhaut erfolgt die Regeneration des Knochens, seine Ernährung und Innervation. Das Periost besteht aus zwei Schichten:

1. Cambiumschicht

Die zellreiche Schicht ist dem Knochen zugewandt und enthält viele Blutgefäße und vegetativ sensible Nerven. In ihr formen sich beim noch wachsenden oder sich erneuernden Knochen Osteoblasten aus.

2. Stratum fibrosum

Diese Schicht enthält viele straffe kollagene Fasern. Sie verankern sich durch die Cambiumschicht hindurch über SHARPEY'sche Fasern im Knochengewebe.

Aufbau eines Röhrenknochens

Epiphyse	Proximales oder distales Ende eines Röhrenknochens bis zur Knorpelfuge.
Apophyse	Über eine Knochenkernanlage entwickelter Knochenvorsprung, an dem Muskel und Bänder verankert sind.
Epiphysenfuge	Hyaline Knorpelfuge (Wachstumsfuge); als proximale Epiphysenfuge zwischen proximaler Epiphyse und Diaphyse, als distale Epiphysenfuge zwischen distaler Epiphyse und Diaphyse eines Röhrenknochens. Epiphysenfugen kommen aber auch beispielsweise an den Wirbeln zwischen Wirbelkörper und Wirbelbogen vor.
Diaphyse	Bereich des Röhrenknochens zwischen proximaler und distaler Epiphysenfuge.
Markhöhle	Hohlraum in der Diaphyse eines Röhrenknochens, in der Jugend noch teilweise mit rotem Knochenmark, im Alter nur mehr mit gelbem Fettmark ausgefüllt. Epiphysenwärts befindet sich das Knochenmark in dem Spongiosamaschenwerk.
Condylus	Gelenkwalze (z. B. an Epiphyse eines Röhrenknochens).
Epicondylus	Äußerer, immer außerhalb der Gelenkkapsel liegender Knochenvorsprung am Condylus (für Muskelursprünge oder Bandansatz).
Compacta	Dicke, lamellär gegliederte Knochenschicht (z. B. im Diaphysenbereich von Röhrenknochen).
Corticalis	Dünne Knochenaußenzone (z. B. im Epiphysenbereich von Röhrenknochen, Außenzone an platten Knochen).
Spongiosa	Schwammartiges Netzwerk von Knochenbälkchen (z. B. in Epiphysen von Röhrenknochen oder in kurzen Knochen).
Foramen nutricium	An für jeden Knochen charakteristischen Stellen dringen größere Gefäße vom Periost aus zur Ernährung in den Knochen ein. Sie verzweigen sich in den Röhrenknochen zu den längsverlaufenden HAVERS'schen Gefäßen. Daneben dringen eine Vielzahl kleinerer Gefäße auf direktem Weg in den Knochen ein.

Leichtbauprinzip der Knochen

Die Knochen sind in Leichtbauweise konstruiert, um Material und Gewicht einzusparen. Sie zeigen die bestmögliche biologische Lösung für das schwierige Problem, bei möglichst geringem Gewicht, trotzdem eine optimale Festigkeit aufzuweisen. Anbau und Abbau von Knochengewebe müssen deshalb genau aufeinander abgestimmt sein, sie stehen in einem «Fließgleichgewicht» zueinander.

Knochen werden auf *Biegung, Druck* und *Zug* beansprucht. Davon ist bei langen Röhrenknochen die Biegebeanspruchung die Hauptbelastungsform. Die Biegebeanspruchung wird durch Muskel- und Bänderzug, aber auch durch die Eigenform der Knochen weitgehend abgefangen. Im Gelenkbereich von Knochen treten nur Druckkräfte auf. Damit diese möglichst breitflächig verteilt werden und damit der weniger druckfeste hyaline Gelenkknorpel nicht geschädigt wird, sind die Epiphysenenden der Röhrenknochen verdickt. Entsprechend der Leichtbauweise der Knochen findet sich an den nur druckbelasteten Knochenbereichen aufgelockerter Knochen, die Spongiosa. Treten weitere Belastungen (Biegung, Zug) in einem Knochenabschnitt dazu, so muß der Knochen hier fester, also mit Compacta, durchkonstruiert und verdichtet werden.

Die Spongiosabälkchen sind in den Hauptspannungsrichtungen (Spannungstrajektorien) der Druck- und Zugbelastung axial ausgerichtet. Die Dichte der Spongiosabälkchen entspricht dabei in etwa der auf sie einwirkenden Spannungsgröße. Bei einer Richtungsänderung der Spannungsbelastung formiert sich das Bälkchenfachwerk in Richtung der neuen Belastung um. Die Corticalis reagiert auf eine veränderte Belastungsrichtung mit Materialumverteilung und Formänderung des Querschnitts.

Aktivitätshypertrophie	Bei erhöhter Belastung erfolgt zunächst vermehrter Calciumsalzeinbau. Danach folgt ein Überwiegen des Knochenanbaues gegenüber dem Knochenabbau. Es resultiert eine Vergrößerung des Knochenquerschnittes.
Inaktivitätsatrophie	Zunächst erfolgt ein erhöhter Calciumsalzabbau im Knochen. Danach überwiegt die Resorption von Knochengewebe gegenüber dem Neuanbau. Es resultiert eine Verringerung des Knochenquerschnittes.

ALLGEMEINE ARTHROLOGIE

Benachbarte und gegeneinander bewegliche Knochen können untereinander kontinuierlich über eine Bindegewebsbrücke (Haft) oder unter Ausbildung eines Spaltraumes mit umgebender Kapsel (Gelenk) verbunden sein.

Haft (= Synarthrose)

Kontinuierliche Verbindung zweier Knochen über eine Bindegewebsbrücke. Haften können beweglich oder auch unbeweglich sein.

Haftformen

Knorpelhaft (= Synchondrose)	Kontinuierliche Verbindung zweier Knochen über eine Knorpelbrücke (z. B. Wirbelkörper – Bandscheibe – Wirbelkörper).	**Z 1***
Bandhaft (= Syndesmose)	Kontinuierliche Verbindung zweier Knochen über eine straffe Kollagenfaserbrücke (z. B. Schienbein – Membrana interossea – Wadenbein).	**Z 2**
Knochenhaft (= Synostose)	Kontinuierliche Verbindung zweier Knochen über eine Knochenbrücke (z. B. Verknöcherung der Knochen des Schädeldaches untereinander).	**Z 3**

Gelenk (= Diarthrose)   Z 4

Verbindung zweier an der Kontaktstelle knorpelig überzogener Knochen unter Ausbildung eines Spaltraumes und einer Kapsel.

Gelenkknorpel ist fast immer hyaliner Knorpel. (Bei Gelenken zwischen Deckknochen findet sich Faserknorpel z. B. im Kiefergelenk und im Sterno-Clavicular-Gelenk). Es gibt einfache Gelenke (2 Gelenkpartner) und mehrfach zusammengesetzte Gelenke (mehr als 2 Gelenkpartner).

Gelenkknorpel

Der meist hyaline Gelenkknorpel überzieht die knöchernen Gelenkflächen. An mechanisch besonders beanspruchten Stellen ist er dicker. Gelenkknorpel wird durch Diffusion und nur in seinen unmittelbaren Grenzzonen zum Knochen hin auch direkt über Gefäße versorgt. Eine Regeneration von Gelenkknorpel ist wegen fehlenden Perichondriums nicht möglich. Faserknorpel deckt Defekte ab.

Aufgaben des Gelenkknorpels sind:
1. Anpassung der inkongruenten knöchernen Gelenkpartner aneinander.
2. Besseres Gleiten der Gelenkpartner gegeneinander.
3. Schutz für knöcherne Gelenkpartner vor gegenseitiger Zerreibung.
4. Durch die geringe, aber gegebene elastische Verformbarkeit Erzielung einer breitflächigeren Druckverteilung zwischen den Knochenpartnern.

Gelenkkapsel

Die Gelenkkapselwand ist die bindegewebige, schlauchartige Umhüllung des Gelenkspaltes. Sie ist gelenkspezifisch unterschiedlich dick, ist reichlich vaskulari-

---

* Die «Z»-Marginalien weisen auf die im Beiheft vorhandenen zugehörigen Zeichenvorlagen hin.

siert und wird in ihrer derben Außenzone von einer Vielzahl von Nervenfasern und Rezeptoren erreicht. Diese gehören zu Nerven, die prinzipiell mit ihren skelettmotorischen Fasern auch die an diesem Gelenk tätigen Muskeln innervieren.

Die Gelenkkapsel reicht von einer Zone nahe der Knorpel-Knochengrenze des einen Gelenkpartners bis zur gleichen Grenzzone am anderen. Sie entspricht damit in etwa einer kontinuierlichen Fortsetzung des Periosts über den Gelenkspalt hinaus. Entsprechend dem in einem Gelenk möglichen Bewegungsausschlag hat die Gelenkkapsel eine Reservelänge, die über Kapselspanner gezügelt wird.

Die Gelenkkapsel besteht aus zwei *Schichten:*

Membrana fibrosa = Derbe kollagenfaserreiche Außenhaut der Kapsel.

Membrana synovialis = Aus lockerem Bindegewebe aufgebaute, verschiebliche faltenreiche Innenhaut der Kapsel. Bildet Synovia.

Gelenkhöhle

Die Gelenkhöhle ist ein kapillärer Spaltraum. Sie kann gelenkspezifisch durch Nischen- und Faltenbildung der Gelenkkapsel *(Recessus)* vergrößert sein.

Synovia

In der Gelenkhöhle befindet sich eine geringe Menge (in großen Gelenken etwa 0,5 ml) eines schleimigen mucopolysaccharidhaltigen Gleitmittels (Synovia). Die Synovia wird von Zellen der Membrana synovialis sezerniert. *Aufgaben* der Synovia sind:

1. Ernährung des Gelenkknorpels.
2. Ernährung eventuell vorhandener Zusatzeinrichtungen im Gelenk.
3. Herabsetzung der Reibe-Scher-Kräfte an den Gelenkpartnern.
4. Vermittelt Adhäsionskräfte zwischen den Gelenkpartnern.
5. Schutzeinrichtung bei Gelenkentzündung durch vermehrte Synoviabildung (Gelenkerguß).

Hilfseinrichtungen in Gelenken

1. Disci articulares

Faserknorpelige Scheiben, die an den Gelenkkapseln fixiert sind. Sie können als komplette Scheiben vorhanden sein und teilen dann das Gelenk in zwei getrennte Kammern. Sie können aber auch unvollständig sein. Ihre Aufgaben sind:

a) Gleichmäßigere Spannungsverteilung in der Gelenkhöhle.
b) Verbesserung des Kontaktes zwischen den Gelenkpartnern.

c) Ermöglichung von Translationsbewegungen (Verschiebung eines Körpers parallel zu sich selbst im Raum).

2. Menisci

Menisci sind unvollständige, halbmondförmige, in der Außenrandzone dickere Disci articulares. Sie sind aus kollagenem Faserknorpel aufgebaut. In ihren Randzonen sind sie vaskularisiert und haben sie Receptoren. Die Menisci sind mit der Gelenkkapsel verwachsen und über Bänder fixiert.

3. Labrum glenoidale, labrum acetabulare

Ringförmige kollagenfaserige Knorpellippen an den Pfannenrändern von Schulter- und Hüftgelenk. Aufgaben:

a) Über Pfannenvergrößerung besserer Kontakt der Gelenkpartner.

b) Verbreiterung der Druckverteilung an der Gelenkpfanne.

4. Ligamenta articularia

Derbe, kollagene, in etwa parallele Fasermassen, die die Gelenkpartner miteinander verbinden. Gelenkbänder strahlen fast immer auch in die Membrana fibrosa der Gelenkkapsel ein.
Ihre Aufgaben sind:

a) Ausrichtung der Bewegung (Führung)

b) Begrenzung des Bewegungsumfanges

c) Mithilfe beim Gelenkzusammenhalt und bei der Gelenkstabilität

5. **Corpus adiposum**

Zwischen Membrana synovialis und Membrana fibrosa gelegener verformbarer Fettkörper. Am Kniegelenk ist ein solcher Fettkörper vorhanden. Er dient als Ausgleich für die fehlende Anpassungs- und Verformungsfähigkeit der an der Quadricepssehne fixierten Membrana fibrosa.

Gelenkzusammenhalt

Gelenke werden hauptsächlich durch die über sie hinwegziehenden Muskeln zusammengehalten. Demgegenüber fallen der Gelenkzusammenhalt über Gelenkbänder und Gelenkkapsel, sowie Adhäsionskräfte zwischen den Gelenkpartnern nur geringfügig ins Gewicht.

Man unterscheidet zwischen einem kraftschlüssigen (durch Muskelkräfte zusammengehaltenen) und einem paarschlüssigen Gelenk (durch die Form seiner Gelenkpartner zusammengehalten).

Gelenkführung

Die Gelenkführung wird an jedem Gelenk durch ein unterschiedliches Verhältnis zwischen Knochenführung, Muskelführung und Bänderzügelung bestimmt. Drei Formen von Gelenkführung werden unterschieden:

1. **Knochenführung:** Die Gelenkflächen sind so füreinander passend geformt, daß sie die Bewegungsrichtung(en) knöchern vorgeben.
2. **Bänderführung:** Die Gelenkflächen sind so inkongruent, daß sie in mehrere Richtungen Bewegungen zulassen würden. Die Gelenkbänder sind so ausgerichtet und verspannt, daß sie nur bestimmte Bewegungsrichtungen und einen begrenzten Bewegungsausschlag im Gelenk zulassen.
3. **Muskelführung:** Muskeln bestimmen die Ausrichtung der Gelenkbewegungen und deren Umfang, wenn keine oder nur geringe Knochen- und Bänderführung gegeben ist.

Tab. 16 **Gelenkformen**

Gelenktyp (Beispiel)	Hauptachsen		Bewegungen
straffes Gelenk (Kreuzbein-Darmbeingelenk)	0	0	
Scharniergelenk (Fingerendgelenke)	1 Transversalachse	2	Flexion Extension
Radgelenk (prox. Radio-ulnargelenk)	1 Longitudinalachse	2	Pronation Supination
Zapfengelenk (Atlas-Axis-Zapfengelenk)	1 Longitudinalachse	2	Innenrotation Außenrotation
Eigelenk (prox. Handgelenk)	2 Transversalachse und Sagittalachse schneiden sich	4	Flexion Extension Abduktion Adduktion
Sattelgelenk (Daumensattelgelenk)	2 Transversalachse und Sagittalachse schneiden sich nicht	4	Abduktion Adduktion Opposition Reposition
Kugelgelenk (Schultergelenk)	3 Transversalachse, Sagittalachse und Longitudinalachse	6	Flexion Extension Abduktion Adduktion Innenrotation Außenrotation
zusammengesetztes Gelenk (Ellenbogengelenk)	Zahl der Hauptachsen und Bewegungen gelenkspezifisch unterschiedlich		

Tab. 17 **Gelenkbewegungen**

1. um Sagittalachse	oder	Adduktion	= Heranführen
		Abduktion	= Abspreizen
		Opposition	= Gegenüberstellen
		Reposition	= Zurückstellen
2. um Longitudinalachse	oder	Innenrotation	= Einwärtskreiseln
		Außenrotation	= Auswärtskreiseln
		Supination	= Auswärtswenden
		Pronation	= Einwärtswenden
3. um Transversalachse	oder	Flexion	= Beugen
		Extension	= Strecken
		Anteversion	= Vornehmen
		Retroversion	= Zurücknehmen
4. um zwei Achsen (gleichzeitig)		Circumduktion	= Kreisen
um mehrere Achsen (gleichzeitig)		Kombinationsbewegungen	

Z 5–Z 8

Bewegungshemmung

Gelenke lassen nur einen bestimmten Bewegungsspielraum zu, der zwar durch Training oft erweiterbar ist, aber schließlich Grenzen hat. Die Grenzen einer Bewegungsrichtung in einem Gelenk werden festgelegt entweder durch:

1. Knochenanschlag = Knochenhemmung
2. Angespannte Bänder = Bänderhemmung
3. Maximale Muskeldehnung = Muskelhemmung
4. Zusammenschieben von = Weichteil- oder Massenhemmung
   Muskeln und Bindegewebe

Die Gelenkbewegungen können durch folgende Bewegungen der beiden Gelenkpartner zueinander erfolgen:

1. Gleiten   Ein Partner wird auf dem anderen parallel verschoben.
2. Rollen   Ein Partner rollt auf dem anderen.
3. Rollgleiten   Ein Partner wird auf dem anderen parallel verschoben und dreht sich dabei.
4. translatorisches Gleiten   Fortschreitende, parallele Bewegung zweier Gelenkpartner gegeneinander. Passiv bei Dehnung der Gelenkkapsel und Fixierung eines Gelenkpartners prüfbar.

Umfang der Gelenkbewegungen

Der Umfang der Gelenkbewegungen wird in Grad angegeben. Dazu muß der 0°-Wert definiert werden. Nach der Neutral-0-Methode gilt als *Neutral-0-Stellung* eine Gelenkstellung bei folgender Körperhaltung:

Der Patient steht. Die Füße sind parallel zueinander nach vorn ausgerichtet. Die Arme sind gestreckt, die Handflächen liegen dem Körper an. Bei der Angabe des Bewegungsumfanges in einem Gelenk wird zunächst immer die Gradangabe *der* Bewegung angegeben, die vom Körper wegführt, dann die 0°-Stellung und dann die Gradangabe für die Bewegung zum Körper hin.

Gelenkuntersuchung und Gelenkbeweglichkeit

Sowohl die passive wie auch die aktive Gelenkbeweglichkeit sind quantitativ erfaßbar.

Die Messung der **aktiven Beweglichkeit** schließt in gewissem Umfang die vorhandene Muskelkraft mit ein. Deshalb ist die Aussage über die aktive Beweglichkeit des Gelenkes ungenau.

Die **passive Beweglichkeit** als *anguläre* Bewegung macht Aussagen über die tatsächliche Beweglichkeit. Neben ihrer quantitativen Erfassung (über Neutral-0-Methode oder auch Maßband) wird ihr Bewegungsende qualitativ festgestellt:

    a) Weich – elastischer Stop (Hinweis auf Weichteilhemmung)

    b) Fest – elastischer Stop   (Hinweis auf Kapsel-Bandhemmung)

    c) Hart – elastischer Stop   (Hinweis auf Knorpel-Knochenhemmung)

Die passive Beweglichkeit als *translatorische* Bewegung macht Aussagen über das Gelenkspiel (= «Joint play»). Durch Zug an einem der beiden Knochenpartner erzielt man im Gelenk einen größeren Spaltraum. Man überprüft nun das Ausmaß der Verschieblichkeit der Knochenpartner gegeneinander. Ausmaß der Bewegung und Qualität des Bewegungsendes werden im Seitenvergleich vorgenommen und nach einer sechsstufigen Skala bewertet:

    0 = keine Beweglichkeit, Ankylose
    1 = sehr eingeschränkte Beweglichkeit
    2 = wenig eingeschränkte Beweglichkeit
    3 = normale Beweglichkeit
    4 = etwas hypermobil, ohne Schmerzen
    5 = hypermobil, mit Schmerzen
    6 = völlig instabil

Klinische Hinweise

Arthritis	entzündliche Gelenkveränderung
Arthrose	degenerative, nicht entzündliche Gelenkveränderung
Asbestknorpel	abgenutzter und schlecht ernährter Gelenkknorpel (degenerierter Gelenkknorpel im Alter)
Bursitis	entzündliche Veränderung eines Schleimbeutels
Contusion	Prellung
Distorsion	Zerrung und Verstauchung

Gelenkerguß	serös	Bei zu großer Belastung oder entzündlicher Reizung der Gelenkpartner oder der Kapsel: Synoviavermehrung und Einlagerung von Gewebsflüssigkeit.
	blutig	Bei Verletzung auch von Gelenkgefäßen (z. B. Kapselriß): neben vermehrter Synovia auch Blut.
	eitrig	nach Gelenkinfektion (Gelenkempyem)
Gelenkmaus		Abgesprengtes, im Gelenk frei bewegliches Knorpelstückchen oder anderer, frei im Gelenk «schwimmender» Gelenkkörperteil.
Gelenksperre		Plötzlich auftretende, die Bewegung im Gelenk teilweise oder völlig verhindernde mechanische Blockierung.
Inaktivitätsatrophie eines Gelenks		Nach längerdauernder Ruhigstellung eines Gelenks zu beobachtende Bewegungseinschränkung durch: schrumpfende Straffung der Gelenkkapsel und der Bänder; Verlust von Elastizität des Bindegewebes in den am Gelenk aktiven Muskeln; Verkürzung der am Gelenk aktiven Muskeln.
Intraartikuläre Fraktur		Knochenbruch, der durch einen oder mehrere Gelenkpartner verläuft und eventuell die Gelenkkapsel zerreißt.
Luxation		Verrenkung (Gelenkpartner verlieren den physiologischen Kontakt zueinander).
Subluxation		Gelenkpartner stehen unphysiologisch zueinander, der Gelenkkontakt ist aber noch teilweise gegeben.

MYOLOGIE UND SEHNE

Skelettmuskel

Die Skelettmuskulatur stellt den aktiven Teil des Bewegungsapparates. Wir unterscheiden bei den Skelettmuskeln zwischen *roten* und *weißen* Muskeln.

Rote Muskeln

Es sind die phylogenetisch älteren Muskeln. Die «langsam reagierenden», sich langsamer verkürzenden, aber dann längerdauernd kontrahierten Muskeln haben hauptsächlich statische Aufgaben, also Haltefunktionen. Die auch als posturale Muskeln bezeichneten «roten Muskeln» haben eine bessere Blutversorgung und einen geringeren Sauerstoffbedarf als die weißen Muskeln. Rote Muskeln sind auch geringer ermüdbar, haben eine höhere Reizschwelle und atrophieren langsamer. Rote Muskeln neigen zu Verkürzung und Kontraktur. Muskelverkürzungen sind reversibel, da es sich um eine Änderung ihrer Elastizität handelt.

Zu den roten Muskeln gehören vor allem die Flexoren. Als typische rote Muskeln gelten u. a.:

1. **Haltemuskeln an der Wirbelsäule**
   Autochtone Rückenmuskulatur. M. quadratus lumborum
2. **Haltemuskeln des Schultergürtels**
   M. levator scapulae, M. sternocleidomastoideus, Pars descendens des M. trapezius
3. **Beinflexoren**
   a) M. psoas, M. rectus femoris, M tensor fasciae latae
   b) M. biceps femoris, M. semitendinosus, M. semimembranosus
   c) M. gastrocnemius, M. soleus
4. **Adduktoren im Hüftgelenk**
   Mm. adductores magnus, longus, brevis, M. pectineus, M. gracilis

Weiße Muskeln

Es sind die phylogenetisch jüngeren Muskeln. Die weißen Muskeln sind heller («weiße Muskeln») und können sich rasch und kurzzeitig kontrahieren. Sie haben eine niedere Reizschwelle, sind schnell ermüdbar und neigen zur Abschwächung. Weiße Muskeln atrophieren rascher als rote Muskeln.

Als typische weiße Muskeln gelten u. a.

1. **Am Hals**
   Mm. scaleni
2. **Untere Schulterblattstabilisatoren**
   M. serratus anterior, M. trapezius pars transversa und pars ascendens, Mm. rhomboidei
3. **Bauchmuskeln**
   M. rectus abdominis, Mm. obliqui externus und internus abdominis
4. **Hüftextensoren**
   Mm. glutaei maximus, medius, minimus
5. **Knieextensoren**
   Mm. vasti medialis und lateralis
6. **Fußrandheber**
   Mm. peronaei longus und brevis, M. tibialis anterior

Ursprung und Ansatz

Ein Muskel besteht aus einer bindegewebig territorial gegliederten Masse von Muskelfasern und muskelspezifisch unterschiedlich langen, sehnigen Anfangs- und Endteilen, mit denen er sich meist an Knochen anheftet. Als Ursprungssehne wird die bei der Kontraktion des Muskels fixierte oder nur wenig bewegte Sehne bezeichnet. Sie liegt bei Arm- und Beinmuskeln rumpfnäher (proximal). Als Ansatzsehne wird die bei der Kontraktion des Muskels bewegte oder beweglichere Sehne, bei Arm- und Beinmuskeln die rumpffernere (distale) Sehne bezeichnet. Die Befestigungsstelle der Ursprungssehne eines Muskels wird als Muskelursprung, die der Ansatzsehne als Ansatz bezeichnet. Der ortsfestere Muskelursprung wird auch «Punctum fixum», der beweglichere Muskelansatz «Punctum mobile» genannt. Bei Muskeln, die von beweglichen Knochen entspringen und an solchen auch wieder ansetzen, lassen sich «Punctum mobile» und «Punctum fixum» durch Änderung der Zugrichtung gegeneinander austauschen.

Tab. 18 **Muskelformen**

Einteilung nach	Muskeltyp	Form
Muskelköpfen	M. fusiformis	spindelförmig
	M. biceps	zweiköpfig
	M. triceps	dreiköpfig
	M. quadriceps	vierköpfig
sehniger Verknüpfung der Muskelanteile	M. digastricus	zweibäuchig, über Zwischensehne verbunden
	M. mit Intersectiones	mehrere Muskelbäuche über Zwischensehnen in Serie geschaltet
	M. orbicularis	ringförmig, zwei Muskelzüge über Anfangs- und Endsehnen miteinander verknüpft
	M. sphincter	ringförmig, Muskelfasern sind «kettenartig» an Anfang und Ende untereinander bindegewebig verknüpft
Fiederungsart	M. unipennatus	einfach gefiedert (Muskelfasern gehen nur einseitig «spitzwinklig» in Ansatzsehne über)
	M. bipennatus	zweifach gefiedert (Muskelfasern gehen von 2 Seiten «spitzwinklig» in Ansatzsehne über)
	M. multifidus	mehrfach gefiedert (Muskelfasern gehen von verschiedenen Seiten «spitzwinklig» in Ansatzsehne über)
Faserverlauf	M. ad latus	breit; parallele Muskelfaserbündelung; Ursprung und Ansatz gleich groß
	M. convergens	breit; Ursprung größer als Ansatz, Muskelfasern konvergieren auf Ansatz zu
	M. divergens	breit; Ursprung kleiner als Ansatz, Muskelfasern divergieren auf Ansatz zu

a   b   c

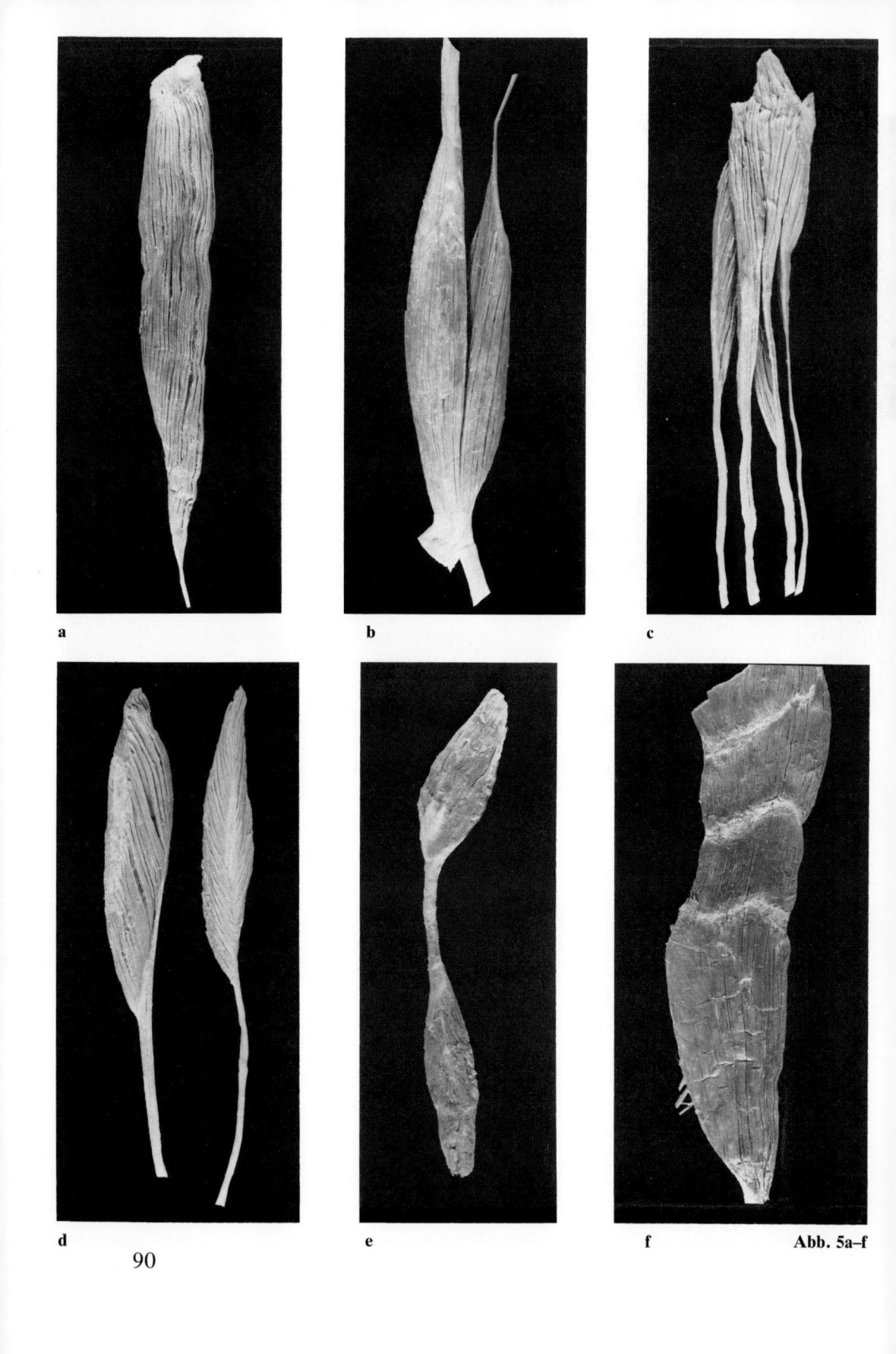

d   e   f   Abb. 5a–f

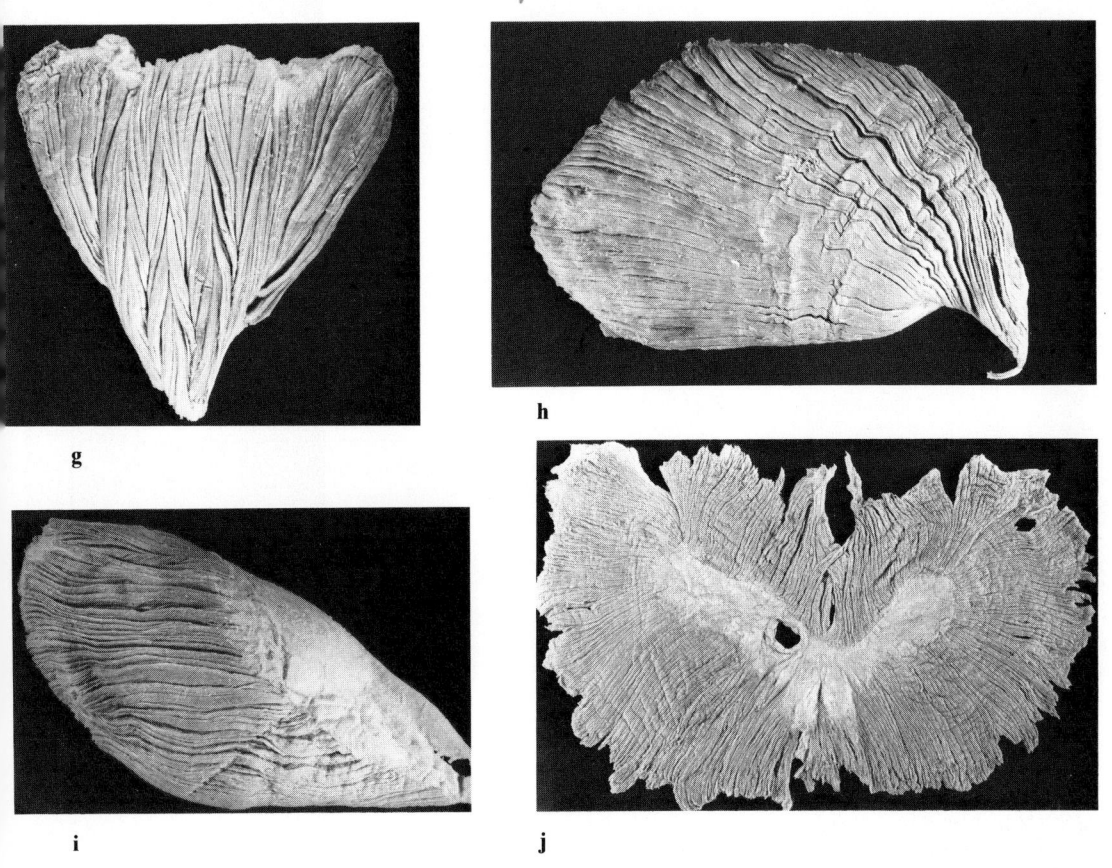

Abb. 5a–j Muskelformen.
a = spindelförmig (M. fusiformis), b = zweiköpfig (M. biceps), c = mehrsehniger Muskel, d = einfach gefiedert (unipennatus), zweifach gefiedert (bipennatus), e = zweibäuchig (M. digastricus), f = Muskel mit mehreren Zwischensehnen, g und h = konvergierender und divergierender Muskel, i = parallelfaserig (M. ad latus), j = Muskelplatte mit zentraler Sehne (Diaphragma).

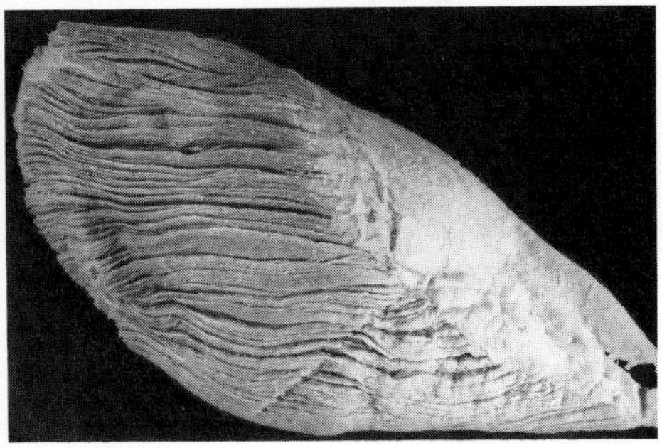

Tab. 19 **Territoriale Gliederung des Skelettmuskels**

Umhüllendes Bindegewebe	Muskeleinheit	Inhalt
Endomysium	Muskelfaser = Muskelzelle	Zellkerne, Cytoplasma, Myofibrillen, Zellorganellen
Perimysium internum	Primärbündel	viele Muskelfasern mit Sarkolemmhüllen
Perimysium externum	Sekundärbündel	viele Primärbündel mit ihrem jeweiligen Perimysium internum
Epimysium Muskelfascie	Muskel	Vielzahl von Sekundärbündeln mit ihrem jeweiligen Perimysium externum und anliegender Fascie
Äußere Körperfascie	alle Wand- oder Extremitätenmuskeln	Rumpf oder Extremität

Aufgaben der territorialen Muskelgliederung

1. Muskelzusammenhalt
2. Muskelführung
3. Ermöglicht Verschiebung der Muskelfasern gegeneinander
4. Leitschienen für Gefäß- und Nervenversorgung des Muskels
5. Ermöglicht den im Perimysium eingekapselten Muskelspindeln den Dehnungszustand der Muskelfasern zu erfassen

Hilfseinrichtungen für Muskeln

1. Fascie — Wenig dehnbare Muskelumhüllung aus oft lamellären Schichten von straffem Bindegewebe mit dreidimensional angeordneten kollagenen Fasern und elastischen Fasernetzen. Fascien halten die Form eines Muskels, sichern dessen Führung und Verschieblichkeit gegen Nachbarorgane.

2. Bursa synovialis (= Schleimbeutel) — Schleimbeutel sind wasserkissenartige Bindegewebspolster. Sie bestehen aus einer derben kollagenfaserigen Außenhülle (Lamina fibrosa) und einer Synovia bildenden zarten Innenschicht (Lamina synovialis). In das Lumen wird Synovia abgegeben. Schleimbeutel finden sich als Verschiebe- und Abfederungspolster zwischen Muskeln, oft knochenansatznah unter Muskeln und Sehnen. Schleimbeutel können mit benachbarten Gelenken in Verbindung stehen.

3. Fettpolster Unter manchen Muskeln finden sich Baufettpolster. Sie heben damit den Muskel von seiner Unterlage verschieblich ab und führen zu einer Änderung seiner wirksamen Zugrichtung.

4. Submuskuläre Verschiebeschicht Bindegewebige Verschiebeschicht zwischen Muskel und Knochen, oder zwischen zwei aufeinander liegenden Muskeln. Zwischen dem Deltamuskel und dem Oberarmknochen befindet sich solch eine ausgedehnte Verschiebeschicht aus lockerem Bindegewebe. Sie ermöglicht dem M. deltoideus, sich bei Abduktion im Schultergelenk von seiner knöchernen Unterlage «abzuheben».

5. Tendo (= Sehne) Sehnen bestehen aus territorial gegliederten kollagenen Fasermassen. In kurzen Sehnen sind die kollagenen Faserbündel parallel zueinander, in langen Sehnen auch schraubenförmig angeordnet. Sehnenplatten bezeichnet man als *Aponeurosen*. Sehnenfasern sind im Ruhezustand leicht gewellt. Wird eine Sehne durch Muskelzug angespannt, so überträgt sie deshalb den Zug nicht abrupt, sondern etwas verzögert und abgebremster auf der Knochen.

Eine *Sehnenhaut (Peritendineum)* umhüllt die Sehne und gliedert sie. Im Peritendineum verläuft die Gefäß-Nervenversorgung der Sehne. Sehnen haben bradytrophes Gewebe (= Gewebe mit geringem Stoffwechsel). Die Gefäßversorgung ist daher gering.

Makroskopisch erscheint bei parallelfaserigen Muskeln der Sehnenübergang kontinuierlich zu sein, während er bei gefiederten Muskeln kontiguierlich aussieht. Der Muskel-Sehnenübergang erfolgt tatsächlich aber bei allen Muskeln gefiedert, allerdings in einem muskeltypspezifisch unterschiedlich großen Winkel, dem *Fiederungswinkel*. Bei der Kontraktion der Muskelfaser vergrößert sich der Fiederungswinkel, bei maximaler Dehnung der Muskelfaser wird er spitzwinkliger. Bei der Muskelkontraktion wird durch die Zunahme des Fiederungswinkels der Abstand zwischen den benachbarten Muskelfasern größer. In diesen Raum breitet sich die verkürzte Muskelfaser durch ihre Dickenzunahme aus.

Besonders im Bereich von Muskelsehnenübergängen sind Sehnenspindeln (Zugrezeptoren) im Peritendineum angeordnet.

Bei großflächigem Ansatz verankern sich die Sehnen über SHARPEY'sche Fasern durch das Periost im Knochen. Bei kleinflächigem Ansatz heften sie sich unmittelbar am Knochen an. Manchmal ist dabei auch Knorpelgewebe zwischengelagert.

6. Vagina synovialis tendinis (= Sehnenscheide) Sehnenscheiden sind bindegewebige Schutz- und Führungsröhren um die Sehnen der langen Hand- und Fußmuskeln. Sie schützen die Sehnen gegen ein Zerreiben an Knochen und Bändern, und sie geben der Sehne eine Führungsrichtung vor. Sehnenscheiden gleichen in etwa einem Schleimbeutel, der um eine Sehne herumgelegt ist. Sie sind aus einer äußeren Vagina fibrosa und einer inneren doppelwandigen Vagina synovialis aufgebaut. In dem kapillären Spaltraum der Vagina synovialis befindet sich eine geringe Menge Synovia. Die Vagina synovialis grenzt mit ihrer unteren Außenseite an die Sehne. Die Sehne hat somit keinen Kontakt zur Synovia. Sind Sehnenscheiden so konstruiert, wie in dem oben erwähnten Beispiel vom Schleimbeutel, der um eine Sehne herumgelegt ist, dann bleibt ein schmaler Zugangsweg zur Sehne dort frei, wo die Ränder des Schleimbeutels aufeinandertreffen. Diese Zugangstraße wird von Gefäßen und Nerven als Versorgungsweg der Sehne, als Mesotendineum genutzt.

Bei Sehnenscheidenentzündungen wird vermehrt Synovia in den Spaltraum der Vagina synovialis abgegeben. Die Sehne wird von der Vagina synovialis komprimiert, Sehnenbewegungen sind damit erschwert und schmerzhaft. Die Sehne reibt gegen die Wandung der Sehnenscheide, die Sehne «knarrt».

7. Sesamknochen, Sesamknorpel Sesamknorpel oder Sesambeine sind in Sehnen oder Gelenkkapseln eingelagerte kleine rundliche Knorpel oder Knochen. Größtes Sesambein des Menschen ist die Kniescheibe.

Aufgabe von Sesambeinen ist die Führung von sehnenscheidenfreien Sehnen an Knochen. Oft geht dies mit einer Änderung der wirksamen Zugrichtung einer Sehne einher (s. auch Hypomochlion). Manche Sesambeine wirken auch als Schutz für die Sehne, da sie eine Zerreibung der Sehne gegen Knochen verhindern oder als Polster Druck abfangen, dem sonst die Sehne ungeschützt ausgesetzt wäre.

Muskelmechanik

Die *Hubhöhe* eines Muskels hängt zunächst von der Länge seiner Muskelfasern, aber auch vom Fiederungswinkel seines Muskelfaser-Sehnenübergangs ab. Beim annähernd kontinuierlichem, sehr spitzwinkligem Muskelfaser-Sehnenübergang entspricht die Hubhöhe eines Muskels aus maximaler Vordehnungsstellung in etwa der Hälfte seiner Faserverkürzung. Je größer der Fiederungswinkel des Muskelsehnenübergangs wird, umso geringer wird die Hubhöhe.

Die *Hubkraft* des Muskels hängt von der Größe der Fiederungswinkel seiner Muskelfaser-Sehnenübergänge und der Summe der Querschnittsflächen aller seiner Muskelfasern (physiologischer Querschnitt) ab. Je spitzwinkliger der Fiederungswinkel ist, umso besser kann die Muskelfaser ihre Hubkraft der Sehne weitergeben. Je größer der Fiederungswinkel wird, desto ungünstiger wird die Muskelkraft auf die Sehne übertragen. Bei einem Fiederungswinkel von 90° könnte der Muskel aus seiner Ausgangslage keine Hubkraft an der Sehne entwickeln. Die Größe des Fiederungswinkels bestimmt aber auch, wieviele Muskelfasern der Muskel haben kann. Bei Muskeln mit spitzwinkligen Fiederungswinkeln finden weniger Muskelfasern eine Verankerungsstelle an der Sehne. Je größer der Fiederungswinkel wird, desto größer wird der Abstand zwischen benachbarten Muskelfasern, und desto mehr Muskelfasern können Anschluß an die Sehne bekommen.

Die *Muskelwirksamkeit* in einem Gelenk entspricht den Hebelgesetzen. Liegt der Muskelansatz von der Gelenkachse weit entfernt, so ist die Muskelwirkung groß. Je näher der Ansatz zur Gelenkachse zu liegen kommt, desto geringer wird die Muskelwirkung. Der wirksame Hebelarm ändert sich auch mit der Gelenkstellung. Bei einer Streckstellung wird er praktisch gleich null, da die Hubkraft des Muskels dann die beiden Gelenkpartner longitudinal fest gegeneinander zieht. Setzt die wirksame Muskelzugrichtung am rechtwinklig gebeugten beweglichen Gelenkpartner an, so ist der wirksame Hebelarm am günstigsten. Beugt man im Gelenk noch weiter, so wird ein immer größer werdender Teil der Muskelkraft als Zugkraft am beweglichen Gelenkpartner verbraucht, um diesen von seinem anderen Partner wegzuziehen.

Agonist	= tätiger Muskel
Antagonist	= Gegenspieler zum tätigen Muskel. Manche Muskeln können in sich antagonistisch wirken, wenn sie mit Anteilen auf unterschiedlichen Seiten zur Bewegungsachse verlaufen.
Synergist	= Muskel mit gleicher Wirkweise
eingelenkiger Muskel	= Muskel, der nur über ein Gelenk verläuft
mehrgelenkiger Muskel	= Muskel, der über mehrere Gelenke verläuft

potentielle Energie = gespeicherte Energie der Lage
kinetische Energie = Energie der Bewegung

Hypomochlion

Wird ein Muskel (oder Sehne) über einen Drehpunkt (Hypomochlion), z. B. Knochen, Band, Schleimbeutel oder Fettkörper, in seiner Verlaufsrichtung verändert, so richtet sich die wirksame Zugrichtung des Muskels nach der Orientierung der Muskel-Bindegewebsstrukturen zwischen Hypomochlion und Sehnenansatz.

Physiologischer Querschnitt eines Muskels

Der physiologische Querschnitt eines Muskels entspricht dem Schnitt durch einen Skelettmuskel, bei dem alle Muskelfasern des Muskels im 90° Winkel angeschnitten sind. Der physiologische Querschnitt gibt Informationen über die Leistungsfähigkeit des Muskels.

Muskelkontraktion

Kontraktionen von Skelettmuskelfasern verlaufen nach dem Alles-oder-Nichts-Gesetz. Hat ein ausreichend hoher Reiz den Schwellenwert für die Auslösung einer Muskelfaserkontraktion überschritten, zieht sich die Muskelfaser maximal zusammen. Beim Gesamtmuskel nimmt mit steigender Reizstärke die Zuckungsgröße des Muskels (Zuckungsamplitude) bis zu einem Maximalwert zu, da seine Muskelfasern von der Reizquelle unterschiedlich weit entfernt sind. Die im Muskel tiefer gelegenen Muskelfasern werden erst bei höherer Stromstärke erregt als seine oberflächlichen Fasern.

Motorische Einheit

Als motorische Einheit bezeichnet man die Funktionseinheit von:

1. Motorischer Vorderhornzelle,
2. deren efferenter Nervenfaser mit ihren peripheren Verzweigungen und Endigungen und
3. den von diesen Endigungen innervierten Muskelfasern, die im Gesamtmuskel verteilt sind.

Längendefinitionen, Begriffe zur Muskelkontraktion

Ausgangslänge
Länge eines Muskels, aus der er sich kontrahiert.

Verkürzungslänge
Länge, um die sich ein Muskel bei seiner Kontraktion verkürzt (= Verkürzungsgröße = Hubhöhe eines Muskels).

Endlänge
Länge eines Muskels, die dieser bei maximaler Verkürzung erreicht (= Endkürze).

Vordehnung
Dehnung eines Muskels entgegen seiner Kontraktionsrichtung. Aus einer solchen gedehnten Ausgangsstellung kann sich der Muskel um einen größeren Faktor verkürzen, als aus der normalen Ausgangslänge.

Effektiver Hebelarm
= virtueller oder physikalischer Hebelarm.
   Er entspricht dem senkrechten Abstand zwischen der Wirkungslinie der Kraft und dem Hebeldrehpunkt.

Isotonische Kontraktion
Der Muskel verkürzt sich bei der Kontraktion. Der Ansatz nähert sich dem Ursprung. Die Muskelspannung bleibt gleich.

Isometrische Kontraktion
Der Muskel kann sich bei der Kontraktion nicht verkürzen. Ursprung und Ansatz sind fixiert. Die Muskelausgangslänge bleibt also auch während der Kontraktion erhalten. Die Muskelspannung erhöht sich deshalb. Isometrische Muskelkontraktionen finden sich bei den «Haltemuskeln» (z. B. Erector trunci an der Wirbelsäule; Gewölbehaltung am Fuß, Steigbügelmuskeln).

Muskelkontraktur
Unwillkürliche, nicht von normalen Aktionspotentialen begleitete Dauerverkürzung eines Muskels mit anhaltender Gelenkzwangshaltung.

Tetanus
Rasch aufeinander folgende, rhythmisch ausgelöste Muskelzuckungen mit einer Kraftentwicklung über der der Einzelzuckung.

Aktive Muskelinsuffizienz

Leistungsende eines Muskels, der seine Endkürze erreicht hat, obwohl er den Bewegungsspielraum in den Gelenken, über die er verläuft, noch nicht voll ausgenutzt hat (z. B. bei langen Fingerflexoren).

Passive Muskelinsuffizienz

Grenze der maximalen Dehnbarkeit eines Muskels, bei weiterer Dehnung würde der Muskel einreißen (z. B. bei ischiocruralen Muskeln).

Zur Klinik

Hypertrophie
Volumenzunahme eines Muskels über die Vergrößerung seiner Muskelzellen.

Aktivitätshypertrophie
Volumenzunahme der Muskelfasern bei Krafttraining und kurzzeitigen Maximalforderungen an den Skelettmuskel (z. B. beim Gewichtheben).

Inaktivitätsatrophie
Volumenabnahme der Muskelfasern bei geringerer Leistungsanforderung an den Skelettmuskel (z. B. beim Ruhigstellen einer Extremität nach Fraktur).

Hyperplasie
Volumenzunahme eines Muskels über eine Vermehrung seiner Muskelzellen.

Muskelprüfung

a) Auf Kraft
 durch den manuellen Muskeltest mit folgenden Bewertungsstufen:

      0 – keine sicht- oder tastbare Kontraktion
      1 – sicht- oder tastbare Kontraktion
      2 – voller Bewegungsweg unter Ausschaltung der Schwere
      3 – voller Bewegungsweg gegen die Schwere
      4 – voller Bewegungsweg und submaximaler Widerstand am Ende der Bewegungsbahn
      5 – voller Bewegungsweg und maximaler Widerstand am Ende der Bewegungsbahn

b) Auf Ausdauer
 durch Halten einer definierten Stellung auf Zeit

c) Auf Dehnfähigkeit
 besonders bei den Haltemuskeln (posturale Muskeln) und bei mehrgelenkigen Muskeln

Muskeltraining

Alle Muskeltrainingsformen (z. B. Kraftmaschine des Sportmediziners) sind in der Krankengymnastik anwendbar, wenn intakte neuro-muskuläre Verhältnisse vorliegen, die Einheit Muskel-Sehne normgerecht ist, und keine Einschränkung der Knochen- und Gelenkbelastung vorliegt.

Die relativ objektive Kontrolle über die Effizienz der Behandlung kann durch den Krankengymnasten erfolgen über:

1. vergleichende Umfangsmessungen an definierten Stellen
2. wiederholte Erhebung des manuellen Muskeltestes mit Bewertungsvergleich
3. Dynamometer (z. B. beim Rheumatiker)
4. Standardisierte Verfahren zur Erfassung muskulärer Ausdauerleistungen liegen noch nicht vor. Im Einzelfall orientiert man sich an der Zahl der möglichen Wiederholungen.

Spasmus

Langsame, eventuell verzögerte, sich rhythmisch wiederholende Kontraktion von Muskeln oder Muskelgruppen (z. B. als Spasmus facialis). Therapie u. a. über feucht-warme oder kalte Kompressen.

Spastik

Automatisierte, abrupte, auf sensible Reize und Bewegungsbeschleunigung sich steigernde Muskeltonuszunahme.
  Die Spastik läßt sich beeinflussen durch:
1. Ausgangsstellung und reflexhemmende Lagerungen
2. Langzeiteisanwendung
3. allgemeine Entspannung
4. aktives oder aktiv-passives Bewegen
5. Dehnung über längere Zeit

Muskelkater

Muskelschmerzen, die nach Überforderung des Muskels auftreten (Mikrohämatome?, Anreicherung von Muskelstoffwechselprodukten?)

Therapie über:
1. feuchte Umschläge mit lauwarmem Wasser
2. Schwimmbad 26–28°
3. kurzfristiges Verringern der Tagesbelastung bei Sportlern
4. Präventivmaßnahmen wie intensives Aufwärmen, vorsichtige Steigerung der körperlichen Belastung u. a.

Muskelfaserriß

Plötzlicher Einriß einer oder mehrerer Muskelfasern im Muskel. (Behandlung über Kryotherapie, «Deep friction»).

Sehnenruptur

Einriß oder totaler Riß einer Sehne.
Die krankengymnastische Behandlung nach operativ versorgter Sehnenruptur erfolgt mit dem Ziel, die Gleitfähigkeit und die Zugbelastbarkeit wieder herzustellen. Dies erfolgt über aktives Bewegen, Dehnen und «deep friction». Der Zeitpunkt dafür richtet sich nach Art der Versorgung (Naht oder plastischer Ersatz) und Zustand des Gewebes. Der Operateur entscheidet über Beginn und Art der krankengymnastischen Therapie.

BEWEGUNGSAPPARAT

RUMPF

WIRBELSÄULE

Die Wirbelsäule ist die tragende und stützende, in sich bewegliche Knochen-Knorpel-Säule des Rumpfes. Sie ist aus vielen einzelnen, hintereinander alternierend angeordneten und miteinander verbundenen Wirbeln und Knorpelscheiben aufgebaut. Man untergliedert die Wirbelsäule in einen beweglichen und in einen unbeweglichen Anteil. Der bewegliche Anteil setzt sich aus der Hals-, Brust- und Lendenwirbelsäule zusammen. Den beim Erwachsenen synostosierten, beim Kind noch mit Knorpelfugen versehenen, unbeweglichen Anteil bilden das Kreuzbein und das Steißbein. Die Wirbelsäule erstreckt sich somit von der Schädelbasis bis zur Steißbeinspitze. Die Wirbelsäule hat sich beim Menschen, bedingt durch dessen aufrechten Gang, von ihrer dorsal exponierten Lage im Thorakalbereich etwas nach ventral verlagert, um so der Trageaufgabe besser nachkommen zu können. Wirbelbänder, die autochthone Rückenmuskulatur, Wirbelgelenke und die Knorpelhaften über die Bandscheiben halten diese Knochen-Knorpel-Säule zusammen und sichern den für den erwachsenen Menschen typischen, doppelt-S-förmigen Wirbelsäulenverlauf.

Der im Zentrum der Wirbelsäule longitudinal verlaufende Wirbelkanal bildet die knöcherne Schutzhülle um das Rückenmark. Zwischen zwei benachbarten Wirbeln tritt beidseits durch den Zwischenwirbelkanal der Segmentnerv. Die Funktionseinheit von einander zugewendeten benachbarten Wirbelkörperhälften, mit dazwischen gelegener Bandscheibe und Wirbelgelenken, sowie allen Strukturen der Zwischenwirbelregion werden als *«Bewegungssegment»* bezeichnet. An der Wirbelsäule sind 23 solcher «Bewegungssegmente» vorhanden.

«Bewegungssegment» an der Wirbelsäule, Segmentnervenpaar und Segmentgefäße in ihrem gesamten Verlauf mit den von ihnen versorgten Organen (wie u. a. Muskulatur, Haut) werden als *Segment* bezeichnet.

Tab. 20
Gliederung der Wirbelsäule

	Abschnitt	Wirbel	Abkürzungen
beweglich	Halswirbelsäule (HWS)	7 Halswirbel (Vertebrae cervicales) darunter zwei Kopfwirbel: a) Atlas (1. HW) b) Axis (2. HW)	C (HW)
	Brustwirbelsäule (BWS)	12 Brustwirbel (Vertebrae thoracales)	T (Th oder BW)
	Lendenwirbelsäule (LWS)	5 Lendenwirbel (Vertebrae lumbales)	L (LW)
unbeweglich	Kreuzbein (= Os sacrum)	5 Kreuzbeinwirbel (Vertebrae sacrales)	S
	Steißbein (= Os coccygis)	4 (2–7) Steißbeinwirbel (Vertebrae coccygeales)	Co

Aufbau eines Wirbels   Z 10

Ein Wirbel besteht in seiner Grundform aus Corpus vertebrae (Wirbelkörper) und Arcus vertebrae (Wirbelbogen). Corpus und Arcus vertebrae umgreifen das Foramen vertebrae (Wirbelloch).

Corpus vertebrae   Zylinderförmiger kurzer Knochen, der aus Spongiosa aufgebaut ist und außen nur eine dünne Compacta besitzt

Deckplatte   Kraniale Corticalisschicht am Wirbelkörper mit hyaliner Knorpelauflage

Grundplatte   Caudale Corticalisschicht am Wirbelkörper mit hyaliner Knorpelauflage

Randleisten   Die verdichteten Außenränder der knöchernen Grund- und Deckplatten werden als Randleisten bezeichnet. Von ihnen gehen mit zunehmendem Lebensalter spondylotische Exostosen (dornartige Knochenwucherungen) in Form von Dornen, Zacken oder Wülsten aus. Benachbarte Wirbelkörper können so spangenartig miteinander verknöchern. Diese Veränderungen sind Ursachen vieler Beschwerden an der Wirbelsäule.

Arcus vertebrae	Der Wirbelbogen hat je einen nach rechts und links gerichteten Processus transversus (Querfortsatz), einen nach dorsal gerichteten Processus spinosus (Dornfortsatz) und je zwei nach kranial und caudal zu ausgerichtete Processus articulares superiores und inferiores (Gelenkfortsätze).
Foramen vertebrale	Die von Corpus und Arcus vertebrae umgrenzte Öffnung, das Foramen vertebrale, ergibt bei der Summation der einzelnen Wirbel den Canalis vertebralis (Wirbelkanal). Er ist die knöcherne Schutzhülle für das Rückenmark.
Foramen intervertebrale	Der Wirbelbogen beginnt an der oberen Hälfte der Wirbelkörperrückseite. Zwischen den rechts und links am Beginn des Wirbelbogens befindlichen oberen und unteren Gelenkfortsätzen und der Wirbelkörperrückseite entstehen Einschnitte: Die nur flache Incisura vertebralis superior und die tiefe Incisura vertebralis inferior. Benachbarte Incisurae begrenzen mitsamt der weiter ventral befindlichen Bandscheibe das Zwischenwirbelloch (Foramen intervertebrale). Durch diese Öffnung tritt der Segmentnerv.

Z 9, 10, 12   Unterschiede im Wirbelaufbau in den Wirbelsäulenabschnitten

Tab. 21

Wirbel	Wirbelkörper	Fortsätze	Stellung der Gelenkflächen	Gelenkkapseln	sonstige Besonderheiten
Atlas	Corpus fehlt Arcus anterior mit Fovea dentis	Proc. transversus mit Foramen transversum Tuberculum posterius (rudimentärer Proc. spinosus	Fovea art. sup. konkav und fast horizontal	schlaff	Massa lateralis, Lig. transversum atlantis
Axis	Corpus mit aufsitzendem Dens axis. An diesem: Facies art. ant., Facies art. post.	Proc. transversus mit Foramen transversarium gespaltener Proc. spinosus horizontal orientiert	Facies art. sup.: fast horizontal Facies art. inf.: etwa 45° frontohorizontal	schlaff	Bandscheibe zwischen Atlas und Axis fehlt
übrige Halswirbel C_3–C_7	Corpus beidseits mit Proc. uncinatus	1. Proc. transversus mit Tuberculum ant. und post., Sulcus ni. spinalis, Foramen transversarium 2. Proc. spinosus C_3–C_6 gegabelt, etwa horizontal ausgerichtet, Proc. spinosus C_7 nicht gegabelt, springt besonders weit vor: Vertebra prominens	45° frontohorizontal und dorsocaudalwärts	schlaff	

Fortsetzung auf der nächsten Seite

Fortsetzung der Tab. 21

Wirbel	Wirbelkörper	Fortsätze	Stellung der Gelenkflächen	Gelenk-kapseln	sonstige Besonderheiten
Brust-wirbel	Gelenkflächen für Rippenköpfchen	1. Proc. spinosus dachziegelartig übereinander caudalwärts gerichtet 2. Proc. transversus hat Gelenkfläche für Rippe	fast frontal	straff	
Lenden-wirbel	besonders mächtig	1. Proc. spinosus in Sagittalebene abgeplattet und etwa horizontal 2. Proc. articulares sagittal gerichtet 3. Proc. mamillaris 4. Proc. accessorius 5. Proc. costarius	leicht konkave Gelenkfläche, annähernd sagittal, nach medioventral zunehmend frontaler ausgerichtet	relativ straff	Ende Rückenmark Kind: L_2/L_3 Erwachsener: L_1/L_2
Kreuzbein-wirbel	vordere Oberkante von S_1 = Promontorium Lineae transversae (Wirbelkörpersynostosen)	1. Crista sacralis mediana (entspricht Proc. spinosi) 2. Crista sacralis intermedia (entspricht Proc. articulares) 3. Crista sacralis lateralis (entspricht Proc. transversi)	Facies art. sup. von S_1: annähernd sagittal		a) über Facies auricularis Amphiarthrose mit Os ilium b) fehlender Bogenschluß bei S_5
Steißbein	synostosiert	1. Proc. spinosus nicht ausgebildet 2. Cornua coccygea als Reste der Proc. art. sup. von Co_1 3. Reste der Proc. transversi nur mehr bei Co_1			fehlender Bogenschluß

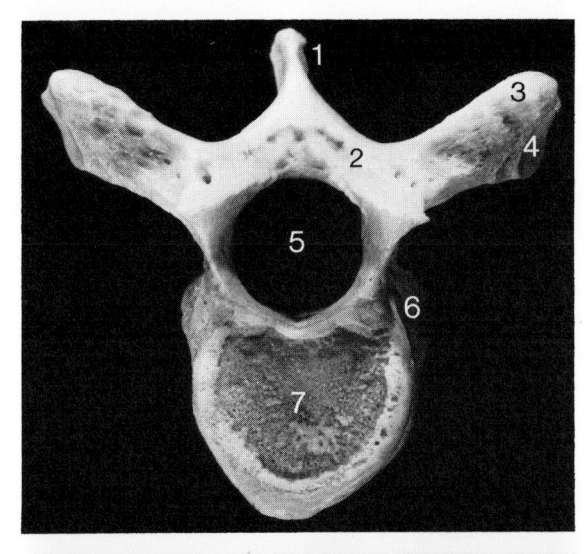

Abb. 6a Mittlerer Brustwirbel in der Ansicht von kranial.
1 = Proc. spinosus, 2 = Arcus vertebrae, 3 = Proc. transversus, 4 = Fovea costalis transversalis, 5 = Foramen vertebrale, 6 = Fovea costalis superior, 7 = Corpus vertebrae.

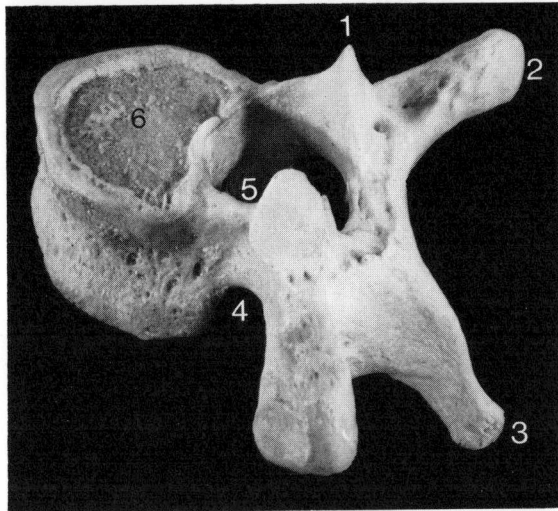

Abb. 6b 10. Brustwirbel in der Ansicht von latero-kranial.
1 = Proc. articularis superior, 2 = Proc. transversus, 3 = Proc. spinosus, 4 = Incisura vertebralis inferior, 5 = Incisura vertebralis superior, 6 = Corpus vertebrae.

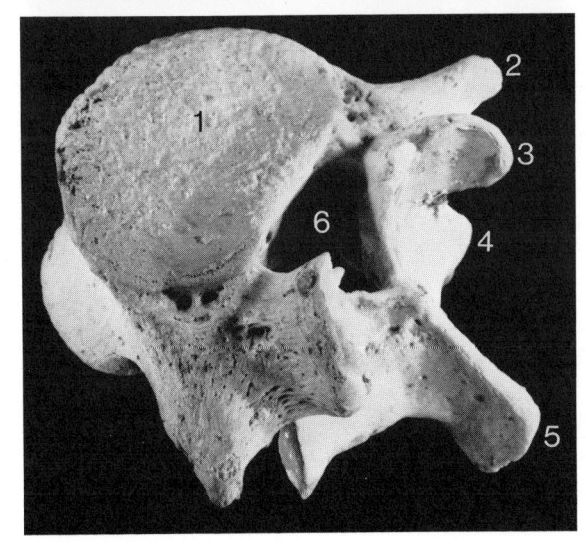

Abb. 7 3. Lendenwirbel in der Ansicht von latero-kranial.
1 = Corpus vertebrae, 2 = Proc. costarius, 3 = Proc. articularis superior, 4 = Proc. articularis inferior, 5 = Proc. spinosus, 6 = Foramen vertebrale.

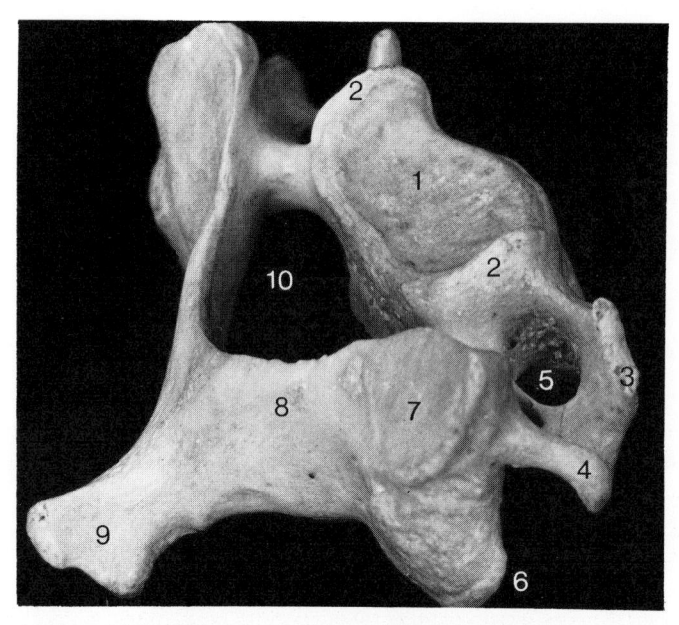

Abb. 8 4. Halswirbel in der Ansicht von latero-kranial.
1 = Corpus vertebrae, 2 = Proc. uncinatus, 3 = Tuberculum anterius des Proc. transversus, 4 = Tuberculum posterius des Proc. transversus, 5 = Foramen transversarium, 6 = Processus articularis inferior, 7 = Facies articularis superior, 8 = Arcus vertebrae, 9 = Processus spinosus, 10 = Foramen vertebrale.

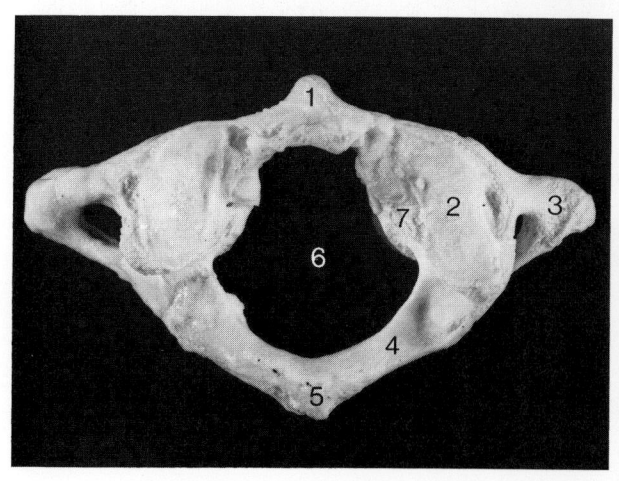

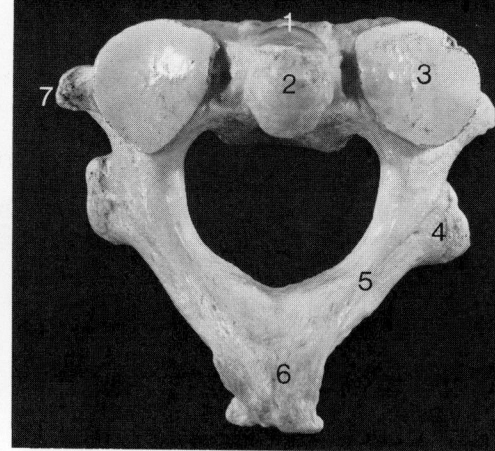

Abb. 9 (links)   Atlas in der Ansicht von kranial.
1 = Tuberculum anterius, 2 = Facies articularis superior, 3 = Proc. transversus mit Foramen transversarium, 4 = Arcus posterior, 5 = Tuberculum posterius, 6 = Foramen vertebrale.

Abb. 10 (rechts)   Ansicht von kranial auf den Axis.
1 = Facies articularis anterior, 2 = Dens, 3 = Facies articularis lateralis, 4 = Processus articularis inferior, 5 = Arcus axis, 6 = Processus spinosus, 7 = Processus transversus.

Wirbelgelenke

In den Wirbelgelenken stehen die Gelenkflächen der Proc. articulares superiores mit denen der Proc. articulares inferiores des nächst höheren Wirbels in gelenkigem Kontakt. Ausrichtung der Gelenkflächen und Straffheit der Gelenkkapseln sind an Hals-, Brust- und Lendenwirbelsäule unterschiedlich, die Übergänge sind aber fließend. In der HWS und mittleren LWS drängen sich meniscus-ähnliche, faserknorpelige Fortsätze von der Gelenkkapsel in den Gelenkspalt.

Die Wirbelgelenke werden von Ästen der Rr. dorsales der Segmentnerven, über den N. duralis und über vegetative Nerven aus dem Grenzstrang sensibel innerviert.

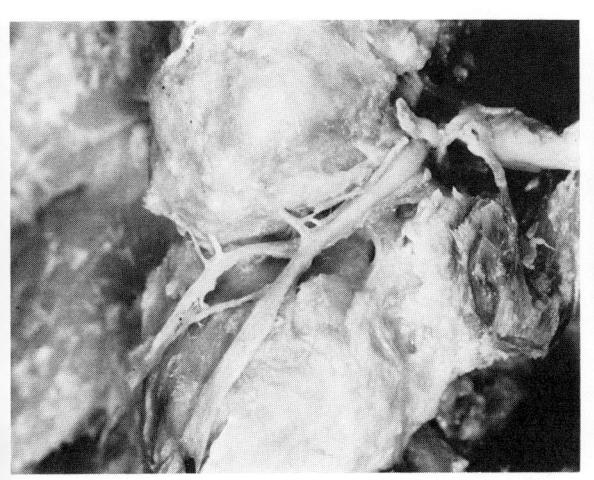

Abb. 11 Typische Innervation von Wirbelgelenken (hier HW 5/6) über Ästchen des R. dorsalis.

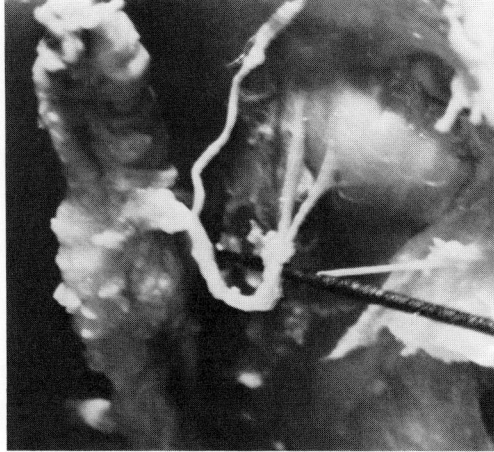

Abb. 12 Innervation des ventralen Kapselanteils der Wirbelgelenke über den N. duralis.

Kopfgelenke

Als Kopfgelenke faßt man folgende Teilgelenke zusammen:
1. Die beiden Articulationes atlanto-occipitales (funktionell: Eigelenke; Nicken und Seitwärtsneigen)
2. Die beiden Articulationes atlanto-axiales laterales (funktionell: Dreh-«Schraub»-Gelenk; schraubenartige Drehbewegung)
3. Die Articulatio atlanto-axialis mediana (funktionell: Zapfengelenk; Drehen)

Die Kopfgelenke sind funktionell eine Einheit und lassen Bewegungen wie in einem Kugelgelenk zu. Der Gesamtumfang der möglichen Bewegungen beträgt:

Ventralflexion	20°–25°	Lateralflexion	10°–11°
Dorsalextension	20°	Drehung	45°–60°

Sicherung der Kopfgelenke durch Bänder

1. Ligg. alaria

    (Wichtigste Bänder zur Hemmung von Dorsalextension, Ventralflexion und Lateralflexion in den Atlanto-Occipital- und Atlanto-Axial-Gelenken.)

2. Lig. transversum atlantis

    (Als Gelenkpartner für den Axiszahn verhindert es eine horizontale Scherung zwischen Atlas und Axis in sagittaler Richtung.)

3. Lig. apicis dentis und Lig. cruciforme

    (Verhindern Longitudinalextension)

A. vertebralis und Kopfgelenke

Die A. vertebralis verläuft durch die Foramina transversaria der Halswirbel 6-1. Beim Austritt am Atlasquerfortsatz macht die Arterie einen schlingenförmigen Bogen (Reservelänge), um im Sulcus atlantis zum Foramen occipitale magnum und von dort zur Versorgung bestimmter Hirnabschnitte zu gelangen. Bei ihrer Sklerosierung verliert die A. vertebralis an Elastizität, und Bewegungen in den Kopfgelenken können zu partiellen reversiblen Lumenverengungen führen.

Innervation der Kopfgelenke

Art. atlanto-occipitalis

Die sensible Innervation erfolgt über den R. ventralis von C_1 und Nn. durales.

Art. atlanto-axialis lateralis

Die sensible Innervation erfolgt über den R. dorsalis von C_2 und Nn. durales.

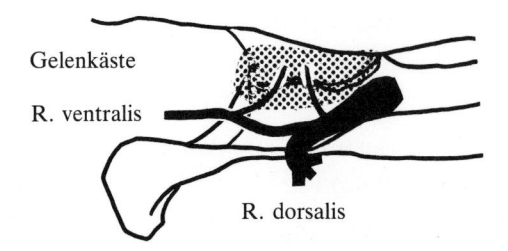

Abb. 13 Innervation des Atlanto-Occipitalgelenks über Ästchen des R. ventralis von C_1.

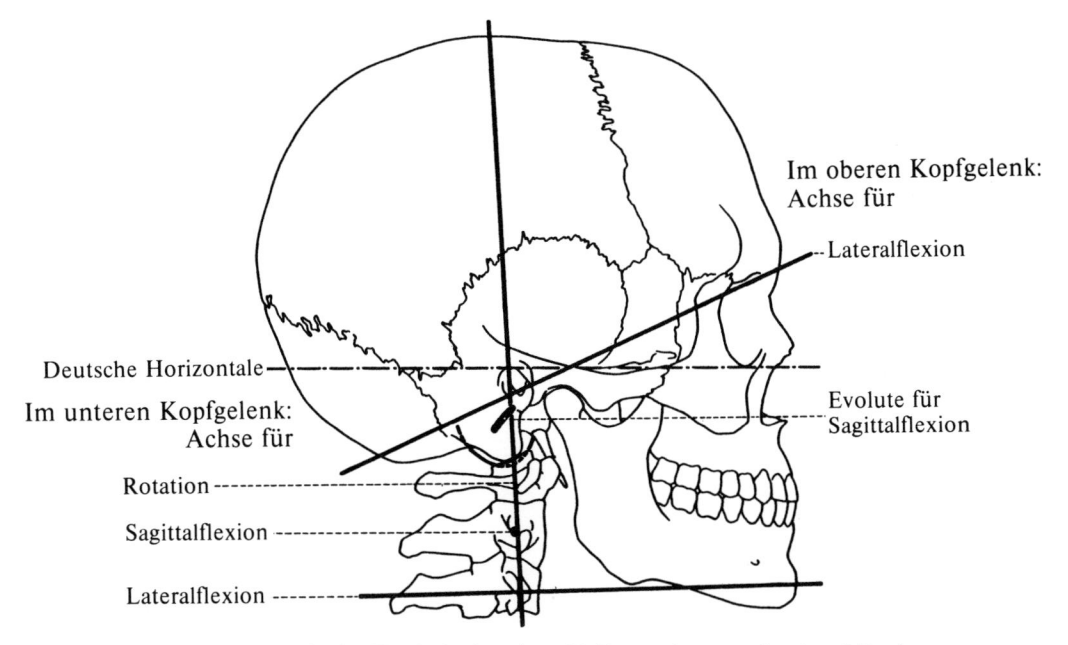

Abb. 14 Bewegungsachsen in den Kopfgelenken (aus: U. Lanz, Anatom. Seminar München 1963).

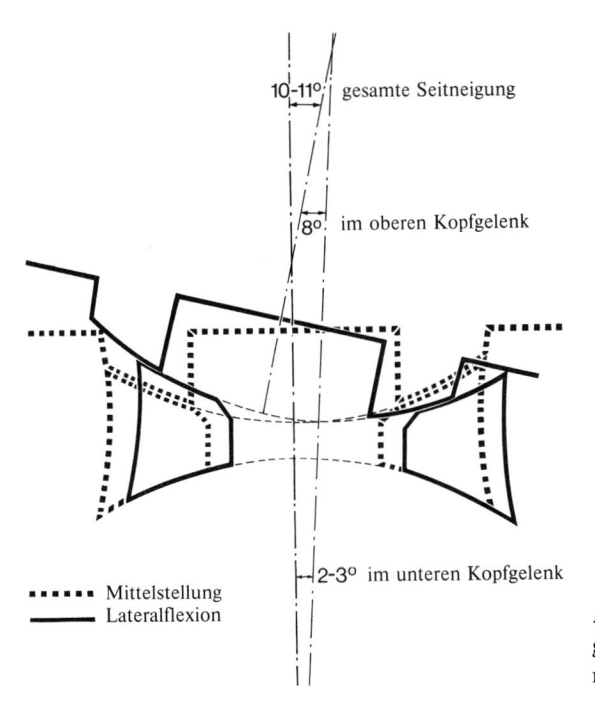

Abb. 15 Lateralflexion in den Kopfgelenken (aus U. Lanz, Anatom. Seminar, München 1963).

Verbindungen zwischen zwei benachbarten beweglichen Wirbeln

1. Synchondrotische Verbindungen der Wirbelkörper über die Bandscheibe
2. Syndesmotische Verbindungen über die Wirbelsäulenbänder
3. Gelenkige Verbindungen über die beiden Wirbelgelenke
4. Muskelverbindungen des Erector trunci
5. In der HWS können die Proc. uncinati mit den unteren Wirbelkörperrandleisten einen gelenkigen Kontakt haben (sogenannte *Uncovertebralgelenke*).

Discus intervertebralis (Bandscheibe)

Die Bandscheiben verbinden synchondrotisch die benachbarten Wirbelkörper ab C_2 bis S_1. Sie sind aus kollagenem Faserknorpel aufgebaut, beim Erwachsenen gefäß- und nervenfrei und werden in Richtung zur Lendenwirbelsäule größer.

Bandscheiben bestehen aus einer wasserarmen kollagenfaserreichen Außenzone (Anulus fibrosus) und einem wasserreichen gallertigen Kern (Nucleus pulposus). Die Elastizität der Bandscheiben nimmt mit zunehmendem Lebensalter ab, da ihre kollagenen Fasern straffer und dicker werden. Im Nucleus pulposus sinkt mit steigendem Lebensalter der Wassergehalt, der Stickstoffanteil aber erhöht sich. Der kolloidosmotische Druck in der Bandscheibe wird dadurch geringer, die Bandscheibe verliert an Elastizität.

Fixierung

Die Bandscheibe ist über kollagene Fasern an den Grund- und Deckplatten benachbarter Wirbelkörper fixiert. Das Ligamentum longitudinale posterius, das sich im Bandscheibenbereich spindelartig verbreitert und in ihr auch verankert, sichert die Bandscheibe zusätzlich nach dorsal.

Funktion

Die Bandscheibenhöhe bestimmt die Größe des möglichen Bewegungsausmaßes zwischen zwei benachbarten Wirbeln. Bandscheiben fangen Druck-, Zug-, Dehnungs- und Scherungskräfte zwischen den Wirbeln auf und geben sie an diese dosiert weiter. Entscheidend für das Bewegungsausmaß ist dabei die relative Höhe der Bandscheibe zu den Höhen der beiden benachbarten Wirbelkörperhälften. Sie verhält sich im Halsbereich wie 2:5, im Thorakalbereich wie 1:5 und in der Lendenwirbelsäule wie 1:3.

Nucleus pulposus und Bandscheibenprolaps

Der Nucleus pulposus verlagert sich in der Bandscheibe immer von der besonders druckbelasteten Stelle fort. Wird eine Bandscheibe, wie in der oberen BWS der Fall, gleichmäßig belastet, so liegt der Nucleus pulposus zentral. In der mittleren BWS hat sich der Nucleus pulposus dagegen mehr nach dorsal, in der LWS mehr nach ventral in der Bandscheibe verdrängen lassen. Im Discus intervertebralis sind die Druckkräfte im Sitzen am höchsten, geringer beim Stehen, im Liegen am niedrigsten.

Etwa 90% aller Bandscheibeneinrisse treten im LWS-Bereich auf. Hier wiederum betreffen 95% aller Bandscheibenschäden die Segmente L_4/L_5 und L_5/S_1. Beim Bandscheibeneinriß quellen durch einen Spalt im Anulus fibrosus Anteile des Nucleus pulposus nach außen. Dies kann nach dorsal und medial unter das Lig. longitudinale posterius geschehen, das Band wird dann in den Wirbelkanal vorgewölbt. Es kann zu Abquetschungen der Cauda equina kommen. Der Nucleus pulposus kann nach Einriß des Anulus fibrosus lateral in das Foramen intervertebrale gedrückt werden und hier den Segmentnerv komprimieren. Selten kommen Prolapse nach ventral unter das Lig. longitudinale anterius zu liegen.

Wirbelsäulenbänder

Die Bänder der Wirbelsäule verbinden die Wirbel syndesmotisch untereinander. Sie halten passiv die physiologischen Krümmungen der Wirbelsäule und fangen einen Teil des ventral der Wirbelsäule gelegenen Körpergewichts ab. Die elastischen Ligg. flava wirken streckend. Die Wirbelsäulenbänder schränken den Bewegungsumfang zwischen benachbarten Wirbeln ein.

1. Lig. longitudinale anterius
Ventral der Wirbelkörper verlaufend und an diesen fixiert, überspringt die Bandscheibe.
Bedeutung: Hemmt die Extension

2. Lig. longitudinale posterius
An der Rückseite der Wirbelkörper verlaufend, an den Bandscheiben spindelartig verbreitert und fixiert.
Bedeutung: Hemmt die Flexion
        Sichert die Bandscheibe gegen Dorsalverlagerung

3. Lig. flavum
Zwischen benachbarten Wirbelbögen ausgespannte elastische Bänder.
Bedeutung: Hemmt die Flexion
        Alle Ligg. flava bewirken durch ihre Elastizität eine Streckung der Wirbelsäule.

4. Lig. interspinale

Zwischen benachbarten Dornfortsätzen verlaufend.
Bedeutung: Hemmt die Flexion

5. Lig. supraspinale

Die Dornfortsatzspitzen untereinander verbindend. Im Halsbereich zwischen Hinterhaupt und Dornfortsatzspitzen selbständiges *Lig. nuchae*.
Bedeutung: Hemmt die Flexion

6. Lig. intertransversarium

Zwischen benachbarten Querfortsätzen ausgespannt.
Bedeutung: Hemmt die Lateralflexion zur Gegenseite

Wirbelsäulenbänder und Klinik

Verkürzte Bänder der Wirbelsäule führen zur Hypomobilität, verlängerte zur Hypermobilität. Bei verkürzten Bändern werden diese gedehnt. Besondere Dehnmobilisationen des Lig. longitudinale posterius werden beim Morbus BECHTEREW angewandt. Bei verlängerten Bändern muß die muskuläre Sicherung der einzelnen Wirbelsäulenabschnitte über Techniken aus der manuellen Medizin gesteigert werden.

Physiologische Krümmungen

Begriffe

Kyphose =	Konvexe Krümmung der Wirbelsäule nach dorsal («Buckel»)
Lordose =	Konvexe Krümmung der Wirbelsäule nach ventral

Krümmungen

Neugeborenes:	Nur leichte nach dorsal konvexe Krümmung der Wirbelsäule.
ab 3. Woche:	Säugling beginnt aus Bauchlage Kopf zu heben, daher Entwicklung einer Halslordose.
ab 5. Monat:	Säugling sitzt. Übermäßige Belastung der BWS mit Ausbildung der Brustkyphose.
ab 9. Monat:	Säugling beginnt sich aufzurichten. Beginn der Ausbildung einer Lendenlordose. Sie verläuft über Jahre parallel zur Veränderung in der Ausrichtung des knöchernen Beckens.
Erwachsener:	Die Wirbelsäule hat typische doppelt-S-förmige physiologische Krümmungen: Halslordose, Brustkyphose, Lendenlordose, Sacral- und Coccygealkyphose. Die *Traglinie* verläuft durch die Wirbelkörper von C_7/Th_1 und L_4/L_5.

Bewegungmöglichkeiten

Bewegungssegment

Als Bewegungssegment gilt die funktionelle Einheit von oberer bzw. unterer Hälfte zweier benachbarter Wirbelkörper mit ihren hyalinen Knorpelauflagen und den Randleisten, die Wirbelbögen mit den beiden Gelenkfortsatzpaaren und die Intervertebralregion. Die Intervertebralregion umfaßt die Bandscheibe, die Foramina intervertebralia und die zwischen benachbarten Wirbeln ausgespannten Wirbelbänder.

Im Bewegungssegment muß die Bandscheibe die auf sie einwirkenden Druckkräfte federnd abfangen. Ein erhöhter Druck der benachbarten Wirbelkörper auf die Bandscheibe führt dazu, daß der Nucleus pulposus auseinander gedrückt und der Anulus fibrosus dadurch gedehnt wird. Die Proportionen im Bewegungssegment zwischen der Höhe der Bandscheibe und der Höhe der benachbarten Wirbelkörperhälften, legen den maximal möglichen Bewegungsumfang im Bewegungssegment fest. Die Ausrichtung der Gelenkfortsätze und die Krümmung der Gelenkflächen bestimmen die möglichen Bewegungsrichtungen.

Einschränkungen der Beweglichkeit (ohne Kopfgelenke)

Hemmung der Ventralflexion

Knochen	HWS:	Kinn stößt auf Brustbein
	BWS:	begrenzte Verschieblichkeit von Rippen und Brustbein
Bänder		Ligg. flava, Lig. longitudinale posterius, Ligg. interspinalia, Lig. supraspinale, Lig. nuchae
Muskeln		Erector trunci

Hemmung der Dorsalextension

Knochen	BWS:	Dornfortsätze
	LWS:	Dornfortsätze
Bänder		Lig. longitudinale anterius
Muskeln	HWS:	Weichteilhemmung
	BWS, LWS:	Gerade Bauchmuskeln

Hemmung der Lateralflexion

Knochen	HWS:	Proc. uncinati, Querfortsätze
	BWS:	Rippen
	LWS:	Anschlag caudale Rippen an Beckenkamm
Bänder		Ligg. intertransversaria der Gegenseite

Muskeln LWS: Folgende Muskeln der Gegenseite:
Mm. intertransversarii, M. quadratus lumborum, schräge Bauchmuskeln und Erector trunci

Hemmung der Rotation

Knochen BWS: Rippen

LWS: Ausrichtung der Gelenkflächen und der Gelenkfortsätze lassen keine oder nur vernachlässigenswerte Rotationsbewegungen zu

Tab. 22

Bewegungen der Wirbelsäule
(aus Neutral-0-Stellung)

Abschnitte der Wirbelsäule	Flexion	Extension	Lateralflexion	Rotation
Kopfgelenke	++ 20°–25°	+ 20°	+ 10°	+++ 45°–60°
HWS (C_2–C_7)	+++ 35°–45°	+++ 35°–45°	+++ 45°	+++ 60°–80°
BWS	++ 45°	+ 20°–25°	++ 30°	++ 45°
LWS	++ 35°	++ 35°	++ 25°–40°	äußerst gering

Gesamtbewegungsumfang in der Wirbelsäule

Addiert man die Einzelbewegungen in den Bewegungssegmenten der Wirbelsäule (ohne Kopfgelenke), so ergeben sich in den 3 Hauptebenen in etwa folgende Bewegungsausschläge:

Sagittalebene (Flexion-Extension) = 240°
Frontalebene (Lateralflexion) = 180°
Horizontalebene (Rotation) = 210°

ZUR KLINIK

Orientierung an der Wirbelsäule

Zur Orientierung, ob normale Wirbelsäulenverhältnisse vorliegen, dienen dem Krankengymnasten folgende tastbaren Knochen- und Weichteilstrukturen, die bei der Gesamtinspektion zunächst im Stand überprüft werden:

1. Von dorsal

Dornfortsätze
Schulterhöhe, Schulterlinie, Schulterrundung
Schulterblattstand (im Seitenvergleich)
Taillendreieck (im Seitenvergleich)
Symmetrie des Thorax
Rippenbuckel
Lendenwulst (im Seitenvergleich)
Beckenkamm (im Seitenvergleich)
Beinlängendifferenz

2. Von ventral

Schulter-Nackenlinie
Schlüsselbeinverlauf
Brustbein
Spina iliaca anterior superior (im Seitenvergleich)
Symphyse

3. Von lateral

Wirbelsäulenkrümmung
Beckenstellung

Bei seitlicher Beleuchtung werden Asymmetrien und Veränderungen oft deutlicher sichtbar. An der Wirbelsäule lassen sich einige Wirbel zur Orientierung festlegen:

1. Als *Vertebra prominens* springt im Regelfall der 7. Halswirbel mit seinem Proc. spinosus besonders deutlich hervor.
2. Eine Horizontale durch die höchsten Punkte des Beckenkammes schneidet die Wirbelsäule zwischen dem 3. und 4. Lendenwirbel.
3. Das Hautgrübchen an der oberen Spitze der MICHAELIS'schen Raute entspricht dem Dornfortsatz des 5. Lendenwirbels.

Beweglichkeitsprüfung der Wirbelsäule

An die Gesamtinspektion schließt sich die Prüfung der Beweglichkeit der Wirbelsäule im Seitenvergleich an:

Halswirbelsäule

1. Kinn-Brustbein Abstand bei maximaler Inklination (Ventralflexion) und Reklination (Dorsalflexion)
2. Kinn-Schultereckgelenk (Acromio-Clavicular-Gelenk)
3. Ohr-Acromio-Clavicular-Gelenk
4. Abstand Dorsalseite des Os occipitale zur Wand (FLÈCHE)

Abb. 16a Orientierung zur Symmetrie auf der dorsalen Rumpfseite.

- symmetrischer Schulterblattabstand
- gleiche Höhe der beiden unteren Schulterblattwinkel
- Symmetrie der Taille
- Symmetrie der Beckenkammhöhe

Abb. 16b Knöcherne Orientierungspunkte am Rumpf. Ventralansicht.

- Acromion
- Rippenbogen
- Spina iliaca anterior superior
- Spitze des Trochanter maior

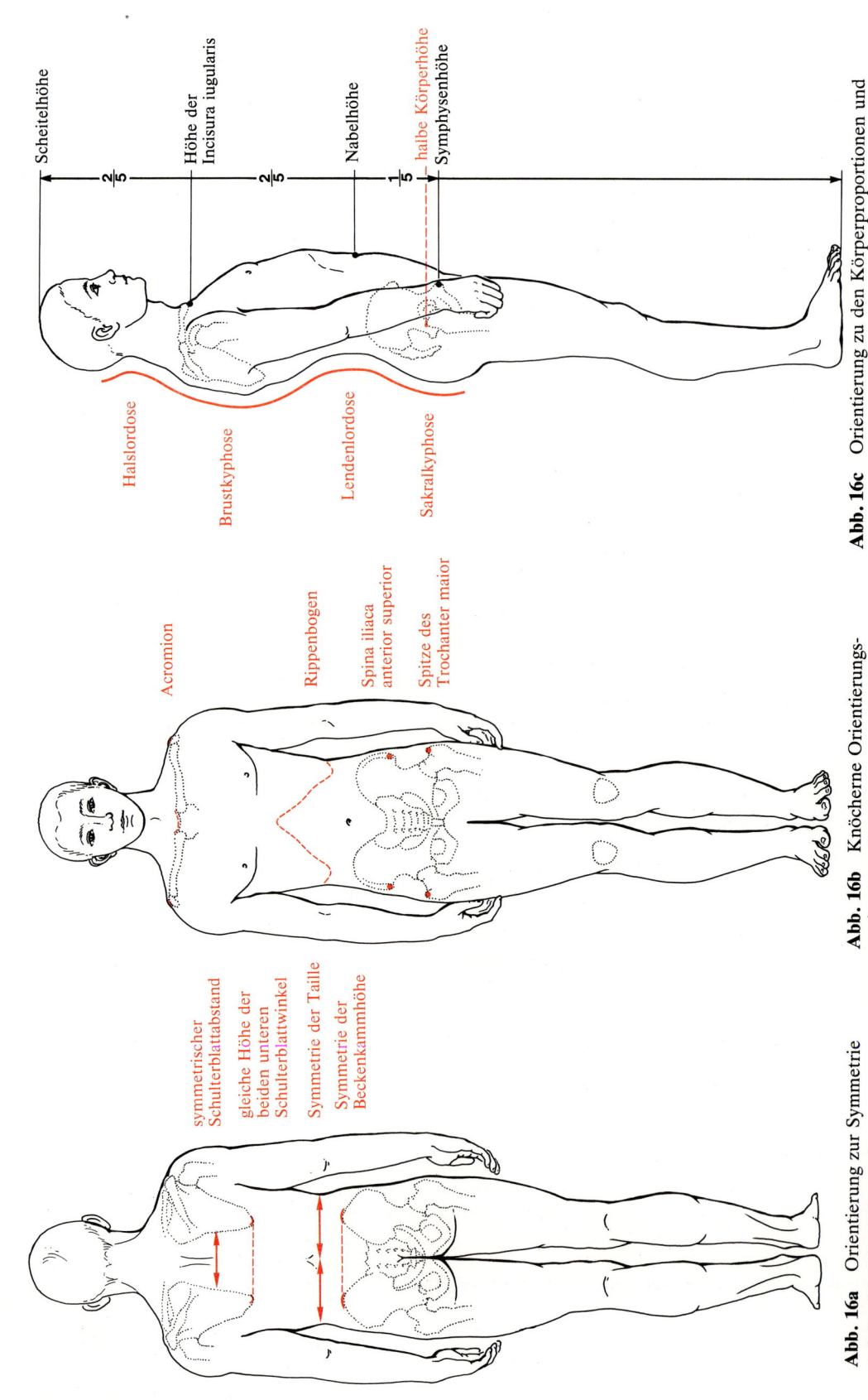

Abb. 16c Orientierung zu den Körperproportionen und den Wirbelsäulenkrümmungen beim Erwachsenen.

- Scheitelhöhe
- Höhe der Incisura iugularis
- Nabelhöhe
- halbe Körperhöhe
- Symphysenhöhe

2/5, 2/5, 1/5

- Halslordose
- Brustkyphose
- Lendenlordose
- Sakralkyphose

Brustwirbelsäule

1. Beim Stehenden wird vom Proc. spinosus des 7. Halswirbels ab zu einem Punkt 30 cm caudalwärts gemessen (OTT, «oberes» SCHOBER'sches Maß). Bei maximaler Flexion wird die Distanz normalerweise um etwa 8 cm größer. Bei fixierter BWS ergibt sich keine Längenveränderung.
2. Beim Sitzenden, der seine Arme über der Brust verschränkt hält, prüft man die Rotation und Lateralflexion im Seitenvergleich. Das Becken muß fixiert sein.

Lendenwirbelsäule

Beim Stehenden wird das untere SCHOBER'sche Maß bestimmt. Der Dornfortsatz des 1. Sacralwirbels wird bestimmt und von dort 10 cm kranialwärts vermessen und beide Punkte markiert. Danach beugt der Patient maximal ventralwärts, die Distanz nimmt im Regelfall um 4–6 cm zu.

Fehlentwicklungen an der Wirbelsäule

Atlasassimilation:	Atlas und Os occipitale sind teilweise oder vollständig miteinander synostosiert.
Bandscheibenprolaps:	Meist Vorquellen des Nucleus pulposus durch Riß im Anulus fibrosus. Bandscheibenschäden sind meist (90%) im Lumbalbereich lokalisiert. Hier wiederum betreffen 48% der Schäden die Bandscheibe L_4/L_5 und 47,2% die Bandscheibe L_5/S_1.
Blockwirbel:	Teilweise oder völlig miteinander synostosierte benachbarte Wirbel (z.B. Sacralisation von L_5).
Lumbalisation:	Teilweise oder vollständige Abgliederung eines beweglich gewordenen ersten Sacralwirbels aus dem Os sacrum.
Occipitalwirbel:	Freier, normalerweise im Os occipitale eingebauter Wirbel.
Sacralisation:	L_5 synostosiert mit S_1.
Spondylolisthesis: (= Gleitwirbel)	Besonders im Bereich L_4 und L_5 familiär gehäufte Lockerung der Wirbel, oft mit degenerativer Bandscheibenveränderung L_4/L_5 oder L_5/S_1 verbunden.
Spondylosis deformans:	Knöcherne Wulst- und Zackenbildung an den Wirbelkörperrändern. Besonders im HWS-Bereich von Bedeutung.
Wirbelbogenspalten:	Besonders häufig im Lumbalbereich als Spina bifida. Fehlender Bogenschluß.
Wirbelkörperspalten:	Rachischisis anterior. Longitudinale Spaltbildungen in einem oder mehreren Wirbelkörpern.

Fehlhaltungen

Flachrücken:	Abgeflachte Brustkyphose und Lendenlordose
Rundrücken:	Verstärkte Brustkyphose und verminderte Lendenlordose
Hohlrunder Rücken:	Verstärkte Brustkyphose und Lendenlordose
Hohlkreuz:	Verstärkte Lendenlordose
Skoliose:	Seitwärtsverbiegung eines Wirbelbereichs, auch der gesamten Wirbelsäule

Kyphose

Verstärkte Brustkyphosen kommen besonders als Haltungsschäden bei Schulkindern und im Alter als fixierte Kyphosen vor. Bei beweglichen Kyphosen des Schulkindalters wird die krankengymnastische Behandlung auf einen Spannungsausgleich und ein Kräftegleichgewicht der Gesamtmuskulatur hinarbeiten. In einer intensiven Haltungsschulung wird versucht, ein neues physiologisches Haltungsmuster zu festigen. Bei der fixierten Alterskyphose mit folgender Beeinträchtigung von Atmung und Kreislauf werden spezielle Techniken aus der Atemtherapie eingeübt (s. S. 269).

Skoliosen

Hier soll nur auf die *«strukturellen»* Skoliosen, d. h. auf Seitwärtsverbiegungen der Wirbelsäule eingegangen werden, bei denen die Krümmung zumindest teilweise durch verformte Wirbelkörper fixiert ist. Strukturelle Skoliosen sind auch immer mit einer Torsion der Wirbelsäule kombiniert. Skoliosen sind während der Wachstumsphase der Wirbelsäule progredient, besonders zwischen dem 13. und 14. Lebensjahr, der Zeit des erhöhten Wachstumsschubes der Wirbelsäule. Die Progredienz der Seitwärtsverbiegung ist zu dieser Zeit bei starken Krümmungen größer als bei schwachen. Die Geschwindigkeit der Skolioseverschlechterung ist ferner abhängig von der Skolioseform und ihrer Genese.

Für die Prognose einer Skoliose ist das Erkennen des Abschlusses im Wirbelsäulenwachstum wichtig. Als sehr zuverlässiges Zeichen für den bevorstehenden Abschluß des Wirbelsäulenwachstums gilt das röntgenologisch sichtbare Auftreten der Apophysenkerne im Darmbeinkamm (RISSER'*sches Zeichen*).

Erscheinungsformen von Skoliosen

(nach SCHEIER)

Idiopathische Skoliosen	90% aller Skoliosen; bei Frauen häufiger als bei Männern; Ursache wohl Segmentierungsfehler in der Wirbelsäulenanlage.
Osteopathische Skoliosen	Kongenitale Mißbildungsskoliose, Skoliose bei Chondrodystrophie.
Neuropathische Skoliosen	Skoliose nach Poliomyelitis, Skoliose bei infantiler Cerebralparese, Skoliose bei FRIEDREICH-Ataxie, Skoliose bei Myelodysplasie.
Myopathische Skoliosen	Skoliose bei Muskeldystrophie, Skoliose bei angeborenen Muskeldefekten.
Fibropathische Skoliosen	Skoliose bei Arachnodaktylie, thorakogene Skoliose, z. B. nach Pleuraschwarten.

Differentialdiagnostik Skoliose und skoliotische Fehlhaltung

Eine skoliotische Haltung und eine idiopathische Skoliose lassen sich in der Dorsalansicht beim Stehenden so ohne Weiteres nicht voneinander unterscheiden. Eine skoliotische Fehlhaltung ließe sich aber über den MATTHIAS-Test (Haltungsschwäche) feststellen. Zwischen beiden Haltungsanomalien ist eine Differenzierung durch Rumpfbeugen möglich: Hat man beim Blick von lateral tangential auf die Rumpfkonfiguration den Eindruck «normales Aussehen», so liegt eine skoliotische Fehlhaltung vor. Erkennt man dabei jedoch einen Rippenbuckel und einen Lendenwulst, so handelt es sich um eine idiopathische Skoliose.

Seitabweichung, Torsion, sowie eventueller Überhang der Wirbelsäule aus der Lotlinie sind klinische Charakteristika der Skoliosen. Der Skoliosenwinkel läßt sich am Röntgenbild vermessen, der Schweregrad einer Skoliose läßt sich so in Winkelgraden ausdrücken (COBB und FERGUSON). Nach JENTSCHURA werden Skoliosen nach folgenden Schweregraden eingeteilt:

Skoliose 1. Grades

Geringgradige, aber fixierte Verbiegung mit leichter Torsion. Aktive Korrektur noch andeutungsweise möglich. Auch mit passiven Mitteln ist kein voller Ausgleich zu erzielen.

Skoliose 2. Grades

Ausgeprägte Skoliose im S- oder C-Sinn. Krümmungen leicht bis mittelschwer und in sich ausgeglichen. Deutlich erkennbare Anzeichen der Torsion im Stehen. Kein Überhang.

Skoliose 3. Grades

Schwere Krümmung der gesamten Wirbelsäule, wobei ein starker Rippenbuckel und Lendenwulst auffallen. Der Thorax hängt nach einer Seite über und ist stark verformt. Progrediente Form der Skoliose.

Skoliose 4. Grades

Schwerste Skoliose mit auffallender Verkleinerung und erheblicher Verunstaltung des Rumpfes. Der Thorax sitzt dem Becken auf, bzw. die Rippen ragen in das große Becken hinein; völlige Starre der Wirbelsäule; Endstadium der Verformung; Veränderung innerer Organe.

Krankengymnastische Gesichtspunkte

Bei idiopathischen Skoliosen ist immer und sofort eine krankengymnastische Behandlung indiziert. Trainiert werden Wahrnehmung und Kontrolle der Haltung, Steigerung von Kraft und Ausdauer der Rumpfmuskulatur mit dem Ziel der Seitengleichheit. Einüben von gebrauchsorientierten symmetrisch, auch asymmetrisch, aber beidseitig ausgeführten Bewegungsabläufen.

RIPPEN – WIRBELGELENKE

Rippen werden unterteilt in: Caput, Collum, Tuberculum und Corpus, wobei dessen ventraler Anteil bis ins Erwachsenenalter hyalinknorpelig ist. Am Tuberculum costae ist die Rippe gegen ihr Corpus abgewinkelt: Angulus costae.

Die Rippen-Wirbel-Gelenke (Rippenkopf- und Rippenquerfortsatz-Gelenk) einer Segmenthälfte bilden eine funktionelle Einheit. Sie lassen nur Drehbewegungen der Rippe um eine gemeinsame Achse zu, die etwa der Längsachse durch den Rippenhals entspricht. Um diese Achse kann die Rippe gedreht werden, sodaß ihre lateralen und ventralen Anteile kranialwärts oder nach caudal geschwenkt werden.

Rippenkopfgelenk

(Art. capitis costae)

Vom Aufbau her ist dieses Gelenk ein Kugelgelenk, es läßt funktionell aber nur Drehbewegungen zu.

1. **Für Rippen 1, 11, 12**
   Einheitliche nicht gekammerte Gelenkhöhle. Die Köpfchen der Rippen 1, 11 und 12 haben ihre Gelenkpfanne am zugehörigen Wirbelkörper.
2. **Für Rippen 2–10**
   Zweigekammertes Gelenk zwischen Rippenköpfchen und den Foveae costales sup. et. inf. benachbarter Wirbel. Zwischen den zwei Gelenkpfannenanteilen intraartikuläres Band, das sich an der Bandscheibe verankert.

Rippen-Querfortsatzgelenk

(Art. costo-transversaria)

Anatomisch und funktionell handelt es sich um ein Radgelenk. Es verbindet Rippenhöcker und Querfortsatz gelenkig.

KREUZBEIN – DARMBEINGELENK
(Art. sacroiliaca)

Z 13 Die beiden höckerigen, ohrförmigen Gelenkflächen an den Lateralseiten des Os sacrum (Facies auriculares) und die gleichnamigen in Form und Beschaffenheit ähnlichen Gelenkflächen an rechtem und linkem Hüftbein (Os coxae) sind amphiarthrotisch miteinander verbunden. Geringfügige Verschiebungen der Knochenpartner sind in der Gravidität durch die größere Bänderelastizität gegeben. Zahlreiche straffe und starke Bänder sichern das Gelenk (Ligg. sacroiliaca ventralia, -interossea, -dorsalia; Lig. sacrotuberale, Lig. sacrospinale). Bei Belastung des Os sacrum von kranial ziehen die angespannten Bänder (besonders die Ligg. sacroiliaca interossea) rechte und linke Darmbeinschaufel gegen das Kreuzbein zu und «verkeilen» dies dadurch.

In unmittelbarer Nachbarschaft der Art. sacroiliaca befinden sich die Spina iliaca post. sup. (lateraler Punkt der MICHAELIS'schen Raute) und der dorsale Rand des Beckenkammes. Zu Beginn einer Ventralflexion in der Lendenwirbelsäule wandern diese Knochenbereiche dorsocaudalwärts, da das Becken durch den Zug der Bauchmuskeln auf seiner Vorderseite kranialwärts gekippt wird *(Vorlaufphänomen)*.

RÜCKENMUSKELN

Z 14
Z 15 Die Rückenmuskeln teilt man in zwei Gruppen ein: eine oberflächliche, sekundär von ventral auf die dorsale Rumpfwand gewanderte Muskulatur und eine durch die Fascia thoraco-lumbalis von der ersten getrennte, tiefer gelegene, primär dort angelegte, autochthone Rückenmuskulatur. Beide Muskelgruppen haben daher prinzipiell verschiedene Innervationsverhältnisse. Die sekundären oberflächlichen Rückenmuskeln werden aus Rr. ventrales der Segmentnerven, der M. trapezius auch vom 11. Hirnnerven (N. accessorius) innerviert. Die autochthonen, primären Rückenmuskeln werden über Äste der Rr. dorsales der Segmentnerven motorisch versorgt. Die Rr. dorsales der Segmentnerven gabeln sich in je einen R. medialis und in einen R. lateralis. Die autochthonen Rückenmuskeln werden daher, entsprechend von welchem der beiden Äste sie versorgt werden, in einen medialen und in einen lateralen Trakt gegliedert.

Oberflächliche, sekundäre Rückenmuskeln

Spino-scapulare Muskeln (Dornfortsatz-Schulterblatt-Muskeln)

M. trapezius
M. rhomboideus maior

M. rhomboideus minor
M. levator scapulae

Spino-humeraler Muskel (Dornfortsatz-Oberarm-Muskel)
M. latissimus dorsi

Spino-costale Muskeln (Dornfortsatz-Rippen-Muskeln)
M. serratus post. sup.
M. serratus post. inf.

Tiefe, primäre Rückenmuskeln
Medialer Trakt

M. sempispinalis capitis ⎫
M. semispinalis cervicis ⎪
M. semispinalis thoracis ⎬ *transversospinales System*
Mm. multifidi ⎪
Mm. rotatores ⎭

Mm. interspinales cervicis ⎫
Mm. interspinales thoracis et lumborum ⎪
M. spinalis cervicis ⎬ *interspinales System*
M. spinalis thoracis ⎪
M. rectus capitis post. maior ⎪
M. rectus capitis post. minor ⎭

Lateraler Trakt
M. obliquus capitis inferior ⎫
M. splenius capitis ⎬ *spinotransversales System*
M. splenius cervicis ⎭

M. obliquus capitis superior ⎫
Mm. intertransversarii posteriores cervicis ⎬ *intertransversales System*
Mm. intertransversarii mediales lumborum ⎭

M. sacrospinalis ⎫
   M. iliocostalis ⎪
   M. longissimus ⎬ *sacrospinales System*
Mm. levatores costarum ⎭

SCHICHTENFOLGE DER RÜCKENMUSKELN

(von außen nach innen)

I. M. trapezius und M. latissimus dorsi
II. Mm. rhomboidei maior et minor
III. M. splenius capitis, M. levator scapulae, Mm. serrati posteriores superior et inferior
IV. M. splenius cervicis
V. M. semispinalis capitis
   M. spinalis thoracis
   M. longissimus und M. iliocostalis
VI. M. semispinalis cervicis
   M. semispinalis thoracis
   Mm. multifidi
VII. M. rectus capitis posterior minor
   M. rectus capitis posterior maior
   M. obliquus capitis superior
   M. obliquus capitis inferior
   Mm. interspinales
   Mm. rotatores
   Mm. intertransversarii
   Mm. levatores costarum

Oberflächliche Rückenmuskeln

Da die oberflächlichen Rückenmuskeln am Schultergürtel und Arm ansetzen, werden sie beim Schultergürtel behandelt (siehe Seite 159 ff).

Tiefe Rückenmuskeln (Erector trunci)

Die vielen einzelnen Muskelzüge der autochthonen Rückenmuskulatur (= Erector trunci = Erector spinae) bilden eine funktionelle Einheit. Sie halten gemeinsam aktiv die Wirbelsäule in ihrer physiologischen Form und Stellung und sind mit den Rumpfarmmuskeln und den Bauchmuskeln für die Bewegungen der Wirbelsäule zuständig. Die kurzen autochthonen Rückenmuskeln verstellen kraftvoll, aber im Bewegungsausmaß gering benachbarte Wirbel gegeneinander.

Der bewegliche Schwerpunkt unseres Körpers liegt beim aufrechten Stand unmittelbar ventral des 5. Lendenwirbels. Daher sind die autochthonen Rückenmuskeln Haltemuskeln für die aufrechte Haltung. Zwischen der Bauchmuskulatur auf der Ventralseite und der autochthonen Rückenmuskulatur auf der Dorsalseite der Wirbelsäule wird unsere aufrechte Haltung ausgependelt.

Die Vielzahl der einzelnen oft nur kurzen und mehrfach gefiederten Muskeln in der autochthonen Rückenmuskulatur führt dazu, daß ihr physiologischer Querschnitt und damit ihre Kraft außerordentlich hoch ist. Beim Tetanuskrampf dieser Muskeln können deshalb Wirbelkörper zerdrückt werden.

Alle autochthonen Rückenmuskeln zusammen wirken streckend auf die Wirbelsäule. Bei der Beugung ventralwärts fangen sie durch ihre Dehnung ein zu abruptes Abkippen des Rumpfes bremsend ab. Bei der Lateralflexion wird die autochthone Rückenmuskulatur auf der zugewandten Seite aktiv beansprucht, auf der kontralateralen Seite gedehnt. Besonders die langen Muskelzüge des M. iliocostalis und des M. longissimus sind für die Lateralflexion kräftig wirksam. Sie werden dabei von den schrägen Bauchmuskeln unterstützt. Bei Rumpfdrehungen sind für die Größe der Bewegung in erster Linie die schrägen und queren Bauchmuskeln verantwortlich. Die kurzen Muskeln des transversospinalen Systems wirken besonders bei der Feineinstellung der Drehbewegungen.

Die im Halsbereich gelegenen, kräftigen autochthonen Rückenmuskeln, die Nackenmuskeln, haben Halteaufgaben und Bewegungsfunktionen. Sie sichern im Verbund mit dem M. sternocleidomastoideus und dem M. trapezius die Drehung, Neigung und Streckung des Kopfes in den Kopfgelenken. Mitsamt den praevertebralen Halsmuskeln und den Muskeln der Zungenbeingurtung sind sie Haltemuskeln für die Halswirbelsäule und den Kopf. Der M. splenius hat noch eine Sonderaufgabe im Halsbereich: Durch seinen schräg sich verwindenden Verlauf über die übrigen Nackenmuskeln der autochthonen Rückenmuskulatur, drückt er diese gegen die Wirbelsäule hin und sichert damit ihre Lagekonstanz auch bei der Dorsalflexion des Kopfes.

Durch die physiologischen Krümmungen der Wirbelsäule werden ganz unterschiedliche Belastungen und Ausgangslängen der Muskeln des Erector trunci hervorgerufen. Diese Gegebenheit und die oft scherengitterartig zueinander verlaufenden Ursprungs- und Ansatzsehnen (besonders M. sacrospinalis) führen zu vielfältigen Verletzungen (Zerrungen oder Einriß von Muskelfasern; Hartspann). In den folgenden Tabellen sind für die tiefen Rückenmuskeln deren Ursprünge und Ansätze zum Nachschlagen angegeben.

Tab. 23

Medialer Trakt
Transversospinales System

Tiefe Rückenmuskeln I

Muskel	Ursprung	Ansatz	Nerv und Segmentbezug	Verlaufsrichtung	Funktion
M. semispinalis capitis	Proc. transversi HW3–HW6	zwischen Linea nuchae sup. und inf. am Os occipitale	Rr. dorsales C_1–C_4	von caudal nach kranial	einseitig: dreht Kopf und Hals zur Gegenseite beidseits: streckt HWS, Dorsalflexion des Kopfes
Mm. semispinales cervicis et thoracis	Proc. transversi BW1–12	5–7 Wirbel überspringend zu den Proc. spinosi HW2–BW4	Rr. dorsales C_3–$C_{6(7)}$ und $TH_{(3)}$–Th_6	von caudal leicht mediokranialwärts	einseitig: drehen Wirbelsäule zur Gegenseite beidseits: strecken HWS bzw. BWS
Mm. multifidi	Facies dorsalis des Os sacrum, Crista iliaca, Proc. mamillares der LW, Proc. transversi der BW, Proc. articulares der HW7–4	2–3 Wirbel überspringend zu den Proc. spinosi; LW5–HW2	Rr. dorsales C_3–L_5 (S_1)	von lateral caudal nach medial kranial	einseitig: drehen HWS und BWS zur Gegenseite beidseits: strecken HWS, BWS und LWS
Mm. rotatores	Proc. transversi aller BW	die langen überspringen einen Wirbel, die kurzen zum nächst höheren Wirbel. Außenfläche der Wirbelbögen BW1–11	Rr. dorsales Th_1–Th_{12}	von lateral caudal nach medial kranial	geringe Wirkung: drehen BWS zur Gegenseite, strecken BWS

Tab. 24

Tiefe Rückenmuskeln II

Interspinales System

Muskel	Ursprung	Ansatz	Nerv und Segmentbezug	Verlaufsrichtung	Funktion
Mm. interspinales (ausgeprägt nur in HWS vorhanden)	Proc. spinosus HW2–BW1	benachbarter Proc. spinosus	Rr. dorsales C_3–C_8	longitudinal	streckt HWS
M. spinalis ~ thoracis	Proc. spinosi BW10–LW2	mindestens 1 Wirbel überspringend Proc. spinosi BW(1)2–9(10)	Rr. dorsales Th_1–Th_{12}	longitudinal	einseitig: Lateralflexion der BWS; beidseitig: streckt BWS
~ cervicis	Proc. spinosi HW6–BW2(4)	Proc. spinosi HW2–4	Rr. dorsales C_2–C_4	longitudinal	einseitig: Lateralflexion der HWS; beidseitig: streckt HWS
M. rectus capitis post. maior	Proc. spinosus des Axis	Linea nuchae inferior	R. dorsalis ni. suboccipitalis $C_{1,(2)}$	latero-kranialwärts	beidseitig: Dorsalflexion des Kopfes
M. rectus capitis post. minor	Tuberculum post. des Atlas	medial unter Linea nuchae inferior	R. dorsalis ni. suboccipitalis C_1	latero-kranialwärts	einseitig: dreht und neigt Kopf zur gleichen Seite

Tab. 25

Lateraler Trakt
Spinotransversales System

Tiefe Rückenmuskeln III

Muskel	Ursprung	Ansatz	Nerv und Segmentbezug	Verlaufsrichtung	Funktion
M. obliquus capitis inf.	Proc. spinosus des Axis	Proc. transversus des Atlas	Rr. dorsales $C_{1,2}$	lateralwärts und gering kranialwärts	dreht Atlas und mit ihm Kopf zur gleichen Seite
M. splenius capitis	Proc. spinosi HW3–BW3 Lig. nuchae und Lig. supraspinale	lateral an Linea nuchae sup. bis Proc. mastoideus		latero-kranialwärts	beidseitig: Dorsalflexion von Kopf und HWS einseitig: dreht und neigt Kopf und HWS zur gleichen Seite
M. splenius cervicis	Proc. spinosi BW3–BW6 Lig. supraspinale	Tubercula post. der Proc. transversi von Atlas, Axis und HW3	Rr. dorsales $C_{(1),2}$–$C_{5(6)}$	latero-kranialwärts	

Tab. 26

Intertransversales System

Tiefe Rückenmuskeln IV

Muskel	Ursprung	Ansatz	Nerv und Segmentbezug	Verlaufsrichtung	Funktion
M. obliquuus capitis sup.	Proc. transversus des Atlas	lateral an Linea nuchae inferior	R. dorsalis ni. suboccipitalis $C_{1(2)}$	kranialwärts	Lateralflexion des Kopfes zur gleichen Seite, Dorsalflexion des Kopfes
Mm. intertransversarii post. cervicis	Tubercula post. der Proc. transversi der HW1–7	zu den benachbarten Tubercula post. der Proc. transversi der HWS	Rr. dorsales C_2–C_7	longitudinal	Lateralflexion HWS
Mm. intertransversarii med. lumborum	Proc. accessorii et mamillares der LW1–5	zu den benachbarten Proc. accessorii et mamillares der LWS	Rr. dorsales L_1–L_5	longitudinal	Lateralflexion LWS

Tiefe Rückenmuskeln V

Tab. 27

Sacrospinales System

Muskel	Ursprung	Ansatz	Nerv und Segmentbezug	Verlaufsrichtung	Funktion
M. iliocostalis					
~ lumbalis	Labium externum Cristae iliacae, Dorsalfläche Os sacrum, aponeurotische Fascia thoracolumbalis	Rippenwinkel (4.), 5–12	Rr. dorsales Th_9–L_1	longitudinal	Extension und Lateralflexion LWS und untere BWS; Exspiration
~ thoracis	Rippenwinkel 7–12, Proc. costales LW1, 2	Rippenwinkel 1–6	Rr. dorsales $Th_{(1)2}$–$Th_{9(10)}$	longitudinal	Extension und Lateralflexion BWS; Exspiration
~ cervicis	Rippenwinkel 3–6(7)	Tubercula post. der Proc. transversi HW3–6	Rr. dorsales (C_8), $Th_{1-2(3)}$	longitudinal	Extension und Lateralflexion HWS und obere BWS; Inspiration
M. longissimus					
~ thoracis	Dorsalfläche des Os sacrum, Crista iliaca, Proc. spinosi LW5–BW6, Proc. transversi BW6–12	Proc. costarii LW1–5, Proc. transversi BW1–12, medial der Winkel der Rippen 2–12	Rr. dorsales $Th_{(2)3}$–Th_5	longitudinal	Extension und Lateralflexion BWS und LWS; Exspiration
~ cervicis	Proc. transversi BW1–6	Tubercula post. HW2–5(7)	Rr. dorsales $C_{(3)}$–Th_2	longitudinal	Extension und Lateralflexion HWS und obere BWS
~ capitis	Proc. transversi HW3–BW5	Proc. mastoideus	Rr. dorsales C_1–$C_{3(4)}$	kranialwärts und leicht nach lateral	Extension von Kopf und HWS; Lateralflexion und Drehen von Kopf und HWS zur gleichen Seite
Mm. levatores costarum	Proc. transversi HW7–BW11	Rippen 1–12	Rr. ventrales C_8–Th_{11}	latero-caudalwärts	Sicherung der Wirbel-Rippen-Verbindungen, Lateralflexion und Extension BWS

THORAX (Brustkorb)

Z 16 Der Thorax, die Wand der Brusthöhle, wird knöchern vom Sternum (Brustbein), den 12 Rippenpaaren (Costae) und der Brustwirbelsäule gebildet. Bänder und Mm. intercostales verfestigen den Zwischenrippenraum. Grundlage des Thorax ist eine verstellbare, faßähnliche Knochen- und Bänderkombination. Im Alter verliert der Thorax an Elastizität und Beweglichkeit. Durch die Verknöcherung des hyalinknorpeligen Anteils der Rippen und durch Bewegungseinschränkung bzw. Versteifung der Costo-Vertebral-Gelenke und der Sterno-Costal-Gelenke werden die Rippenbewegungen zunehmend eingeschränkt bzw. unmöglich.

Die Thoraxwand umschließt die Thoraxhöhle. Nach caudal zu wird die Thoraxhöhle vom Zwerchfell verschlossen, nach kranial zu ist sie offen. Die Thoraxhöhle gliedert sich in die zwei Pleurahöhlen (für die Lungen) und in das dazwischen gelegene Mediastinum (für Herz, Gefäß-Nervenstraßen, Luft- und Speiseröhre).

Bei der Inspiration erweitert sich der Thoraxraum in der Sagittalen und Longitudinalen. Bei der Exspiration wird er flacher und kürzer.

Eine Vergrößerung des Thoraxraumes kann vom Krankengymnasten im Rahmen der Atemtherapie durch Atemdehnlagerung (z. B. Dehndrehlage, Sichellage) sowie durch Inspirations- und Exspirationstechniken erreicht werden (s. unter Atmung S. 269).

Thoraxaufbau

Dorsalwand	12 Brustwirbel und dorsale Anteile der 12 Rippenpaare
Lateralwand	Corpora der Rippen 1–11 (12)
Ventralwand	Sternum und Knorpel der Rippen 1–10

Kraniale Grenze

Die obere Thoraxöffnung ist unverschlossen. Durch sie verlaufen Gefäß-Nerven-Straßen, Oesophagus und Trachea. Die Halseingeweide gehen folglich ohne Trennwand kontinuierlich in die Organe des Mediastinum über. Bei tiefer Inspiration drängen sich die Kuppeln der Pleurahöhlen und die Lungenspitzen durch die obere Thoraxöffnung.

Caudale Wand

Die untere Thoraxöffnung wird durch das Zwerchfell verschlossen. Durch den Zug der elastischen Lungenfasern, der sich über den Pleuraspalt auf das Zwerchfell überträgt, wird dieses kuppelartig kranialwärts gesaugt. Das Zwerchfell grenzt Brust- und Bauchhöhle gegeneinander ab. Beide Höhlen stehen über Durchtrittsstraßen im Zwerchfell miteinander in Verbindung.

Intercostalraum

Die Räume zwischen den benachbarten Rippen – die Intercostalräume – werden durch Bänder und Muskeln (Intercostalmuskeln) verfestigt. Sie verhindern ein Einsinken des Intercostalraumes besonders bei der Inspiration, bei welcher der Unterdruck im Pleuraspaltraum ja zunimmt.

Sternum (Brustbein)

Das Sternum ist ein platter gut palpierbarer Knochen mit dünner Corticalis, der auch im hohen Alter noch rotes Knochenmark besitzt. Seine Anteile – Manubrium – Corpus – Proc. xiphoideus – sind in der Jugend synchondrotisch miteinander verbunden, im Alter untereinander synostosiert.

Manubrium: Gelenkflächen für rechtes und linkes Sterno-Claviculargelenk. Zwischen beiden befindet sich die Incisura iugularis. Zur 1. Rippe besteht eine Synchondrose. Zum Corpus hin ist das Manubrium abgewinkelt: Angulus sterni.

Corpus: Gelenkflächen zu den Rippen 2–7.

Proc. xiphoideus: Sehr unterschiedlich langer, oft gespaltener Fortsatz. Ansatz der Linea alba. Zwischen ihm und der 7. Rippe befindet sich der epigastrische Winkel.

Costae (Rippen)

Normalerweise gibt es 12 Rippenpaare. Zusätzliche Rippen können im Hals- und Lumbalbereich vorkommen.

Die Rippen 1–7 (Costae verae) finden direkten Kontakt mit dem Sternum. Die Rippen 8–10 sind über Zwischenrippengelenke verbunden und an die 7. Rippe fixiert. Dadurch wird der Arcus costarum (Rippenbogen) gebildet. 11. und 12. Rippe enden frei.

Aufbau einer Rippe

Capitulum (Mit Gelenkfacetten für Art. capitis costae).

Collum mit Tuberculum costae (Gelenkfläche für Art. costotransversalis).

Corpus Knöcherner Anteil des Corpus mit Sulcus costae für A.V.N. intercostales. Ventral hyalinknorpeliger Anteil.

Rippenkrümmungen

An der 2.–12. Rippe finden sich folgende Krümmungen:
- Flächenkrümmung
- Kantenkrümmung
- Torsionskrümmung

RIPPEN-WIRBEL-GELENKE (s. Seite 119)

Die Rippen 1, 11 und 12 sind nur mit dem gleichbezifferten Brustwirbel, die übrigen mit den beiden benachbarten gelenkig verbunden.

Gelenke: Art. capitis costae
    Art. costotransversaria } nur Drehbewegung möglich

RIPPEN-BRUSTBEIN-VERBINDUNGEN

Sternum mit 1. Rippe = Synchondrose
Sternum mit 2.–7. Rippe = Drehgelenke

Die Rippen 7, 8, 9 und 10 sind untereinander über Zwischenknorpelgelenke (Drehgelenke) verbunden.

Funktion der Rippengelenke

Die Rippenbewegungen beschränken sich auf Heben und Senken. Durch die Rippenkrümmungen und die dorsal gelegenen Rippenwirbelgelenke wird der Bewegungsausschlag – wie bei einem Uhrzeiger – nur am seitlichen und vorderen Rippenbereich gut sichtbar und funktionell von Bedeutung.

 Das Neugeborene hat einen Rippenhochstand. Eine weitere Verstellung der Rippen kranialwärts ist nicht mehr möglich und somit eine Thoraxraumerweiterung nur durch Zwerchfellbewegungen erzielbar.

 Der Erwachsene hat eine Intermediärstellung seiner Rippen. Rippenbewegungen sind damit nach kranial und caudal möglich. Im Greisenalter sind die Rippenbewegungen eingeschränkt. Die Rippen sind stärker caudalwärts gerichtet und oft so fixiert. Eine Brustkyphose (evtl. fixiert) verstärkt die Caudalwärtsneigung der Rippen und eine Raumeinschränkung in der Thoraxhöhle.

MUSKELN DER THORAXWAND

Z 17 Man unterscheidet zwischen primären, an Ort und Stelle entstandenen Thoraxwandmuskeln und solchen, die sich aus dem Baumaterial für die Arme abgesondert haben und sekundär auf den Thorax vorgeschoben haben. Diese sekundären

Thoraxwandmuskeln, die auf den knöchernen Schultergürtel oder den Arm wirken, werden beim Kapitel «Schultergürtel und Arm» behandelt.

Die primären Thoraxwandmuskeln sind zur Verfestigung des Intercostalraumes und zum Verspannen des Thorax wichtig. Die Bedeutung der Mm. intercostales externi als Inspirationsmuskeln und der Mm. intercostales interni als Exspirationsmuskeln ist umstritten.

Tab. 28 **Thoraxwandmuskeln**

Muskel	Verlauf	Funktion	Innervation
Mm. intercostales externi	von lateral kranial nach medial caudal; vom Rippenunterrand zum Oberrand der nächst tieferen Rippe, reichen ventral nur bis zur Knochen-Knorpelgrenze der Rippe	verspannen Intercostalraum	Rr. ventrales Th_{1-11} (= Intercostalnerven 1–11)
Mm. intercostales interni et intimi	von medial kranial nach lateral caudal; vom Rippenoberrand zur Innenseite am Unterrand der nächst höheren Rippe	verspannen Intercostalraum	Rr. ventrales Th_{1-11} (= Intercostalnerven 1–11)
Mm. subcostales et M. transversus thoracis	unregelmäßig an Innenseite des Thorax	verspannen Thorax	segmententsprechende Rr. ventrales
M. serratus post. sup.	von kranial medial nach caudal lateral; HW 6–BW_2 zum Angulus costae 3–5	hebt die Rippen 3–5	Rr. ventrales Th_1–Th_4
M. serratus post. inf.	von medial caudal laterokranialwärts; LW_2–BW_{11} zum Unterrand der Rippen 9–12	zieht Rippen 9–12 laterodorsal (Gegenzug zum Diaphragma)	Rr. ventrales Th_9–Th_{11}

HALSMUSKELN

Halsfascien

Der Hals wird durch drei voneinander gesondert verlaufende Schichten der Fascia cervicalis in Fascienlogen gegliedert: Die *oberflächliche* Schicht überzieht alle Muskeln am Hals mit Ausnahme des Hautmuskels Platysma. Sie scheidet den M. sternocleidomastoideus ein und ist so für ihn wie ein Führungsrohr.

Die *mittlere* Schicht findet sich nur auf der Vorderseite des Halses, sie reicht nach lateral bis zum M. omohyoideus, den sie überzieht und von dem sie lateralwärts gespannt wird. Die mittlere Halsfacie umgrenzt neben den Unterzungenbeinmuskeln Schilddrüse, Kehlkopf und obere Speiseröhre. An ihr sind auch rechte und linke Gefäßnervenscheide des Halses verwachsen. Wird das mittlere Blatt der Halsfascie gespannt, so wird der darunter befindliche Verschieberaum vergrößert. Auf diese Weise entsteht eine «Sogwirkung» auf die durch die obere Thoraxapertur hindurchragenden Pleurakuppeln.

Die *tiefe* Halsfascie umhüllt ventral die praevertebralen Halsmuskeln. Auf der Lateralseite trifft sie mit der oberflächlichen Halsfascie zusammen und verwebt sich auf der Dorsalseite des Halses zur Fascia nuchae. Sie verankert sich im Septum nuchae.

Tab. 29 **Schichtung am Hals**

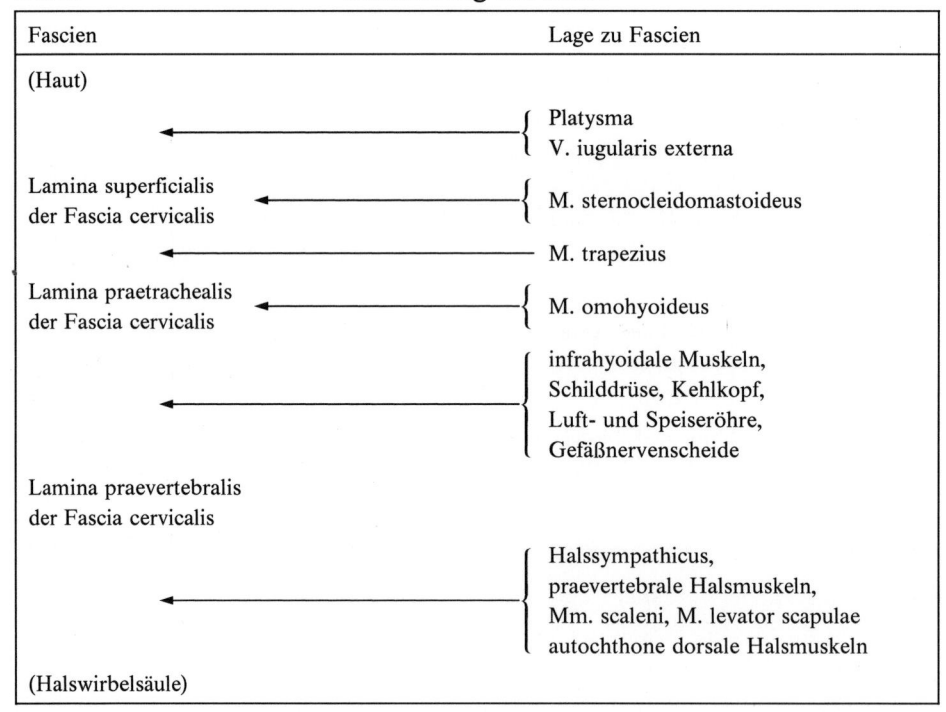

Fascien	Lage zu Fascien
(Haut)	
	Platysma, V. iugularis externa
Lamina superficialis der Fascia cervicalis	M. sternocleidomastoideus
	M. trapezius
Lamina praetrachealis der Fascia cervicalis	M. omohyoideus
	infrahyoidale Muskeln, Schilddrüse, Kehlkopf, Luft- und Speiseröhre, Gefäßnervenscheide
Lamina praevertebralis der Fascia cervicalis	
	Halssympathicus, praevertebrale Halsmuskeln, Mm. scaleni, M. levator scapulae autochthone dorsale Halsmuskeln
(Halswirbelsäule)	

Muskeln

Das **Platysma** ist ein Hautmuskel. Er spannt die Halshaut an. Wie alle mimischen Muskeln wird er durch den N. facialis (R. colli N. VII) innerviert.

Der M. sternocleidomastoideus ist wichtiger topographischer Orientierungsmuskel am Hals. In seiner Funktionsanalyse am knöchernen Schultergürtel wird er mit seinen Synergisten im Kapitel «Schultergürtel» analysiert (s. S. 159).

Tab. 30 **M. sternocleidomastoideus** Z 17

M. sternocleido-mastoideus	Ursprung	Ansatz	Nerv und Segmentbezug	Funktion
Caput mediale	Manubrium sterni	Proc. mastoideus	N. acessorius und Rr. ventrales $C_{2,3}$	einseitig: neigt Kopf und HWS zur gleichen Seite, dreht Kopf zur Gegenseite;
Caput laterale	mediales Drittel der Clavicula	Linea nuchae superior		beidseitig: Ventralzug an Kopf und HWS, Dorsalflexion Kopf, Hilfsmuskel bei Inspiration

Der M. sternocleidomastoideus kann angeboren oder durch Erkrankung verkürzt sein: *Schiefhals*. Zunächst ist der Muskel meist nur kontrahiert, später auch «sehnig» degeneriert.

Zur Klinik

Formen des Schiefhalses:
1. Angeboren (z. B. intrauterine Verformung, schlechte Gefäßversorgung, erbliche Faktoren)
2. Erworben:
    a) neurogen (z. B. reflektorische Haltung bei Schmerz, hyperkinetisch),
    b) myogen (z. B. rheumatisch),
    c) osteogen (z. B. Wirbelsäulenerkrankungen),
    d) dermatogen (z. B. Narbenzug nach Verbrennung).

Die *krankengymnastische Therapie* des Schiefhalses richtet sich nach seiner Ursache: So wird z. B. bei dem geburtstraumatisch bedingten Schiefhals neben vorsichtigem Dehnen die Korrektur durch Lagerung, säuglingsgymnastische Maßnahmen und unter Ausnutzung der Stellreflexe gearbeitet. Bei den extrapyramidal-motorisch bedingten Schiefhalsformen findet die krankengymnastische Behandlung auf neurophysiologischer Basis (z. B. nach BRUNKOW) Anwendung. Der akute, reflektorisch bedingte Schiefhals wird über die manuelle Medizin durch Beseitigen der Blockierung im Wirbelgelenk therapiert.

Die *infrahyoidalen Muskeln* sind mit ihrem Caudalzug am Zungenbein, bzw. Kehlkopf für den Schluckablauf wichtig. Bei festgestelltem Zungenbein helfen sie mit, den Thorax kranialwärts zu ziehen und werden so zu Hilfsmuskeln der Inspiration. Die Unterzungenbeinmuskeln werden über ventrale Äste aus den Segmenten C_1–C_3 innerviert.

Mm. scaleni und M. levator scapulae

Die Mm. scaleni sind wichtige Hilfsmuskeln bei der Inspiration. Daneben haben sie ihre besondere Bedeutung bei der Ausformung der Halslordose und der Lateralflexion der Halswirbelsäule. Zwischen dem M. scalenus anterior und dem M. scalenus medius befindet sich die *Scalenuslücke*. Hier treten der Plexus brachialis und die

A. subclavia auf ihrem Verlauf zum Arm hindurch. Die Scalenuslücke ist im seitlichen Halsdreieck palpierbar.

Der M. levator scapulae wird in seiner Funktion am knöchernen Schultergürtel dort mit seinen Synergisten und Antagonisten behandelt. Bei festgestelltem Schulterblatt neigt er die Halswirbelsäule lateralwärts.

Tab. 31

Muskel	Ursprung	Ansatz	Nerv und Segmentbezug	Funktion
M. scalenus ant.	Proc. transversi HW 3–6	Costa 1 (Tuberculum mi. scaleni)	Rr. ventrales $C_{(5)\,6}$–C_7	beidseitig: Ventralflexion der HWS, Hilfsmuskel für Inspiration
M. scalenus med.	Proc. transversi HW 1–7	Costa 1	Rr. ventrales $C_{(4)\,5}$–C_8	einseitig: Lateralflexion der HWS
M. scalenus post.	Proc. transversi HW 1–4	Costa 2	Rr. ventrales C_7 oder C_8	
M. levator scapulae	Proc. transversi HW 1–4	Angulus sup. scapulae	Rr. ventrales C_2–C_5 ($C_{(4)\,5}$ über N. dorsalis scapulae)	Schulterblattheber, schwenkt Schulterblatt zurück, neigt HWS nach lateral bei fixiertem Schulterblatt

Praevertebrale Halsmuskeln

Die praevertebralen Halsmuskeln, der M. longus capitis (Innervation: Rr. ventrales C_1–C_3) und der M. longus colli (Innervation: Rr. ventrales C_3–$C_{5(6)}$) sowie der M. rectus capitis anterior (Innervation: Rr. ventrales $C_{1,\,2}$) können die Halslordose abflachen. Bei der Ventralflexion der HWS sind sie Synergisten zu der Unterzungenbeinmuskulatur.

DIAPHRAGMA (ZWERCHFELL)

Das Zwerchfell grenzt die Brusthöhle gegen die Bauchhöhle ab. Die bewegliche und dünne (bis 0,5 cm dicke) Muskelplatte mit ihrem zentralen Sehnenspiegel entspringt von der unteren Thoraxapertur und den Lendenwirbeln 1–4. Durch den Retraktionszug der elastischen Fasern in der Lunge, der sich über den Pleuraspalt auf das Zwerchfell überträgt, wird dieses kranialwärts hochgezogen. Herzbeutel und Herz drücken die Zwerchfellkuppel von oben etwas caudalwärts. Im rechten Oberbauch drückt die Leber das Zwerchfell nach oben. So entstehen zwei ungleich große Zwerchfellkuppeln, wobei die rechte um etwa einen Wirbelkörper höher steht als die linke. Die Höhe der Zwerchfellkuppeln – der Zwerchfellstand – unterliegt beim Atmen beträchtlichen Schwankungen (etwa 6–7 cm). So werden bei der Inspiration die Zwerchfellkuppeln flacher, das Zwerchfell senkt sich. Bei der Exspiration muß das erschlaffte Zwerchfell über die Adhäsionskräfte zum Lungenfell (Pleura visceralis) die Lungenretraktionsbewegung nach kranial mitmachen, das Zwerchfell wölbt sich kranialwärts aus. Bei maximaler Inspiration steht die rechte Zwerchfellkuppel in Höhe des 11. – und bei maximaler Exspiration in Höhe des 8. Brustwirbelkörpers. Im Alter senkt sich der Zwerchfellstand geringfügig. Im Liegen steht das Zwerchfell höher als beim Stehen.

Entwicklungsgeschichtlich stammt das Zwerchfell von Muskelmaterial der 3.–5. Cervicalsegmente ab und hat eine Wanderung caudalwärts mitgemacht. Seine Innervation über rechten und linken N. phrenicus (Segment C_4, nicht selten Nebenphrenici aus C_3 und C_5) weist uns heute noch darauf hin.

Tab. 32

Diaphragma	Ursprung	Ansatz	Nerv und Segmentbezug	Funktion
Pars sternalis	Dorsalseite des Proc. xiphoideus, dorsales Blatt der Rectusscheide	Centrum tendineum (Durchflechtungszone aller Sehnenzüge)	Nn. phrenici (C_4, zusätzlich C_3 und C_5)	Inspirationsmuskel, Mithilfe beim Blutrücktransport zum Herz, atemsynchrone «Massage» der Leber mit Beeinflussung ihrer Durchblutung, Mitarbeit bei der Bauchpresse, überträgt Retraktionswirkung der Lunge über Adhäsionskräfte auf Oberbauchorgane und zieht diese somit kranialwärts
Pars costalis	Innenseite der Rippenknorpel 7–12, zwischen Ursprungszacken des M. transversus abdominis zahnradartig ineinandergreifend			
Pars lumbalis Crus laterale	Ligg. arcuata mediale et laterale			
Crus mediale	Lendenwirbelkörper L1–4, Lig. longitudinale anterius	rechtes und linkes Crus mediale umgreifen sehnig Aorta und scherenartig muskulös die Speiseröhre		

Funktion

Auslösung der Kontraktion

1. Unbewußt über Chemorezeptoren

Glomus aorticum (am Aortenbogen)
Glomus caroticum (an der Gabelung der A. carotis communis)
Atemzentrum (im Hirnstamm)
Von diesen Rezeptoren gehen Informationen über EPS-Zentren unbewußt zu den Perikaryen der motorischen Vorderhornzellen der Rückenmarksegmente C_4 ($C_{3,\,5}$). Von hier gehen die Efferenzen über die Nn. phrenici zum Zwerchfell.

2. Bewußt über motorische Hirnrinde

Pyramidenbahn bis zu den motorischen Perikaryen der Cervicalsegmente C_4 ($C_{3,5}$) und von hier über Nn. phrenici zum Zwerchfell.

Aufgaben des Zwerchfells

Durch das Anspannen der «Muskelplatte» Zwerchfell werden deren Kuppeln nach caudal hin abgeflacht und der Thoraxraum dadurch vergrößert. Der in Exspirationsstellung tiefe kapilläre Spaltraum zwischen Zwerchfell einerseits und Rippen sowie Brustwirbelsäule andererseits – der mit Pleura parietalis ausgekleidete Sinus phrenicocostalis – entfaltet sich bei der Inspiration und bewirkt so eine weitere Vergrößerung des Thoraxraumes. Besonders lateral am Thorax werden dadurch große Reserveräume in der Pleurahöhle eröffnet. In diese Räume und somit hauptsächlich nach caudal hin, dehnt sich die Lunge bei der Inspiration aus. Die basalen Abschnitte der Lungen werden somit auch am besten «belüftet».

Die Bewegungen des Zwerchfells bedingen auch atemsynchrone und aufeinander konträr abgestimmte wechselnde Druckverhältnisse in der Brust- und Bauchhöhle. Umgekehrt kann die Kontraktion der Bauchmuskulatur das erschlaffte Zwerchfell noch stärker kranialwärts drücken und führt zur forcierten Exspiration.

Für die Blutzirkulation hat das Zwerchfell eine besondere und wichtige Bedeutung:

1. Durch atemabhängige Druckveränderungen in Brust- und Bauchhöhle verschiebt sich die Blutsäule in Richtung der niedrigeren Druckverhältnisse.
2. Wechselnder Zwerchfellstand = entsprechende Höhenverlagerung des Herzens. Einfluß des Blutes ins Herz bei tiefer Herzlage günstiger.
3. Verformung des Herzens nach Zwerchfellstand (schlanker bei Inspirations-, gedrungener bei Exspirationsstellung).
4. V. cava inf. mit Zwerchfellsehnenplatte verwachsen.

Projektion der rechten Zwerchfellkuppel

    Bei maximaler Inspiration   dorsal: 11. Brustwirbel
                                             ventral: 7. Rippe
    Bei maximaler Exspiration   dorsal: 8. Brustwirbel
                                               ventral: 4. Rippe

Muskelfreie Stellen am Zwerchfell

Neben dem Centrum tendineum, der Durchflechtungszone der Sehnenzüge des Diaphragma, sind muskelfreie, bindegewebig verschlossene, dreieckige Lücken zwischen den Zwerchfellteilen vorhanden, die u. a. als Pforten für angeborene Zwerchfellbrüche in Erscheinung treten können:

Trigonum sternocostale: Zwischen Pars sternalis und costalis gelegener, muskelfreier Bereich (= LARREY'sche Spalte). Durchtritt der A. thoracica interna, die nun zur A. epigastrica superior wird.

Trigonum lumbocostale: Von Pars lumbalis, Pars costalis und der 12. Rippe begrenzter muskelfreier Bereich: BOCHDALEK'sches Dreieck.

Tab. 33   **Öffnungen am Zwerchfell**

Öffnung	Inhalt
1. Hiatus aorticus	Aorta Ductus thoracicus
2. Hiatus oesophageus	Oesophagus Nn. vagi R. abdominalis des linken N. phrenicus
3. durch Crus mediale	V. azygos rechts V. hemiazygos links Nn. splanchnici
4. zwischen Crus mediale und Crus laterale	Grenzstrang
5. Foramen venae cavae	V. cava inferior R. abdominalis des rechten N. phrenicus
6. Trigonum costale	A. V. thoracica interna

Zur Klinik

Beeinträchtigung der Atembewegungen des Zwerchfells

Die Atemexkursionen des Zwerchfells können gravierend beeinträchtigt werden, wenn sich Organe der Bauchhöhle stärker vergrößern, so z. B. bei vergrößerter Milz oder Leber, sowie in den letzten Monaten der Gravidität. Auch eine große Flüssigkeitsansammlung in der Bauchhöhle (Ascites) oder in einer der beiden Pleurahöhlen (Pleuraguß), behindert die Verschieblichkeit und die Ausdehnungsmöglichkeit von Zwerchfell und Lungen.

Beeinträchtigung der Atembewegungen der Thoraxwand

Bei Hochstand der Rippen (Säugling) oder fixiertem faßförmigem Thorax beim Lungenemphysem, sowie bei fixiertem Steilstand der Rippen (beim Greis) ist eine Vergrößerung des Thoraxraumes nur mehr über das Zwerchfell möglich (abdominelle Atmung).

Nn. phrenici und hohe Querschnittslähmung

Eine Querschnittslähmung in Höhe von C_4 und höher, bedeutet Ausfall der Nn. phrenici und laufende künstliche Beatmung.

Zwerchfell und Speiseröhre

Bei tiefer Inspiration zwingen die sich kreuzenden Anteile der medialen Zwerchfellpfeiler die Speiseröhre im Hiatus oesophageus zusammen.

Krankengymnastisches Zwerchfelltraining

Ein- und Ausatemtechniken, die mit einer Verlangsamung der Frequenz und einem großen Atemzugvolumen einhergehen. Atmen mit dem «Totraumvergrößerer» (Giebelrohr).
Atmen gegen Richtungskontakt und Richtungswiderstand mit Vergrößern der Atembewegung.
Körperstellungen, in denen das Zwerchfell gegen die Schwerkraft und gegen den Druck der Bauchorgane Widerstandsarbeit leisten muß (z. B. «Päckchensitz»).

ATEMMUSKELN

Inspiration

1. Zwerchfell.
2. Mm. scaleni ant., med. und post.
3. Hilfsinspirationsmuskeln
   a) M. sternocleidomastoideus (bei fixiertem Kopf)
   b) Unterzungenbeinmuskeln (bei fixiertem Zungenbein)
   c) M. serratus ant. und
      M. pectoralis minor (bei fixiertem Schulterblatt)
   d) M. pectoralis maior (bei aufgestütztem Arm).
4. Die Mm. intercostales externi wirken im Wesentlichen als aktive Versteifer der Intercostalräume.

Exspiration

1. Retraktionskraft der elastischen Fasern in der Lunge
2. alle Bauchmuskeln (bei fixiertem Becken) für forcierte Exspiration
3. glatte Muskelzellen in der Wand der Bronchien.
4. Hilfsexspirationsmuskeln
   a) M. transversus thoracis
   b) Mm. subcostales
   c) M. serratus post. inf.
   d) M. latissimus dorsi
5. Die Mm. intercostales interni wirken im Wesentlichen als aktive Versteifer der Intercostalräume.

BAUCHWAND

Außenrelief

Tastbare Knochen (s. S. 116)	Rippenbogen
	Proc. xiphoideus
	Beckenkamm
	Spina iliaca anterior superior
	oberer Schambeinast und Symphyse
Hautrelief	Mediane Rinne über Linea alba
	Nabel (Höhe zwischen L3 und L4)
	Taille
	lat. Rand M. rectus abdominis
	Einsenkung über Lig. inguinale

Funktionelle Bauchwandkonstruktion

Die Bauchwand ist die Außenwand der Bauchhöhle zwischen unterer Thoraxapertur und dem Oberrand des knöchernen Beckens. Die Bauchwand besteht, neben der Haut und dem zur Bauchhöhle hin abgrenzenden Peritonaeum (Bauchfell), aus einer Dreischichtenfolge von platten Muskeln und deren Aponeurosen. Diese scheiden die ventral paramedian gelegenen beiden geraden Bauchmuskeln ein. Auf der Dorsalseite schließt neben der Lendenwirbelsäule der M. quadratus lumborum die Lücke zwischen 12. Rippe und Beckenkamm. Zwischen Haut und äußerer Körperfascie, sowie zwischen innerer Körperfascie und Peritonaeum, ist Fett eingelagert. Die untere ventrale Bauchwand wird durch das Gewicht der Baucheingeweide besonders belastet. Diesen hydrostatisch bedingten Belastungen trägt die Bauchwandkonstruktion Rechnung, in dem etwa ab der Mitte zwischen Nabel und Symphyse die Aponeurosen der seitlichen Bauchwandmuskeln allesamt ventral des M. rectus abdominis verlaufen, und somit eine derbe Aponeurosenplatte das Gewicht abfängt. Die Aponeurosen beider Seiten verflechten sich ventral zwischen den beiden geraden Bauchmuskeln untereinander und bilden so die Linea alba. Sie ist individuell unterschiedlich breit, oberhalb des Nabels immer breiter als darunter. Die Muskel- und Sehnenzugrichtungen der lateralen Bauchwandmuskeln sind «scherengitterartig» zueinander angeordnet. Sie üben deshalb im Ruhetonus und bei der Bauchpresse einen überall gleichmäßigen Druck auf die Bauchhöhlenorgane aus. Über dieses «Drucknetz» verhindern sie auch, daß die gegeneinander beweglichen Organe der Bauchhöhle zu weit ventralwärts verlagert werden.

Die Bauchmuskulatur ist der aktive Antagonist zur autochthonen Rückenmuskulatur. Sie beugt den Rumpf ventralwärts, kippt bei fixiertem Thorax den Beckenvorderrand kranialwärts und sorgt für den hauptsächlichen Bewegungsausschlag beim Drehen in der Brustwirbelsäule und bei der Lateralflexion in der Brust- und Lendenwirbelsäule. Die schrägen, medio-caudalwärts verlaufenden Muskel- und Sehnenzügel des oberflächlich gelegenen M. obliquus externus abdominis harmonisieren nahezu völlig mit der in gleicher Ausrichtung mediokranialwärts verlaufenden Faserrichtung des gegenseitigen mittleren Bauchwandmuskels, des M. obliquus internus abdominis. Damit addieren sich für Drehbewegungen in der Brustwirbelsäule Bewegungsausschlag und Kraftentfaltung dieser beiden gegenseitigen Muskeln. Dabei hilft auch noch der tiefe Bauchwandmuskel, der M. transversus abdominis, der einen für die Drehbewegungen in der Brustwirbelsäule optimalen queren, horizontalen Verlauf hat. Der quere «gürtelartige» Faserverlauf des M. transversus abdominis ist in besonderem Maße für die Einschnürung der Bauchhöhle verantwortlich, wie sie bei der forcierten Exspiration benötigt wird.

Die *segmentale Innervation* der Bauchwandmuskeln führt zu einer Eigenart, die an den Muskeln des Armes oder Beines nicht zu finden ist: Einzelne Abschnitte der Bauchmuskeln lassen sich gesondert kontrahieren (Oberbauchkugel, Unterbauchkugel).

Schichtung der Bauchwand

Begriffe

Rectusscheide	Einscheidung des M. rectus abdominis durch die Aponeurosen der schrägen und queren Bauchmuskulatur.
Linea semicircularis	Etwa auf halbem Weg zwischen Nabel und Symphyse gelegene Zone im hinteren Blatt der Rectusscheide. Ab hier verlaufen alle Aponeurosen der Bauchmuskeln im vorderen Blatt

	der Rectusscheide, das hintere Blatt besteht nur mehr aus innerer Körperfascie und Peritonaeum.
Lig. inguinale	Leistenband (caudale Sehnenzüge des M. obliquus externus abdominis) zwischen Spina iliaca ant. sup. und Tuberculum pubicum.

Schichtenfolge

Lateral

Haut
Subcutis
äußere Körperfascie
M. obliquus externus abdominis
M. obliquus internus abdominis
M. transversus abdominis
innere Körperfascie
Peritonaeum

Paramedian (oberhalb der Linea semicircularis)

Haut
Subcutis
äußere Körperfascie
Aponeurose des M. obliquus externus abdominis
oberflächliches Blatt der Aponeurose des M. obliquus internus abdominis
M. rectus abdominis
tiefes Blatt der Aponeurose des M. obliquus internus abdominis
Aponeurose des M. transversus abdominis
innere Körperfascie
Peritonaeum

Paramedian unterhalb der Linea semicircularis

Haut
Subcutis
oberflächliche Körperfascie
alle Aponeurosen der schrägen und queren Bauchmuskeln
M. rectus abdominis
innere Körperfascie
Peritonaeum

Z 18, 19

Bauchwandmuskeln

Tab. 34

Muskel	Ursprung	Ansatz	Nerv und Segmentbezug	Funktion
M. obliquus externus abdominis	alternierend mit M. serratus anterior von den Außenseiten der 5.–12. Rippe	Linea alba, Labium externum der Crista iliaca, caudale Sehnenzüge bilden das Lig. inguinale, das von der Spina iliaca ant. sup. zum Tuberculum pubicum zieht.	Rr. ventrales Th_5–Th_{12}	einseitig: dreht Rumpf zur Gegenseite, Lateralflexion zur gleichen Seite, Bauchpresse beidseitig: Ventralflexion des Rumpfes, kippt bei fixiertem Thorax Beckenvorderrand kranialwärts, Bauchpresse, Exspiration
M. obliquus internus abdominis	laterale Hälfte des Lig. inguinale, Linea intermedia der Crista iliaca, tiefes Blatt der Fascia thoracolumbalis	Unterrand der 9.–12. Rippe	Rr. ventrales Th_8–Th_{12}, N. iliohypogastricus (Th_{12}, L_1), N. ilioinguinalis (L_1), zu den Muskelfasern, die M. cremaster mitbilden (R. genitalis des N. genitofemoralis (L_1, L_2))	einseitig: dreht Rumpf zur gleichen Seite, Lateralflexion zur gleichen Seite, Bauchpresse beidseitig: Ventralflexion des Rumpfes, kippt bei fixiertem Thorax Beckenvorderrand kranialwärts, Bauchpresse, Exspiration

Fortsetzung auf der nächsten Seite

Fortsetzung Tab. 34

Muskel	Ursprung	Ansatz	Nerv und Segmentbezug	Funktion
M. transversus abdominis	von Innenfläche des 6. Rippenknorpels entlang Innenseite des Arcus costarum bis zur 12. Rippe, über tiefes Blatt der Fascia thoracolumbalis an den QF der Lendenwirbel, Labium internum der Crista iliaca, laterale Hälfte des Lig. inguinale	Linea alba	Rr. ventrales Th_7–Th_{12}, N. iliohypogastricus (Th_{12}, L_1), N. ilioingualis (L_1); N. genitofemoralis (L_1, L_2) zum M. cremaster (Hodenheber)	einseitig: dreht Rumpf zur gleichen Seite, Bauchpresse, beidseitig: Bauchpresse, Exspiration
M. rectus abdominis	Außenseite der 5.–7. Rippenknorpel, Proc. xiphoideus und benachbarte Ligg. costoxiphoidea	Os pubis zwischen Symphyse und Tuberculum pubicum	Rr. ventrales $Th_{(5)7}$–Th_{12} (L_1)	einseitig: Lateralflexion und Ventralflexion des Rumpfes beidseitig: Ventralflexion des Rumpfes, kippt Beckenvorderrand bei fixiertem Thorax kranialwärts
M. quadratus lumborum	Labium internum der Crista iliaca, Lig. iliolumbale	12. Rippe, Proc. costarii der 1.–5. LW	N. subcostalis (Th_{12}), Rr. musculares des Plexus lumbalis (L_1–L_3)	einseitig: Lateralflexion der LWS

Leistenkanal

In der Embryonalzeit werden die Hoden in der Nachbarschaft der Nieren angelegt. In der Fetalzeit wandern die Hoden von hier caudalwärts und drängen sich in den letzten Wochen der Fetalzeit durch die ventrale Bauchwand, um ins Scrotum zu gelangen. Während sie die Bauchwand durchdringen, nehmen sie deren Schichten alle mit sich. Die Schichten werden zu Hodenhüllen. Die Durchtrittstraße an der Bauchwand ist der Leistenkanal. Bei der Frau ist der Leistenkanal sehr viel enger, er beinhaltet das Lig. teres uteri (ein Rudiment des Urnierenleistenbandes). Der beim Erwachsenen etwa 4–5 cm lange Leistenkanal, der die Schichten der Bauchwand schräg durchdringt, ist eine «Schwachstelle» an der Bauchwand und hat seine besondere Bedeutung für Bauchwandbrüche (Leistenhernien).

Wände

Boden:	Lig. inguinale und Lig. reflexum
Vorderwand:	Aponeurose des M. obliquus ext. abdominis
Dach:	Caudaler Rand des M. obliquus int. abdominis und des M. transversus abdominis
Rückwand:	Innere Körperfascie und Peritonaeum

Inhalt

Beim Mann:	Samenstrang; R. genitalis des N. genitofemoralis; Endast der N. ilioinguinalis.
Bei der Frau:	Lig. teres uteri mit Begleitgefäßen, R. genitalis des N. genitofemoralis; Endast des N. ilioinguinalis.

Schwache Stellen an der Bauchwand

An der Bauchwand gibt es Prädilektionsstellen für Bauchwandbrüche. Es sind entweder Bereiche, bei denen im wesentlichen nur Aponeurosen die Bauchwand stabilisieren (z. B. entlang der Linea alba) oder es sind ehemalige Durchtrittspforten für Organe (Nabelschnur, Hoden) oder Areale, bei denen die Muskelschichten der Bauchwand sich lückenhaft überdecken. *Bauchwandbrüche* (= äußere Hernien) sind ständige oder zeitweise Verlagerungen von meist intraperitonaeal gelegenen Bauchorganen unter Mitnahme von Bauchfell durch eine «Schwachstelle» der Bauchwand hindurch nach außen.

Häufige Hernienstellen

1. Linea alba oberhalb des Nabels (Rectusdiastase)
2. Nabelring (Nabelhernie)
3. Leistenkanal (indirekte Leistenhernie)

4. äußere Öffnung des Leistenkanals (direkte Leistenhernie)
5. unter dem Leistenband neben der A.V. femoralis (Schenkelhernie)
6. selten das schmale muskelfreie Dreieck zwischen M. latissimus dorsi, M. obliquus ext. abdominis und Crista iliaca

BECKEN UND BECKENBODEN

BECKEN

Das Becken hat beim Menschen mehrere Aufgaben zu erfüllen: Es muß die Körperlast von der Wirbelsäule auf die Beine übertragen, es soll die Eingeweide der Beckenhöhle schützen und es muß den kräftigen Streckmuskeln für die Hüftgelenke, die bei uns den aufrechten Stand gewährleisten, Ursprungsflächen bieten.

Als *großes Becken* bezeichnet man den nach lateral und dorsal zu von den beiden Darmbeinschaufeln begrenzten Raum oberhalb der Beckeneingangsebene. Es ist der Raum für die Unterbauchorgane. Als *kleines Becken* wird der Raum unterhalb der Beckeneingangsebene bezeichnet. Es ist der Raum für die Beckenorgane.

Das *knöcherne Becken* besteht aus rechtem und linkem Hüftbein (Os coxae) und dem Kreuzbein (Os sacrum) mit Steißbein. Die drei Knochen sind amphiarthrotisch miteinander verbunden (rechte und linke Art. sacroiliaca). Ventral sind beide Hüftbeine über die Symphyse synchondrotisch miteinander verankert.

Os coxae

Das Hüftbein besteht aus den beim Erwachsenen miteinander synostosierten Os ilium (Darmbein), Os ischii (Sitzbein) und Os pubis (Schambein). Beim Kind und Jugendlichen bis etwa zum 14. Lebensjahr sind die drei Knochenanteile noch hyalinknorpelig voneinander abgegrenzt.

Alle drei Knochen sind auch beim Aufbau der Hüftgelenkspfanne beteiligt. Über das Os coxae wird das Körpergewicht vom Kreuzbein auf den Oberschenkelknochen übertragen. An den besonders spannungsbelasteten Abschnitten ist das Hüftbein verdickt. Das erscheint besonders deutlich in dem bogenförmigen Bereich zwischen ventraler Oberkante des ersten Sacralwirbelkörpers (Promontorium) und der Hüftgelenkspfanne. Die hier zum Beckenlumen hin gerichtete Knochenkante, die sich nach vorn zu in den Oberrand des oberen Schambeinastes auflöst, wird als *Linea terminalis* bezeichnet. Diese Grenzlinie trennt das große Becken vom kleinen Becken ab. Die durch rechte und linke Linea terminalis gelegte Ebene ist die Beckeneingangsebene.

Ursprünge und Ansätze von Muskeln und Bändern bewirken am Os coxae Knochenverdickungen oder vorstehende markante Dornen und Kanten: u. a. die

Kanten des Beckenkammes, die tastbare Spina iliaca anterior superior und das Tuber ischiadicum (der Sitzbeinhöcker).

Am Os ilium befindet sich die zum Kreuzbein gerichtete ohrförmige, höckerige Gelenkfläche für den straffen gelenkigen Kontakt mit dem Kreuzbein. Dorsal von ihr ist der Hinterrand der Darmbeinschaufel stark verdickt. Die hier ansetzenden Bandmassen (bes. Ligg. sacroiliaca interossea) sichern bei erhöhter Belastung die Straffheit des Gelenks.

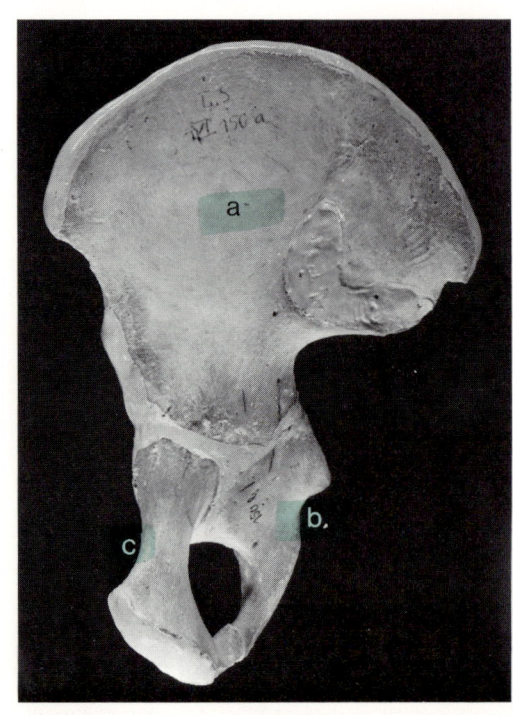

Abb. 17 Ansicht auf die Innenseite eines rechten Os coxae bei einem 6jährigen Kind.
Os ilium (a), Os ischii (b) und Os pubis (c) sind noch durch Knorpelfugen miteinander verbunden.

Abb. 18 Ansicht auf die Innenseite eines rechten Os coxae beim Erwachsenen.
1 = Facies auricularis, 2 = Spina iliaca posterior superior, 3 = Spina iliaca posterior inferior, 4 = Incisura ischiadica maior, 5 = Spina ischiadica, 6 = Incisura ischiadica minor, 7 = Tuber ischiadicum, 8 = Foramen obturatum, 9 = Facies symphysialis, 10 = Tuberculum pubicum, 11 = Pecten ossis pubis, 12 = Spina iliaca anterior inferior, 13 = Spina iliaca anterior superior, 14 = Crista iliaca, 15 = Linea terminalis (= Linea arcuata).

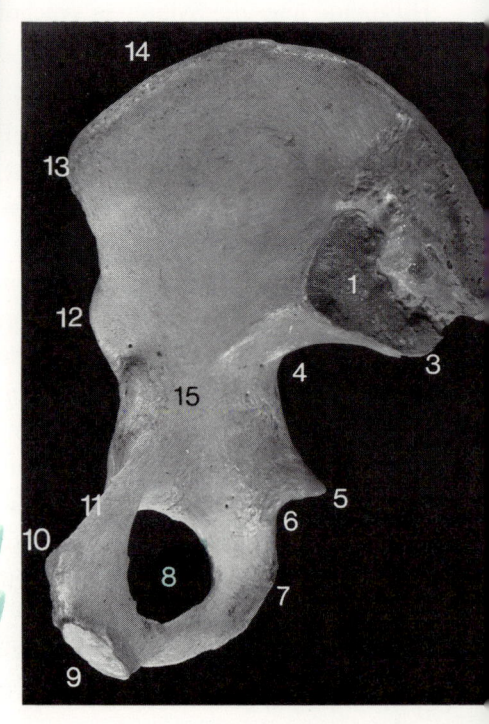

Os sacrum

Das aus den synostosierten Sacralwirbeln gebildete Kreuzbein hat eine nach dorsal gerichtete konvexe Krümmung (Sacralkyphose). Die in Höhe der Linea terminalis gelegene ventrale Oberkante des 1. Sacralwirbelkörpers – das *Promontorium* – steht beengend in das kleine Becken vor. An der verdickten Lateralseite des Kreuzbeines erstreckt sich etwa über dessen halbe Länge die höckerige Facies auricularis für die gleichnamige Gelenkfläche am Os ilium.

Für den Durchtritt der Segmentnervenzweige sind am Os sacrum ventrale und dorsale Foramina sacralia vorhanden.

Auf der Dorsalseite des unteren Kreuzbeinbereiches haben die untereinander synostosierten Wirbelbögen der einzelnen Sacralwirbel oft einen mangelhaften Bogenschluß. Da auch am Os coccygis die Wirbelbögen nicht mehr ausdifferenziert sind, entsteht so der palpierbare Hiatus sacralis, ein Zugangsweg zum Wirbelkanal. Er wird bei der epiduralen Sacralanästhesie (u. a. in der Geburtshilfe) als technisch leichter Zugang zu den sacralen Rückenmarkswurzeln genutzt.

Ebenen und Meßwerte im kleinen Becken der Frau

Ebenen

Beckeneingangsebene

Querovale Ebene begrenzt von Promontorium – Linea terminalis bis zum Symphysenoberrand. Die angegebenen Meßwerte sind Mindestwerte für die erwachsene Frau, die für normale Geburtsverhältnisse nicht unterschritten werden sollen.

      querer Durchmesser   13,5 cm
      gerader Durchmesser   11 cm
      (Promontorium – Symphysenhinterrand)
      schräger Durchmesser   12,5 cm

Beckenmittelebene

«Kreisrunde» Ebene in der Höhe zwischen den Lineae transversae des 2. und 3. Sacralwirbels.

      Durchmesser allseits   12,5 cm

Beckenausgangsebene

Längsovale Ebene zwischen Ramus inferior ossis pubis, Tuber ischiadicum, Lig. sacrotuberale und Os coccygis. Unter der Geburt weicht das Os coccygis dorsalwärts aus.

      querer Durchmesser   11 cm
      Sagittaler Durchmesser   11,5 cm
      erweiterbar

Außenmaße am Becken (Erwachsener)

    Distantia trochanterica   31–34   cm
    Distantia cristarum   27–31   cm
    Distantia spinarum   24–27,5 cm
    (Spina iliaca ant. sup.)
    Interspinalabstand   10–11   cm
    (Spina ossis ischii)

MICHAELIS'sche Raute

Durch Hautgrübchen begrenzte Raute zwischen Dornfortsatz von L_5 und Beginn der Gesäßspalte. Laterale Grenzpunkte sind die Hauteinziehungen über den Spinae iliacae posteriores superiores.

    Bei abgeplattetem rachitischem Becken ist die Raute verbreitert, bei verminderter Höhe. Bei skoliotischen Fehlhaltungen in der LWS oder Beckenschiefstand wird die Raute asymmetrisch.

Beckenneigungswinkel (Inklinationswinkel)

Winkel zwischen Horizontalebene und Ebene durch Promontorium und Symphysenoberrand.

    Neugeborenes   80°
    Erwachsener   55°–70°

Beckenkammhöhe

Horizontale durch höchste Punkte der Darmbeinschaufel verläuft durch Bandscheibe zwischen L_3 und L_4.

Verbindungen der Beckenknochen

Symphyse

Beide Schambeine sind in der Medianen über die Symphyse verbunden. Füllmaterial zwischen den hier hyalin-knorpelig überzogenen Knochen ist ein Faserknorpel mit einem altersabhängig unterschiedlich großen, synoviagefüllten Hohlraum. Geringe Scherbewegungen sind hier möglich.

Art. sacroiliaca (s. auch Seite 120)

Beide Art. sacroiliacae sind Amphiarthrosen. Die beiden Facies auriculares von Os sacrum und Os ilium sind höckerig gestaltet und wie ineinander «verzahnt».

Syndesmosen zwischen Os sacrum und Os coxae

    Ligg. sacroiliaca dorsalia
    Ligg. sacroiliaca interossea (im Raum zwischen Darmschaufel und Dorsalseite Kreuzbein; s. auch S. 120)
    Ligg. sacroiliaca ventralia
    Lig. sacrotuberale
    Lig. sacrospinale

Das Lig. iliolumbale fixiert die Lumbalwirbelsäule gegen das Os ilium.

Zur Klinik der Beckenverbindungen

Bänderprüfungen (nach LEWIT)

Ligg. sacroiliaca
Die Ligg. sacroiliaca dorsalia und interossea werden beim «Aufklappen» des Iliosacralgelenks gespannt. Dafür wird beim Patienten in Rückenlage der Oberschenkel im Hüftgelenk etwa 90° gebeugt und kräftig adduziert, das gebeugte Knie wird dabei in Richtung zur gegenseitigen Schulter gedrückt. Ein Dehnschmerz der Bänder strahlt dorsal lateral über die Hüfte bis zur Kniekehle.

Lig. sacrotuberale
Der Patient ist in Rückenlage. Bei maximaler reiner Flexion des Oberschenkels im Hüftgelenk und Bewegung des gebeugten Knies zur gleichseitigen Schulter, strahlt der Dehnschmerz des Lig. sacrotuberale auf die Dorsalseite des Oberschenkels aus. Das Tuber ossis ischii ist druckschmerzhaft.

Lig. iliolumbale
Der Patient ist in Rückenlage. Der Oberschenkel wird im Hüftgelenk rechtwinklig gebeugt und adduziert. Das Kniegelenk wird gebeugt und, durch Druck in Längsrichtung auf den Femur, das Becken gegen die Unterlage fixiert. Dabei wird gleichzeitig das im Hüftgelenk gebeugte und adduzierte Bein drückend weiter adduziert. Der Dehnschmerz des Lig. iliolumbale projiziert sich in die gleichseitige Leistengegend.

Nerven- und Gefäßstraßen in der Wandung des Beckens

Foramen ischiadicum maius

Öffnung zwischen Incisura ischiadica maior, Lig. sacrotuberale und Lig. sacrospinale. Der M. piriformis untergliedert diese Öffnung in ein Foramen suprapiriforme und infrapiriforme.

Inhalt

Foramen suprapiriforme: N. glutaeus superior mit gleichnamigen A. V.
Foramen infrapiriforme: u. a. N. ischiadicus, A. V. glutaea inf.

Foramen ischiadicum minus

Öffnung zwischen Lig. sacrospinale, Lig. sacrotuberale und Incisura ischiadica minor (u. a. für M. obturatorius internus, N. pudendus).

Foramen obturatum

Membranös verschlossener Knochenring, der von Ossa ischii und pubis gebildet wird. In ihm befindet sich eine Öffnung für den Beginn des Canalis obturatorius (Inhalt: N. obturatorius und gleichnamige A. V.).

Lacuna vasorum und Lacuna musculorum

Zwischen Leistenband und Beckenvorderrand verbleibt eine breite Öffnung, die durch die sehnige Abspaltung (Arcus iliopectineus) des Lig. inguinale unterteilt wird. Die laterale Öffnung ist die durch den M. iliopsoas verschlossene Lacuna musculorum (enthält auch den N. femoralis), die mediale, die Lacuna vasorum, Hauptgefäßstraße für das Bein (A. V. femoralis und Beinlymphgefäße).

BECKENMUSKELN UND BECKENBODEN

Der M. iliopsoas kleidet die Wand des großen Beckens aus. Er ist zum Aufrechterhalten der physiologischen Lendenlordose mitverantwortlich. Der kräftige Beuger im Hüftgelenk gilt als der typische Treppensteige- und Laufmuskel, der zusammen mit dem M. rectus femoris die Schrittlänge entscheidend bestimmt.

Auf der Dorsalseite des Beckens entspringen die kräftigen Gesäßmuskeln, die Mm. glutaei, die wichtigsten Strecker des Hüftgelenks.

Vom caudalen Rand des kleinen Beckens, in einem Halbkreis vom Tuber ischiadicum bis zum Pecten ossis pubis, erstrecken sich Adduktions-, Beuge- und Streckmuskeln für das Hüftgelenk zum Oberschenkel.

Der M. levator ani und das Diaphragma urogenitale verschließen als Beckenbodenmuskeln den Ausgang des kleinen Beckens. Mit Ausnahme der Beckenbodenmuskulatur sind die übrigen Muskeln, die vom knöchernen Becken caudalwärts ziehen, alle im Hüftgelenk wirksam. Sie werden deshalb auch bei den im Hüftgelenk wirksamen Muskeln behandelt.

Tab. 35
Muskeln der Beckeninnenwand (innere Hüftmuskeln)

Muskel	Ursprung	Ansatz	Nerv und Segmentbezug	Funktion
M. iliopsoas				
M. psoas maior	Wirbelkörper $Th_{12}-L_4$; Proc. costarii L1–4	Trochanter minor	kurze Äste des Plexus lumbalis, N. femoralis ($Th_{11}-L_3$)	Flexion Hüftgelenk, Lateralflexion der LWS, Außenrotation im Hüftgelenk aus Neutral-0-Stellung. Aus Ruhestellung M. psoas auch Innenrotation im Hüftgelenk.
M. iliacus	Fossa iliaca, Spina iliaca ant. inf.	Trochanter minor		
M. piriformis	Innenseite des Os sacrum	Spitze des Trochanter maior	kurze Äste des Plexus ischiadicus, hauptsächlich aus S_2 (L_5-S_2)	Abduktion und Außenrotation im Hüftgelenk
M. obturatorius internus	Innenseite der Membrana obturatoria und Knochenrand des Foramen obturatum	Fossa trochanterica	N. glutaeus inferior (L_5-S_2)	Außenrotation im Hüftgelenk

Beckenboden

Der Beckenboden verschließt mit seinen Muskel- und Fascienplatten trichterförmig das kleine Becken nach caudal. Beckenhöhle und Bauchhöhle gehen kontinuierlich ineinander über und lassen sich nur willkürlich durch eine gedachte Ebene – die Beckeneingangsebene – gegeneinander abgrenzen.

Der Beckenboden mit seiner relativ kleinen Auflagefläche muß beim Stehen nur einen geringen Anteil des Gewichtes der Bauch- und Beckeneingeweide federnd abfangen. Das Gewicht der Bauchhöhlenorgane wird primär über Adhäsionskräfte getragen, die vom elastischen Lungenzug über das Zwerchfell und von diesem auf Leber und Magen übertragen werden. Daneben halten die wie eine «muskulöse Hängematte» wirkenden Bauchwandmuskeln ebenfalls einen großen Teil des Gewichtes der Bauchhöhlenorgane. Beim Liegen, bei kräftiger Bauchwandmuskulatur und bei der inspiratorischen Erweiterung des Thorax und damit auch der Oberbauchwand, wird der Beckenboden entlastet, bei der Bauchpresse jedoch mehrbelastet. Eine erhöhte Belastung der geschichteten Muskel- und Fascienplatten des Beckenbodens ist bei schlaffen Bauchdecken (z. B. nach mehreren Geburten) zu beobachten. Die Haltefunktion der Bauchwandmuskeln ist dabei verlorengegangen, das «Dünndarmpaket» sinkt beckenwärts herab. Auch beim Lungenemphysem wird der Beckenboden vermehrt belastet, da die Elastizität der Lunge nachgelassen hat und somit ihre Adhäsionswirkung über das Zwerchfell auf die Oberbauchorgane vermindert ist. Eine krankengymnastische Therapie kann über ein Training der Bauchwandmuskeln und atemgymnastische Übungen den Beckenboden entlasten.

Aufbau des Beckenbodens

Rechter und linker M. levator ani bilden gemeinsam einen dünnen Muskeltrichter aus quergestreifter Muskulatur. Die trichterförmige Muskelplatte, die etwa in der Beckenmittelebene vom Os pubis und von der Lateralwand des Beckens entspringt, verankert sich am Os coccygis, im M. sphincter ani externus und in der medianen Raphe anococcygea. Nach dorsal wird der Muskeltrichter kontinuierlich durch die Mm. coccygei fortgesetzt. Rechter und linker M. levator ani sowie beide Mm. coccygei gleichen einem auf seiner Spitze stehenden Rundzelt, dessen Türflügel einen Spalt geöffnet sind. Die Spitze des Rundzeltes ist abgeschnitten, ihre Öffnung entspricht der Analöffnung, dem Ausgang des Magen-Darm-Traktes. Die Türflügel des Rundzeltes entsprechen dann der Pars pubica des M. levator ani – den «Levatorenschenkeln» in der Klinikersprache. Zur äußeren muskulösen Abdeckung des «Türspaltes» zwischen den beiden Levatorenschenkeln, der auch Durchgangstraße für den Urogenitaltrakt ist, dient das Diaphragma urogenitale. Es ist eine trapezförmige Muskel-Band-Platte, die mit ihren Fascien fest verwachsen ist. Sie spannt sich quer zwischen den beiden unteren Schambeinästen aus und reicht von der Symphyse bis zu den Tubera ischiadica. Den mehr dorsal gelegenen Muskelanteil stellen rechter und linker M. transversus perinei profundus. Im Angulus subpubicus, direkt unter der Symphyse, hat das Diaphragma urogenitale hauptsächlich Bandcharakter.

Im Bereich des Beckenbodens lagern sich außen noch Muskeln an, die keine Tragefunktion am Beckenboden haben, wohl aber für den Verschluß oder die Einschnürung der beiden Durchtrittsstraßen eine Rolle spielen: der M. sphincter ani externus für den äußeren Verschluß der Analöffnung und der M. bulbospongiosus, der bei der Frau als Verschluß für die Scheide wirksam ist. Der am lateralen Rand des Diaphragma urogenitale unter dem Ramus inferior ossis pubis verlaufende kleine M. ischiocavernosus und der oft nur aus wenigen Muskelfasern bestehende,

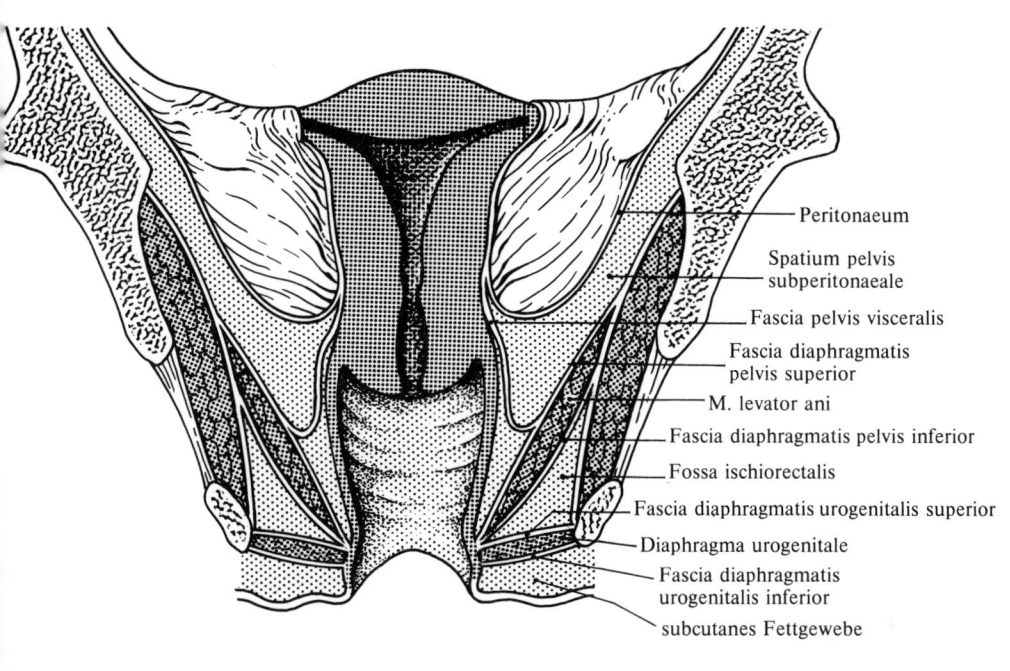

Abb. 19 Frontalschnitt durch das weibliche Becken im Bereich des Diaphragma urogenitale.

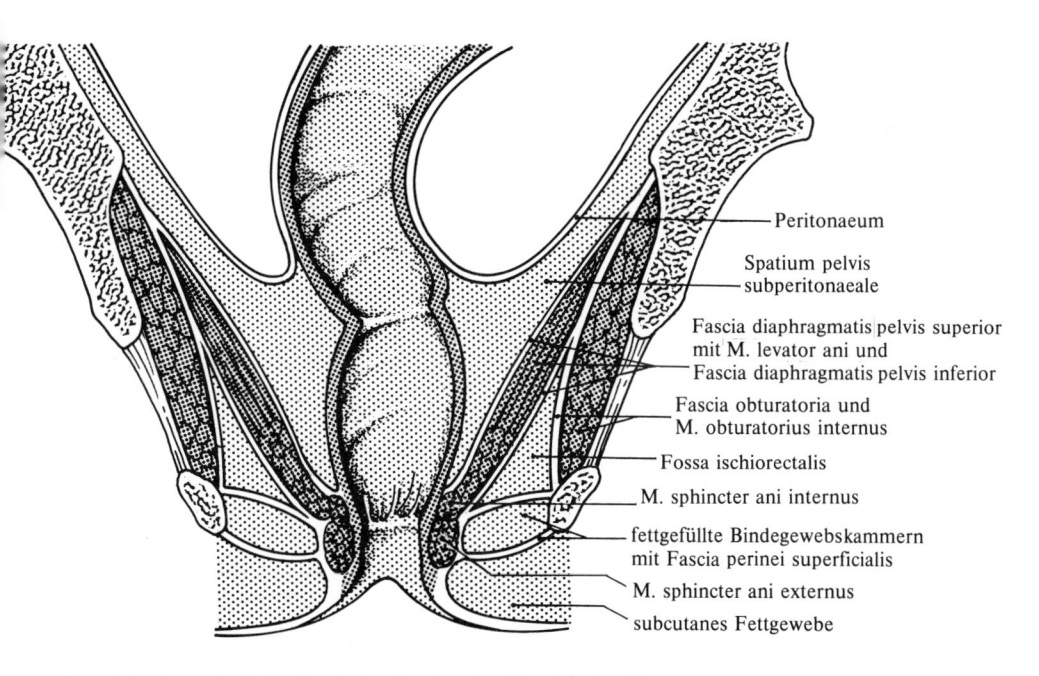

Labels (Abb. 19):
- Peritonaeum
- Spatium pelvis subperitonaeale
- Fascia pelvis visceralis
- Fascia diaphragmatis pelvis superior
- M. levator ani
- Fascia diaphragmatis pelvis inferior
- Fossa ischiorectalis
- Fascia diaphragmatis urogenitalis superior
- Diaphragma urogenitale
- Fascia diaphragmatis urogenitalis inferior
- subcutanes Fettgewebe

Abb. 20 Frontalschnitt durch das Becken im Bereich des Rectum.

Labels (Abb. 20):
- Peritonaeum
- Spatium pelvis subperitonaeale
- Fascia diaphragmatis pelvis superior mit M. levator ani und Fascia diaphragmatis pelvis inferior
- Fascia obturatoria und M. obturatorius internus
- Fossa ischiorectalis
- M. sphincter ani internus
- fettgefüllte Bindegewebskammern mit Fascia perinei superficialis
- M. sphincter ani externus
- subcutanes Fettgewebe

am Hinterrand des Diaphragma urogenitale quer verlaufende M. transversus perinei superficialis spielen für die Mechanik des Beckenbodens keine Rolle.

Neben den geschichteten Muskelplatten des Beckenbodens, die sich von beiden Seiten kommend in der medianen Raphe anococcygea sehnig miteinander verspannen, sind mehrere Schichten von Fascien für die Stabilisierung des Beckenbodens wichtig.

Schichtenfolge am Beckenboden

Auf einem Frontalschnitt durch den Beckenboden sind ausgehend vom Peritonaeum bis zur Haut der Dammregion folgende Schichten zu erwarten:

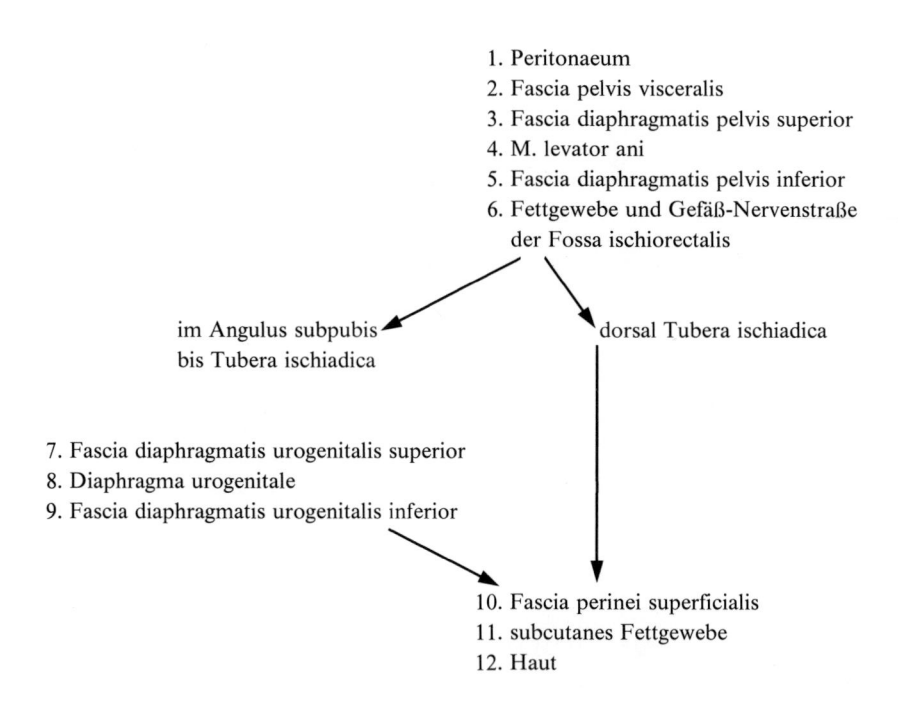

1. Peritonaeum
2. Fascia pelvis visceralis
3. Fascia diaphragmatis pelvis superior
4. M. levator ani
5. Fascia diaphragmatis pelvis inferior
6. Fettgewebe und Gefäß-Nervenstraße der Fossa ischiorectalis

im Angulus subpubis bis Tubera ischiadica ← → dorsal Tubera ischiadica

7. Fascia diaphragmatis urogenitalis superior
8. Diaphragma urogenitale
9. Fascia diaphragmatis urogenitalis inferior

10. Fascia perinei superficialis
11. subcutanes Fettgewebe
12. Haut

Räume im Beckenboden

Recessus subpubicus

Raum zwischen Diaphragma urogenitale und Pars pubica des M. levator ani.

Fossa ischiorectalis

Raum zwischen Fascia perinei superficialis, M. levator ani und Tuber ossis ischii.

Tab. 36 **Beckenbodenmuskeln**

Muskel	Ursprung	Ansatz	Nerv und Segmentbezug	Funktion
M. levator ani				
«Pars pubica»				
a) M. puborectalis	Dorsalseite Symphyse und angrenzendes Os pubis, Beginn des Arcus tendineus an Fascie des M. obturatorius int.	a) dorsal des Rectum Verflechtung der Sehnenzügel beider Seiten in der Raphe anococcygea ineinander, M. sphincter ani externus, Vagina, Prostata	direkte Äste des Plexus sacralis (S_2–S_4)	a) zieht Rectum ventralwärts und drückt dabei dessen dorsale gegen die ventrale Wand (zusätzlicher Rectumverschluß)
b) M. pubococcygeus		b) Os coccygis		b) trägt Beckenorgane mit
«Pars obturatoria»				
c) M. iliococcygeus	Arcus tendineus an Fascia obturatoria, Innenfläche Spina ossis ischi	Raphe anococcygea, Lateralseite des Os coccygis		c) trägt Beckenorgane mit
M. coccygeus	Innenfläche Spina ossis ischii	lateraler unterer Rand des Os sacrum und Os coccygis	direkte Äste des Plexus sacralis (S_2–S_4)	polstert gegen Lig. sacrotuberale, Os sacrum und Os coccygis ab, trägt Beckenorgane mit
Diaphragma urogenitale				
a) Lig. arcuatum pubis	Ramus inf. ossis pubis	gegenseitig		
b) Lig. transversum perinei	Ramus inf. ossis pubis	gegenseitig		
c) M. transversus perinei profundus	Ramus ossis ischii	sehniger Knotenpunkt des Dammes, Wand von Prostata, Vagina, M. sphincter urethrae	N. pudendus (S_2–S_4)	Halteaufgabe für vordere Beckenorgane
M. transversus perinei superficialis	zwischen Tuber und Ramus ossis ischii	sehniger Knotenpunkt des Dammes	N. pudendus (S_2–S_4)	häufig nur rudimentär

Zur Klinik

Morphologische Ursachen für die Beckenbodeninsuffizienz

Die Muskeln des Beckenbodens sind reine Haltemuskeln. Sie können in keinem Gelenk wirksam werden. Ihre Trainierbarkeit kann deshalb auch nur indirekt erfolgen.

Eine mögliche Insuffizienz des weiblichen Beckenbodens wird durch die aponeurotische Aufhängung des M. levator ani an der Fascie des M. obturatorius internus und durch die gegenseitige Durchflechtung der Ansatzsehnen der Beckenbodenmuskeln in der medianen, sehnigen Raphe anococcygea begünstigt. Unter der Geburt werden durch die röhrenförmige Anpassung der Beckenbodenmuskeln an den Geburtsschlauch die schichtweise angeordneten Muskeln und Fascien des Beckenbodens durch den kindlichen Kopf ausgewalzt und auseinandergeschoben. Das kollagene Bindegewebe wird in der Gravidität durch vermehrte Wassereinlagerung elastischer. Nach Mehrfachgeburten, die eventuell auch rasch aufeinander folgten, ist die Rückbildungsfähigkeit des ausgewalzten kollagenen Bindegewebes und der Muskulatur des Beckenbodens oft nicht mehr ausreichend gegeben. Der Beckenboden kommt dann seiner Trageaufgabe für die Beckeneingeweide nur mehr ungenügend nach (Möglichkeit des Analprolapses oder Uterusprolapses), der Beckenboden ist «insuffizient».

Auf die Halteaufgaben der ventralen und lateralen Bauchwandmuskeln für die Bauchhöhlenorgane wurde schon hingewiesen. Bei schlaffen Bauchdecken (z. B. nach Geburten) fällt diese Haltefunktion der Bauchwandmuskeln aus, und der Beckenboden wird durch das «bewegliche Eingeweidepaket» noch stärker belastet. Bei schlaffen Bauchdecken kommt auch die Sogwirkung der elastischen Lungenkonstruktion, die sich über das Zwerchfell auf die Oberbauchorgane überträgt, schlechter zur Wirkung.

Beckenbodentraining

In der Schwangerenvorsorge sollten routinemäßig möglichst von Krankengymnasten kontrollierte Beckenbodenübungen durchgeführt werden. Sie sind die beste Prophylaxe zur Vermeidung einer Beckenbodeninsuffizienz. Die krankengymnastische Therapie der Beckenbodeninsuffizienz kann zur Erzielung eines strafferen Haltes der Beckenorgane und zur Entlastung des Beckenbodens zwei Wege einschlagen: 1. Kräftigung der Beckenbodenmuskeln und 2. Kräftigung der den Beckenboden entlastenden Muskeln. Dazu werden folgende Kombinationsübungen durchgeführt: Patient in Rückenlage, Beine etwas erhöht gelagert und im Hüft- und Kniegelenk gebeugt. Nun werden die Beine gegeneinander adduziert, dabei sollen die Bauchdecken wiederholt eingezogen werden. Bei weiteren Übungen werden die Gesäßmuskeln angespannt (wie beim Verhalten des Stuhlgangs) und ein Hochziehen des Analkanals trainiert. Ein Muskeltraining wie beim Harnanhalten soll das Diaphragma urogenitale kräftigen. Alle diese Übungen können miteinander kombiniert werden. Sie werden zunächst im Liegen, dann im Sitz und auch im Stehen kombiniert und isoliert trainiert.

SCHULTERGÜRTEL UND ARM

KNÖCHERNER SCHULTERGÜRTEL UND BEWEGLICHKEIT DES ARMES

Der Arm ist über den knöchernen Schultergürtel gelenkig mit dem Brustbein verbunden. Der knöcherne Schultergürtel umfaßt das Schulterblatt (Scapula) und das Schlüsselbein (Clavicula).

Der große Aktionsradius unseres Armes beruht auf mehreren morphologischen Gegebenheiten:

1. Scapula und Clavicula sind untereinander durch ein Kugelgelenk (Akromio-Clavicculargelenk) verbunden. Die Clavicula artikuliert über ein weiteres Kugelgelenk mit dem Sternum (Sterno-Claviculargelenk). Die Aktionsradien beider Gelenke addieren sich zusätzlich zu den Bewegungsmöglichkeiten des Armes im Schultergelenk.
2. Das Schultergelenk (Humero-Scapulargelenk) ist ein praktisch nur muskulär geführtes Kugelgelenk mit schlaffer Gelenkkapsel. Zudem ist die Gelenkpfanne klein und der Gelenkkopf dafür zu groß.
3. Der knöcherne Schultergürtel hängt in Muskelschlingen, die eine große Verstellbarkeit gegen den Rumpf gewährleisten.
4. Die zum knöchernen Schultergürtel und zum Oberarmknochen (Humerus) verlaufenden Muskeln umfassen insgesamt einen sehr großen, weit auseinander liegenden Ursprungsbereich, der vom Kopf bis zum Os sacrum reicht.

Für die Armbewegungen wird also der Verkehrsraum von 3 Kugelgelenken ausgenutzt. Die fehlende Bänderführung und die schlaffe Gelenkkapsel des Schultergelenks erlauben den langen Rumpf-Oberarmmuskeln und den kräftigen Schultergürtel-Armmuskeln die große Verstellmöglichkeit des Humerus gegen die Gelenkpfanne. Die Gelenkpfanne kann von den Muskelschlingen der Rumpf-Schultergürtelmuskulatur vielfach verstellt werden.

KNÖCHERNER SCHULTERGÜRTEL

Scapula

Platter dreieckiger Knochen mit kräftiger Spina scapulae auf der Dorsalseite und leicht konkaver Krümmung auf der den Rippen zugewandten Facies costalis. Die Spina scapulae endet lateral im Acromion. Es entspricht der Schulterhöhe. Oberhalb der Spina scapulae befindet sich die Fossa supraspinata, darunter die Fossa infraspinata. Von der Oberkante der Scapula zeigt nach ventral zu der Proc. coracoideus. Nach lateral zu ist die kleine, flache Gelenkpfanne des Schultergelenks (Cavitas glenoidalis) ausgerichtet. An ihrem Oberrand befndet sich das Tuberculum supraglenoidale, an ihrem Unterrand das Tuberculum infraglenoidale. Der dreieckige platte Knochen hat eine durch den vielfachen Muskelansatz verstärkte äußere Randzone, an deren oberem medialen Ende der Angulus superior, am unteren Ende der Angulus inferior scapulae zu finden sind.

Clavicula

S-förmig geschwungener, «schlüsselähnlicher» Knochen, mit Gelenkfläche am sternalen und acromialen Ende. Beim Abfangen eines Falles mit ausgestrecktem Arm ist, neben der typischen Radiusfraktur, die Mitte der Clavicula bevorzugte Frakturstelle (Grund: Hier prallen Körpergewicht und Gegendruck aufeinander).

Sterno-Claviculargelenk (Art. sternoclavicularis)

Z 20 Zweigekammertes Kugelgelenk mit faserknorpeligem Discus. Gelenkfläche mit Faserknorpel. Bänder (Lig. costoclaviculare, Ligg. sternoclavicularia ant. et post., Lig. interclaviculare) hemmen den Bewegungsumfang, besonders die Drehbewegung. Sie sind besonders reißfest.

Bewegungsumfang der Clavicula im Sterno-Claviculargelenk:

Heben – Senken 55° – 0° – 5°
(beim Kind größerer Bewegungsumfang)

Vorführen – Zurückführen 15° – 0° – 15°

Rotation der Clavicula bis 45° (bei Abduktion des Armes über die Horizontale)

Akromio-Claviculargelenk (Art. acromioclavicularis)

Kugelgelenk mit partiellem, faserknorpeligem Discus. Gelenkflächen mit Faserknorpel. Lig. coraco-claviculare und Lig. acromio-claviculare sichern das in der Klinikersprache als *Schultereckgelenk* bezeichnete Gelenk.

Für das Lig. acromioclaviculare wird eine Reißfestigkeit zwischen 36 und 42 kg und für das Lig. coracoclaviculare eine solche von mehr als 80 kg angegeben. Etwa zwei Drittel des Bewegungsumfangs bei den Drehbewegungen der Scapula finden im Schultereckgelenk statt.

Drehen (um Vertikalachse)	bis 50°
Schwenken des Angulus inf. nach ventro-lateral	bis 40°
Rotation der Clavicula	bis 45° (bei Abduktion des Armes über 90°)

Fornix humeri (Schulterdach)

Das Dach des Schultergelenks wird gebildet von: Acromion, Proc. coracoideus und Lig. coraco-acromiale. Der Fornix humeri sichert das Schultergelenk nach kranial und verhindert Luxationen nach oben.

Schulterhöhe

Die Schulterhöhe entspricht dem Acromion im Bereich des Schultereckgelenks.

Hauptbewegungen des knöchernen Schultergürtels und zugehörige Muskeln

Heben und Senken der Schulter
(Longitudinale Parallelverschiebung)

Tab. 37 **Heber**

Muskel	Nerv und Segmentbezug
M. sternocleidomastoideus pars clavicularis	N. accessorius und Plexus cervicalis (C_2–C_4)
M. trapezius pars descendens	N. accessorius und Plexus cervicalis (C_1–C_4)
Mm. rhomboidei maior et minor	N. dorsalis scapulae (C_4–$C_{5(6)}$)
M. serratus anterior pars divergens	N. thoracicus longus (C_5–$C_{7(8)}$)

Tab. 38 **Senker**

Muskel	Nerv und Segmentbezug
M. trapezius pars ascendens	N. accessorius und Plexus cervicalis (C_1–C_4)
M. serratus anterior pars convergens	N. thoracicus longus (C_5–$C_{7(8)}$)
M. pectoralis minor	Nn. pectorales (C_6–C_8)
M. subclavius	N. subclavius (C_5–C_6)
indirekt: M. latissimus dorsi (caudale Anteile)	N. thoracodorsalis (C_6–C_8)

Vornehmen und Zurücknehmen der Schulter

(Horizontale Parallelverschiebung)

Tab. 39   Vornehmen

Muskel	Nerv und Segmentbezug
M. serratus anterior	N. thoracicus longus (C_5–$C_{7(8)}$)
M. pectoralis minor	Nn. pectorales (C_6–C_8)
M. levator scapulae	N. dorsalis scapulae (C_3–C_5)
indirekt:	
M. pectoralis maior	Nn. pectorales (C_5–Th_1)

Tab. 40   Zurücknehmen

Muskel	Nerv und Segmentbezug
M. trapezius	N. accessorius und Plexus cervicalis (C_1–C_4)
Mm. rhomboidei maior et minor	N. dorsalis scapulae (C_4–C_5)

Schwenken des unteren Schulterblattwinkels nach ventrolateral und wieder zurück

Tab. 41   Nach ventrolateral

Muskel	Nerv und Segmentbezug
M. serratus anterior pars convergens	N. thoracicus longus (C_5–C_8)

M. trapezius
  pars descendens
  pars ascendens
	N. accessorius und Plexus cervicalis (C_1–C_4)

Tab. 42   Nach dorsomedial

Muskel	Nerv und Segmentbezug
Mm. rhomboidei maior et minor	N. dorsalis scapulae (C_4–C_5)
M. levator scapulae	N. dorsalis scapulae (C_3–C_5)
M. pectoralis minor	Nn. pectorales (C_6–C_8)

Z 21
Tab. 43

Rumpf-Schultergürtelmuskeln I

Muskel	Ursprung	Ansatz	Nerv und Segmentbezug	Verlaufsrichtung	Funktion
M. trapezius ~ pars descendens	Protuberantia occipitalis externa zwischen Linea nuchae superior und suprema, Proc. spinosi HW 2,3 über Septum nuchae	laterales Drittel der Clavicula	N. accessorius; Plexus cervicalis (C_1–C_4)	von medial kranial nach lateral caudal	pars descendens: Zug am knöchernen Schultergürtel kranialwärts, zieht Kopf dorsalwärts, dreht Kopf und HWS zur Gegenseite, Streckung der HWS
~ pars transversa	Proc. spinosi HW4–Th4	Acromion		horizontal	pars transversa: Medianzug an Scapula
~ pars ascendens	Proc. spinosi Th5–Th12	Spina scapulae		von medial caudal nach lateral kranial	pars ascendens: Zug am knöchernen Schultergürtel caudalwärts
					pars ascendens und pars descendens gemeinsam: Schwenken des Angulus inferior scapulae ventrolateralwärts
Mm. rhomboidei maior et minor	Proc. spinosi HW6–HW4	Margo medialis scapulae	N. dorsalis scapulae (C_4–$C_{5(6)}$)	von medial kranial nach lateral kaudal	fixiert Scapula am Rumpf, zieht Scapula mediocranialwärts, holt nach ventrolateral geschwenkte Scapula zurück
M. levator scapulae	Tubercula posteriora der Proc. transversi der HW1–4	Angulus superior scapulae	N. dorsalis scapulae (C_3–C_5)	von kranial medial ventral nach caudal lateral dorsal	zieht Scapula kraniomedialwärts, zieht nach ventrolateral geschwenktes Schulterblatt zurück

Z 20

Tab. 44   Rumpf-Schultergürtelmuskeln II

Muskel	Ursprung	Ansatz	Nerv und Segmentbezug	Funktion
M. subclavius	Knorpel-Knochengrenze der Costa 1	Unterseite der Clavicula an deren lateralem Drittel	N. subclavius (C_5–C_6)	zieht Clavicula caudalwärts und drückt sie nach medial, verspannt und polstert die V. subclavia
M. pectoralis minor	Rippen 2–5 (lateral der Knorpel-Knochengrenze)	Proc. coracoideus	Nn. pectorales (C_6–C_8)	zieht Schulterblatt nach ventral und caudal, holt den nach ventrolateral geschwenkten unteren Schulterblattwinkel zurück, bei fixiertem Schulterblatt: Inspirationsmuskel
M. serratus anterior	Rippen 1–9 (Höhe vordere Axillarlinie)	Angulus superior, Margo medialis und Angulus inf. scapulae)	N. thoracicus longus (C_5–$C_{7/8}$)	Gesamtmuskel: Parallelverschiebung des Schulterblattes nach ventrolateral, zieht Margo medialis scapulae an die Thoraxwand. Mit den zum Angulus inf. scapulae absteigenden Fasern: Schwenken des unteren Schulterblattwinkels nach ventrolateral (ermöglicht Heben des Armes über Horizontale).

Zur Klinik

Zur Bewegungsprüfung des Schultergürtels und Palpation der Schlüsselbeingelenke (nach FRISCH)

Heben

Aktives Hochziehen beider Schultern, dann werden aus dieser Stellung bei 90° gebeugtem Ellenbogengelenk die Arme passiv hochgenommen. Die Schulterblätter wandern schmerzfrei und seitengleich etwa 10–12 cm kranialwärts. Auf symmetrischen Stand der Schulterblätter und der Schulterhöhe ist zu achten.

Senken

Patient soll Schultern fallen lassen, dann werden diese beidseitig passiv caudalwärts gedrückt. Die Schulterblätter gleiten schmerzfrei und seitengleich etwa 10–12 cm caudalwärts.

Vorführen

Patient sitzt und soll bei gekrümmtem Rücken Schultern nach vorne nehmen. Nun werden passiv beide Schulterblätter in der Bewegungsrichtung nachfedernd bewegt. Der mediale Scapularand bewegt sich dabei schmerzfrei und seitengleich etwa 5 cm lateralwärts, die Brustkyphose verstärkt sich etwas.

Rückführen

Der Patient sitzt aufrecht und soll die Schultern zurücknehmen. Nun werden passiv die Schultern in dorsomedialer Richtung nachfedernd bewegt, als Gegenhalt drückt der Untersucher sein Knie gegen den Rücken des Patienten. Die Scapula federt schmerzfrei und seitengleich etwa 5 cm medialwärts, die physiologische Brustkyphose wird dabei flacher.

Schulterblattkrachen

Schmerzhafter Reizzustand am Ansatz der Mm. levator scapulae und rhomboidei an der Scapula mit hör- und fühlbaren Reibegeräuschen. Leichte, nicht schmerzhafte Reibegeräusche bei Schulterblattbewegungen sind häufig und noch physiologisch.

Passive Bewegungen in Schlüsselbeingelenken

Die zu untersuchende Schulter wird passiv kranial- und caudalwärts, ventralwärts und nach dorsal und schließlich, bei 90° abduziertem Oberarm, nach innen und außen gedreht. Dabei palpiert der Untersucher die Gelenkbewegungen im Sterno-Claviculargelenk und im Akromio-Claviculargelenk. Die Bewegungen sind seitengleich und schmerzfrei. Man palpiert bei den Rotationsbewegungen insbesondere auch die «Knochenstufenbildung» (besonders deutlich bei Innenrotation) der beiden Gelenkpartnerenden im Schultereckgelenk.

Translatorische Bewegungen im Sterno-Claviculargelenk

Man prüft das kranio-caudale Gleiten der Clavicula im Sterno-Claviculargelenk bei passiv nach dorsal gedrängter Schulter.

Palpation muskulöser Schultergürtel

Die Schultergürtelheber sind vorwiegend tonische Muskeln und neigen deshalb zur Verkürzung. Dies trifft insbesondere für die Pars descendens des M. trapezius und den M. levator scapulae zu. Beim M. levator scapulae lassen sich die Ursprungszakken an den Querfortsätzen der ersten vier Halswirbel und sein Ansatz am Angulus superior scapulae palpieren. Zwischen den Mm. scaleni anterior und medius verläuft der Plexus brachialis und die A. subclavia. Bei Lateralflexion von Kopf und Hals zur Gegenseite und bei maximaler Exspiration Überprüfung des Plexus brachialis auf Druckschmerzhaftigkeit.

Richtlinien für krankengymnastische Behandlung nach konservativ oder operativ versorgten Verletzungen im Schultereckgelenk

Den Beginn der Behandlung bestimmt der Arzt. Zugbelastungen, Extensions- und Retroversionsbewegungen sind anfänglich zu vermeiden. Aktives Bewegen des Schultergelenks. Setzen von Durchblutungsreizen und entstauende Maßnahmen. Lösen von Adhäsionen. Techniken aus der manuellen Medizin.

HUMERUS

OSTEOLOGIE

Proximaler Epiphysenbereich	Caput humeri
	Collum anatomicum
Z 23	Tuberculum maius
Z 24	Crista tuberculi maioris
	Tuberculum minus
	Crista tuberculi minoris
	Sulcus intertubercularis
	Collum chirurgicum
Diaphyse	Tuberositas deltoidea
	Sulcus nervi radialis
Distaler Epiphysenbereich	Epicondylus medialis
	Epicondylus lateralis
	Trochlea humeri
	Capitulum humeri
	Fossa radialis
	Fossa coronoidea
	Fossa olecrani
	Sulcus nervi ulnaris
Collodiaphysenwinkel	130° (Erwachsener)

Torsion Humeruskopf gegen Beugestreckachse durch Ellenbogengelenk

Neugeborenes	57° nach innen
Erwachsener	0–20° nach innen

Auftreten von Knochenkernen, Verknöcherungsbeginn

Caput humeri	12.–15. Monat
Tuberculum maius	2.– 3. Lebensjahr
Tuberculum minus	2.– 4. Lebensjahr
Diaphyse	8.–12. Embryonalwoche
Epicondylus lateralis	8.–13. Lebensjahr
Capitulum humeri	1. Lebensjahr
Epicondylus medialis	5. Lebensjahr
Trochlea humeri	12. Lebensjahr

Epiphysenfugen und Apophysenfugen

Proximale Epiphysenfuge und Apophysenfugen

Der ehemalige Verlauf der primären proximalen Humerusepiphysenfuge entspricht etwa dem Collum anatomicum. Sie erstreckte sich ventral zwischen dem Knochenkern des Caput humeri und den Knochenkernen der Tubercula maius et minus, dorsal zwischen dem Knochenkern des Caput humeri und der Diaphyse. Die Knochenkerne der beiden Tubercula bezeichnet man auch als proximale Humerusapophysenkerne. Sie werden von hyalinknorpeligen Apophysenfugen umgeben. Durch die bis zum 5. Lebensjahr stattgefundene Verschmelzung der drei in der proximalen Humerusepiphyse gelegenen Knochenkerne bildet sich die einheitliche *sekundäre Epiphysenfuge*. Bis ins 25. Lebensjahr kann sie noch vereinzelte Knorpelareale beinhalten. Meist ist sie aber zwischen dem 20. und 25. Lebensjahr verknöchert. Die sekundäre Epiphysenfuge entspricht auf der Dorsalseite des Humerus dem Rest der primären proximalen Epiphysenfuge und auf der Ventralseite den Resten der Apophysenfugen von Tuberculum maius und minus.

Distale Epiphysenfuge und Apophysenfugen

In der distalen Humerusepiphyse finden sich vier Knochenkerne, die sich zu unterschiedlichen Zeitpunkten bilden. Als erster tritt im 1. Lebensjahr der Knochenkern des Capitulum humeri auf. Ihm folgt im 5. Lebensjahr der apophysäre Knochenkern des Epicondylus medialis humeri. Erst im 12. Lebensjahr erkennt man den epiphysären Knochenkern der Trochlea humeri, dem noch später, zwischen dem 8. und 13. Lebensjahr, der apophysäre Knochenkern des Epicondylus lateralis humeri folgt. Die primäre distale Humerusepiphysenfuge entspricht somit den hyalinknorpeligen Fugen zwischen den Knochenkernen von Capitulum und Trochlea humeri und der Diaphyse. Die distalen Apophysenfugen entsprechen den Knorpelzonen um die Knochenkerne der Epicondylen.

Die sekundäre, distale Humerusepiphysenfuge bildet sich zwischen dem 13. und 16. Lebensjahr erst nach Verschmelzung der Knochenkerne von Trochlea, Capitulum und Epicondylus lateralis aus. Sie setzt sich aus den diaphysenwärts gerichteten Resten der Apophysenfuge des Epicondylus lateralis und der primären Epiphysenfuge zusammen. Die Apophysenfuge des Epicondylus medialis bleibt als gesonderte Knorpelfuge bis zu ihrer Verknöcherung mit der Diaphyse zwischen dem 14. und 18. Lebensjahr bestehen.

SCHULTERGELENK (ARTICULATIO HUMERO-SCAPULARIS)

Gelenkpartner	1. Cavitas glenoidalis scapulae (durch Labrum glenoidale vergrößert)
	2. Caput humeri
Gelenktyp	Kugelgelenk
Gelenkführung	Muskelführung
Bewegungsumfang	Abduktion – Adduktion 90° – 0 – 15°
	Anteversion – Retroversion 90° – 0 – 30°
	Außenrotation – Innenrotation 60° – 0 – 60°

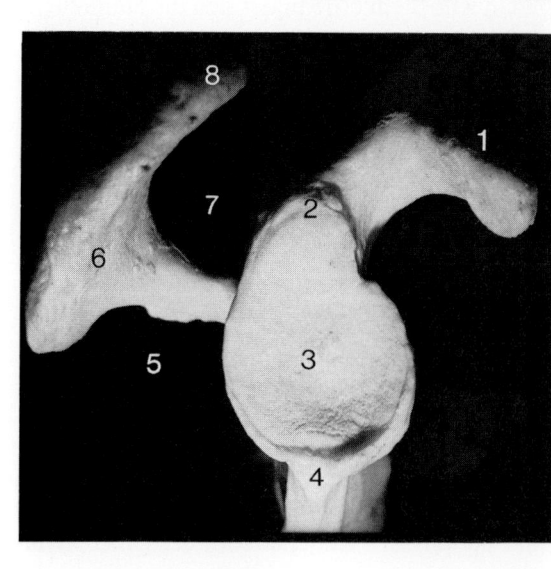

Abb. 21 Ansicht von lateral auf ein rechtes Schulterblatt.
1 = Proc. coracoideus
2 = Tuberculum supraglenoidale scapulae
3 = Cavitas glenoidalis scapulae
4 = Tuberculum infraglenoidale scapulae
5 = Fossa infraspinata
6 = Spina scapulae
7 = Fossa supraspinata
8 = Acromion

Bewegungsumfang im Schultergelenk unter Einbeziehung der Schlüsselbeingelenke

Der Bewegungsumfang des Armes wird durch die Beweglichkeit des Schultergürtels wesentlich gesteigert.

Abduktion (+ Elevation)   – Adduktion   180° – 0 – 40°
Anteversion   – Retroversion   180° – 0 – 40°
Außenrotation   – Innenrotation   90° – 0 – 90°

Zusätzlich kann durch Mitbewegungen des Rumpfes ein noch größerer Aktionsradius des Armes erreicht werden. Bei der Prüfung der Funktionsfähigkeit des Schultergelenks müssen deshalb die Bewegungen in den Schultergürtelgelenken und sog. *Scheinbewegungen* im Rumpf berücksichtigt werden.

Aufbau

Das Schultergelenk ist unser beweglichstes Kugelgelenk. Seine leicht konkave, ovale Gelenkpfanne macht nur etwa ein Viertel der Gelenkknorpelfläche des zugehörigen Humeruskopfes aus. Dieses Mißverhältnis zwischen zu großem Gelenkkopf und zu kleiner Gelenkpfanne wird größtenteils durch die Beweglichkeit der vielfach verstellbaren Gelenkpfanne ausgeglichen. Diese wird immer in Richtung der größten Druckbelastung zum Gelenkkopf ausgerichtet und stellt sich somit bei allen Bewegungen im Schultergelenk laufend neu ein.

Die Gelenkkapsel des Schultergelenks ist schlaff. Sie entspringt am Außenrand der Gelenkpfanne. Ein faserknorpeliges Labrum glenoidale vergrößert die Gelenkpfanne und ist mit der Kapsel verwachsen. Der Ansatz der Gelenkkapsel befindet sich im Bereich des Collum anatomicum, die beiden Tubercula liegen also extrakapsulär. Die sekundäre Epiphysenfuge liegt vorn und lateral extrakapsulär, hinten und medial jedoch intrakapsulär. Die Gelenkkapsel wird durch kräftige Sehnenansätze von Schultermuskeln und durch relativ lockere Kapselbänder (die Ligamenta glenohumeralia superius, medium et inferius) verstärkt. Lediglich das Ligamentum coracohumerale ist derber und kräftiger. Nach kranial zu wird das Schultergelenk durch den Fornix humeri, das Schulterdach, abgesichert. Die Sehne des langen Bicepskopfes zieht vom Tuberculum supraglenoidale kommend frei durch die Gelenkhöhle zum Sulcus intertubercularis. Die schlaffe Gelenkkapsel wird von den kurzen Rotatoren des Schultergelenks gerafft (Rotatorenmanschette).

Schwache Kapselzonen
und Verrenkungswege

Die sich um das Schultergelenk herumlegende Muskelmanschette (Rotatorenmanschette) mit ihren Sehnenansätzen in der Gelenkkapsel und die wenigen kapselverstärkenden Bandzüge belassen an der schlaffen Kapsel des Schultergelenks zwischen sich dünnere, schwache Kapselzonen. Sie sind typische Luxationswege für den Humeruskopf bei Verrenkungen im Schultergelenk.

Schwache Stellen
1. Zwischen Lig. glenohumerale sup., Lig. coracohumerale und Lig. glenohumerale medium.
2. Zwischen Lig. glenohumerale medium und Lig. glenohumerale inf. durch die Kapselansätze des M. subscapularis.
3. Zwischen M. subscapularis und der Ursprungssehne des langen Kopfes des M. triceps.
4. Zwischen M. teres minor und dem langen Kopf des M. triceps.

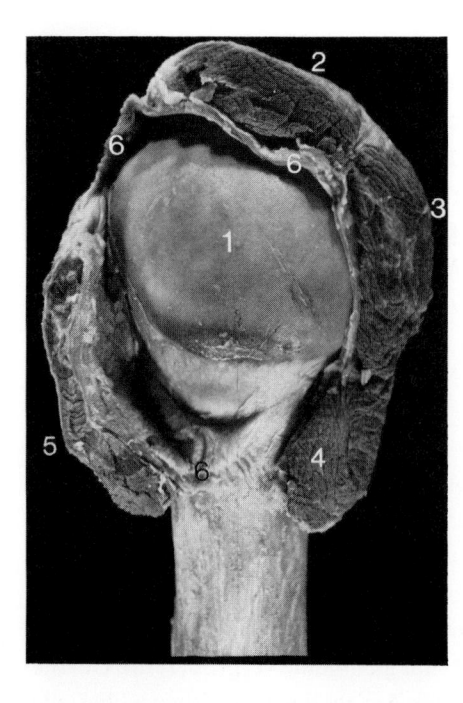

Abb. 22 Ansicht von medial auf den rechten Humeruskopf mit Gelenkkapsel und Rotatorenmanschette.
1 = Caput humeri
2 = M. supraspinatus
3 = M. infraspinatus
4 = M. teres minor
5 = M. subscapularis
6 = Gelenkkapsel

Schulterverrenkungen (Schulterluxationen)

Tritt der Gelenkkopf an den unter 1–3 genannten schwachen Stellen der Gelenkkapsel hindurch, so kommt es im Regelfall zu einer *Luxatio subcoracoida.* Der Humeruskopf kommt unter den Proc. coracoideus zu liegen. Dies ist die häufigste Form der Schulterverrenkung. Tritt der Gelenkkopf an der unter 4 genannten schwachen Stelle der Gelenkkapsel hindurch, so kommt es im Regelfall zu einer *Luxatio infraspinata,* seltener zu einer Luxatio subacromialis. Der Humeruskopf kommt in der Fossa infraspinata unter die Spina scapulae zu liegen oder hakt sich unter das Acromion ein. Luxiert der Humeruskopf an den unter 3 und 4 genannten schwachen Kapselbereichen, so kann er zwischen dem Zug der ventral und dorsal gelegenen Schultermuskeln am unteren Gelenkpfannenrand «hängen bleiben» und so zu einer *Luxatio axillaris* führen.

Schulternebengelenk

Unter dem M. deltoideus befindet sich eine lockere Verschiebeschicht von Bindegewebe. Sie erstreckt sich vom Acromion, über die Gelenkkapsel und die Sehnenscheide des langen Bicepskopfes im Sulcus intertubercularis bis zur Tuberositas deltoidea. Sie steht mit vielen Schleimbeuteln in der Umgebung (z. B. Bursae subacromialis, subcoracoidea, subdeltoidea) in Verbindung. Die lockere, in ihrem Maschenwerk Fett enthaltende Verschiebeschicht ermöglicht dem M. deltoideus, sich bei der Abduktion des Armes vom Humerus «abzuheben». Ohne die Gleitschicht könnte aber auch das Tuberculum maius bei der Abduktion nicht unter das

Acromion wandern. Auf Grund der Bedeutung dieser Verschiebeschicht für die Abduktion im Schultergelenk wurde der subdeltoideale Gleitraum von PFUHL als «muskulöses Schultergelenk» oder als Schulternebengelenk bezeichnet. Rheumatische Entzündungen setzen sich hier gern fest und führen zu schmerzhaften Bewegungseinschränkungen im Schultergelenk.

Mit dem Begriff «Periarthropathia humero-scapularis» werden sämtliche Schmerzzustände der Schultergelenke, unabhängig von der Schmerzursache belegt. Ihr können zugrunde liegen: 1. degenerative Veränderungen (z. B. an der langen Bicepssehne oder an der Supraspinatussehne). 2. Akute oder chronische Entzündungsvorgänge (an den Bursae, Vagina synovialis der langen Bicepssehne, im Bereich von Fascien und lockerem Bindegewebe um Rotatorenmanschette). 3. Traumatische Zustände (an Supraspinatussehne oder langer Bicepssehne). 4. Bei Ruhigstellung des Gelenks. 5. Häufig bei Cervicalsyndrom ($C_{4,5}$).

Z 19, 22

Tab. 45   **Rumpf-Oberarm-Muskeln**

Muskel	Ursprung	Ansatz	Nerv und Segmentbezug	Funktion
M. pectoralis maior		an der Crista tuberculi maioris humeri:		
Pars clavicularis	mediale zwei Drittel der Clavicula	caudal		
Pars sternocostalis	Sternum und angrenzende Rippenknorpel 2–7	in der Mitte	Nn. pectorales medialis et lateralis (C_5–Th_1)	*am Arm:* Adduktion Anteversion Innenrotation *bei fixiertem Arm:* Inspirationsmuskel
Pars abdominalis	vorderes Blatt der Rectusscheide	kranial		
M. latissimus dorsi	Proc. spinosi Th 7–L 5, Fascia thoracolumbalis, Facies dorsalis des Os sacrum, Labium ext. der Crista iliaca, Rippen 9–12	Crista tuberculi minoris humeri	N. thoracodorsalis (C_6–C_8)	*am Arm:* Adduktion Retroversion Innenrotation *bei fixiertem Arm:* Exspirationsmuskel

Z 23, 24

Tab. 47 **Schultermuskeln (= Schultergürtel-Arm-Muskeln)**

Muskel	Ursprung	Ansatz	Nerv und Segmentbezug	Funktion
M. deltoideus				*Gesamtmuskel:* Bei Abduktionsstellung im Schultergelenk über 60° ist der M. deltoideus ein reiner Abduktionsmuskel.
Pars clavicularis	laterals Drittel der Clavicula			
Pars acromialis	Acromion	Tuberositas deltoidea	N. axillaris (C_5 und C_6)	Muskelmantel für Schultergelenk, Bedeutung des subdeltoidealen Gleitraumes als muskulöses Schulternebengelenk.
Pars spinalis	Spina scapulae			*Pars clavicularis:* Adduktion Anteversion Innenrotation *Pars acromialis:* Abduktion *Pars spinalis:* Adduktion Retroversion Außenrotation
M. subscapularis	Fossa subscapularis	Tuberculum minus humeri, Gelenkkapsel	Nn. subscapulares (C_5 und $C_{6(8)}$)	Innenrotation, Adduktion
M. supraspinatus	Fossa supraspinata und aponeurotische Fascia supraspinata	Tuberculum maius humeri und Gelenkkapsel	N. suprascapularis (C_4–C_6)	Abduktion, Außenrotation
M. coracobrachialis	Proc. coracoideus	am Humerus gegenüber der Tuberositas deltoidea	N. musculocutaneus (C_5–C_7)	Innenrotation, Adduktion, Anteversion (bei Armstellung über 90° Abduktion)
M. infraspinatus	Fossa infraspinata und aponeurotische Fascia infraspinata	Tuberculum maius humeri, Gelenkkapsel	N. suprascapularis (C_4–C_6)	Außenrotation, Abduktion (geringe Adduktion mit distalem Muskelantei
M. teres minor	Margo lateralis scapulae	Tuberculum maius humeri	N. axillaris (C_5 und C_6)	Außenrotation, Adduktion
M. teres maior	Angulus inferior scapulae	Crista tuberculi minoris humeri	N. thoracodorsalis (C_5–C_6)	Adduktion, Retroversion, Innenrotation

Bewegungen im Schultergelenk und Summation der Leistungsfähigkeit der Synergisten

Tab. 47 (mkg-Angaben nach v. LANZ-WACHSMUTH)

Bewegungsrichtung (Muskeln in der Reihenfolge ihrer Wirksamkeit)	Gesamtleistung aller Synergisten
Anteversion (= Flexion) M. deltoideus (Pars clavicularis) M. supraspinatus M. pectoralis maior M. biceps brachii M. coracobrachialis	29,6 m/kg
Retroversion (= Extension) M. triceps brachii M. teres maior M. latissimus dorsi M. deltoideus (Pars spinalis)	21,3 m/kg
Abduktion M. deltoideus (Pars acromialis, ab 90° gesamter M.) M. supraspinatus M. infraspinatus M. biceps brachii (Caput longum)	21,0 m/kg
Adduktion M. pectoralis maior M. triceps brachii M. teres maior M. latissimus dorsi M. deltoideus (Pars clavicularis, spinalis) M. biceps brachii (Caput breve) M. coracobrachialis	39,7 m/kg
Innenrotation M. subscapularis M. pectoralis maior M. biceps brachii (Caput longum) M. teres maior M. deltoideus (Pars clavicularis) M. coracobrachialis	13,2 m/kg
Außenrotation M. infraspinatus M. teres minor M. deltoideus (Pars spinalis)	6,7 m/kg

Zur Klinik des Schultergelenks

Schonstellung Entlastungsstellung der Gelenkkapsel

Armhaltung bei Schonstellung im Schultergelenk

    1. Leichte Abduktion
 (durch Rückschwenken der Scapula korrigiert, daher liegt der Arm dem Rumpf an)
    2. Mittlere Rotationsstellung

Ruhestellung Stellung geringster Muskelbeanspruchung

Armhaltung bei Ruhestellung im Schultergelenk

    90° Abduktion
 (bei Beugung im Ellenbogengelenk um 90°, Unterarm horizontal ausgerichtet)

Krankengymnastische Untersuchung des Schultergelenks und Schulternebengelenks

1. Inspektion der Schulter und Schulterkontur.
2. Überprüfung der aktiven und passiven Bewegungen des Schultergelenks in der frontalen, sagittalen und horizontalen Ebene.
3. Am Oberarm werden folgende Knochenpunkte palpatorisch erfaßt: Fornix humeri, Tuberculum maius, Sulcus intertubercularis, Tuberculum minus und die Tuberositas deltoidea.
4. Translatorische Gelenktests: Bewegungen des Humeruskopfes nach caudal, lateral, ventral und dorsal.
5. Muskeltests der Schulter- und Oberarmmuskeln.

Krankengymnastische Richtlinien bei konservativ oder operativ versorgter Luxation des Schultergelenks

1. Gefährliche Bewegungsrichtungen sind Innen- und Außenrotation, sowie Bewegungen hinter die Körpermittlinie. Sie sind anfangs zu vermeiden.
2. Aufbau einer stärkeren Muskelspannung und Kräftigung der Schultermuskeln aus der Rückenlage. Lagerung des Oberarms dabei in 30° Abduktion und 30° Anteversion. Geübt werden primär Abduktion, Anteversion und Flexion.
3. Einüben von Bewegungen des täglichen Lebens.
4. Entstauende und durchblutungsfördernde Maßnahmen.

ULNA (ELLE) UND RADIUS (SPEICHE)

Die beiden Unterarmknochen Ulna und Radius ergänzen sich als Skelettpartner gegenseitig: So reicht die Ulna weiter proximalwärts und ist als wesentlicher Gelenkpartner zum Humerus kräftiger als der Radius, der Radius reicht weiter zur Hand hin und ist entscheidender Gelenkpartner zur proximalen Reihe der Handwurzelknochen. Die Ulna ist gegen den Radius zu unbeweglich, der Radius dreht sich bei den Umwendbewegungen des Unterarms gegen die Ulna. Die wesentliche

Druckübertragung von der Hand erfolgt zunächst auf den Radius, in Ellenbogenhöhe wird der Druck hauptsächlich über die Ulna auf den Humerus übertragen. Auch die Detailausgestaltung beider Unterarmknochen ergänzt sich: So hat der Radius sein Capitulum proximal, die Ulna jedoch distal. Das Radiusköpfchen dreht sich im proximalen Umwendgelenk in der Incisura radialis ulnae, im distalen Umwendgelenk dreht sich die Incisura ulnaris radii gegen das Ulnaköpfchen.

Radius und Ulna sind über das proximale und distale Radio-Ulnar-Gelenk gelenkig und über die Membrana interossea syndesmotisch untereinander verbunden. Die derbe Membrana interossea, die auch Unterarmmuskeln als Ursprungsfeld dient, verhindert eine Longitudinalverschiebung der beiden Unterarmknochen gegeneinander.

OSTEOLOGIE UND ARTHROLOGIE VON ULNA UND RADIUS

Ulna	Incisura trochlearis	Radius	Caput radii
	Olecranon ulnae		Fovea capitis radii
	Proc. coronoideus		Circumferentia articularis radii
	Tuberositas ulnae		Collum radii
	Incisura radialis ulnae		Tuberositas radii
	Corpus ulnae		Corpus radii
	Caput ulnae		Facies articularis carpea radii
	Proc. styloideus ulnae		Proc. styloideus radii

Ellenbogengelenk

Z 23
Z 24

Das Ellenbogengelenk ist ein aus 3 Teilgelenken zusammengesetztes Scharnierumwendgelenk.

Es besteht aus folgenden Teilgelenken:

1. Art. humero-ulnaris (Scharniergelenk)
2. Art. humero-radialis (Dreh-Scharniergelenk)
3. Art. radio-ulnaris proximalis (Radgelenk)

Art. humero-ulnaris

Gelenkpartner: Trochlea humeri
Incisura trochlearis ulnae

Gelenktyp: Scharniergelenk
mit Knochenführung durch die zentrale erhabene Leiste in der Incisura trochlearis («Feder»), die in die Rinne («Nut») der Trochlea humeri greift.

Gelenkführung: Knochenführung («Nut»-«Feder»-Prinzip)
Bänderführung (Ligg. collateralia radiale et ulnare)
Muskelführung

Art. humero-radialis

Gelenkpartner: Capitulum humeri mit Fovea capitis radii
Trochleaschräge mit Radiusschräge

Gelenktyp: Dreh-Scharniergelenk (funktionell)

Gelenkführung: Bänderführung (Lig. collaterale radiale und Lig. anulare radii)
Muskelführung

Art. radio-ulnaris proximalis

Gelenkpartner: Circumferentia articularis radii
Incisura radialis ulnae
Lig. anulare radii (mit hyaliner Knorpelauskleidung)

Gelenktyp: Radgelenk

Gelenkführung: Knochenführung (gering)
Bänderführung (Lig. anulare radii, Membrana interossea)
Muskelführung

Bewegungsumfang im Ellenbogengelenk

Extension – Flexion $0° – 0 – 150°$
Supination – Pronation $65° – 0 – 65°$

Im Ellenbogengelenk wirksame Oberarmmuskeln Z 25, 26

Muskel	Ursprung	Ansatz	Nerv und Segmentbezug	Funktion
Beuger				
M. biceps brachii				
Caput longum	Tuberculum supraglenoidale	Tuberositas radii und über Aponeurose des M. biceps brachii an Unterarmfascie	N. musculocutaneus (C_5 und C_6)	*Schultergelenk:* Anteversion (bei gestrecktem Ellenbogengelenk)
Caput breve	Proc. coracoideus			Abduktion und Innenrotation (Caput longum) Adduktion (Caput breve)
				Ellenbogengelenk: Flexion und Supination
M. brachialis	Ventralseite der distalen Humerushälfte, angrenzende Septa intermuscularia	Tuberositas ulnae	N. musculocutaneus (C_5 und C_6)	Flexion
M. brachioradialis	Margo lateralis des Humerus, laterales Muskelseptum	Proc. styloideus radii	N. radialis (C_5 und C_6)	Flexion
Strecker				
M. triceps brachii		Olecranon ulnae	N. radialis (C_6–C_8)	*Schultergelenk:* Retroversion Adduktion
Caput longum	Tuberculum infraglenoidale scapulae			*Ellenbogengelenk* Extension
Caput mediale	Dorsalseite des Humerus distal des Sulcus nervi radialis und angrenzende Septa Intermuscularia			
Caput laterale	Dorsalseite des Humerus proximal des Sulcus nervi radialis, Septum intermuscularum laterale			
M. anconaeus	Epicondylus lat. humeri	Olecranon, Facies post. ulnae	N. radialis (C_7 und C_8)	Extension im Ellenbogengelenk, Kapselraffer)

175

Zur Klinik

Krankengymnastische Befunderhebung

Sie umfaßt die Gelenkstellung, die Gelenkkonturen von Ober- und Unterarm und die Messung der Umfänge von Ober- und Unterarm an definierten Stellen im Seitenvergleich. Sie überprüft aktive und passive Bewegungsumfänge für Extension und Flexion, Supination und Pronation, sowie zur Überprüfung der Stabilität der Collateralbänder eine mögliche Ab- und Adduktion. Die Palpation umfaßt Olecranon, Fossa olecrani und beide Epicondylen des Humerus. Ferner werden palpiert die Ligg. collateralia radiale et ulnare, sowie das Lig. anulare radii. Die Muskelursprünge der langen Unterarmflexoren und -extensoren an den Humerusepicondylen werden abgetastet. Die Muskeln können auch Widerstandstests unterzogen werden. Nach Überprüfen des Gelenkspaltes des Humeroradialgelenks, der Stellung des Radiusköpfchens, sowie der Gelenkkapsel auf Schmerzhaftigkeit, werden die translatorischen Gelenktests in den Teilgelenken des Ellenbogengelenks gemacht.

Hueter'sches Dreieck

Bei Streckstellung im Ellenbogengelenk fallen Epicondylus medialis humeri, Epicondylus lateralis humeri und Spitze des Olecranon ulnae in eine Ebene. Bei Flexion im Ellenbogengelenk bilden Epicondylus medialis humeri, Epicondylus lateralis humeri und die Olecranonspitze die Eckpunkte eines gleichschenkligen Dreiecks, dessen Spitze (Olecranon) distalwärts gerichtet ist. (Bei Epicondylenabrissen, Olecranonluxation oder Olecranonfraktur Verlagerung der Eckpunkte des Dreiecks, das damit in seiner Form verändert wird).

Umwendbewegungen der Hand

Umwendbewegungen der Hand kommen durch Drehbewegungen in dem Humero-Radial-Gelenk und in beiden Radio-Ulnar-Gelenken zu Stande. Die syndesmotische Verbindung von Radius und Ulna über die Membrana interossea und das Lig. anulare radii führen diese Bewegungen und verhindern eine Parallel- und Lateralverschiebung der beiden Knochen gegeneinander. Die Hand muß den Drehbewegungen im Unterarm folgen, da das proximale Handgelenk als Eigelenk keine ausgleichende Bewegung zuläßt. Die Umwendachse verläuft durch die Dreh-Mittelpunkte der Art. humero-radialis und der Radio-Ulnargelenke [«Capitulum (humeri) – Caput (radii) – Caput (ulnae)»-Achse]. Die Umwendbewegungen werden als *Supination* (Handinnenseite wird zum Himmel gewendet) und als *Pronation* (Handinnenseite wird zur Erde gewendet) bezeichnet. Supinationsmuskeln müssen die Umwendachse auf deren Dorsalseite von ulnar nach radial queren, Pronationsmuskeln kreuzen die Achse auf ihrer Ventralseite. Reine Umwendbewegungen lassen sich in einem Gesamtumfang von etwa 130° durchführen. Sie können bei rechtwinkliger Beugestellung im Ellenbogengelenk am kräftigsten ausgeführt werden. Der Umwendeffekt kann durch Rotationsbewegungen im Schultergelenk, durch Bewegungen im Schultereckgelenk und im Sterno-Claviculargelenk und auch durch Lateralflexion und Drehung des Rumpfes bis auf etwa 360° vergrößert werden. Diese Zusatz- und Ersatzmöglichkeiten können somit Bewegungen in den Radio-Ulnar-Gelenken vortäuschen (Scheinbewegungen). Der Bewegungsumfang aus der Neutral-0-Stellung für die reine Supinations-Pronationsbewegung beträgt: 65° – 0 – 65°.

Tab. 49   **Supinations- und Pronationsmuskeln**   **Z 27**

Supination

Muskel	Ursprung	Ansatz	Nerv und Segmentbezug	Funktion
M. biceps brachii		Tuberositas radii	N. musculocutaneus (C_5 u. C_6)	*im Schultergelenk:*
Caput longum	Tuberculum supraglenoidale scapulae			Caput longum: Abduktion
Caput breve	Proc. coracoideus			Caput breve: Innenrotation und Adduktion
				im Ellenbogengelenk: Supination, Flexion
M. supinator	Epicondylus lat. humeri, Lig. collaterale radiale, Lig. anulare radii, Crista m. supinatoris	ventral und lateral am proximalen Radiusdrittel	R. profundus n. radialis (C_5 und C_6)	Supination

Geringfügig supinatorisch wirken noch: M. brachioradialis (nur aus der Pronationsstellung bis zur Mittelstellung), M. abductor pollicis longus, Mm. extensores pollicis longus et brevis, M. extensor indicis.

Pronation

Muskel	Ursprung	Ansatz	Nerv und Segmentbezug	Funktion
M. pronator teres				
Caput humerale	Epicondylus med. humeri, Septum intermusculare mediale	Lateralseite des Radius distal des Supinatoransatzes	N. medianus (C_6 und C_7)	Pronation, Flexion im Ellenbogengelenk
Caput ulnare	Proc. coronoideus ulnae			
M. pronator quadratus	Ventralseite des distalen Ulnaviertels	Ventralseite des distalen Radiusviertels	N. medianus (C_8 und Th_1)	Pronation

Weitere Pronationsmuskeln (in der Wertigkeit des M. pronator quadratus) sind: M. flexor carpi radialis (= M. pronator longus im französischen Sprachgebrauch), M. extensor carpi radialis longus und M. brachioradialis (nur aus äußerster Supinationsstellung bis zur Mittelstellung).

HANDSKELETT

Z 28
Z 29
Das Handskelett wird in Handwurzelknochen (Carpalknochen), Mittelhandknochen (Metacarpalknochen) und in Fingerphalangen (Grund-, Mittel- und Endphalangen) unterteilt. Parallel hierzu gliedert sich die Hand in Handwurzel, Mittelhand und Finger.

Die Handwurzelknochen sind in zwei Reihen hintereinander angeordnet. Die proximale Reihe bildet mit der angrenzenden Facies carpea radii und einem auf das Caput ulnae folgenden Discus das proximale Handgelenk. Beide Handwurzelknochenreihen bilden mit den zueinander gerichteten und ineinandergreifenden Gelenkflächen die Articulatio intercarpea, das distale Handgelenk. Die Handgelenke sind ein annähernd funktionell einheitliches Eigelenk.

Die Carpo-Metacarpal-Gelenke schließen sich fingerwärts an. Hierbei hat das Carpo-Metacarpal-Gelenk I – das Daumensattelgelenk – wegen der in ihm möglichen Oppositionseinstellung des Daumens seine besondere Bedeutung. Die Carpo-Metacarpal-Gelenke II, III sind straffe Gelenke, die des IV. und V. Fingerstrahls lassen geringe Oppositionsbewegungen zu.

An die Metacarpo-Phalangeal-Gelenke (Fingergrundgelenke), die aktiv ein Beugen und Strecken, sowie ein Abduzieren und Adduzieren zulassen, schließen sich die Fingermittel- und -endgelenke an, die reine Scharniergelenke sind. Am Daumen fehlen Mittelphalanx und somit auch das mittlere Gelenk.

Osteologie

1. **Proximale Reihe der Handwurzelknochen** (von radial nach ulnar)
   Os scaphoideum, Os lunatum, Os triquetrum, Os pisiforme.

2. **Distale Reihe der Handwurzelknochen** (von radial nach ulnar)
   Os trapezium, Os trapezoideum, Os capitatum, Os hamatum.

3. **Ossa metacarpalia I-V**
   Jedes Os metacarpale wird unterteilt in die handwurzelnahe Basis, in ein Corpus und in das fingerwärts gerichtete Caput.

4. **Phalanx proximalis, media, distalis**
   Auch hier ist die typische Gliederung in Basis, Corpus und Caput gegeben. Die distale Phalanx hat anstelle des Caput eine Tuberositas.

Handgelenke

Z 28
Z 29

Proximales Handgelenk (Art. radiocarpea)

Gelenkpartner

Gelenkpfanne	Gelenkkopf
Facies carpea radii	Os scaphoideum und radialer Teil des Os lunatum
Discus articularis	ulnarer Teil des Os lunatum und Os triquetrum

Gelenkbänder   Lig. collaterale carpi radiale und Lig. radiocarpeum palmare; Lig. collaterale carpi ulnare und Lig. ulnocarpeum palmare.
Die proximalen Handwurzelknochen sind untereinander durch Ligg. intercarpea verbunden.
Die proximalen Handwurzelknochen haben aber einen größeren Bewegungsspielraum untereinander als die distalen.

Gelenktyp   Eigelenk

Bewegungen   Flexion – Extension
Radialabduktion – Ulnarabduktion

Distales Handgelenk (Art. intercarpea)

Gelenkpartner   Proximale und distale Reihe der Handwurzelknochen mit den zueinander gerichteten und ineinandergreifenden Gelenkflächen

Gelenkbänder   Ligg. intercarpalia, Lig. carpi radiatum, Lig. pisohamatum

Gelenktyp und Bewegungen   Scharniergelenk für Flexion und Extension, geringer Spielraum für seitliche Verschiebung

Handgelenke als funktionelle Bewegungseinheit

In den Handgelenken lassen sich Palmarflexion und Dorsalextension um eine quere Achse durchführen, welche die Spitzen der Processus styloidei radii et ulnae schneidet. Daneben sind um eine dorsopalmar durch das Os capitatum verlaufende Achse Abduktionsbewegungen der Hand nach radial und ulnar möglich.

Da die Gelenkpfanne aus Facies carpea radii und Discus an ihrem radialen und dorsalen Rand näher zur Handwurzel reicht, als auf der ulnaren und palmaren Seite, ist der Bewegungsumfang im proximalen Handgelenk auch nach radial und dorsal geringer als nach ulnar und palmar. In der Normalstellung steht die in zwei Facetten gegliederte Facies carpea radii mit dem Os scaphoideum und dem Os lunatum in Gelenkkontakt. Der Discus gelenkt in Normalstellung hauptsächlich mit dem Os lunatum, gering mit dem Os triquetrum. Da das Os capitatum sich gegen die proximale Reihe der Handwurzelknochen vordrängt, drückt es bei Radialabduktion das Os scaphoideum gegen die Facies carpea radii. Das Os capitatum drängt bei leichter Ulnarabduktion das Os lunatum und bei starker Ulnarabduktion das Os triquetrum gegen die Gelenkpfanne am Radiusende. Das proximale Handgelenk wird palmar von besonders straffen und kräftigen Bändern abgesichert. Sie schränken den Bewegungsspielraum nach dorsal zu ein.

Während die proximalen Handwurzelknochen gegeneinander eine gewisse Beweglichkeit haben, sind die distalen Handwurzelknochen untereinander amphiarthrotisch verbunden. Im distalen Handgelenk läßt sich nach dorsal und nach ulnar günstiger bewegen als nach radial und palmar. Die günstige Dorsalextension im distalen Handgelenk wird durch die besondere Beweglichkeit des Os lunatum ermöglicht, das nur eine geringe Bänderfixierung hat. Das durch Bandzüge besonders fest eingebaute Os capitatum kippt bei der Dorsalextension das Os lunatum palmarwärts.

Beide Handgelenke lassen aktiv Flexion, Extension, Ab- und Adduktion zu. Geringgradige Drehbewegungen sind nur passiv durchführbar.

Bewegungsumfang in den Handgelenken

Flexion	80°–85° (besonders proximales Handgelenk)
Extension	80°–85° (besonders distales Handgelenk)
Abduktion nach radial	20° (aus der Neutral-0-Stellung)
Abduktion nach ulnar	40°–45° (aus der Neutral-0-Stellung)
Dorsalextension – Palmarflexion	80° – 0 – 80°
Radialabduktion – Ulnarabduktion	20° – 0 – 45°

Carpo-Metacarpal-Gelenke, Daumensattelgelenk

Das Carpo-Metacarpalgelenk I zwischen Os trapezium und dem Os metacarpale I ist ein Sattelgelenk. Das **Daumensattelgelenk** läßt folgende Bewegungen zu:

Z 28
Z 29

Opposition = Daumen wird aus Abduktionsstellung gegen den kleinen Finger geführt

Reposition = Daumen wird aus der Gegenüberstellung mit dem kleinen Finger in Normalhaltung zurückgeführt

Abduktion = Daumen wird vom Zeigefinger abgespreizt

Adduktion = Daumen wird an Zeigefinger angelegt

Bewegungsumfang im Daumensattelgelenk

    Abduktion – Adduktion   60° – 0 – 0°
    Opposition – Reposition   30° – 0 – 30°

Die **Carpo-Metacarpalgelenke II, III** sind Amphiarthrosen, die des **IV.** und **V.** Fingerstrahls lassen geringe Sattelgelenkbewegungen zu.

Fingergelenke

Die Fingergrundgelenke II–V sind anatomische Kugelgelenke. Sie lassen aktiv aber nur Beuge- und Streckbewegungen, sowie Abduktion und Adduktion auf den Mittelfinger zu. Eine Kreiselung um die Fingerlängsachse ist nur passiv möglich. Das Daumengrundgelenk ist ein Scharniergelenk. Alle Mittel- und Endgelenke der Finger sind ebenfalls Scharniergelenke. Sie werden durch Collateralbänder gesichert und haben Knochen-, Bänder- und Muskelführung.

Bewegungsumfang aktiv

    Daumengrundgelenk   0° – 0 – 50°
    Daumenendgelenk   0° – 0 – 80°
    Fingergrundgelenke II–V: Extension – Flexion   10° – 0 – 90°
                                      Abduktion – Adduktion   20° – 0 – 10°
    Fingermittelgelenke: Extension – Flexion   0° – 0 – 100°
    Fingerendgelenke II–V: Extension – Flexion   0° – 0 – 50°.

In den Fingergrundgelenken II–V lassen sich **passiv Drehbewegungen** um die Fingerlängsachse durchführen.

    Zeigefinger: Außenrotation – Innenrotation   10° – 0 – 10°
    Kleinfinger: Außenrotation – Innenrotation   30° – 0 – 30°.

Z 30, 31

Hand- und Fingermuskeln

Tab. 50 **Muskeln, die an der Hand nur auf Handgelenke wirken**

Muskel	Ursprung	Ansatz	Nerv und Segmentbezug	Funktion
Flexoren				
M. flexor carpi radialis	Epicondylus med. humeri	Basis Os metacarpale II	N. medianus (C_6–C_8)	Flexion in Handgelenken, Radialabduktion, Pronation aus äußerster Supinationsstellung
M. flexor carpi ulnaris				
Caput humerale	Epicondylus med. humeri	über Os pisiforme, Lig. pisohamatum am Os hamatum und Basis Metacarpale V	N. ulnaris (C_7 und C_8)	Flexion in Handgelenken, Ulnarabduktion
Caput ulnare	Olecranon und Margo post. ulnae			
M. palmaris longus (Muskel fehlt häufig, die Palmaraponeurose jedoch nie)	Epicondylus med. humeri	Palmaraponeurose	N. medianus (C_8 und Th_1)	Flexion in Handgelenken, Anspannung der Palmaraponeurose
Extensoren				
M. extensor carpi radialis longus	Margo und Epicondylus lat. humeri	Basis Os metacarpale II	N. radialis (C_6 und C_7)	Flexion im Ellenbogengelenk, Extension in Handgelenken, Radialabduktion, Pronation aus äußerster Supinationsstellung
M. extensor carpi radialis brevis	Epicondylus lat. humeri	Basis des Os metacarpale III	N. radialis (C_7)	Extension in den Handgelenken
M. extensor carpi ulnaris		Basis des Os metacarpale V	N. radialis (C_7 und C_8)	
Caput humerale	Epicondylus lat. humeri			Extension in Handgelenken, Ulnarabduktion
Caput ulnare	Olecranon; prox. Dorsalseite der Ulna			

Tab. 51   **Lange Fingermuskeln**   **Z 32, 33**

Muskel	Ursprung	Ansatz	Nerv und Segmentbezug	Funktion
Flexoren				
M. flexor digitorum superficialis			N. medianus (C_7–Th_1)	Flexion in Ellenbogengelenk, Handgelenken, Fingergrund- und Fingermittelgelenken (II–V)
Caput humeroulnare	Epicondylus med. humeri, Proc. coronoideus ulnae	Mittelphalangen der Finger II–V		
Caput radiale	palmare Fläche des Radius			
M. flexor digitorum profundus				Flexion in den Handgelenken und allen Fingergelenken II–V
ulnarer Teil	palmare Fläche der Ulna	Basis der Endphalangen der Finger II–V	ulnarer Teil: N. ulnaris (C_8 und Th_1)	
radialer Teil	Membrana interossea		radialer Teil: N. medianus (C_8 und Th_1)	
Extensoren				
M. extensor digitorum (communis)	Epicondylus lat. humeri	Dorsalaponeurose der Finger II–V (an Grund-, Mittel- und und Endphalangen)	R. profundus n. radialis (C_6–C_8)	Extension in Handgelenken und allen Fingergelenken II–V
M. extensor indicis	Dorsalseite der Ulna (distal), Membrana interossea	Dorsalaponeurose des Zeigefingers	R. profundus n. radialis (C_8 und Th_1)	Extension in Handgelenken und allen Gelenken des Zeigefingers
M. extensor digiti minimi	Epicondylus lat. humeri	Dorsalaponeurose des Kleinfingers	R. profundus n. radialis (C_7 und C_8)	Extension in Handgelenken und allen Gelenken des Kleinfingers; Ulnarabduktion des Kleinfingers

Zum Verlauf der langen Fingermuskeln   Z 34

Die Sehnen der langen Fingerflexoren und Fingerextensoren werden im Bereich der   **Z 35**
Handgelenke durch Bänder (= Retinaculum extensorum, Retinaculum flexorum) gegen die knöcherne Unterlage gedrückt. An den Fingern werden sie von ring- und

kreuzförmigen Haltebändern an die Phalangen gezwungen. Um einen Zerschleiß zu vermeiden, werden die Sehnen in Sehnenscheiden geschützt und geführt.

Auf der Dorsalseite der Handwurzel sind unter dem Retinaculum extensorum die Sehnen der Hand- und Fingerextensoren in 6 Sehnenscheidenfächern geordnet:

Tab. 52

Sehnenscheidenfach	Sehnenscheide und Sehne des Muskels
I	M. abductor pollicis longus M. extensor pollicis brevis
II	M. extensor carpi radialis longus M. extensor carpi radialis brevis
III	M. extensor pollicis longus
IV	M. extensor digitorum (communis) M. extensor indicis
V	M. extensor digiti minimi
VI	M. extensor carpi ulnaris

Die Sehnen des M. extensor digitorum stehen in Höhe der Mittelhand untereinander in Kontakt (Connexus intertendinei). Alle Extensoren für Finger und Daumen verankern sich auf deren Dorsalseite breitflächig an den Gelenkkapseln der Finger- bzw. Daumengelenke. In Höhe der Fingergrundgelenke ist die Dorsalaponeurose nach den Seiten zu verbreitert. Hier strahlen die Sehnen der Mm. interossei und lumbricales von palmar her ein. Ein Sehnenabriß eines langen Fingerstreckers in Höhe der Endphalanx führt also nicht zum Funktionsausfall des Muskels in den weiter proximal gelegenen Gelenken.

Auf der Palmarseite werden zwischen Daumen- und Kleinfingerballen unter dem Retinaculum flexorum die ebenfalls in Sehnenscheiden geschützten Sehnen der Mm. flexores digitorum superficialis et profundus und des M. flexor pollicis longus geführt. Das Retinaculum flexorum verbindet die ulnaren und radialen Randbereiche der nach palmar zu in einer konkaven Bogenform angeordneten Handwurzelknochen miteinander. Der so gebildete Tunnel, in dem Handwurzelknochen und deren Zwischenknochenbänder den Boden, das Retinaculum flexorum Dach und Seitenwände stellen, wird Canalis carpi oder *Karpaltunnel* genannt. In ihm verlaufen oberflächlich die 4 Sehnen des M. flexor digitorum superficialis, darunter die 4 Sehnen des M. flexor digitorum profundus und radial daneben die gesonderte Sehne des M. flexor pollicis longus. Radial der Sehnen der oberflächlichen Fingerflexoren zieht der N. medianus durch den Karpaltunnel.

Im Bereich der amphiarthrotischen Carpo-Metacarpal-Gelenke II–IV und der Ossa metacarpalia II–IV sind Sehnenscheiden nicht notwendig. Sie fehlen deshalb im Regelfall. Durchgehende Sehnenscheiden vom Karpaltunnel bis zu den Endphalangen finden sich meist nur für den Daumen und kleinen Finger.

Die Sehnenscheiden an den Fingern und am Daumen haben eine besondere Konstruktion: Es sind *osteofibröse Kanäle*. Ihre knöcherne Basis stellen die Palmarseiten der Phalangen. Die Gelenke werden dabei durch dünne, überknorpelte Faserplatten (Fibrocartilago palmaris) überbrückt. Die restlichen Wände des osteofibrösen Kanals bilden ringförmige, kreuzförmige und schräge Bandzüge. Sie umschließen an den Fingern II–V die gemeinsame Sehnenscheide für die oberflächlichen und tiefen Beugesehnen. Am Daumen umhüllen sie nur die Sehnenscheide des M. flexor pollicis longus. Die Sehnen der Fingerflexoren bzw. des M. flexor pollicis longus verbinden sich im Bereich der Finger- bzw. Daumengelenke über zarte Vincula tendinum mit den Phalangen. Feine Gefäße in diesen ehemaligen Mesotendineumstrukturen stellen die Ernährung der Sehnen in der Sehnenscheide sicher. In Höhe der Grundphalanx gabelt sich die Sehne des M. flexor digitorum superficialis *(«Perforatus»)*, um zwischen sich die bis zur Endphalanx ziehende tiefe Beugesehne des Fingers *(«Perforans»)* durchtreten zu lassen. Die Sehnenscheidenhülsen an Finger und Daumen enden kurz vor dem Ansatz der tiefen Beugesehne an der Endphalanx.

Die straffe Führung der langen Beugesehnen in den Fingersehnenscheiden bewirkt, daß bei einer knotenartigen Verdickung in einer Sehne sich diese an den Ringbändern des osteofibrösen Kanals oder an dem Sehnenschlitz des M. flexor digitorum superficialis verhaken kann. Erst bei größerer Muskelanspannung wird der Widerstand überwunden. Das führt dann zum klinischen Bild des schnellenden Fingers.

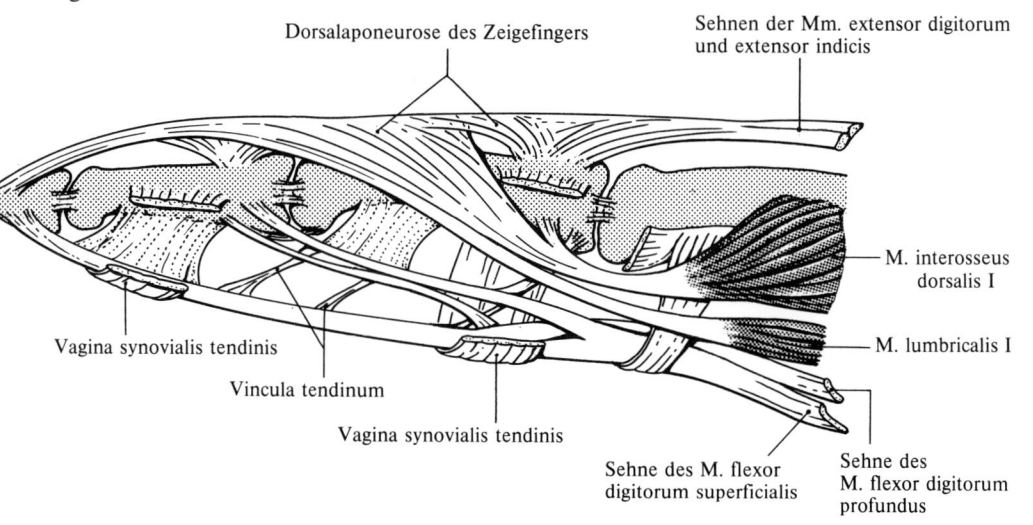

Abb. 23 Sehnenverläufe am Zeigefinger der rechten Hand. Ansicht von radial. Sehnenscheidenkanal eröffnet.

Z 34, 36

Tab. 53   Mm. lumbricales und Mm. interossei

Muskel	Ursprung	Ansatz	Nerv und Segmentbezug	Funktion
Mm. lumbricales I–IV I und II: einköpfig III und IV: zweiköpfig	Sehnen des M. flexor digitorum profundus	Dorsalaponeurose der Finger II–V	I und II: N. medianus III und IV: N. ulnaris (C_8 und Th_1)	Flexion in Fingergrundgelenken, Extension in den Fingermittel- und -endgelenken
Mm. interossei palmares I–III (einfach gefiedert)	Ossa metacarpalia II (Ulnarseite), IV, V (Radialseite)	Dorsalaponeurose der Finger II, IV, V	N. ulnaris (C_8 und Th_1)	Flexion in Fingergrundgelenken, Extension in Mittel- und Endgelenken der Finger. Adduktion der Finger II, IV und V auf den Mittelfinger
Mm. interossei dorsales I–IV (zweifach gefiedert)	benachbarte Seitenflächen der Ossa metacarpalia I–V	Dorsalaponeurose der Finger: für I: Zeigefinger für II, III: Mittelfinger für IV: Ringfinger	N. ulnaris (C_8 und Th_1)	Flexion in Fingergrundgelenken, Extension in den Mittel- und Endgelenken der Finger, Spreizen der Finger II, III, IV. Für Daumen und Kleinfinger gesonderte Muskeln

Mm. interossei und Mm. lumbricales
Faustschluß und Spreizen der Finger

In Höhe der Fingergrundgelenke verlaufen die Sehnen der Mm. interossei und lumbricales palmar der Beuge-Streckachse. Distalwärts biegen sie nach dorsal um und strahlen in die Dorsalaponeurose der zugehörigen Finger.

Beim Faustschluß müssen lange und kurze Fingerflexoren zusammenarbeiten. Die langen Fingerflexoren sind mehrgelenkige Muskeln. Sie erreichen ihre aktive Muskelinsuffizienz deshalb schon, bevor sie den Bewegungsspielraum der Fingergelenke ausgenutzt haben. Wenn die langen Fingerflexoren in den Fingermittel- und Fingerendgelenken die Beugebewegung einleiten, werden die Mm. interossei und Mm. lumbricales, da sie in die Dorsalaponeurose der Finger einstrahlen, vorgedehnt. Sie können aus dieser Vordehnung heraus besonders kräftig in den Fingergrundgelenken beugen. Sie sind deshalb für den festen Faustschluß entscheidend.

Mm. interossei palmares (3) = Adduktoren der Finger
Mm. interossei dorsales (4) = Abduktoren der Finger (= Spreizer)

Die Ab- und Adduktionsbewegungen der Finger führen die Mm. interossei auf eine Symmetrieachse zu, die in Längsrichtung durch das Os metacarpale III und den Mittelfinger verläuft. Bei Kenntnis dieses Sachverhaltes läßt sich leicht ableiten, daß auf den Mittelfinger zu nur die beiden ulnaren Finger und der Zeigefinger adduziert werden können (= 3 Mm. interossei palmares). Die Mm. interossei palmares bleiben in Ursprung und Verlauf am gleichen Fingerstrahl. Der Daumen hat in seiner Ballenmuskulatur einen gesonderten Adduktor.

Die Mm. interossei dorsales abduzieren die Finger von der Symmetrieachse durch den 3. Fingerstrahl. Da für Daumen und kleinen Finger in deren Ballenmuskulatur gesonderte Abduktoren vorhanden sind, lassen sich von der Symmetrieachse oberflächlich betrachtet, nur Ringfinger (M. interosseus dorsalis IV) und Zeigefinger (M. interosseus dorsalis I) abduzieren. Bei Betrachtung des Spielraumes des Mittelfingers erkennt man, daß dieser sich sowohl nach ulnar als auch nach radial abduzieren läßt. Der Mittelfinger muß also von 2 verschiedenen Mm. interossei dorsales (II, III) gezügelt werden. Die Mm. interossei dorsales entspringen von zwei benachbarten Metacarpalknochen und verlaufen zu dem Finger, der der Symmetrieachse durch den Mittelfinger näher liegt. Der besonders kräftige M. interosseus dorsalis I entspringt mit seinem einen Ursprungsteil an dem beweglichen Os metacarpale I. Bei festgestelltem oder ulnarwärts geführtem Zeigefinger wirkt deshalb dieser Muskel auch als kräftiger Adduktionsmuskel für den Daumen im Carpo-Metacarpalgelenk I, dem Daumensattelgelenk.

Daumenmuskeln

Tab. 54 **Lange Daumenmuskeln**

Muskel	Ursprung	Ansatz	Nerv und Segmentbezug	Funktion
M. abductor pollicis longus	Dorsalseite des Radius (proximal), Membrana interossea, gering Dorsalseite Ulna (proximal)	Os metacarpale I (Basis)	R. profundus n. radialis (C_7 und C_8)	Sattelgelenk: Abduktion, Reposition Radialabduktion der Hand
M. extensor pollicis brevis	Dorsalseite des Radius (distal), Membrana interossea	Grundphalanx I (Dorsalseite der Basis)	R. profundus n. radialis (C_8 und Th_1)	Sattelgelenk: Reposition Daumengrundgelenk: Extension Radialabduktion der Hand
M. extensor pollicis longus	Dorsalseite der Ulna (proximal) und Membrana interossea	Endphalanx I (Dorsalseite der Basis)	R. profundus n. radialis (C_7 und C_8)	Extension in: Handgelenken, Grund- und Endgelenk des Daumens Daumensattelgelenk: Reposition, Adduktion
M. flexor pollicis longus	Palmarfläche des Radius, Membrana interossea	Endphalanx I (Basis Palmarseite)	N. medianus (C_8 und Th_1)	Flexion in: Handgelenken, Daumengrund- und Daumenendgelenk Daumensattelgelenk: Opposition

Tab. 55   Daumenballenmuskulatur (Thenar)   **Z 36**

(Schichtenfolge von außen nach innen)

Muskel	Ursprung	Ansatz	Nerv und Segmentbezug	Funktion
M. abductor pollicis brevis	Retinaculum flexorum, Tuberculum ossis scaphoideum	Basis Grundphalanx I (radiales Sesambein)	N. medianus (C_8 und Th_1)	Abduktion
M. opponens pollicis	Retinaculum flexorum, Tuberculum ossis trapezii	Os metacarpale I (radiale Seite)	N. medianus (C_8 und Th_1)	Opposition, Adduktion
M. flexor pollicis brevis				
Caput superficiale	Retinaculum flexorum	Basis Grundphalanx I (radiales Sesambein)	N. medianus (C_8 und Th_1)	im Sattelgelenk: Abduktion, Opposition
Caput profundum	Ossa trapezium, trapezoideum et capitatum	Basis Grundphalanx I (ulnares Sesambein)	N. ulnaris (C_8 und Th_1)	im Sattelgelenk: Adduktion, Opposition im Daumengrundgelenk: Flexion
M. adductor pollicis			N. ulnaris (C_8 und Th_1)	Opposition, Adduktion
Caput obliquum	Os metacarpale II (Basis) Os capitatum, Os hamatum	Grundphalanx I (mediales Sesambein)		
Caput transversum	Os metacarpale III (Palmarseite)	Grundphalanx I (mediales Sesambein)		

Tab. 56   **Funktionelle Übersicht der Daumenmuskeln im Daumensattelgelenk**

Opposition: M. flexor pollicis longus   N. medianus C_8 und Th_1
                 M. flexor pollicis brevis   N. medianus, N. ulnaris C_8 und Th_1
                 M. opponens pollicis   N. medianus C_8 und Th_1
                 M. adductor pollicis   N. ulnaris C_8 und Th_1

Reposition: M. extensor pollicis longus   R. prof. n. radialis C_7 und C_8
                 M. extensor pollicis brevis   R. prof. n. radialis C_8 und Th_1
                 M. abductor pollicis longus   R. prof. n. radialis C_7 und C_8

Adduktion:	M. flexor pollicis brevis (Caput profundum)	N. ulnaris	C_8 und Th_1
	M. opponens pollicis	N. medianus	C_8 und Th_1
	M. adductor pollicis	N. ulnaris	C_8 und Th_1
	M. interosseus dorsalis I	N. ulnaris	C_8 und Th_1
	M. extensor pollicis longus	R. prof. n. radialis	C_7 und C_8
Abduktion:	M. abductor pollicis longus	R. prof. n. radialis	C_7 und C_8
	M. abductor pollicis brevis	N. medianus	C_8 und Th_1
	M. flexor pollicis brevis (Caput superficiale)	N. medianus	C_8 und Th_1

Kleinfingerballen

Z 36 Kleinfingerballenmuskulatur (Hypothenar)

Tab. 57 (Schichtenfolge von außen nach innen)

Muskel	Ursprung	Ansatz	Nerv und Segmentbezug	Funktion
M. palmaris brevis	Palmaraponeurose	Haut am Kleinfingerballen	R. superficialis n. ulnaris (C_8 und Th_1)	Hautmuskel
M. abductor digiti minimi	Retinaculum flexorum und Os pisiforme	Grundphalanx Finger V (ulnare Seite der Basis)	R. profundus n. ulnaris (C_8 und Th_1)	Abduktion des Kleinfingers
M. flexor digiti minimi brevis	Retinaculum flexorum, Hamulus ossis hamati	Basis Grundphalanx Finger V	R. profundus n. ulnaris (C_7–Th_1)	Flexion im Kleinfingergrundgelenk
M. opponens digiti minimi	Retinaculum flexorum, Hamulus ossis hamati	ulnarer Rand des Os metacarpale V	R. profundus n. ulnaris (C_8 und Th_1)	zieht Metacarpale V palmarwärts

Druckkonstruktion der Hohlhand

Die Hohlhand wird von Handwurzel- und Mittelhandknochen stabilisiert. Den Raum zwischen den Mittelhandknochen verspannen die Mm. interossei. Ihre palmaren Fascien bilden die tiefe Hohlhandfascie. An der ulnaren Seite, im Bereich des Os metacarpale V, geht die tiefe Hohlhandfascie in die Gruppenfascie des Kleinfingerballens über. Zur Daumenseite hin wird die tiefe Hohlhandfascie an den Ossa metacarpalia III und II durch die Ursprünge des M. adductor pollicis unterbrochen. Die tiefe Hohlhandfascie zieht dorsal des Muskels, verstärkt durch das hintere Fascienblatt des M. adductor pollicis, zum Os metacarpale I. Palmar des M. adductor pollicis setzt sich die tiefe Hohlhandfascie auch in das palmare Blatt der Fascienhülle des M. adductor pollicis fort. Sie wird damit Bestandteil der Daumenballenfascie.

Als Weichteilpolster begrenzen Thenar (Daumenballen) und Hypothenar (Kleinfingerballen) die Hohlhand zu den Seiten hin. Ulnare und radiale Handwurzelknochen werden palmarwärts durch das Retinaculum flexorum miteinander verklammert. Dadurch haben sich im Handwurzelbereich drei gegeneinander abgegrenzte Kammern gebildet: Die randständigen Daumen- und Kleinfingerballen und dazwischen der enge Carpaltunnel, der sich zur Mittelhand hin verbreitert. In dieser «Hohlkammer» verlaufen unter der Palmaraponeurose: ein oberflächlicher Arterienbogen zwischen A. ulnaris und A. radialis, Äste des N. medianus und des N. ulnaris zu den Fingern, unter ihnen die Sehnen der langen Fingerflexoren. Unter diesen, der tiefen Hohlhandfascie anliegend, verläuft ein Arterienbogen zwischen A. radialis und A. ulnaris, sowie der zu den tiefen Daumenballenmuskeln ziehende R. profundus des N. ulnaris.

Die Gruppenfascien von Daumen- und Kleinfingerballen werden gegeneinander durch die *Palmaraponeurose* verankert, die sich mit Längszügen bis zum Beginn der ulnaren vier Finger erstreckt. Die auch beim Fehlen eines M. palmaris longus immer vorhandene Palmaraponeurose heftet sich über die tiefe Hohlhandfascie an den Ossa metacarpalia III und V an. Die Palmaraponeurose grenzt proximal an das Retinaculum flexorum.

Von der Palmaraponeurose strahlen durch die Subcutis eine Vielzahl kollagener und elastischer Faserzüge in die sie bedeckende Haut der Hohlhand. Diese ist damit letztlich über die Palmaraponeurose auch an Mittelhandknochen fixiert. Dadurch wird der feste «unverschiebliche» Griff ermöglicht. Die sich in der Haut verankernden Zügel der Palmaraponeurose formen eine Vielzahl von kleinen fettgefüllten Druckkammern im Unterhautbindegewebe des Handtellers. Durch sie wird jeder Druck auf die Hohlhand gleichmäßig verteilt. Die in der Hohlhand verlaufenden Nerven und Gefäße werden so schützend abgepolstert.

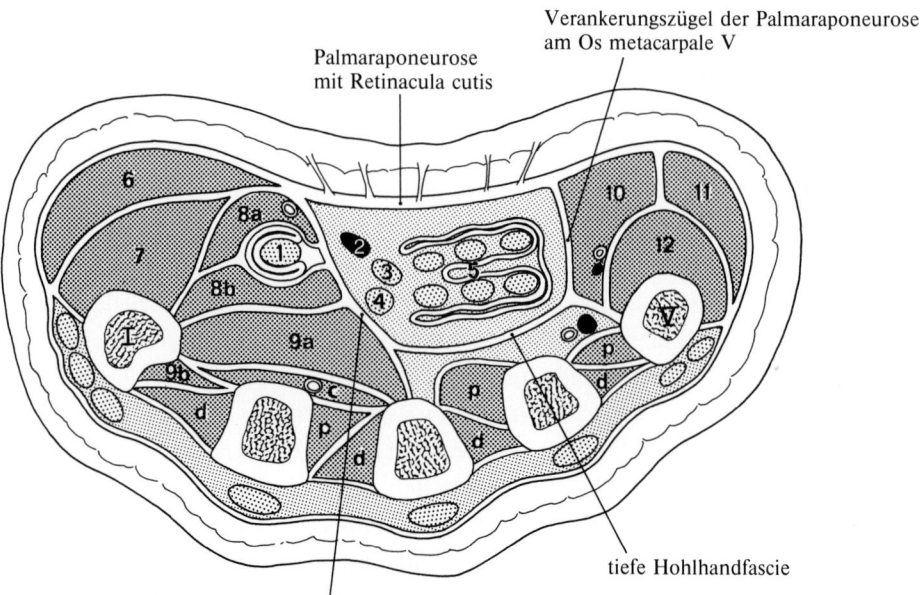

Abb. 24 Druckkonstruktion der Hand. Querschnitt durch die rechte Hand. Ansicht von distal. I = Os metacarpale I (basisnah), V = Os metacarpale V (basisnah), 1 = Sehne des M. flexor pollicis longus, 2 = N. medianus, 3 = Sehne des M. flexor digitorum superficialis zum Zeigefinger, 4 = Sehne des M. flexor digitorum profundus zum Zeigefinger, 5 = Sehnen der Mm. flexores digitorum superficialis et profundus zu Mittel-, Ring- und Kleinfinger, 6 = M. abductor pollicis brevis, 7 = M. opponens pollicis, 8a = M. flexor pollicis brevis (oberflächlicher Kopf), 8b = M. flexor pollicis brevis (tiefer Kopf), 9a = Caput obliquum des M. adductor pollicis, 9b, c = Caput transversum des M. adductor pollicis, 10 = M. flexor brevis digiti minimi, 11 = M. abductor digiti minimi, 12 = M. opponens digiti minimi, p = Mm. interossei palmares, d = Mm. interossei dorsales.

Zur Klinik der Hand

Untersuchung des Bewegungsumfanges der Handgelenke

Der Patient macht aus der Neutral-0-Stellung, bei leichter Fingerflexion aktiv eine Palmarflexion, Dorsalextension, Ulnarabduktion, Radialabduktion der Hand.

Der Untersucher überprüft im Seitenvergleich passiv durch Nachfedern in den Bewegungsrichtungen das Endgefühl. Bei der Dorsalextension ist normalerweise ein hart-elastischer Knochenstop zu fühlen, in den übrigen 3 Bewegungsrichtungen ein fest-elastischer Bänderstop festzustellen. Schmerzhafte aber auch schmerzlose (Paresen!) Bewegungseinschränkungen sind pathologisch.

Untersuchung der Fingerbeweglichkeit

Die Handgelenke des Patienten sind in Neutral-0-Stellung, die Finger leicht gebeugt.

Der Patient soll *aktiv* ohne Mitbewegen des Daumens mit den übrigen Fingern eine Faust machen, danach die Finger strecken, spreizen und schließen.

Bei *passiven Bewegungsprüfungen* einzelner Fingergelenke wird jeweils die von dem Gelenk proximal gelegene Phalanx seitlich vom Untersucher mit Daumen und Zeigefinger gefaßt. Die Fingergelenke werden auf Beuge-, Streck-, Ab- und Adduktionsmöglichkeiten überprüft.

Alle Bewegungen müssen seitengleich schmerzfrei möglich sein. Hyperextensionen in den Fingergrundgelenken sind passiv 20°–40° möglich, in den Mittelgelenken 0° und in den Fingerendgelenken bis 10°. Das Endgefühl ist in allen Fingergelenken durch die Anspannung der Gelenkkapsel fest-elastisch.

Flexion und Extension der Finger werden bei Tendovaginitis behindert. Bei der DUPUYTREN'schen Kontraktur zeigt sich am 5., 4. und 3. Finger eine Streckhemmung.

Prüfung der Daumenbeweglichkeit

Der Patient soll mit seinem Daumen folgende Bewegungen *aktiv* ausführen:
- Extension – Reposition
- Flexion – Opposition
- Abduktion nach radial und palmarwärts
- Adduktion an den Zeigefinger
- Zirkumduktion

Für die passive Bewegungsprüfung des Daumengrundgelenks faßt der Untersucher die proximale Phalanx des Daumens und das Os metacarpale I, für das Daumensattelgelenk das Os metacarpale I und die Ossa trapezium und scaphoideum.

Grundhandgriffe (nach NAPIER)

Präzisionsgriff   Ein Gegenstand wird zwischen den Beugeseiten der Finger, insbesondere den Fingerbeeren und dem opponierten Daumen gehalten. Die Handgelenke sind in mittlerer Streckstellung.

Kraftgriff   Ein Gegenstand wird je nach seiner Größe durch die mehr oder minder stark gebeugten Finger festgehalten. Der Daumen steht entsprechend adduziert und gibt die Richtung der Kraftweitergabe vor. Die Hand steht ulnar abduziert, ansonsten in Mittelstellung fixiert.

Greifformen (nach ZUR VERTH)

Spitzgriff   Ein Gegenstand wird zwischen Daumen- und Zeigefingerbeere gehalten (z. B. Greifen einer Nadel).

a

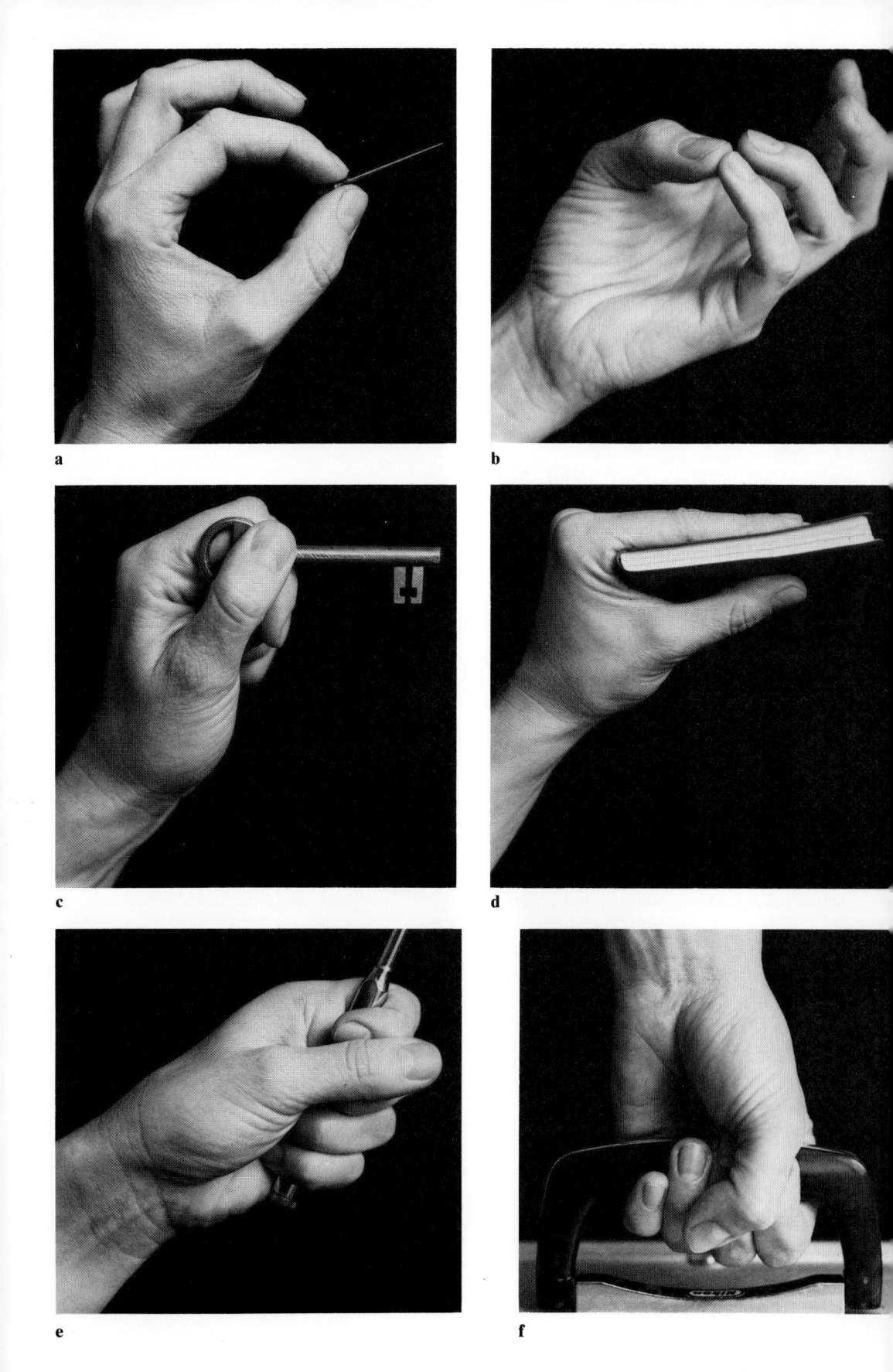

b

c

d

e

f

Schlüsselgriff	Ein Gegenstand wird zwischen Daumenbeere und der Radialseite des Zeigefingermittelgliedes gehalten (z. B. Greifen eines Schlüssels).
Grobgriff	Ein Gegenstand wird von den Fingern und dem opponierten Daumen umgriffen (z. B. Greifen einer Stange).
Hakengriff	Ein Gegenstand hängt an den gebeugten Fingern. Der adduzierte und gering opponierte Daumen kontrolliert die Richtung der Kraftleitung (z. B. Greifen eines Einkaufsnetzes).

Krankengymnastische Befunderhebung an Hand und Fingern

Die krankengymnastische Befunderhebung an Hand und Fingern umfaßt:
1. Veränderung der Form, Stellung und Kontur von Hand und Fingern, Umfangmessungen im Seitenvergleich.
2. Beschaffenheit von Haut und Nägeln.
3. Aktive und passive Bewegungen der Hand- und Fingergelenke, sowie der Daumenbewegungen; translatorische Gelenktests.
4. Palpationskreis Hand (radiale Handkante, ulnare Handkante, Handrücken, Handteller, Finger II–V und Daumen).
5. Manuelle Tests für die Kraft von Hand- und Fingermuskeln.
6. Prüfung der Oberflächen- und Tiefensensibilität an Hand und Fingern.

Tabatière

Zwischen den Sehnen des M. abductor pollicis longus und M. extensor pollicis brevis einerseits und der Sehne des M. extensor pollicis longus bildet sich bei Abduktion, Reposition und Extension des Daumens eine Hautgrube, die «Tabatière». Ihren Boden bilden das Os scaphoideum und das Os trapezium. In der Tabatière läßt sich der Puls der A. radialis tasten.

Loge de GUYON

Zwischen Retinaculum flexorum und oberflächlicher Handfascie. Inhalt: N. A. ulnaris.

«Pisiformestern»

Es handelt sich hierbei um das Os pisiforme mit seiner Bänder- und Sehnenverspannung zur Umgebung (von kranial Sehne des M. flexor carpi ulnaris, nach radial Retinaculum flexorum, nach distal Lig. pisohamatum und Lig. pisometacarpeum).

← **Abb. 25a–f** Greifformen.
a D1/D2 Spitzgriff, Präzisionsgriff, **b** D1/D5 Spitzgriff, Präzisionsgriff, **c** Schlüsselgriff, Klemmgriff, **d** lumbricaler Griff, **e** Kraftgriff, Grobgriff, **f** Hakengriff, Tragegriff.

Krankengymnastische Übungsbehandlung an Hand und Fingern

Sie ist angezeigt nach ärztlich versorgten Frakturen, Luxationen, Sehnen-, Band-Kapselverletzungen, Muskel-, Gefäß- oder Nervenläsionen an der Hand.
Die allgemeinen Gesichtspunkte der krankengymnastischen Behandlung sind:

    Anregung besserer Durchblutungsverhältnisse
    Entspannen verspannter Muskulatur
    Anregen und Fördern der Muskelkontraktion
    Mobilisation von Gelenken
    Kräftigung innervierter Muskulatur
    Fördern von Hautelastizität und Sehnenverschieblichkeit
    Fördern und Anregen der Oberflächensensibilität
    Schulen von feinmotorischen und grobmotorischen Funktionen der Hand und Finger (wie Trage- oder Grobgriff, Spitzgriffe, und Schlüsselgriff).

Kollateralödeme am Handrücken

Die derbe Palmaraponeurose mit ihrer Subcutiskammerung und die Fascienkammern der Hohlhand, sowie die kräftige Ballenmuskulatur an Daumen und Kleinfinger verhindern, daß Blutergüsse bei Frakturen von Mittelhandknochen oder Oedeme (z. B. bei Entzündungen von Sehnenscheiden der Palma manus) zur Haut der Handinnenseite durchbrechen. Sie zeigen sich deshalb als Kollateralödeme am Handrücken.

Palmaraponeurose und Dupuytren'sche Kontraktur («Fascienfibrose»)

Die longitudinalen Züge der Palmaraponeurose erstrecken sich bis in die Subcutis der Grundphalangenbereiche der ulnaren vier Finger. Narbenschrumpfungen der Palmaraponeurose können deshalb zu einer immer stärkeren, fixierten Beugestellung besonders in den ulnaren 3 Fingergrundgelenken führen (DUPUYTREN'sche Narbenkontraktur). Um solche Narbenschrumpfungen nach operativen Eingriffen an der Hand zu vermeiden, gilt die Hautzone um die Fingergrundgelenke auch als «Niemandsland», das es tunlichst zu umgehen gilt.

BEIN

Der Arm ist bei uns Menschen als Greiforgan konstruiert. Um einen möglichst großen Aktionsradius zu erzielen, erfolgt die knöcherne Fixierung des Armes am Rumpf durch den knöchernen Schultergürtel über eine Kette von drei Kugelgelenken, übergreifen die den Arm bewegenden Muskeln mindestens 24 Segmente, und läßt sich die für den Oberarmkopf zu kleine Gelenkpfanne in vielfacher Weise verstellen.

Das Bein ist beim Menschen als Stützorgan ausgebildet. Sein Aktionsradius muß für die Fortbewegung ausreichend sein. Seine straffe Bänderführung im Hüftgelenk muß der enormen Belastung durch das Körpergewicht und den ungünstigen Hebelarmen Rechnung tragen. Für die Übertragung des Rumpfgewichtes auf das Bein ist der knöcherne Beckengürtel in sich verfestigt (Synostosen, Syndesmosen, Synchondrose) und seine Verbindungen zu den synostosierten Sacralwirbeln straff und unbeweglich. Die das Bein bewegenden Muskeln übergreifen nur insgesamt etwa 10 Segmente. Die Verstellung der Hüftgelenkspfanne durch Beckenkippbewegungen ist nur gering.

OSTEOLOGIE DES FEMUR

Nomenklatur   **Z 37**

Ventralseite	Dorsalseite	**Z 38**
Caput femoris	Caput femoris	
Collum femoris	Collum femoris	
Trochanter maior	Trochanter maior	
Trochanter minor	Crista intertrochanterica	
Linea intertrochanterica	Tuberositas glutaea	
Corpus femoris	Linea pectinea	
Condylus lateralis	Labium mediale der Linea aspera	
Epicondylus lateralis	Labium laterale der Linea aspera	

Fortsetzung auf der nächsten Seite

Ventralseite	Dorsalseite
Condylus medialis	Facies poplitea
Epicondylus medialis	Fossa intercondylaris
Facies patellaris	Condylus medialis
Planum suprapatellare	Epicondylus medialis
	Condylus lateralis
	Epicondylus lateralis

Tastbare Orientierungspunkte am Skelett im Bereich von Hüftgelenk und Femur

Spina iliaca anterior superior
Symphyse mit Tuberculum pubicum
Trochanter maior
Tuber ossis ischii
Condylus medialis femoris
Condylus lateralis femoris
Patella

Winkelverhältnisse an der Hüftgelenkspfanne und am Femur

Neigungen der Pfannenebene des Hüftgelenks

(nach v. LANZ-WACHSMUTH)

Zur Frontalebene	Neugeborenes	60° nach laterocaudal
	Kind 10 Jahre	47° nach laterocaudal
	Erwachsener	41° nach laterocaudal
Zur Sagittalebene	Erwachsener	40° nach ventral

Collo-Diaphysenwinkel am Femur

(Werte nach v. LANZ-WACHSMUTH)

Neugeborenes	150°
Kind mit 1 Jahr	148°
Kind mit 3 Jahren	145°
Kind mit 5 Jahren	142°
Kind mit 9 Jahren	138°
Jugendlicher (15 J)	133°
Erwachsener	126° ± 6°
Greis	120°

Coxa vara

    Collodiaphysenwinkel   < 120°
    (beim Erwachsenen)

Muskeln, die einer Coxa vara entgegenarbeiten, sind «valgisierende Muskeln» (kurze Adduktoren, M. glutaeus maximus, tiefe Hüftmuskeln)

Coxa valga

    Collodiaphysenwinkel   > 138°
    (beim Erwachsenen)

Muskeln, die einer Coxa valga entgegenwirken, sind «varisierende Muskeln» (steile Adduktoren, ischiocrurale Muskeln, kleine Gesäßmuskeln)

Femurtorsion

Schenkelhalsachse und Condylenquerachse fallen am Femur nicht in eine Ebene. Die Schenkelhalsachse ist gegen die Condylenachse nach ventral geschwenkt. Der in seinem Ausmaß stark schwankende Winkel beträgt im Mittel 12° nach ventral (Grenzwerte 37° ventral bis 25° dorsal).

Femurschaftkrümmung

Der Femurschaft hat eine Krümmung in der Longitudinalen, wobei der Scheitelpunkt der Krümmung nach ventral zeigt. Der Krümmungsmittelpunkt liegt etwa 1,20 m dorsal der Schaftmitte.

Spongiosaarchitektur am proximalen Femur

Entsprechend der Druckübertragung des Rumpfgewichtes vom Pfannendach auf den Femurkopf und über das Collum femoris auf die Diaphyse richten sich die Spongiosabälkchen trajektoriell aus. An besonders belasteten Zonen bilden sich verdichtete Knochenzonen. Das *Calcar femorale* ist eine solche Compactazone an der Unterseite des Collum femoris. Sie soll eine Abknickung des Schenkelhalses gegen die Diaphyse verhindern. Bei einer Knochenatrophie beim immobilen Patienten oder bei herabgesetztem Knochenstoffwechsel im Alter besteht hier die Gefahr der Schenkelhalsfraktur.

HÜFTGELENK

Das Hüftgelenk ist ein Kugelgelenk, dessen Gelenkpfanne den Gelenkkopf etwas mehr als zur Hälfte umgreift. Ein solches Kugelgelenk, bei dem ständig große Bereiche der Gelenkflächen zueinander Kontakt haben, wird auch als «Nußgelenk» bezeichnet. Das Hüftgelenk hat eine sehr gute Muskel- und Bänderführung und eine für ein Kugelgelenk gute Knochenführung.

Gelenkpfanne	Acetabulum. Ein hyalinknorpeliger Überzug findet sich nur an der Facies lunata. Der restliche Teil des Acetabulum – die Fossa acetabuli – ist mit lockerem Binde- und Fettgewebe gefüllt. Eine Vergrößerung der Gelenkpfanne wird durch einen faserknorpeligen Ring, das Labrum acetabulare, bewirkt. Es legt sich um den Außenrand der knöchernen Gelenkpfanne und überbrückt mit dem Lig. transversum acetabuli die Incisura acetabuli.
Gelenkkopf	Caput femoris. Seine Oberfläche ist zu zwei Drittel mit hyalinem Knorpel überzogen. Die Gelenkpfanne übergreift mehr als die Kugelhälfte des Caput femoris.
Gelenkkapselverlauf	Die Gelenkkapsel geht vom knöchernen Pfannenrand aus. Sie zieht über das frei in den Gelenkraum hineinragende Labrum acetabulare. Sie heftet sich ventral am Femur etwas proximal der Linea intertrochanterica, dorsal etwa in Collummitte, in der Fossa trochanterica an. Die Gelenkkapsel wird durch kräftige Bandzüge verstärkt. Die Apophysenfuge des Trochanter major liegt ventral intrakapsulär, dorsal und lateral extrakapsulär.

Gelenkbänder

Zona orbicularis

Die Zona orbicularis ist ein kollagener Faserring, der von der Spina iliaca anterior inferior ausgeht und sich wie ein Knopfloch um das Collum femoris legt. Sie ist mit der Gelenkkapsel verwachsen. In ihr verankern sich Zügel aller äußeren Hüftgelenksbänder.

Lig. iliofemorale

Das Lig. iliofemorale ist ein auf 350 kp belastbares, mehr als 1 cm dickes Band, das stärkste des Menschen. Es erstreckt sich von einer Zone um die Spina iliaca anterior inferior und divergiert von hier zum Trochanter maior und zur Linea intertrochanterica. Es strahlt auch in die Gelenkkapsel und in die Zona orbicularis ein.

Lig. ischiofemorale

Es verläuft vom Pfannenrand am Os ischii zur Fossa trochanterica. Faserzüge verankern sich in der Zona orbicularis und in der Gelenkkapsel.

Lig. pubofemorale

Das Lig. pubofemorale verläuft vom Ramus superior ossis pubis zum medialen Ende der Linea intertrochanterica, sowie zur Fossa trochanterica. Es strahlt in die Gelenkkapsel und in die Zona orbicularis ein.

Lig. capitis femoris

Das Lig. capitis femoris erstreckt sich intraartikulär vom Rand der Incisura acetabuli durch die Fossa acetabuli zu einer Einsenkung am Caput femoris (Fovea capitis femoris). In dem Band verläuft die A. capitis femoris, die einen nur geringen Anteil an der Blutversorgung des Oberschenkelkopfes hat.

Zur Bedeutung der Gelenkbänder

Die Gelenkbänder schränken den Bewegungsumfang im Hüftgelenk ein und führen die Bewegungsrichtungen. Da sich alle äußeren Gelenkbänder auch in der Zona orbicularis verankern, wird bei jeder Bewegung im Hüftgelenk ein schraubenartig wirksamer Zug an der Zona orbicularis in Richtung Gelenkpfanne ausgeübt. Das wie ein Knopfloch um den Schenkelhals angeordnete Band zwingt damit den Femurkopf in die Gelenkpfanne. Beim ungezwungenen, lockeren Stehen verhindert das Lig. iliofemorale durch seine passive Anspannung ein Abkippen des Rumpfes im Hüftgelenk nach dorsal.

Tab. 58

Band	Bewegungshemmung
Lig. iliofemorale	Es hemmt insgesamt die Extension. Mit den medialen Teilzügen bremst es die Innenrotation ab, die lateralen Teilzüge sind eine Außenrotations- und Adduktionsbremse.
Lig. pubofemorale	Es hemmt die Abduktion und Außenrotation.
Lig. ischiofemorale	Es hemmt die Innenrotation und gering die Adduktion.

Gelenkmechanik

Gelenkführung Muskelführung
Bänderführung
Knochenführung (Nußgelenk)

Bewegungsumfang (aktiv) Extension (= Retroversion) 10°– 15°
(aus Neutral-0-Stellung) Flexion (= Anteversion) 120°–130°
Abduktion 30°– 45°
Adduktion 20°– 30°
Außenrotation 40°– 45°
Innenrotation 20°– 25°

Extension – Flexion 10° – 0 – 130°
Abduktion – Adduktion 45° – 0 – 30°
Außenrotation – Innenrotation 45° – 0 – 25°

Die Flexionsmöglichkeit verschlechtert sich, wenn gleichzeitig mehr als 20° ab- oder adduziert wird. Die Extension verbessert sich auf bis zu 45°, wenn gleichzeitig etwa 40° abduziert wird. Bei etwa halber Flexion im Hüftgelenk erhöht sich der aktive Bewegungsumfang für die

Abduktion auf etwa 90°
Adduktion auf etwa 55°
Außenrotation auf etwa 60°
Innenrotation auf etwa 40°

Alle Bewegungen des Beines im Hüftgelenk werden durch zwangsläufige Mitbewegungen des Beckens beeinflußt. Die dabei auftretenden Änderungen in der Beckenstellung werden durch Krümmungsänderungen in der Lendenwirbelsäule ausgeglichen und somit fast unsichtbar korrigiert. Bei einer Bewegungsprüfung im Hüftgelenk muß also die Beckenstellung mitberücksichtigt werden.

Zur Klinik des Hüftgelenks

Entlastungsstellung

Bei einem Gelenkerguß entspricht die Stellung mit der geringsten Anspannung der Gelenkkapsel und somit auch mit dem geringsten Schmerz einer *leichten Beugung, Abduktion und Außenrotation*.

Luxationen des Hüftgelenks

Angeborene Hüftluxation

Bei angeborenen Hüftluxationen handelt es sich um eine Fehlentwicklung der Gelenkpfanne. Der Gelenkkopf ist schon vor der Geburt aus der zu kleinen Pfanne verschoben worden. Die Gelenkkapsel ist intakt geblieben. Angeborene Hüftluxationen sind bei Mädchen häufiger als bei Knaben.

Erworbene Hüftluxation

Durch starke Gewalteinwirkungen kann der Femurkopf aus der Pfanne gedrückt werden. Er tritt an den schwachen Stellen der Gelenkkapsel zwischen den Gelenkbändern hindurch. Traumatische Verrenkungen sind wegen der guten Führung im Hüftgelenk selten und machen nur 5% aller Luxationen aus (v. LANZ-WACHSMUTH). Entsprechend der Stelle, an der der ausgerenkte Femurkopf seinen knöchernen Halt findet, unterscheidet man:

Luxatio iliaca	57%
Luxatio suprapubica	20%
Luxatio ischiadica	18%
Luxatio obturatoria	5%

Traumatische Hüftluxationen können auch durch das Pfannendach hindurch ins kleine Becken auftreten.

ROSER-NÉLATON-Linie

Bei 45° Beugung im Hüftgelenk fallen in der Ansicht von lateral Tuber ossis ischii, Spitze des Trochanter maior und Spina iliaca anterior superior in eine Ebene («Linie»). Bei Hüftluxationen verlagert sich die Trochanterspitze aus dieser Ebene.

Krankengymnastische Befunderhebung am Hüftgelenk

Die krankengymnastische Befunderhebung am Hüftgelenk berücksichtigt zur Orientierung und zur Diagnosestellung zwangsläufig die topographisch benachbarten Strukturen mit. Neben aktiven und passiven Bewegungen im Hüftgelenk in den 3 Hauptebenen (transversal, sagittal und frontal) werden die Strukturen der Palpationskreise an der Vorder- und Rückseite des Beckens miterfaßt. Traktions- und Kompressionsfähigkeit des Hüftgelenks werden überprüft. Muskeltests an den im Hüftgelenk wirksamen Muskeln geben Auskunft über deren Funktionsbereitschaft. Tests zur Erfassung verkürzter Muskeln (z. B. am M. iliopsoas, M. rectus femoris und M. tensor fasciae latae) geben Auskunft über eine pathologische Muskelausgangslänge.

Zur Funktion der Hüftmuskeln

M. iliopsoas

Der M. ilipsoas bestimmt mit seiner Muskellänge die Schrittgröße. Bei fixiertem Bein richtet er den Rumpf aus der Rückenlage auf.

Bei Ausfall seiner Innervation ist das Aufrichten aus der Rückenlage sehr erschwert.

M. glutaeus maximus

Als Hauptstrecker im Hüftgelenk hält er den Rumpf aufrecht («menschlichster Muskel»). Bei seiner Lähmung ist das Treppensteigen sehr erschwert. Zum Ausgleich der dann fehlenden Haltefunktion des Muskels muß beim aufrechten Stand die Lendenlordose verstärkt werden.

Muskeln des Hüftgelenks

Verhältnis der Antagonisten im Hüftgelenk

$$\frac{\text{Flexoren}}{\text{Extensoren}} = \frac{2}{1}$$

$$\frac{\text{Adduktoren}}{\text{Abduktoren}} = \frac{2}{1}$$

$$\frac{\text{Außenrotatoren}}{\text{Innenrotatoren}} = \frac{9.5}{1}$$

Für die Bewegungen im Hüftgelenk aus der Normalstellung heraus sind *die* Muskeln tabellarisch (Tab. 59) in Reihenfolge ihrer Wirksamkeit zusammengestellt, die etwa 75% der Gesamtleistung aufbringen:

Tab. 59

Flexion	M. rectus femoris M. iliopsoas M. tensor fasciae latae
Extension	M. glutaeus maximus M. glutaeus medius M. semimembranosus
Adduktion	M. glutaeus maximus (caudaler Teil) Mm. adductores magnus, longus, brevis M. semimembranosus
Abduktion	M. glutaeus medius M. rectus femoris M. glutaeus maximus (kranialer Teil) M. tensor fasciae latae M. glutaeus minimus
Außenrotation	M. glutaeus maximus M. glutaeus medius (dorsaler Teil) M. obturatorius internus M. adductor magnus M. iliopsoas
Innenrotation	Mm. glutaei medius et minimus (ventrale Teile)

Tab. 60 **Innere Hüftmuskeln**

Muskel	Ursprung	Ansatz	Nerv und Segmentbezug	Funktion
M. iliopsoas		Trochanter minor	N. femoralis (Th_{12}–L_3)	Lordosierung und Lateralflexion in der *LWS*; *Hüftgelenk:* Flexion, Außenrotation
M. psoas maior	12. Brust- bis 4. Lendenwirbelkörper, Proc. costarii L1–L4			
M. iliacus	Fossa iliaca			
M. piriformis	Ventralseite des Os sacrum	Spitze des Trochanter maior	Plexus sacralis (L_5–S_2)	Abduktion, Außenrotation
M. obturatorius internus	Innenfläche der Membrana obturatoria und angrenzender Knochenrand	Fossa trochanterica	Plexus sacralis (L_5–S_2)	Außenrotation

Tab. 61 **Äußere Hüftmuskeln**

Muskel	Ursprung	Ansatz	Nerv und Segmentbezug	Funktion
M. glutaeus maximus	Dorsalseite des Os sacrum, am Os ilium dorsal der Linea glutaea posterior, Os coccygis, Lig. sacrotuberale	*kranialer Teil:* über Tractus iliotibialis neben Epicondylus lat. tibiae *caudaler Teil:* Tuberositas glutaea	N. glutaeus inferior (L_5–S_2)	Extension, Außenrotation. *kranialer Teil:* Abduktion *caudaler Teil:* Adduktion
M. glutaeus medius	am Os ilium zwischen den Lineae glutaeae anterior und posterior	Außenfacette am Trochanter maior	N. glutaeus superior (L_4–S_1)	Abduktion *ventraler Teil:* Innenrotation und Flexion *dorsaler Teil:* Außenrotation, Extension
M. glutaeus minimus	am Os ilium zwischen den Lineae glutaeae anterior und inferior	Innenfacette an der Spitze des Trochanter maior	N. glutaeus superior (L_4–S_1)	Abduktion *ventraler Teil:* Innenrotation und Flexion *dorsaler Teil:* Außenrotation u. Extension

Fortsetzung auf der nächsten Seite

Fortsetzung Tab. 61

Muskel	Ursprung	Ansatz	Nerv und Segmentbezug	Funktion
M. tensor fasciae latae	Spina iliaca anterior superior	über den Tractus iliotibialis an der lateralen Seite des Condylus lateralis tibiae	N. glutaeus superior (L_4 und L_5)	Flexion und Innenrotation im Hüftgelenk, spannt die Fascia lata
Mm. gemelli superior et inferior	Spina ischiadica, Tuber ischiadicum	Fossa trochanterica	Plexus sacralis (L_5–S_2)	Außenrotation
M. quadratus femoris	Tuber ischiadicum	Crista intertrochanterica	N. ischiadicus (L_5–S_2)	Außenrotation, Adduktion
M. obturatorius externus	Außenseite des For. obturatum und umgebender Knochenrand	Fossa trochanterica	N. obturatorius (L_4–L_5)	Außenrotation, Adduktion

Mm. glutaei medius et minimus

Die kleinen Gesäßmuskeln halten das Becken im Gleichgewicht. Bei ihrem Ausfall auf der Standbeinseite kippt das Becken auf der Spielbeinseite herab. Bei beidseitigem Ausfall der kleinen Gesäßmuskeln kippt das Becken wechselweise zur jeweiligen Spielbeinseite herab. Der daraus resultierende «Watschelgang» wird als beidseitiges «TRENDELENBURG'sches Phänomen» bezeichnet.

M. tensor fasciae latae

Der M. tensor fasciae latae ist ein ausgesprochen kräftiger Beuger und Abduktor im Hüftgelenk. Bei Sprintern ist er besonders ausgeprägt («Sprintermuskel»). An der Schlußrotation im Kniegelenk ist er beteiligt. Der Muskel spannt das laterale Retinaculum patellae. Bis zur 40° Beugestellung im Kniegelenk wirkt er als Strekker, darüber hinaus als Beuger im Kniegelenk.

Gruppe der Adduktoren im Hüftgelenk

Die Adduktoren entspringen in einem gemeinsamen, nach lateral offen, halbmondförmigen Bogen an der knöchernen Umrahmung des Foramen obturatum, ziehen zum Labium mediale der Linea aspera, werden vom N. obturatorius innerviert und sind Adduktoren und Außenrotatoren im Hüftgelenk. In der Tab. 62 sind die Adduktoren in der Reihenfolge ihres Ursprungs geordnet:

Tab. 62 **Adduktoren**

Muskel	Ursprung	Ansatz	Nerv und Segmentbezug	Funktion
M. adductor magnus	Tuber ischiadicum und Ramus ossis ischii	Labium mediale der Linea aspera, Membrana vastoadductoria und mit einem langen Sehnenbogen am Epicondylus medialis femoris	N. obturatorius und häufig aus dem N. ischiadicus (L_2–L_4)	Adduktion, Außenrotation, Extension (über den Sehnenbogen zum Epicondylus medialis femoris auch gering Innenrotation)
M. adductor brevis	Ramus inferior ossis pubis	oberes Drittel des Labium mediale der Linea aspera	N. obturatorius (L_2–L_4)	Adduktion, Außenrotation
M. obturatorius externus	Membrana obturatoria u. angrenzender Knochenrand	Fossa trochanterica	N. obturatorius (L_3 und L_4)	Adduktion, Außenrotation
M. gracilis	Ramus inferior ossis pubis	medial neben Tuberositas tibiae (Pes anserinus)	N. obturatorius ($L_{(1)2}$–L_4)	Hüftgelenk: Adduktion Kniegelenk: Flexion und Innenrotation
M. adductor longus	zwischen Symphyse und Tuberculum pubicum	mittleres Drittel des Labium mediale der Linea aspera	N. obturatorius (L_2–L_4)	Adduktion, Außenrotation, Flexion
M. pectineus	Pecten ossis pubis	Linea pectinea femoris	N. obturatorius und N. femoralis ($L_{(1)2}$–L_3)	Adduktion, Außenrotation, Flexion

KNIEGELENK

Das Kniegelenk ist das größte Gelenk des Menschen. In ihm stehen die zwei stark konvex gekrümmten Kondylen des Femur mit den beiden flach konkaven Kondylen des Schienbeinkopfes in Kontakt. Um die Inkongruenz der Gelenkpartner auszugleichen, sind zwischen sie halbmondförmige Menisci aus Faserknorpel eingelagert. Das Kniegelenk läßt Beuge-Streckbewegungen und bei Beugung auch Drehbewegungen zu. Bei den Beuge- und Streckbewegungen rollen und gleiten die Gelenkwalzen des Femur auf den Tibiakondylen. Deshalb gilt das Kniegelenk auch als nicht zentriertes, kombiniertes Roll-Gleit-Drehgelenk.

Femur- und Tibiaschaftachse bilden zueinander einen nach lateral gerichteten Winkel. Er beträgt beim Neugeborenen 186°, liegt beim 2jährigen Kind bei 177°, beim 5jährigen bei 170° und erreicht ab dem 10. Lebensjahr mit etwa 175° seine Endgröße.

Als Teilgelenk des Kniegelenks gilt das Femoro-Patellar-Gelenk, in dem das größte Sesambein des Menschen, die Patella, in einer Gleitschiene auf der Facies patellaris zwischen den beiden Femurkondylen geführt wird.

Durch den aufrechten Stand des Menschen steht sein Kniegelenk in der Neutral-0-Stellung in ungünstiger, maximaler Extension. Es muß dazu noch das gesamte Körpergewicht übertragen. Um dieser Extremsituation gerecht werden zu können, haben sich die Knochenpartner am Kniegelenk des Menschen gegenüber dem Vierfüßer umbauen müssen, ein Vorgang, der beim Neugeborenen noch nicht abgeschlossen ist:

1. Die Femuranteversion des Neugeborenen von etwa 34° reduziert sich beim Erwachsenen auf 12°.
2. Die beim Säugling erkennbare Torsion der Tibia um etwa 10° nach außen vergrößert sich auf etwa 23° beim Zehnjährigen und Erwachsenen.
3. Die beim Neugeborenen noch um 27° dorsalwärts geneigten Schienbeinkopfkondylen (Retroversio), die ein vollständiges Strecken im Kniegelenk nicht erlauben, werden auf 7° beim Zehnjährigen und 3° beim Erwachsenen reduziert.

Aufbau des Kniegelenks aus Teilgelenken

Femoro-Tibial-Gelenk

Mediales Teilgelenk

Condylus medialis femoris ⎫
⎬ mediales Menisco-Femoral-Gelenk
Meniscus medialis ⎨
⎬ mediales Menisco-Tibial-Gelenk
Condylus medialis tibiae ⎭

Laterales Teilgelenk

Condylus lateralis femoris ⎫
⎬ laterales Menisco-Femoral-Gelenk
Meniscus lateralis ⎨
⎬ laterales Menisco-Tibial-Gelenk
Condylus lateralis tibiae ⎭

Femoro-Patellar-Gelenk

    Facies patellaris femoris   (sattelförmige Vertiefung)
    Facies articularis patellae   (mit zentraler Crista patellae)

Osteologie

Femurkondylen

Das distale Femurende verbreitert und verdickt sich zu den beiden Femurkondylen. Ihr lateraler und medialer Rand sind die Epikondylen. Die Kondylen sind gegeneinander durch die Fossa intercondylaris getrennt, deren dorsale obere Grenze die Linea intercondylaris bildet. Zwischen den beiden Femurkondylen befindet sich auf der Ventralseite eine überknorpelte sattelförmige Einsenkung, die Facies patellaris. Sie ist die Führungsgleitbahn für das Sesambein des M. quadriceps femoris, die Patella. Der mediale Femurkondylus ist in sagittaler und longitudinaler Richtung größer als der laterale. Die Krümmungsradien beider Femurkondylen werden nach dorsal zu kleiner. Die Knorpeloberflächen der Femurkondylen beschreiben im Sagittalschnitt eine spiralige Kurve. Für die Mechanik des Kniegelenks bedeutet dies:

1. Der flächige Kontakt der miteinander artikulierenden Kondylen des Kniegelenks ist in der Streckstellung am größten, mit zunehmender Beugung reduziert er sich.
2. Die Distanzen zwischen den auf einer spiraligen Kurve wandernden Krümmungsmittelpunkten der Femurkondylen und den Gelenkflächen des Schienbeinkopfes sind in der Streckstellung am größten und verringern sich mit zunehmender Beugung.

Am hinteren Drittelpunkt der Femurkondylen erreicht der Knorpelbelag mit bis zu 7 mm seine größte Dicke.

Tibiakondylen

Das Schienbein (Tibia) ist in seinem proximalen Bereich, dem Schienbeinkopf, zu den beiden Tibiakondylen verdickt und verbreitert. Ihre Facies articulares superiores stellen den Gelenkkontakt zu den beiden Menisci und Femurkondylen her. Die beiden Gelenkflächen an den Tibiakondylen sind in ihrer Ausdehnung kleiner als ihre Partner an den Femurkondylen. Der Gelenkknorpel erreicht etwa in der Mitte der Tibiakondylen eine Stärke von bis zu 5 mm, an den Rändern nur 1–2 mm. Beide Gelenkflächen sind voneinander durch eine rauhe Knochenfläche getrennt. In ihr erhebt sich die Eminentia intercondylaris, die nach ventral zu die Area intercondylaris anterior gegen die dorsal von ihr gelegene Area intercondylaris posterior begrenzt. Die Eminentia intercondylaris hat einen medialen (Tuberculum intercondylare mediale) und einen lateralen Höcker (Tuberculum intercondylare laterale).

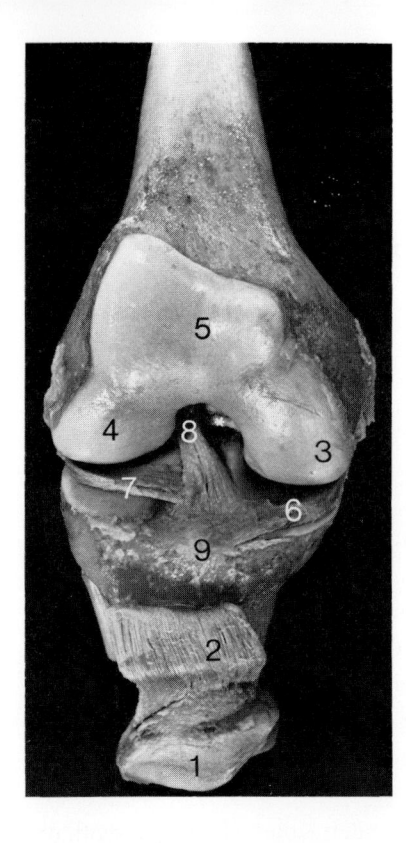

Abb. 26 Ansicht von ventral auf ein eröffnetes rechtes Kniegelenk in leichter Flexion. Die Patella (1) ist mit dem Lig. patellae (2) caudalwärts geklappt.
3 = Condylus medialis femoris
4 = Condylus lateralis femoris
5 = Facies patellaris
6 = medialer Meniscus
7 = lateraler Meniscus
8 = Lig. cruciatum anterius
* = Lig. cruciatum posterius
9 = Area intercondylaris anterior

Auf der Ventralseite des Schienbeins, unterhalb der Kondylen, befindet sich die Tuberositas tibiae, der Ansatz der Sehne des M. quadriceps. Hier ruht auch beim Knien das Körpergewicht. An der Lateralseite des Condylus lateralis tibiae und an dessen Unterrand befindet sich die Facies articularis fibularis für das Caput fibulae.

Menisci

Menisci sind halbmondförmige Faserknorpelscheibchen. Im Schnitt erscheinen sie etwas keilförmig, mit dem Keilrücken kapselwärts, der Schneide des Keils gelenkwärts ausgerichtet. Ihre kollagenen Fasern haben einen von der Gelenkkapsel weggerichteten parabelähnlichen Verlauf, wodurch die Richtung von Meniscuseinrissen und -abrissen vorgegeben wird. An ihren Enden sind die Menisci verbreitert und abgerundet («Meniscushörner»).

Der *laterale* Meniscus ist stärker gekrümmt als der mediale, er erscheint fast ringförmig. Der laterale Meniscus ist etwa 13 mm breit und annähernd gleichmäßig dick.

Der nur leicht gekrümmte, halbmondförmige *mediale* Meniscus ist dorsal mit 17 mm am breitesten und wird nach vorne zu schmaler und flacher.

Die Menisci erhalten ihre arterielle Versorgung über einen Gefäßring, der sich um das Gelenk in Höhe der Menisci schlingt. Er wird direkt aus der A. genus media von dorsal und von ventral über die meist zweifach vorhandenen feinen Aa. articulares genus tibiales gespeist. Die Gefäße verzweigen sich von den Vorder- und Hinterhörnern aus in die Außenzone der Menisci.

Fixierung der Menisci

Medialer Meniscus

Seine Enden sind über kurze Bandzüge an den Areae intercondylares anterior et posterior angeheftet. Mit seiner Außenseite ist er breitflächig mit der Gelenkkapsel verwachsen und durch diese auch mit dem Innenkollateralband. Beide Menisci sind vorn über das Lig. transversum genus verbunden.

Lateraler Meniscus

Seine Enden sind über kurze kollagene Fasern vorn an der Area intercondylaris anterior, hinten an der Area intercondylaris posterior und an den Tubercula intercondylaria mediale et laterale fixiert. An seinem Außenrand ist er mit der Gelenkkapsel verwachsen, jedoch nicht mit dem Außenkollateralband. Zwischen diesem und der Gelenkkapsel verlaufen der M. popliteus und ein Sehnenzügel des M. biceps femoris. Der laterale Meniscus wird zusätzlich über das Ligamentum meniscofemorale posterius und, als Variante, über ein Ligamentum meniscofemorale anterius gezügelt. Trotzdem ist der laterale Meniscus beweglicher als der mediale, weil der mediale durch seine Verwachsung mit dem flächigen Innenkollateralband in seinem Aktionsradius sehr eingeschränkt wird.

Beweglichkeit der Menisci

Aufgrund seiner intensiven und breiten Verwachsung mit dem medialen Collateralband, ist der Innenmeniscus gegen die Tibia nur um etwa 1 cm verschieblich, wogegen der laterale Meniscus der veränderten Lage der Tibia um bis zu 3 cm folgen kann.

Die Menisci werden während der Extension nach ventral vorgewalzt, bei der Flexion wandern sie wieder dorsalwärts. Bei den aus der Flexionsstellung heraus möglichen Rotationen, die in der 90° Beugestellung optimal möglich sind, drehen sich die Schienbeinkondylen unter den Menisci weiter. Die Menisci stehen dabei dann in einer Art Intermediärstellung: Bei der Innenrotation sind sie zu den Schienbeinkondylen außenrotiert, bei der Außenrotation erscheinen sie zu den Schienbeinkondylen innenrotiert.

Aufgaben der Menisci

1. gleichmäßigere und breitflächigere Druckübertragung zwischen den knöchernen Gelenkpartnern
2. Abfederung von Extrembelastungen
3. Führungsaufgaben im Gelenk (Außenrotationszügel durch medialen Meniscus).

Kapselverlauf und Recessus

Die Gelenkkapsel entspringt mit ihrem fibrösen Anteil (Membrana fibrosa) ventral fast 2 cm oberhalb der Knorpelknochengrenze des Femur, nach lateral zu an der Knorpelknochengrenze und dorsal an der Linea intercondylaris. In Höhe des Gelenkspaltes verankert sich die Kapsel in der Außenzone der Menisci. An der Tibia heftet sich die Gelenkkapsel an der Knorpelknochengrenze der Tibiakondylen an. Auf der Ventralseite ist die Patella in die Gelenkkapsel des Kniegelenks eingebaut. Der synoviale Anteil der Gelenkkapsel (Membrana synovialis) trennt sich an einigen Bereichen vom fibrösen Anteil: So sind von dorsal unter Mitnahme der Synovialhaut die Kreuzbänder in die Fossa intercondylaris eingewandert, die somit von der Synovialhaut umgeben sind und nur auf ihrer Dorsalseite vom fibrösen Anteil der Gelenkkapsel bedeckt sind. Auf der Ventralseite des Kniegelenks, caudal der Patella, ist zwischen der Membrana fibrosa und der Membrana synovialis das Corpus adiposum infrapatellare eingelagert. Es schiebt die Synovialhaut oberhalb der Menisci faltenartig (Plicae alares) ins Gelenkinnere vor.

Da das Kniegelenk in seiner Neutral-0-Stellung maximal gestreckt ist, muß es in dieser Stellung eine für die Beugung aufbrauchbare Kapselreserve haben. Die hierfür vorgesehene ventrale Aussackung der Gelenkkapsel reicht zwischen M. quadriceps und Femur bis etwa 6 cm oberhalb der Patella. Sie wird als Recessus superior (Bursa suprapatellaris) bezeichnet. Die Bursa infrapatellaris profunda liegt als Schutz unter dem ansatznahen Bereich der Quadricepssehne und steht mit der Gelenkhöhle fast regelhaft in Verbindung.

Bänder

Innenband

Das Innenband besteht aus drei Anteilen: Dem oberflächlich gelegenen Lig. collaterale tibiale, das sich vom Epicondylus medialis femoris bis etwa 6 cm unterhalb des Gelenkspaltes am Condylus medialis tibiae erstreckt, ferner dem medialen Kapselband und einer posteromedialen Kapselverstärkung mit schrägem Faserverlauf. Mediales Kapselband und inneres Kollateralband können manchmal durch einen Schleimbeutel getrennt sein.

Lig. collaterale fibulare (Außenband)

Das rundliche und «bleistiftförmige» Band erstreckt sich vom Epicondylus lateralis femoris zum Caput fibulae. Die Sehne des M. popliteus und ein Sehnenzügel des M. biceps femoris trennen das Außenband von der Gelenkkapsel.

Lig. cruciatum anterius (vorderes Kreuzband)

Es entspringt im hinteren Drittel an der medialen Seite des Condylus lateralis femoris und verläuft über knapp 4 cm Länge zur Area intercondylaris anterior, wo es breitflächig inseriert. Das schwächere vordere Kreuzband hat einen Hyperextensionsanschlag und hinterläßt ventral am Dach der Fossa intercondylaris eine kleine Vertiefung, in die es bei der Extension zu liegen kommt (s. Abb. 26).

Lig. cruciatum posterius (hinteres Kreuzband)

Es entspringt an der lateralen Seite des Condylus medialis femoris in dem vorderen Drittel und heftet sich an der Area intercondylaris posterior an. Das kräftigere, etwa 3 cm lange hintere Kreuzband verankert sich über einen als Lig. meniscofemorale posterius bezeichneten Teilzug auch an der Dorsaleite des Außenmeniscus. Das hintere Kreuzband hat in maximaler Flexionsstellung einen Anschlag am knöchernen Dach der Fossa intercondylaris.

Lig. transversum genus

Es verbindet vorn die beiden Menisci untereinander.

Lig. meniscofemorale posterius

Es verläuft von der lateralen Seite des medialen Condylus femoris, dorsal des hinteren Kreuzbandes, in die Dorsalseite des Meniscus lateralis.

Lig. poplitea obliquum et arcuatum

Es sind Verstärkungsbänder der dorsalen Kapselbändersehnenplatte des Kniegelenks.

Lig. patellae

Es ist die ansatznahe Verlaufsstrecke der Sehne des M. quadriceps femoris zwischen dem Unterrand der Patella und der Tuberositas tibiae.

Retinacula patellae

Es sind breite Sehnenzügel des medialen und lateralen Quadricepskopfes, die hauptsächlich neben der Patella vorbeiziehen und sich am Schienbeinkopf anheften. Dabei strahlen sie jedoch vielfach in das Lig. patellae ein und heften sich auch am lateralen Rand der Patella an (Reservestreckapparat).

Gelenkführung

1. Muskelführung
2. Bänderführung
3. Eine Knochenführung ist wegen des geringflächigen Kontaktes der Kondylenpartner praktisch nicht gegeben.

Bewegungsausmaß

Flexion aktiv	120°–150°
Flexion passiv	–160°
Extension	0°– 5°
Hyperextension	– 10°
Innenrotation (bei mittlerer Flexion)	10°
Außenrotation (bei mittlerer Flexion)	40°

nach Neutral-0-Methode

Extension – Flexion	0° – 0 – 150°
Außenrotation – Innenrotation (bei 90° Flexion)	40° – 0 – 10°

Bewegungsmechanik

Bei den Beuge-Streckbewegungen rollen und gleiten die Femurkondylen auf den Gelenkflächen des Schienbeinkopfes. Dabei nimmt aus der mittleren Gelenkstellung bei zunehmender Beugung die Gleitkomponente zu. Zu Beginn der Flexion haben wir ein Roll-Gleitverhältnis von etwa 1:2, am Ende der Flexionsbewegung ein Verhältnis von etwa 1:4. Biomechanische Analysen der Roll-Gleitbewegung im Kniegelenk haben ergeben, daß aus der Extensionsstellung heraus die nahezu reine Rollbewegung im lateralen Teilgelenk des Kniegelenks bis zu einer Beugung von etwa 25° anhält, im medialen Teilgelenk aber schon bei etwa 10° beendet ist. Begründet wird dies durch den in longitudinaler und sagittaler Richtung kürzeren lateralen Femurkondylus und durch die, aus der Schlußrotationsstellung der Tibia nach außen, bei der Beugung stattfindende Verwindung der Kreuzbänder.

Als Drehpunkt für die in der Sagittalebene ablaufende Beuge-Streckbewegung gilt die Kreuzungsstelle der beiden Ligamenta cruciata. Dabei wandert dieser Drehpunkt bei der Beugung auf einer gedachten Kurve dorsalwärts und bei der Extension ventralwärts. Die bei den Beuge-Streckbewegungen miteinander in Kontakt stehenden verschiedenen Flächen der Femur- und Tibiakondylen fallen genau senkrecht unter den jeweiligen Drehpunkt.

Die Bewegungen der Kreuzbänder gegeneinander und ihren Effekt auf die Roll-Gleitbewegungen des Kniegelenks haben u. a. KAPANDJI, HUSON und MENSCHIK graphisch veranschaulicht. Sie haben dazu eine in der Sagittalebene dieses Gelenks liegende sogenannte «überschlagene Viergelenkkette» konstruiert, die aus der Eminentia intercondylaris, den beiden Kreuzbändern und dem Dach der Fossa intercondylaris besteht. Beim Kniegelenk des Erwachsenen muß aufgrund der unterschiedlichen Länge der beiden Kreuzbänder das Dach der Fossa intercondylaris mit der Femurschaftachse einen Winkel von 40° bilden. In der Extensionsstellung verläuft dann das Ligamentum cruciatum anterius parallel zum Dach der Fossa intercondylaris, während das Ligamentum cruciatum posterius senkrecht hierzusteht. Eine Überstreckung im Kniegelenk wird so verhindert.

Auch die beiden Collateralbänder verhindern ein Überstrecken im Kniegelenk. Durch den nach ventral zu größer werdenden Krümmungsradius der Femurkondylen entfernen sich mit zunehmender Extension Ursprünge und Ansätze der beiden Collateralbänder voneinander. Die Bänder werden so gespannt und zwingen die Kondylenpartner gegeneinander.

Neben den Roll-Gleitbewegungen lassen sich im Kniegelenk auch Drehbewegungen durchführen. Ihr Umfang nimmt mit dem Grad der Beugung im Gelenk zu und erreicht sein Maximum bei der rechtwinkligen Beugung.

Die besonders in der Articulatio meniscotibialis lateralis erkennbare Außenrotation wird durch die sich voneinander abwinkelnden Kreuzbänder freigegeben. Die Anspannung der beiden Collateralbänder, des Crus posterius des Innenmeniscus, sowie der dorsalen Kapselbändersehnenplatte schränkt jedoch die Außenrotation auf 40°–45° ein.

Die Innenrotation ist auch bei 90° Flexionsstellung im Kniegelenk auf nur etwa 10° beschränkt. Der Grund für den nur so geringen, in der Articulatio meniscotibialis medialis besonders erkennbaren Bewegungsausschlag liegt in den Kreuzbändern, die sich bei dieser Bewegung umeinander verwinden und die Kondylenpartner gegeneinander zwingen.

Die in der Endphase der Extension im Kniegelenk zwangsläufig erfolgende *Schlußrotation* um etwa 5°–10° nach außen beruht auf mehreren Einzelfaktoren, als deren wichtigste gelten: Die Anspannung des vorderen Kreuzbandes in der Endphase der Extension, die ungleiche Ausrichtung und Gestaltung der beiden Femurkondylen und die während der Extension zunehmende Anspannung des Tractus iliotibialis.

Das Kniegelenk gilt daher als ein nicht zentriertes kombiniertes Roll-Gleit-Drehgelenk.

Meniscusbewegungen

Aufgrund seiner intensiven und breiten Verwachsung mit dem medialen Collateralband, ist der Innenmeniscus gegen die Tibia nur um etwa 1 cm verschieblich. Der laterale Meniscus kann dagegen einer veränderten Stellung der Tibia um bis zu 3 cm folgen.

Die Menisci werden während der Extension von den Femurkondylen nach ventral vorgewalzt und dabei etwas gestreckt. Bei der Flexion wandern sie dorsalwärts und erreichen wieder ihre ursprüngliche Eigenkrümmung. Bei den aus der Flexionsstellung heraus möglichen Rotationen, die in der 90° Beugestellung optimal möglich sind, drehen sich die Schienbeinkondylen unter den Menisci weiter. Die Menisci bleiben in einer Art Intermediärstellung zwischen Femur- und Tibiakondylen stehen. Bei der Außenrotation wird der mediale Meniscus durch den Condylus medialis femoris abgefangen und gestreckt und so eine Außenrotation über etwa 40° hinaus mitabgebremst. Der laterale Meniscus hat keine Bedeutung für eine Rotationszügelung.

Aktive und passive Stabilisatoren

Tab. 63   **Aktive Stabilisatoren**

Muskel	Funktion
M. quadriceps mit Retinacula patellae und Ligamentum patellae Tractus iliotibialis (nur bis 40° Beugestellung)	Extension
M. gracilis M. sartorius M. semitendinosus M. semimembranosus M. popliteus	Flexion Innenrotation
M. biceps femoris Tractus iliotibialis (ab 40° Beugestellung)	Flexion und Außenrotation

Tab. 64   **Passive Stabilisatoren**

Bindegewebsstruktur	Bewegungshemmung
Ligamenta collateralia	Hyperextension Außenrotation
Ligamenta cruciata	hauptsächlich: Innenrotation Hyperextension
Dorsale Kapsel-Bänder-Sehnenplatte	Außenrotation
Meniscus medialis	Außenrotationsbremse für medialen Femurcondylus

Aktive Stabilisatoren

Der vom M. tensor fasciae latae und dem kranialen Anteil des M. glutaeus maximus angespannte Tractus iliotibialis ist eine Art laterales, femoro-tibiales Collateralband. Aus der Neutral-0-Stellung heraus bis zu einer Beugung zwischen 30°–40° ist er ein Extensor und Außenrotator, bei weiterer Beugung wird er zum Flexor und Außenrotator. Der Grund hierfür liegt in der Wanderung seines ansatznahen Sehnenanteils bei der Beugung über die Beugestreckachse hinaus dorsalwärts.

Der innenrotatorisch und beugend wirkende M. popliteus bremst bei Dehnung mit der ihm anliegenden Aponeurose passiv eine übermäßige Außenrotation und Hyperextension ab. Bei der Streckung im Kniegelenk zieht er passiv aufgrund seines Verlaufes – von lateral, kranial und ventral, nach medial, caudal und dorsal – die Tibia ventralwärts und verhindert so ein Abgleiten des Schienbeins nach dorsal. Die Sehne des M. popliteus strahlt in den hinteren Kapselbereich, in das Ligamentum arcuatum und in das Hinterhorn des lateralen Meniscus ein. M. popliteus und M. semimembranosus sind in der aktiven Stabilisierung und Führung des Kniegelenks bei der Extension und Flexion ein Funktionspaar.

Zur aktiven Stabilisierung des Kniegelenks trägt das Femoro-Patellar-Gelenk wesentlich bei. In ihm werden, nach dem Grad der Beugung unterschiedlich stark, Druck- und Zugkräfte über die Patella auf die Facies patellaris femoris übertragen. So entstehen entsprechend dem Flexionsgrad verschieden große und druckbelastete Zonen an der Facies patellaris femoris und an der Knorpelfläche der Patella. Bei der Extension ist das untere Drittel der Gelenkfläche an der Patella, aber das obere Drittel an der Facies patellaris femoris besonders belastet. Bei zunehmender Beugung wandern die Zonen der stärkeren Druckbelastung an der Patella kranialwärts und parallel dazu an der Facies patellaris femoris caudalwärts.

Instabilitäten des Kniegelenks

Anteromediale
Trauma: bei Valgusstellung, Außenrotation und Flexion
Verletzung: posteromediale Kapselbandschale, Innenmeniscus und vorderes Kreuzband

Anterolaterale
Trauma: bei Varusstellung, Innenrotation und Flexion
Verletzung: Außenband, posterolaterale Kapselbandschale, vorderes Kreuzband und selten Vorderhorn des Außenmeniscus

Posterolaterale
Trauma: direkt auf den Schienbeinkopf bei leichter Innenrotation und Flexion
Verletzung: hinteres Kreuzband, Außenband und posterolaterale Kapselbandschale

Posteromediale
Trauma: durch Hyperextension oder direkte Krafteinwirkung auf Unterschenkel bei Flexion und Außenrotation
Verletzung: hinteres Kreuzband und mediale Kapselbandschale

Funktionsübersicht der Muskeln am Kniegelenk

Tab. 65 (In Reihenfolge ihrer Wirksamkeit, mkg-Angaben nach v. LANZ-WACHSMUTH)

Extension (Gesamtwirkung 142,8 mkg)	M. quadriceps femoris M. glutaeus maximus (oberer Teil) M. tensor fasciae latae (in der Schlußphase der Extension)
Flexion (Gesamtwirkung 45,7 mkg ohne M. gastrocnemius)	M. semimembranosus M. semitendinosus M. biceps femoris M. gracilis M. sartorius M. gastrocnemius M. popliteus
Innenrotation (Gesamtwirkung 6 mkg)	M. semimembranosus M. semitendinosus M. popliteus M. sartorius M. gracilis M. gastrocnemius (lateraler Kopf)
Außenrotation (Gesamtwirkung 5,5 mkg)	M. biceps femoris M. tensor fasciae latae M. gastrocnemius (medialer Kopf) M. tensor fasciae latae (erst bei leichter Flexion wirksam)

Z 39 Muskeln, die in Hüft- und Kniegelenk wirksam sind

Tab. 66 **Extension im Kniegelenk**

Muskel	Ursprung	Ansatz	Nerv und Segmentbezug	Funktion
M. quadriceps femoris		Patella und über Lig. patellae an Tuberositas tibiae	N. femoralis (L_2-L_4)	*Hüftgelenk:* Flexion *Kniegelenk:* Extension
M. rectus femoris	Spina iliaca anterior inferior			
M. vastus medialis	Labium mediale der Linea aspera			
M. vastus intermedius	Ventralfläche des Femur			
M. vastus lateralis	Labium laterale der Linea aspera			

Fortsetzung auf der nächsten Seite

Fortsetzung Tab. 66

Muskel	Ursprung	Ansatz	Nerv und Segmentbezug	Funktion
M. articularis genus	Ventralfäche des Femur oberhalb des Planum suprapatellare	Kniegelenkkapsel am Recessus suprapatellaris		*Kniegelenk:* Kapselspanner
M. glutaeus maximus und M. tensor fasciae latae		über Tractus iliotibialis		*Kniegelenk:* 0–40°: Extension über 40°: Flexion

Tab. 67 **Flexion im Kniegelenk** **Z 40**

Muskel	Ursprung	Ansatz	Nerv und Segmentbezug	Funktion
M. semimembranosus	Tuber ischiadicum	Condylus medialis tibiae, Lig. popliteum obliquum, Fascie des M. popliteus	N. ischiadicus (L_5–S_2)	*Hüftgelenk:* Extension *Kniegelenk:* Innenrotation, Flexion
M. biceps femoris				
Caput longum	Tuber ischiadicum	Caput fibulae	N. tibialis (L_5–S_2)	*Hüftgelenk:* Extension
Caput breve	mittleres Drittel am Labium laterale der Linea aspera		N. peronaeus communis (S_1 und S_2)	*Kniegelenk:* Flexion, Außenrotation
M. semitendinosus	Tuber ischiadicum	medial der Tuberositas tibiae («Pes anserinus»)	N. ischiadicus (L_5–S_2)	*Hüftgelenk:* Extension *Kniegelenk:* Flexion, Innenrotation
M. popliteus	Condylus lateralis femoris	Planum popliteum tibiae	N. tibialis (L_4–S_1)	*Kniegelenk:* Flexion, Innenrotation
M. gracilis	Ramus inferior ossis pubis	medial der Tuberositas tibiae («Pes anserinus»)	N. obturatorius ($L_{(1)2}$–L_4)	*Hüftgelenk:* Adduktion *Kniegelenk:* Flexion, Innenrotation
M. sartorius	Spina iliaca anterior superior	medial der Tuberositas tibiae («Pes anserinus»)	N. femoralis (L_1–L_3)	*Hüftgelenk:* Flexion, Abduktion, Außenrotation *Kniegelenk:* Flexion, Innenrotation

Zur Klinik des Kniegelenks

Krankengymnastische Befunderhebung am Kniegelenk und Unterschenkel

Hierzu werden zunächst Umfang, Kontur und Stellung des Gelenks (von ventral, lateral und dorsal) registriert. Es schließt sich die Palpation markanter Knochenstrukturen, Muskeln und Weichteile des Kniegelenkbereichs an. Nach Überprüfung der aktiven und passiven Beweglichkeit im Gelenk, schließen sich translatorische Gelenktests an. Über Muskeltests lassen sich Funktionsanalysen der im Kniegelenk wirksamen Muskeln erstellen.

Genu valgum (X-Bein)

Kniewinkel beim Erwachsenen kleiner als 175°. Er ist kompensatorisch mit einem Knickfuß kombiniert. Als korrigierende Muskelzügel (varisierende Muskeln) gelten die Mm. sartorius, semitendinosus, gracilis und semimembranosus. Beim X-Bein wird das mediale Collateralband überdehnt und der laterale Meniscus übermäßig gedrückt.

Genu varum (O-Bein)

Kniewinkel beim Erwachsenen größer als 180°. Er ist kompensatorisch mit einer Supinationsstellung in den Sprunggelenken kombiniert. Als korrigierende Muskelzügel (valgisierende Muskeln) gelten der M. biceps femoris und die über den Tractus iliotibialis geleiteten Zugkräfte des M. tensor fasciae latae und der Pars superior des M. glutaeus maximus. Beim O-Bein wird das laterale Collateralband überdehnt und der mediale Meniscus übermäßig gedrückt.

Genu recurvatum

Überstreckbares Kniegelenk

tanzende Patella

Beim Gelenkerguß hebt sich die Patella von der Facies patellaris ab, sie «schwimmt». Sie läßt sich gegen den Erguß in die Tiefe drücken, schnellt aber sofort wieder hoch.

Schubladenphänomen

Beim Abriß der beiden Kreuzbänder kann der Unterschenkel gegen den Oberschenkel schubladenartig vor und zurück verschoben werden.

«vordere Schublade» = bei Abriß des vorderen Kreuzbandes
«hintere Schublade» = bei Abriß des hinteren Kreuzbandes

OSTEOLOGIE VON TIBIA UND FIBULA

Tibia (Schienbein)

Caput tibiae

- Condylus medialis
- Condylus lateralis
- Areae intercondylares anterior et posterior
- Tuberculum intercondylare mediale
- Tuberculum intercondylare laterale
- Facies articularis fibularis
- Tuberositas tibiae

Corpus tibiae
> Margo anterior, medialis und interosseus
> Facies medialis, lateralis und posterior
> Linea mi. solei

distale Tibiaepiphyse
> Malleolus medialis
> Facies articularis inferior
> Incisura fibularis

Fibula (Wadenbein)

Caput fibulae
Collum fibulae
Corpus fibulae
> Facies lateralis, medialis und posterior
> Margo anterior, posterior und interosseus

Distale Fibulaepiphyse
> Malleolus lateralis
> Sulcus malleoli lateralis (für Sehnen der Mm. peronaei)

Verbindungen zwischen Tibia und Fibula

1. Articulatio tibiofibularis superior (Amphiarthose)
2. Syndesmosis tibiofibularis
   (Bewegungen praktisch nicht möglich; selten als Gelenk ausgebildet)
3. Membrana interossea cruris
   (Die breitflächige Syndesmose verhindert longitudinale Parallelverschiebungen der beiden Unterschenkelknochen gegeneinander. Die Membran dient Unterschenkelmuskeln als Ursprung).

Knöcherne, tastbare Orientierungsstellen am Unterschenkel

Epicondylus medialis femoris
Epicondylus lateralis femoris
Condylus medialis tibiae
Condylus lateralis tibiae
Patella

Tuberositas tibiae
Caput fibulae
Margo anterior und Facies medialis tibiae
Malleolus medialis und lateralis
Tuber calcanei

FUSSSKELETT UND DESSEN PRONATORISCHE VERWINDUNG

Fußskelett

Z 41 Am Fußskelett unterscheiden wir Fußwurzelknochen (Ossa tarsi), Mittelfußknochen (Ossa metatarsalia) und Zehenknochen (Ossa digitorum pedis).

Fußwurzelknochen
Talus (Sprungbein)
Am Talus unterscheidet man: Trochlea, Collum und Caput.
Am Talus setzt kein Muskel an.

Trochlea tali: Die Trochlea tali ist Gelenkpartner zur Malleolengabel. Sie hat deshalb zwei seitliche Gelenkflächen zu den beiden Malleolen hin und eine obere, nach dorsal zu sich verschmälernde Gelenkflächen zur Facies articularis inferior tibiae.

Corpus tali: An der Dorsalseite des Taluskörpers befindet sich im Proc. posterior tali eine Knochenrinne zur Führung der Sehne des M. flexor hallucis longus. An der Unterseite des Corpus tali ist eine dem Fersenbein zugewandte Gelenkfläche: Facies art. calcanei posterior.

Collum und Caput tali: An Collum und Caput tali befinden sich konvexe Gelenkflächen für die zugehörigen konkaven Gelenkpartner am Fersenbein, Kahnbein und Pfannenband.

Calcaneus (Fersenbein)
Auf seiner Oberseite befinden sich die zum Talus gerichteten Gelenkflächen (Facies articulares talares posterior, media et anterior). Nach dorsocaudal schließt das Fersenbein mit dem kräftigen Ansatzhöcker der Mm. gastrocnemius und soleus, dem Tuber calcanei, ab. An der medialen Seite des Calcaneus unterfängt ein Knochenvorsprung (Sustentaculum tali) «balkonartig» das Sprungbein. Dieser Knochenvorsprung dient der Sehne des M. flexor hallucis longus als Hypomochlion. Die Sehne zieht den Calcaneus auf seiner medialen Seite kranialwärts. Sie verhindert somit ein Abgleiten und Einknicken des Talus nach mediocaudal. An der Vorderseite des Calcaneus ist die Facies articularis cuboidea dem Würfelbein (Cuboid) zugewandt. Der Sulcus tarsi trennt die calcanearen Gelenkflächen der beiden Teilgelenke des unteren Sprunggelenks gegeneinander.

Os naviculare (Kahnbein)

Das Os naviculare ist Gelenkpartner im unteren Sprunggelenk. Seine Facies articularis posterior ossis navicularis gelenkt mit dem Caput tali. An der auf seiner medialen und unteren Seite befindlichen Tuberositas ossis navicularis heftet sich der M. tibialis posterior an.

Os cuboideum (Würfelbein)

Das Würfelbein ist gegen den Calcaneus zu beweglich. In einer Knochenrinne auf seiner laterobasalen Seite verläuft die Sehne des M. peronaeus longus.

Ossa cuneiformia I–III (keilförmige Knochen)
(mediale, intermedium, laterale)

Die Ossa cuneiformia sind, wie ihr Name besagt, keilförmig gestaltet. Sie lagern sich zu einem Bogen zusammen. Der «Keilrücken» des Os cuneiforme mediale ist zur Fußsohle hin gerichtet, bei den beiden anderen zum Fußrücken.

Ossa metatarsalia I–V (Mittelfußknochen)

Sie werden unterteilt in Basis (proximal), Corpus und Caput. An der Lateralseite der Basis des Os metatarsale V befindet sich die Tuberositas ossis metatarsalis V. Sie ist beim Plattfuß erhöhten Belastungen ausgesetzt und dann oft schmerzhaft verändert.

Ossa digitorum pedis (Zehenknochen)

Sie werden unterteilt in Phalanx proximalis, media und distalis.
    Eine Phalanx gliedert sich in Basis, Corpus und Caput. An der Großzehe fehlt die mittlere Phalanx.

Sesambeine an Zehengrundgelenken

In die plantaren Gelenkkapselbereiche des Großzehengrundgelenks sind grundsätzlich zwei Sesambeine eingelagert. An den anderen Zehengrundgelenken sind Sesambeine selten. Sie kommen an der Kleinzehe in 13,8% (v. Lanz-Wachsmuth) und an der zweiten Zehe in 5,4% (v. Lanz-Wachsmuth) vor.

Pronatorische Verwindung des Fußskeletts

Durch seinen aufrechten Stand hat sich beim Menschen der in Supination stehende «Kletterfuß» umbauen müssen. Der fibulare Fußrand allein würde einen sicheren und belastbaren Stand nicht erlauben. Der tibiale Fußrand verwindet sich deshalb bodenwärts und muß, da er die Hauptlast des Körpergewichtes trägt, auch besonders kräftig werden.

Der *fibulare Strahl des Fußskeletts* (Calcaneus, Cuboid, Metatarsalia IV und V und Phalangen der Zehen IV und V) macht daher geringere Umformungen und Lageveränderungen mit als der *tibiale Strahl* (Naviculare, Cuneiformia I, II, III, Metatarsalia I–III und die Phalangen der Zehen I–III). Die Verwindung beginnt schon im 3. Monat, erstreckt sich über die gesamte Fetalzeit und findet ihren Abschluß erst mit dem Ende des Wachstums. Während Talus und Calcaneus auch beim Erwachsenen noch nahezu senkrecht aufeinander liegen, haben sich im vorderen Bereich der Fußwurzel die Ossa cuneiformia deutlich plantarwärts zur Fußinnenseite hin gesenkt. Sie berühren aber noch nicht den Boden. Die Köpfchen der Mittelfußknochen und die in die basalen Kapseln der Zehengrundgelenke eingebauten Sesambeine sind schon fast horizontal orientiert, die Sesambeine des Großzehengrundgelenks liegen dem Boden auf. Die im Mittelfuß und an den Zehen besonders ausgeprägt stattgefundene pronatorische Verwindung des Fußskeletts führt zur Verstärkung seines Quergewölbes und zur Ausbildung eines Längsgewölbes, das beim «Kletterfuß» noch nicht vorhanden war. Das für den Menschen spezifische Längsgewölbe des Fußes ist also eine Kompromißlösung zwischen der von der Natur vorgesehenen Supinationsstellung des «Kletterfußes» und der für den aufrechten Stand eigentlich notwendigen breiten und planen knöchernen Fußplatte. Zeitlebens wird deshalb das Körpergewicht der Fußgewölbehaltung entgegenarbeiten.

Sprunggelenke

Oberes Sprunggelenk (Art. talocruralis)

Gelenkpartner: Malleolengabel
(Facies art. inf. tibiae
Facies art. malleoli medialis
Facies art. malleoli lateralis)
mit
Trochlea tali
(Facies superior
Facies malleolaris lateralis
Facies malleolaris medialis)

Die Malleolengabel wird über die Syndesmosis tibiofibularis zusammengehalten. Eine geringe, federnde Elastizität ist gegeben, besonders bei dem weiter nach distal herabreichenden Malleolus fibularis. Die Trochlea tali, die Sprungbeinrolle, ist in ihrem ventralen Anteil breiter und verschmälert sich dorsalwärts um etwa 0,5 cm.

Der an beiden Gelenkpartnern etwa 2 mm dicke Gelenkknorpel reicht an der Lateralseite der Trochlea tali weiter distalwärts.

Gelenkkapsel

Ventral und dorsal ist die Gelenkkapsel weit und dünn. An beiden Seiten ist sie durch Collateralbänder verstärkt. Die Gelenkkapsel erstreckt sich von der Knorpelknochengrenze der Malleolengabel nach ventral bis zum Collum tali, sonst bis zur Knorpel-Knochengrenze am Talus.

Gelenkbänder

Innenband (Lig. mediale deltoideum)

Das deltaförmige Band beginnt am Malleolus medialis und divergiert zu Calcaneus, Talus und Naviculare. Seine Teilzüge sind als Pars tibionavicularis, Pars tibiotalaris anterior, Pars tibiocalcanearis und Pars tibiotalaris posterior benannt.

Außenband

Das Außenband geht vom Malleolus fibularis aus und divergiert in drei Teilzüge: Lig. fibulotalare anterius und posterius, dazwischen das Lig. fibulocalcaneare.

Gelenktyp

Das obere Sprunggelenk ist ein Scharniergelenk. Bei Plantarflexion sind zusätzlich Wackelbewegungen möglich, da sich die Trochlea tali nach dorsal zu um etwa 0,5 cm verschmälert. Eine sichere knöcherne Führung ist deshalb bei Plantarflexion nicht mehr gegeben. Am Ende der Dorsalextension verkeilt sich die Trochlea tali in der Malleolengabel.

Gelenkführung

    Knochenführung
    Bänderführung
    Muskelführung

Bewegungen und Bewegungsumfang

Plantarflexion – Dorsalextension 50° – 0 – 30°

Wackelbewegungen nach medial und lateral sind bei plantarflektiertem Fuß gegeben.

Unteres Sprunggelenk

1. Vorderes Teilgelenk (Art. talocalcaneonavicularis)

Gelenkpartner: a) Caput tali
mit
Facies art. post. ossis navicularis und Lig. calcaneonaviculare plantare (Pfannenband)
b) Facies art. calcanea anterior und media am Caput und Collum tali
mit
Facies art. talaris anterior und media am Calcaneus

2. Hinteres Teilgelenk (Art. subtalaris)

Gelenkpartner: Facies art. calcanea posterior am Talus
mit
Facies art. talaris posterior am Calcaneus

Gelenkkapsel

Beide Teilgelenke des unteren Sprunggelenks haben gesonderte Gelenkkapseln und werden durch den Sinus tarsi, der sich medialwärts in den Canalis tarsi fortsetzt, gegeneinander abgesetzt. Die Gelenkkapseln heften sich an den Knorpel-Knochengrenzen an.

Gelenkbänder

Den Sinus und Canalis tarsi füllt das kräftige Lig. talocalcaneum interosseum aus, das den Talus und das Fersenbein aneinander fixiert. Das Band verhindert auch ein Abrutschen des Talus nach medial. Innen- und Außenkollateralband des oberen Sprunggelenks sichern mit Teilzügen auch das untere Sprunggelenk. Als wichtiges Gelenkband gilt auch das Lig. bifurcatum, das vor dem Sinus tarsi am Calcaneus entspringt und sich mit Teilzügen an den Dorsalseiten der Ossa naviculare und cuboideum festsetzt.

Gelenkführung

Knochenführung
Bänderführung
Muskelführung

Bewegungen und Bewegungsumfang

In den beiden Teilgelenken des unteren Sprunggelenks läßt sich der Fuß um eine gemeinsame Achse verkanten. Sie beginnt medial und oben am Caput tali und endet laterodorsal unten am Calcaneus. Um diese Achse sind Supinations- und Pronationsbewegungen des Fußes möglich.

Supination = Heben des medialen Fußrandes
= Inversion

Pronation = Heben des lateralen Fußrandes
= Eversion

Die Supination ist zwangsläufig mit einer Plantarflexion und Adduktion des Fußes, die Pronation mit einer Dorsalextension und Abduktion verbunden. Das Bewegungsausmaß für die Supination und Pronation im unteren Sprunggelenk wird durch die Kreiselungsmöglichkeit des Vorfußes erhöht. Sie kommt als Ausdruck der Summation der oft sehr geringen Einzelbewegungen in den übrigen Intertarsalgelenken und den Tarso-Metatarsalgelenken zustande. Der Umfang der Supinations- und Pronationsmöglichkeit nimmt mit steigendem Lebensalter ab.

Ohne Kreiselung des Vorfußes:
Supination 20°
(etwa 40 Jähriger)
Pronation 10°
(etwa 40 Jähriger)
Also Pronation-Supination 10° – 0 – 20°

Mit Kreiselung des Vorfußes:
Supination 40°
(etwa 40 Jähriger)
Pronation 20°
(etwa 40 Jähriger)
Also Pronation-Supination 20° – 0 – 40°

Übrige Fußgelenke

Intertarsalgelenke

Mit Ausnahme der beiden Teilgelenke des unteren Sprunggelenks und der gering beweglichen Art. calcaneocuboidea und Art. cuneonavicularis sind die Intertarsalgelenke Amphiarthrosen. Kräftige Zwischenknochenbänder fixieren die Fußwurzelknochen untereinander.

Tarso-Metatarsalgelenke und Intermetatarsalgelenke

Es handelt sich um Amphiarthrosen. Neben der «knöchernen Verzahnung» ineinander sind sie durch kräftige, die Gelenkkapsel verstärkende Bänder gesichert.

Metatarso-Phalangealgelenke (Zehengrundgelenke)

Es sind funktionelle Eigelenke oder anatomische Kugelgelenke, bei denen die Bandführung aber nur Bewegungen um zwei Achsen zuläßt: Plantarflexion-Dorsalextension und Abduktion-Adduktion. Das Großzehengrundgelenk hat dabei einen

Bewegungsumfang von Dorsalextension-Plantarflexion 70° – 0 – 20°. Die Bezugsebene, gegen welche die Zehen herangeführt oder von welcher sie gespreizt werden, verläuft in Längsrichtung durch den zweiten Zehenstrahl und das Os metatarsale II.

Interphalangealgelenke
(Zehenmittel- und Zehenendgelenke)

Es sind Scharniergelenke. Ihr Aufbau entspricht dem der vergleichbaren Fingergelenke.

Lig. calcaneonaviculare plantare (Pfannenband) und
Lig. plantare longum (langes Sohlenband)

Lig. calcaneonaviculare plantare

Das überknorpelte Pfannenband ist Gelenkpartner im unteren Sprunggelenk. Es verklammert die Unterseiten von Calcaneus (Sustentaculum tali) und Os naviculare miteinander. Auf dem Pfannenband ruht der Taluskopf. Drückt der Taluskopf das Pfannenband bodenwärts durch, wird das Fußlängsgewölbe abgeflacht.

Lig. plantare longum

Das lange Sohlenband entspringt von der Plantarseite des Calcaneus. Mit seinen tief gelegenen Faserbündeln zieht es zur Tuberositas ossis cuboidei und zur Unterseite des Cuboids. Die oberflächlichen Fasern überbrücken die Knochenrinne für die Sehne des M. peronaeus longus und enden an den Basen der Metatarsalia II bis V. Das Lig. plantare longum ist ein kräftiger passiver Verspanner des Längsgewölbes am Fuß.

UNTERSCHENKEL- UND FUSSMUSKULATUR

Die Unterschenkelmuskeln werden in 3 voneinander gesonderten Muskellogen geführt: Streckerloge, Beugerloge und Peronaeusloge. Die Begrenzung der Muskellogen wird durch Tibia, Fibula und die sie verbindende Membrana interossea und durch zwei Muskelsepten sichergestellt, die vom Margo anterior und posterior der Fibula ventralwärts bzw. laterodorsalwärts in die oberflächliche Fascie des Unterschenkels (Fascia cruris) übergehen.

Die *Extensorenloge* wird von der vorderen Schienbeinkante, dem vorderen

Muskelseptum und in der Tiefe von der Membrana interossea und den einander zugewandten Seite von Tibia und Fibula begrenzt.

Die beiden Muskelsepten (Septa intermuscularia anterius et posterius cruris) und die Lateralseite der Fibula begrenzen die *Loge für die Wadenbeinmuskeln.*

Die Dorsalseiten von Tibia, Membrana interossea, Fibula und hinterem Muskelseptum begrenzen die *Flexorenloge,* die in eine oberflächliche und tiefe Kammer unterteilt ist.

Die Muskellogen werden von der Fascia cruris überspannt. Die Fascie dient den oberflächlich gelegenen Muskeln als zusätzlicher Ursprung und ist kniegelenksnah aponeurotisch verstärkt. In Höhe der Sprunggelenke bekommen die langen Fuß- und Zehenmuskeln ja eine fast rechtwinklig geänderte Verlaufsrichtung. Verstärkungszüge in der Fascia cruris (Retinacula) sichern hier die Ortsstabilität der von Sehnenscheiden umhüllten Sehnen.

Z 42

Tab. 68 **Muskeln der Extensorenloge**

Muskel	Ursprung	Ansatz	Nerv und Segmentbezug	Funktion
M. tibialis anterior	Epicondylus lateralis und laterale Fläche der Tibia, Membrana interossea und Fascia cruris	Os cuneiforme I (medial und plantar) und Basis des Os metatarsale I	N. peronaeus profundus (L_4 und L_5)	*Sprunggelenke:* Dorsalextension, Supination
M. extensor hallucis longus	mediale Fläche der Fibula, Membrana interossea	Dorsalseite der Endphalanx der Großzehe	N. peronaeus profundus ($L_{(4)5}$–S_1)	*Sprunggelenke:* Dorsalextension, geringe Pronation
				Großzehengelenke: Dorsalextension
M. extensor digitorum longus	Epicondylus lateralis tibiae, Vorderfläche der Fibula, Membrana interossea	Dorsalaponeurose Zehen II–V	N. peronaeus profundus ($L_{(4)5}$–S_1)	*Sprunggelenke:* Dorsalextension, Pronation
				Zehengelenke II–V: Dorsalextension
M. peronaeus tertius (in 92% vorhanden)	Vorderkante der Fibula	oft gespalten: zur Dorsalaponeurose Zehe V und zur Basis sowie Lateralseite des Os metatarsale V	N. peronaeus profundus (L_5–S_1)	*Sprunggelenke:* Dorsalextension, Pronation

Zur Muskulatur der Extensorenloge

Der M. extensor hallucis longus wird in der Extensorenloge medial vom M. tibialis anterior und lateral vom M. extensor digitorum longus überlagert. Die Sehnenscheide des M. extensor hallucis longus ist besonders lang und verläuft exponiert am Scheitel des Fußristes (Sehnenscheidenentzündung).

Tab. 69   **Muskeln der Peronaeusloge**

Muskel	Ursprung	Ansatz	Nerv und Segmentbezug	Funktion
M. peronaeus longus	Lateralfläche der Fibula (Caput und proximale $^2/_3$ des Corpus), Septa intermuscularia, Fascia cruris	Os cuneiforme I	N. peronaeus superficialis (L_5 und $S_{1(2)}$)	*Sprunggelenke:* Pronation, Plantarflexion. Halten des Längs- und Quergewölbes
M. peronaeus brevis	Lateralfläche der Fibula (distale Hälfte), Septa intermuscularia	Tuberositas ossis metatarsalis V	N. peronaeus superficialis (L_5 und $S_{1(2)}$)	*Sprunggelenke:* Pronation, Plantarflexion

Zur Muskulatur der Peronaeusloge

Die Mm. peronaei halten den lateralen Fußrand hoch. Ein Ausfall des N. peronaeus superficialis läßt deshalb beim Gehen den lateralen Fußrand schleifen. Der N. peronaeus communis, der für die Innervation der Muskeln in der Extensoren- und Peronaeusloge verantwortlich ist, schlingt sich dicht unter der Haut lateral um das Collum fibulae. Hier kann der Nerv leicht durch Druck (z. B. zu enger Unterschenkelgipsverband) oder bei Fibulaköpfchenfrakturen geschädigt werden. Der Fuß steht dann supiniert und in Plantarflexion.

Muskeln der Flexorenloge

Tab. 70   **Oberflächliche Schicht**

Muskel	Ursprung	Ansatz	Nerv und Segmentbezug	Funktion
M. gastrocnemius		Tuber calcanei	N. tibialis (L_5-S_2)	*Kniegelenk:* Flexion
Caput mediale	dorsal oberhalb des Condylus medialis femoris			*Sprunggelenke:* Plantarflexion, Supination
Caput laterale	dorsal oberhalb des Condylus lateralis femoris			
M. soleus	Caput und Dorsalseite des Collum fibulae, Arcus tendineus mi. solei, Dorsalseite der Tibia	Tuber calcanei	N. tibialis (L_5-S_2)	*Sprunggelenke:* Plantarflexion, Supination

Tab. 71   **Tiefe Schicht**

Muskel	Ursprung	Ansatz	Nerv und Segmentbezug	Funktion
M. tibialis posterior	Membrana interossea mit angrenzenden dorsalen Rändern von Tibia und Fibula	Tuberositas ossis navicularis und Unterseite der Ossa cuneiformia I, II	N. tibialis $(L_{(4)5}-S_2)$	*Sprunggelenke:* Plantarflexion, Supination. Halten des Längs- und Quergewölbes
M. flexor hallucis longus	Dorsalseite der Fibula (untere zwei Drittel), Membrana interossea	Endphalanx der Großzehe. Am Chiasma plantare Verbindung zum M. flexor digitorum longus	N. tibialis $(L_5-S_{2(3)})$	*Sprunggelenke:* Plantarflexion, Supination. Halten des Längsgewölbes am Fuß. Der Muskel unterfängt das Sustentaculum tali, daher «Antivalgusmuskel». *Großzehengelenke:* Flexion
M. flexor digitorum longus	Dorsalseite der Tibia	Basis der Endphalangen II–V	N. tibialis $(L_5-S_{2(3)})$	*Sprunggelenke:* Plantarflexion, Supination. Halten des Längsgewölbes

Zur Muskulatur der Flexorenloge

Die oberflächlichen Beugermuskeln an der Wade setzen mit ihrer gemeinsamen Sehne – der Achillessehne – medial der Supinations-Pronationsachse am Tuber calcanei an. Daher sind sie Supinationsmuskeln. Die Muskeln sind besonders kräftig und in ihrem distalen Verlauf nach dem «Bipennatus-Muster» konstruiert. Über ihre Supinationswirkung halten sie den medialen Fußrand hoch und sind so wichtige Muskeln zur Aufrechterhaltung des Längsgewölbes am Fuß. Der kleine M. plantaris mit seiner zwischen M. gastrocnemius und M. soleus verlaufenden langen Sehne, die am Tuber calcanei ansetzt, spielt funktionell keine Rolle.

Die drei tiefen Beugermuskeln der Wade sind nach einem «Überkreuzprinzip» angeordnet: der M. flexor hallucis longus, der am weitesten lateral an der Fibula entspringt, setzt am Fuß, an der Großzehenendphalanx, am weitesten medial an. Der M. flexor digitorum longus, der an der Dorsalseite der Tibia entspringt, verläuft u. a. zur Endphalanx der Kleinzehe. In seinem Verlauf überquert der M. flexor digitorum longus die Sehnen der beiden anderen tiefen Wadenmuskeln. Als «Chiasma crurale» wird seine Überkreuzung über die Sehne des M. tibialis posterior, als «Chiasma plantare» seine Überquerung der Sehne des M. flexor hallucis longus genannt. Auf Grund ihres schrägen Verlaufes haben die Muskeln einen günstigeren Wirkungsgrad zum Aufrechterhalten der Fußgewölbe.

Tab. 72

Übersicht zur Leistung der in den Sprunggelenken wirksamen Muskeln

(mkg Angaben nach v. Lanz-Wachsmuth)

Dorsalextensoren

M. tibialis anterior	2,5 mkg
M. extensor digitorum longus	0,8 mkg
M. extensor hallucis longus	0,4 mkg
M. peronaeus tertius	0,5 mkg
gesamt	4,2 mkg

Plantarflexoren

M. gastrocnemius } M. soleus }	M. triceps surae	16,4 mkg
M. flexor hallucis longus		0,9 mkg
M. flexor digitorum longus		0,4 mkg
M. tibialis posterior		0,4 mkg
Mm. peronaei longus et brevis		0,7 mkg
gesamt		18,8 mkg

Supinatoren

M. gastrocnemius	2,5 mkg
M. soleus	2,3 mkg
M. tibialis posterior	1,8 mkg
M. tibialis anterior	1,0 mkg
M. flexor digitorum longus	0,8 mkg
M. flexor hallucis longus	0,8 mkg
gesamt	9,2 mkg

Pronatoren

M. peronaeus longus	1,7 mkg
M. peronaeus brevis	1,3 mkg
M. extensor digitorum longus	0,8 mkg
M. peronaeus tertius (fakultativ)	0,6 mkg
gesamt	4,4 mkg

Tab. 73 **Kurze Muskeln am Fußrücken**

Muskel	Ursprung	Ansatz	Nerv und Segmentbezug	Funktion
M. extensor digitorum brevis	laterale und obere Seite des Calcaneus	Dorsalaponeurosen der Zehen II–IV (V)	N. peronaeus profundus (L_5 und S_1)	Dorsalextension in allen Gelenken der Zehen II–IV (V)
M. extensor hallucis brevis	Oberseite des Calcaneus (ventral)	Dorsalaponeurose der Großzehe	N. peronaeus profundus (L_4–S_1)	Dorsalextension der Großzehe

PLANTA PEDIS

Die Planta pedis hat einen ähnlichen Aufbau wie die Palma manus: Großzehen- und Kleinzehenballen, dazwischen oberflächlich die mit der Fußsohlenhaut verwachsene Plantaraponeurose. Unter ihr verlaufen die kurzen longitudinalen Zehenflexoren, welche die anfangs sehnenscheidenumhüllten langen Flexorensehnen mit ihren Mm. lumbricales und dem M. quadratus plantae bedecken. In der Tiefe der Planta pedis befinden sich die Mm. interossei plantares und das Sohlenband, welches mit seiner oberflächlichen Schicht die Sehne des M. peronaeus longus überspannt. In den Bindegewebsräumen zwischen den kurzen und den langen Zehenflexoren sind ausgedehnte Venengeflechte, welche zur Druckabpolsterung dienen und beim Gehen laufend massiert werden.

Z 43

Tab. 74 **Muskeln des Großzehenballens**

Muskel	Ursprung	Ansatz	Nerv und Segmentbezug	Funktion
M. abductor hallucis	medial am Tuber calcanei	mediales Sesambein und Grundphalanx der Großzehe	N. plantaris medialis (L_5 und S_1)	*Großzehengrundgelenk:* Flexion, Abduktion
M. flexor hallucis brevis				
Caput mediale	Os cuneiforme I und Lig. plantare longum	über mediales Sesambein zur Grundphalanx I	N. plantaris medialis (L_5 und S_1)	*Großzehengrundgelenk:* Flexion
Caput laterale		über laterales Sesambein zur Grundphalanx I	N. plantaris lateralis (S_1 und S_2)	
M. adductor hallucis				
Caput obliquum	Cuboid, Cuneiforme III, Lig. plantare longum, Basen der Metatarsalia II, III	laterales Sesambein und Grundphalanx I	N. plantaris lateralis (S_1 und S_2)	*Großzehengrundgelenk:* Adduktion, Flexion
Caput transversum	Metatarsophalangealgelenke III und IV			

Tab. 75 **Muskeln des Kleinzehenballens**

Muskel	Ursprung	Ansatz	Nerv und Segmentbezug	Funktion
M. abductor digiti minimi	lateral am Tuber calcanei, Plantaraponeurose	Tuberositas ossis metatarsalis V, Basis Grundphalanx V	N. plantaris lateralis (S_1 und S_2)	*Kleinzehengrundgelenk:* Abduktion, Flexion
M. flexor digiti minimi	Lig. plantare longum, Basis Metatarsale V	Basis Grundphalanx V	N. plantaris lateralis (S_1 und S_2)	*Kleinzehengrundgelenk:* Flexion

Tab. 76 **Kurze longitudinale Zehenmuskeln der Planta pedis**

Muskel	Ursprung	Ansatz	Nerv und Segmentbezug	Funktion
M. flexor digitorum brevis	Tuber calcanei (medial und plantar), Plantaraponeurose	Basis Mittelphalangen II–V, (Sehnen ansatznah in zwei Zügel aufgespalten, gemeinsame Sehnenscheiden mit M. flexor digitorum longus)	N. plantaris medialis (L_5 und S_1)	*Zehengrund- und Mittelgelenke II–V:* Plantarflexion
M. quadratus plantae	mediale und plantare Seite des Calcaneus	breitlinig an lateraler Seite der Sehne des M. flexor digitorum longus	N. plantaris lateralis (S_1 und S_2)	Lateralzug auf Sehne des M. flexor digitorum longus, dessen Wirkungsweise er unterstützt.
Mm. lumbricales 1–4	Sehnen des M. flexor digitorum longus	Dorsalaponeurose der Zehen II–V	1 und 2: N. plantaris medialis (L_5 und S_1) 3 und 4: N. plantaris lateralis (S_1 und S_2)	*Zehengrundgelenke II–V:* Plantarflexion *Zehenmittel- und Endgelenke II–V:* Extension
Mm. interossei plantaris 1–3	medialer Rand der Ossa metatarsalia III–V	mediale Seite der Grundphalanx und Dorsalaponeurose der Zehen III–V	N. plantaris lateralis (S_1 und S_2)	*Zehengrundgelenke:* Plantarflexion, Adduktion der Zehen III–V an Zehe II *Zehenmittel- und Endgelenke:* Extension
Mm. interossei dorsales 1–4	zweiköpfig von den einander zugewendeten Seiten der Ossa metatarsalia I–V	1: medial an Grundphalanx II, Dorsalaponeurose Zehe II 2: lateral an Grundphalanx II, Dorsalaponeurose Zehe II 3 und 4: lateral an Grundphalanx III bzw. IV, Dorsalaponeurose Zehen III bzw. IV	N. plantaris lateralis (S_1 und $S_{2(3)}$)	*Zehengrundgelenke II–IV:* Plantarflexion *Zehenmittel- und Endgelenke II–IV:* Extension 1: Adduktion der Zehe II zur Großzehe 2, 3, 4: Abduktion der Zehen II, III, IV lateralwärts

Zur Funktion der kurzen longitudinalen Fußmuskeln

Die kurzen longitudinalen Zehenmuskeln der Planta pedis haben ihre besondere Bedeutung in der aktiven Längsverklammerung des Fußgewölbes. Die Mm. interossei pedis haben als Bezugsachse eine Longitudinale durch den zweiten Zehenstrahl. Auf diese Bezugslinie hin adduzieren die 3 Mm. interossei plantares die Zehen III, IV und V. Die 4 Mm. interossei dorsales spreizen die Zehen II, III und IV von dieser Linie. Dabei kann die Zehe II durch den M. interosseus dorsalis 1 medialwärts und durch den M. interosseus dorsalis 2 lateralwärts von der Bezugslinie durch den zweiten Zehenstrahl gespreizt werden.

Aktive und passive Gewölbehaltung am Fuß

Das Fußgewölbe ähnelt einem in Längsrichtung geviertelten Ei. In der Längsrichtung des Fußes verläuft das größere *Längsgewölbe,* das medial höher steht und nach lateral zu abflacht. Die Unterseite des Taluskopfes entspricht etwa dem knöchernen Scheitelpunkt des Längsgewölbes. Die knöchernen Auflageflächen am Boden sind Tuber calcanei, sowie die Köpfchen der Mittelfußknochen, insbesondere das des Os metatarsale I mit den beiden benachbarten Sesambeinen am Großzehengrundgelenk.

Das *Quergewölbe* ist als Ausdruck der pronatorischen Verwindung des Fußskelets besonders im Bereich der Mittelfußknochen ausgeprägt. Aber auch die Ossa cuneiformia zeigen durch ihre Keilform und in ihrer Anordnung zueinander die typischen architektonischen Merkmale einer Gewölbekonstruktion, wie man sie bei romanischen Tor- und Brückenbögen sieht. Am lateralen Fußrand liegt das Quergewölbe in seiner ganzen Breite sanft dem Boden an. Der hier über Cuboid und Metatarsale V weitergegebene Druck wird durch die Muskeln des Kleinzehenballens abgefedert.

Aktive und passive Verspannung des Längsgewölbes am Fuß

Aktiv

Lange Muskeln	Wirkweise
M. gastrocnemius M. soleus	Als Supinationsmuskeln verkanten sie den Calcaneus nach außen, seine mediale Seite wird hochgezogen.

M. flexor hallucis longus (= «Antivalgus»)	1. Er unterfängt das Sustentaculum tali und zieht den Calcaneus und den Talus auf ihrer Medialseite nach oben. Er verhindert ein Einwärtsknicken des Rückfußes. 2. Er verspannt die Großzehe in Richtung Fersenbein.
M. tibialis posterior (= «Antiplanus»)	Über seinen Ansatz an Os naviculare und den Ossa cuneiformia I und II verspannt er die Knochen untereinander und verhindert deren Auseinanderweichen.
M. flexor digitorum longus	Mitsamt dem in seine Sehne einstrahlenden M. quadratus plantae und den von seinen Sehnen entspringenden Mm. lumbricales verklammert der lange Zehenbeuger die Zehen gegen das Fersenbein.
M. tibialis anterior	Er zieht die Ossa cuneiforme I und metatarsale I kranialwärts und hält damit das Längsgewölbe von oben.
M. peronaeus brevis	Er verspannt Calcaneus gegen Cuboid und Cuboid gegen das Metatarsale V. Dadurch verhindert er ein Auseinanderklaffen der dazwischen gelegenen Gelenke.

Kurze Muskeln

M. flexor digitorum brevis M. flexor hallucis brevis M. abductor hallucis Mm. flexor et abductor digiti minimi M. quadratus plantae Mm. lumbricales	Alle kurzen Muskeln verklammern die Zehen gegen den Calcaneus.

Passiv

Lig. calcaneonaviculare plantare (= Pfannenband)
Lig. plantare longum   (= Sohlenband)
Längszüge in der Aponeurosis plantaris

Aktive und passive Verspannung des Quergewölbes am Fuß

Aktiv

Lange Muskeln

M. peronaeus longus	**Wirkweise**
	Der Muskel verläuft nach seinem Hypomochlion am Cuboid zwischen oberflächlichem und tiefem Blatt des Sohlenbandes nach medial zu den Ossa cuneiforme I und metatarsale I. Er versucht diese medial gelegenen Knochen unter dem Fußgerüst fibularwärts zu ziehen. M. peronaeus longus und M. tibialis anterior heften sich an den gleichen Fußknochen an. Das Fußskelet steht deshalb in einer Art «sehnigen Steigbügel». Deshalb werden die beiden Muskeln auch als Steigbügelmuskeln bezeichnet.
M. tibialis posterior	Über seine queren Sehnenzügel zur Unterseite der Ossa cuneiformia II und III verspannt der Muskel die knöchern vorgegebene Querwölbung.

Kurze Muskeln

M. adductor hallucis	Mit seinem queren Kopf verklammert der Muskel die Ossa metatarsalia V–II gegen die Grundphalanx der Großzehe. Er ist an *der* Stelle des Vorfußes wirksam, an der die stärkste pronatorische Verwindung des Fußskeletts stattgefunden hat. Er verhindert die Spreizung der Ossa metatarsalia gegeneinander.

Passiv

Lig. cuboideonaviculare plantare
Ligg. tarsometatarsea plantaria
Ligg. metatarsea transversa
Querzüge in der Aponeurosis plantaris

Zur aktiven und passiven Verspannung der Fußgewölbe

Als Stützpunkte des Fußskeletts sind dorsal das Tuber calcanei und ventral die Köpfchen der Mittelfußknochen, insbesondere das des 1. Fußstrahles gegeben. Die Traglinie des Unterschenkels fällt auf den Talus und von dort auf den Calcaneus etwas medial vom Tuber calcanei versetzt. Daher haben Talus und Calcaneus die Tendenz, nach medial einzuknicken im Sinne einer Fortsetzung der pronatorischen Verwindung des Fußskeletts. Der Talus will dabei vom Calcaneus abrutschen. Dies wird aber durch Muskelzügel und Bänder verhindert.

So wirken einer stärkeren Medialwärtsverkantung des Calcaneus die Mm. gastrocnemius und soleus als kräftige supinatorisch wirksame Verkanter des Calcaneus entgegen. Ferner hält der M. flexor hallucis longus (= Antivalgus Muskel) durch seinen Verlauf unter dem Sustentaculum tali den Calcaneus und mit ihm den Talus auf der Medialseite hoch. Als eine Art «aktives Pfannenband» verklammert der M. tibialis posterior Os naviculare und Ossa cuneiformia gegeneinander und drückt so indirekt den Taluskopf hoch.

Neben den Muskelzügeln sichern auch Bänder die physiologisch labile Stellung des Calcaneus und Talus. So verhindert zunächst das sehr kräftige Lig. talocalcaneum interosseum ein Abrutschen des Talus vom Calcaneus. Das kräftige überknorpelte Pfannenband zwischen Calcaneus und Os naviculare verhindert ein Absinken des Taluskopfes zwischen den beiden Knochen, und die Collateralbänder des oberen Sprunggelenks geben dem Talus einen kräftigen seitlichen Halt.

Zur Klinik des Fußes

Krankengymnastische Befunderhebung an Sprung-, Fuß- und Zehengelenken

Es werden zunächst Umfang und Konturen, sowie die Stellung des Fußes (von ventral, lateral und dorsal) registriert. Nach Palpation des Fußrückens, der Fußsohle, des medialen und des lateralen Fußrandes schließen sich Prüfungen der aktiven und passiven Beweglichkeit der Sprunggelenke, des Calcaneo-Cuboid-Gelenks und der Zehengelenke an. Translatorische Gelenktests werden an den Fußgelenken sowie für die distale Tibio-Fibularverbindung durchgeführt. Muskeltests an Unterschenkel- und Fußmuskeln geben Auskunft über deren Funktionsbereitschaft. Seitenvergleichende Prüfungen der verschiedenen Qualitäten der Sensibilität an Unterschenkel und Fuß runden die krankengymnastische Befunderhebung ab.

Veränderungen am Fußgewölbe

Plattfuß
(= Pes planus)
Absinken besonders des Längs- und gering des Quergewölbes. Mit zunehmender Pronation des Calcaneus resultiert noch eine Knickfußkomponente (= Pes valgoplanus).

	Diffuser Fußsohlenschmerz nach Belastung, besonders im Bereich des gedehnten Pfannenbandes, des Os naviculare und der als zusätzliche Auflagefläche abgesunkenen Tuberositas ossis metatarsalis V (Gefahr eines Ermüdungsbruches). Durch die erhöhte Anspannung der Wadenmuskeln sind Wadenschmerzen und Wadenkrämpfe zu beobachten.
Spreizfuß (= Pes transversoplanus)	Absinken des Quergewölbes besonders im Bereich der Ossa metatarsalia II–IV. Die Metatarsalköpfchen werden auseinandergedrängt, die Ligamenta metatarsea transversa werden gedehnt. Die Hauptauflagefläche im Vorfuß verlagert sich vom 1. auf das 2. und 3. Metatarsalköpfchen. Es treten schneidende Schmerzen in Höhe der Zehengrundgelenke auf.
Klumpfuß (= Pes equinovarus, adductus, supinatus)	Fixierte Spitzfuß- und Supinationsstellung des Fußes.
Knickfuß (= Pes valgus)	Absinken des Talus auf dem Calcaneus nach innen bei medialwärts gekantetem Calcaneus. Innencollateralband wird überdehnt. Die Mm. gastrocnemius, soleus sowie flexor hallucis longus werden als Haltemuskeln besonders gefordert.
Hohlfuß (= Pes cavus)	Abnorm hohes Längsgewölbe bei adduziertem und proniertem Fuß (Schmerzen an Metatarsalköpfchen, Großzehenballen, Vorfuß). Der fibulare Fußrand hebt sich im Mittelfußbereich vom Boden ab.
Hackenfuß (= Pes calcaneus)	Fuß steht fixiert in Dorsalextension (z. B. bei Lähmung des N. tibialis).
Spitzfuß (= Pes equinus)	Fuß steht in Plantarflexion (z. B. bei Lähmung des N. peronaeus profundus). Bei zusätzlicher Supination spricht man vom Pes equinovarus, bei zusätzlicher Pronation vom Pes equinovalgus.

Prinzipien krankengymnastischer Behandlung bei angeborenen Fußdeformitäten

Plattfuß

Passive Korrektur:	Manuelle Redression und Fixation durch Gips, vorgezogener medialer Fußrand und Supinationskeil.
Aktive Korrektur:	Kräftigung besonders M. tibialis post., sowie kurze und lange Zehenbeuger, Schulung von Stand- und Gangsicherheit.

Klumpfuß

Passive Korrektur:	Manuelle Redression der Vorfußadduktion sowie der Varusstellung des Rückfußes und Fixation durch Gips (beim Neugeborenen möglichst früh).
Aktive Korrektur:	Aktivierung besonders des M. peronaeus longus und Dehnung des M. triceps surae. Setzen von Wachstumsreizen an Fußwurzelknochen.

Hackenfuß

Passive Korrektur:	Manuelle Redression in Plantarflexion und Fixation durch Gips.
Aktive Korrektur:	Kräftigung der Plantarflektoren, besonders der Mm. gastrocnemius und soleus (M. triceps surae).

Knick-Hackenfuß

Passive Korrektur:	Manuelle Redression in Supination sowie Plantarflexion und Fixation durch Gips. Supinationskeil.
Aktive Korrektur:	Kräftigung des M. triceps surae, M. tibialis posterior, M. flexor hallucis longus.

Verstauchungen in den Sprunggelenken

Das häufige Auftreten von Distorsionen (= Verstauchungen) in den Sprunggelenken hat auch Ursachen, die in der Morphologie der Sprunggelenke zu suchen sind:

1. Die Möglichkeit seitlicher Wackelbewegungen bei Plantarflexion im oberen Sprunggelenk, und damit also keine sichere knöcherne Führung bei der hohen Belastung, die auf dem Talus ruht.
2. Die Traglinie des Unterschenkels fällt medial des Tuber calcanei in Höhe des Sustentaculum tali auf das Fersenbein. Fersenbein und Sprungbein haben somit die Tendenz, nach innen einzusinken.
3. Der ungünstige lange Hebelarm «Bein» für die Übertragung des Körpergewichtes auf den Fuß.

BLUT, KREISLAUFORGANE UND LYMPHSYSTEM

BLUT

Das Blut ist eine Aufschwemmung von Blutzellen in einer kolloidalen Lösung. Die Blutmenge eines Menschen läßt sich nach folgender Formel bestimmen:

$$\frac{\text{Körpergewicht (kg)} \times 8}{100}$$

54% des Blutes sind Plasma, 46% machen die Blutzellen (rote und weiße Blutkörperchen, Blutplättchen) aus. Das Blut hat wichtige Aufgaben zu erfüllen: Sauerstoff- und Kohlendioxydtransport, Transport von Nährstoffen und Zellabbauprodukten, Wärmeverteilung vom «Wärmekern» Leber, Steuerung des osmotischen Druckes der Körperflüssigkeiten, Transport von Hormonen, Vitaminen, Enzymen und Antikörpern, Antikörperbildung und Phagozytose von körperschädigenden Stoffen oder Erregern, Abpufferung einer Übersäuerung oder Überalkalisierung des Blutes, Abdichtung einer Verletzung durch Blutgerinnung.

Blut wird zeitlebens hauptsächlich im roten Knochenmark der kurzen und platten Knochen, sowie der Epiphysen von Röhrenknochen nachgebildet. Die Lebenszeit von Blutzellen beträgt zwischen etwa 1 Woche (Granulocyten) und 1½ Jahre (manche Lymphocyten).

Blutbildung

1. Im roten Knochenmark (Erythrocyten, Granulocyten, Monocyten, Thrombocyten, B-Lymphocyten).
2. In lymphatischen Organen wie Lymphknoten und Thymus (Lymphocyten).
3. Bei chronischen Blutverlusten kann eine Blutbildung im Knochenmark der Diaphysen, in der Leber und in der Milz zusätzlich wieder einspringen.

Blutbestandteile

Blutzellen

Rote Blutkörperchen	= Erythrocyten	$4{,}5–5{,}5 \cdot 10^6$	pro mm³ Blut
Blutplättchen	= Thrombocyten	150 000–300 000	pro mm³ Blut
Weiße Blutkörperchen	= Leukocyten		
	Säugling	$12\,000 \pm 6000$	pro mm³ Blut
	2jähriger	$11\,000 \pm 5000$	pro mm³ Blut
	Erwachsener	um 7000	pro mm³ Blut

Erythrocyten

Erythrocyten sind kernlose, bikonkave Scheibchen mit einem Durchmesser von etwa 7,5 µm. Sie enthalten neben 75% H_2O auch Hämoglobin. Das Hämoglobin ist das Transportvehikel für Sauerstoff und Kohlendioxyd. Die Lebensdauer der Erythrocyten beträgt zwischen 100 und 130 Tage.

Thrombocyten

Thrombocyten sind etwa 2 µm kleine bizarre, kernlose Gebilde, die an der Luft sofort schaumig zerfallen. Die nur etwa 4 Tage lebenden Thrombocyten spielen bei der Blutgerinnung durch Freigabe des Enzyms Thrombokinase eine wichtige Rolle. Ihr frei werdender Serotoningehalt führt zur Kontraktion der verletzten Gefäßwandmuskulatur.

Leukocyten

Die kernhaltigen Leukocyten setzen sich aus Granulocyten, Lymphocyten und Monocyten zusammen. Sie unterscheiden sich in Form, Struktur, Färbeverhalten und in ihren Aufgaben. Im Differentialblutbild (gefärbter Blutausstrich, bei dem 100 Leukocyten ausgezählt und bestimmt werden) ergibt sich beim nüchternen Erwachsenen in etwa die folgende normale Verteilung:

Tab. 77

Zelle	%	Zellgröße
Neutrophile Granulocyten	55–65	9–12 µm
Eosinophile Granulocyten	2– 3	11–14 µm
Basophile Granulocyten	0– 1	8–11 µm
Lymphocyten	20–35	7–16 µm
Monocyten	um 5	12–20 µm

Leukocyten sind überwiegend außerhalb der Blutgefäße in verschiedenen Organen und Geweben lokalisiert. Sie können sich dank ihrer amöboiden Beweglichkeit durch die Blutgefäßwand hindurch in das benachbarte Gewebe begeben (Diapedese). Die in ihrer Lebensdauer sehr unterschiedlichen Leukocyten (Granulocyten 6–10 Tage, Lymphocyten 12–500 Tage) haben spezifische Aufgaben:

Neutrophile Granulocyten:	Phagozytieren Gewebstrümmer und Mikroorganismen.
Eosinophile Granulocyten:	Phagozytose von Antigen-Antikörperkomplexen.
Basophile Granulocyten:	Enthalten gefäßerweiternde und gerinnungshemmende Stoffe.
B-(**B**onemarrow-)Lymphocyten:	Bilden Antikörper (humorale Immunreaktion).
T-(**T**hymus-)Lymphocyten:	Wirken an der Stelle des Antigenreizes (zelluläre Immunreaktion).
Monocyten:	Phagozytose, können sich im Gewebe zu Histiocyten, Makrophagen, Kupffer'schen Sternzellen differenzieren.

Blutplasma

Das Blutplasma besteht aus **Serum** und einem für die Blutgerinnung wichtigen Eiweißkörper, dem **Fibrinogen**. Bei der Blutgerinnung wird der einzelne Fibrinogeneiweißkörper durch das Thrombin zu Fibrinfäden aneinandergekettet.

Blutserum

Es setzt sich hauptsächlich zusammen aus:
1. H_2O (90%)
2. Eiweißkörpern
   Albumine
   α-, β-, γ-Globuline
3. Salze (Natrium-, Kalium- und Calciumsalze als Chloride, Carbonate und Phosphate)
4. Stoffwechselabbauprodukte (z. B. Harnstoff)
5. Nährstoffe (z. B. Glucose, feinste Fetttröpfchen, Fettsäuren, Cholesterin)
6. Hormone

Blutgruppen

Die Blutgruppenspezifität ist an der Erythrocytenoberfläche lokalisiert. Sie beruht auf unterschiedlichen Seitenketten in dem feinen Mucopolysaccharidüberzug der Erythrocyten.

Tab. 78

Phänotyp	Genotyp	Häufigkeit in Europa
A	AA und AO	40%
O	OO	40%
B	BB und BO	15%
AB	AB	5%

Rhesusfaktor

Bei Einbringen von Erythrocyten von Rhesusaffen in Kaninchen bilden diese dagegen Antikörper. Die im Kaninchenserum vorhandenen Antikörper agglutinieren die Erythrocyten von 84% der Menschen. Diese Agglutinationsbereitschaft nennt man Rhesus positiv (Rh+, DD). Fehlt die Agglutinationsbereitschaft, spricht man von Rhesus negativ (rh−, dd).

Zur Klinik

Blutsenkung

Die Blutkörperchen sind im Blutplasma wegen ihrer gleichen Außenladung in einem labilen Gleichgewicht suspendiert. Blutströmung und Wirbelbildungen helfen, die Mischung aufrechtzuerhalten. Macht man Blut ungerinnbar, sinken die Blutkörperchen im Blutsenkungsröhrchen langsam bodenwärts. Die Senkungsgeschwindigkeit beschleunigt sich bei Infektionen, bösartigen Tumoren, bei erhöhter Körpertemperatur und bei Veränderungen in der Blutzusammensetzung.

Grundzüge der Blutgerinnung

1. Das im Blut zirkulierende Prothrombin wird durch die aus zerfallenden Thrombocyten und aus dem Wundgewebe freiwerdende Thrombokinase bei Anwesenheit von Calciumionen und verschiedenen anderen Faktoren zu Thrombin umgewandelt.
2. Das Thrombin bewirkt ein Aneinanderketten der einzelnen Fibrinogenkörper zu Fibrinfäden und zum Fibrinfilz.
3. Der Fibrinfilz zieht sich zusammen, preßt Blutserum aus und verfestigt sich.
4. Die verletzte Stelle wird durchorganisiert, der verhärtete Fibrinfilz aufgelöst (Fibrinolyse).

KREISLAUFORGANE

Der gekammerte Hohlmuskel «Herz» ist der Motor des Blutkreislaufes. Über Arterien wird Blut vom Herz weggeführt, über Venen kommt es zu ihm zurück. Wir unterscheiden einen großen und einen kleinen Körperkreislauf. Im großen Körperkreislauf wird das sauerstoffreiche arterielle Blut von der linken Herzkammer zur Peripherie transportiert und von dort das sauerstoffärmere, kohlendioxydreichere venöse Blut zum rechten Herzvorhof zurückgeführt. Im kleinen Körperkreislauf wird das venöse Blut von der rechten Herzkammer zur Lunge gepumpt und fließt von dort als sauerstoffreiches Blut zum linken Herzvorhof zurück.

Das Herz könnte auf sich allein gestellt einen ausreichenden Blutkreislauf nicht aufrechterhalten. Unterstützung erhält es insbesondere von der Elastizität der großen Arterien und Venen, von den alternierenden Druckverhältnissen in der Thorax- und Bauchhöhle durch die Atembewegungen des Zwerchfells.

Über das vegetative Nervensystem werden die Herzaktionen und das Vasomotorenspiel (Weite der Gefäßlumina) gesteuert. Arterio-venöse Anastomosen verhindern eine überflüssige Zirkulation von Blut in Gebieten, die gerade nicht maximal gefordert werden (z. B. in Skelettmuskeln). Andererseits stellen Kollateralgefäße bei Bedarf zusätzliche Zirkulationswege für das Blut.

HERZ

Das Herz ist ein in 4 Räume unterteiltes muskulöses Hohlorgan. Alle 4 Räume haben immer gleiche Volumina, die dem effektiven Füllungsdruck angepaßt sind.

Die normale Herzgröße entspricht in etwa der Faust des Menschen. Das Herzgewicht beträgt beim Erwachsenen zwischen 250 und 300 g. Der Hohlmuskel hat ein spezifisches quergestreiftes Muskelgewebe, bei dem eine territoriale Gliederung durch Fascienstrukturen fehlt und bei dem die Muskelzellsäulen netzartig untereinander verknüpft sind. Die Herzmuskelzellsäulen sind in Bündeln gelagert. Diese verlaufen außen spiralig auf die Herzspitze zu. Nach innen zu umgreifen sie annähernd zirkulär rechte und linke Kammer.

Lage

Das Herz liegt schräg zwischen rechter und linker Pleurahöhle im Mediastinum. Seine breite Basis liegt hinter dem Sternum in Höhe der 2. Rippe, seine Spitze in Höhe des linken 5. Intercostalraumes auf einer Longitudinalen durch die Mitte der linken Clavicula. Das Herz wird vom Herzbeutel (Perikard) umschlossen, der mit dem Centrum tendineum des Zwerchfells verwachsen ist. Das Herz muß also über seine Perikardumhüllung den Bewegungen des Zwerchfells folgen. An den herznahen großen Gefäßen schlägt sich der Herzbeutel auf die Gefäßwand um, verwächst mit ihr und überzieht die Gefäße herzwärts und als Epikard den gesamten Herzmuskel. So entsteht ein abgeschlossener kapillärer Spaltraum zwischen Perikard und Epikard. In diesem Verschieberaum befindet sich eine sehr geringe Menge einer serösen Flüssigkeit.

Aufbau

Wand

Die Herzwand hat drei Schichten:

Epikard

Es ist der seröse Überzug des Herzmuskels, der sich an den herznahen großen Gefäßen zum Perikard umschlägt. Er sichert die Gleitfähigkeit des Herzens gegen den Herzbeutel.

Myokard

Es ist die Muskelschicht der Herzwand. Die Muskelzügel verlaufen oberflächlich spiralig zur Herzspitze hin, geben unterwegs Teilzügel ab, die fast zirkulär, gesondert rechte und linke Kammer umgreifen. Wieder aufsteigende Zellbündel verlaufen zu den Papillarmuskeln und bilden das innere Trabekelnetz des Herzmuskels.

Endokard

Das Endokard entspricht der Endothelauskleidung der Hohlräume des Herzmuskels und dem darunter befindlichen subendothelialen Bindegewebe. An den Herzklappen überzieht das Endothel deren Ober- und Unterseiten. Das dazwischen gelegene subendotheliale Bindegewebe ist besonders reich an kollagenen Fasern.

Einteilung und Räume

Man unterscheidet am Herz einen rechten Anteil (rechtes Herz) und einen linken Anteil (linkes Herz). Im rechten Herz strömt venöses, im linken arterielles Blut. Rechtes und linkes Herz sind gegeneinander durch eine Trennwand (Septum) abgegrenzt. Rechtes und linkes Herz sind in je 2 Binnenräume unterteilt, in je einen Vorhof (Atrium) und eine Kammer (Ventriculus). Vorhöfe und Kammern werden gegeneinander durch Segelklappen (Atrioventricularklappen) abgeschlossen, die durch Papillarmuskeln (rechts 3, links 2) gezügelt werden. Am Beginn der großen Arterienstämme aus den beiden Herzkammern, dem Truncus pulmonalis aus der rechten Kammer und der Aorta aus der linken Kammer, sind Taschenklappen vorhanden. Sie verhindern den Blutrückstrom aus den beiden großen Arterien in die Herzkammern.

Rechter Vorhof	**Linker Vorhof**
rechte Segelklappe (Tricuspidalklappe)	linke Segelklappe (Mitralklappe)
Rechte Kammer	**Linke Kammer**
rechte Taschenklappe (Pulmonalklappe)	linke Taschenklappe (Aortenklappe)
Truncus pulmonalis	Aorta

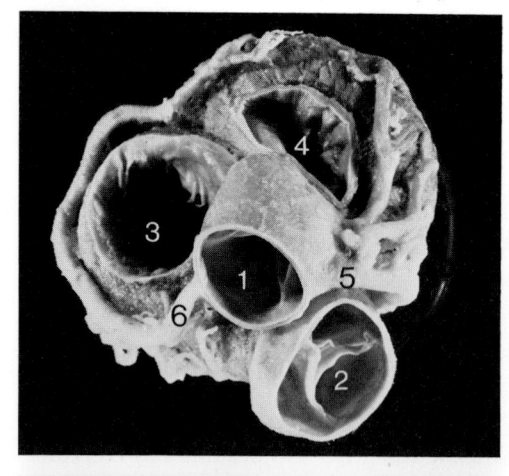

Abb. 27 Ansicht von kranial auf die Ventilebene des Herzens mit Darstellung der Herzkranzarterien.
1 = Aorta mit Aortenklappe
2 = Truncus pulmonalis mit Pulmonalklappe
3 = Tricuspidalklappe
4 = Bicuspidalklappe
5 = A. coronaria sinistra
6 = A. coronaria dextra

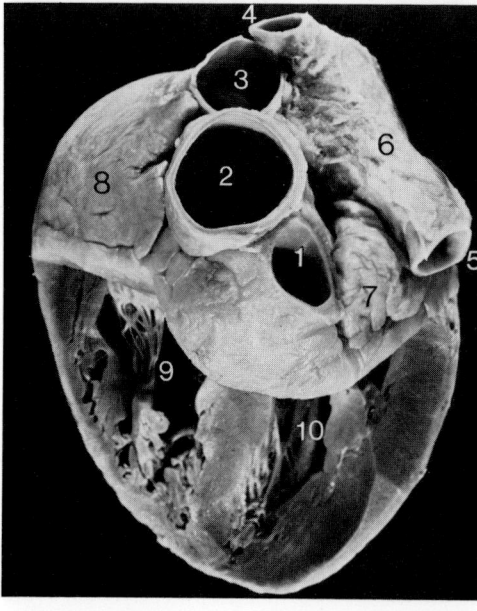

Abb. 28 Ansicht von kranial und links auf ein Herz, dessen Vorderwand sowie linke Seitenwand ausgeschnitten sind.
1 = Truncus pulmonalis
2 = Aorta
3 = V. cava superior
4 = Vv. pulmonales dextrae
5 = Vv. pulmonales sinistrae
6 = linker Vorhof
7 = linkes Herzohr
8 = rechtes Herzohr
9 = rechte Kammer mit Papillarmuskel und Sehnenfäden zur Tricuspidalklappe
10 = linke Kammer mit Papillarmuskelanschnitt. Beachte das dicke Myokard der linken Kammer.

Herzklappen

Alle Herzklappen sind Endokardduplikaturen mit einer derben kollagenfaserigen Innenschicht. Die Herzklappen liegen in einer Ebene, der Ventilebene.

Segelklappen

Tricuspidalklappe Die auch als Valva atrioventricularis dextra bezeichnete rechte Segelklappe besteht aus 3 dreieckigen Endokardmembranen, die über Sehnenfäden von 3 Papillarmuskeln gezügelt werden.

Mitralklappe	Die auch als Valva bicuspidalis bezeichnete linke Segelklappe besteht aus 2 dreieckigen Endokardmembranen, die über Sehnenfäden von 2 Papillarmuskeln gezügelt werden. Die Klappe ähnelt in ihrem Aussehen einer Mitra.

Taschenklappen (Semilunarklappen)

Pulmonalklappe	Die auch als Valva trunci pulmonalis bezeichnete Taschenklappe besteht aus 3 in ihrer Form Schwalbennestern ähnlichen schüsselförmigen Endokardausbuchtungen, die in das Lumen des beginnenden Truncus pulmonalis ragen.
Aortenklappe	Die auch als Valva aortae bezeichnete Taschenklappe besteht aus 3 schüsselförmigen Endokardausbuchtungen, die in das Lumen am Anfang der Aorta hineinragen.

Erregungsleitungssystem

Die Erregungsleitung des Herzens erfolgt über fibrillenarme, sarkoplasmareiche Herzmuskelzellsäulen. Die Erregung geht von Automatiezentren, den Knoten, aus. Das übergeordnete Automatiezentrum, der Sinusknoten und auch der Atrio-Ventrikularknoten, stehen über Nn. cardiaci unter dem Einfluß des vegetativen Nervensystems. Reizbildung, Reizleitung und Erregbarkeit des Myokards werden vom Parasympathicus gehemmt, vom Sympathicus beschleunigt. Die Reizbildung im Sinusknoten ist auch von der Körpertemperatur abhängig (bei Fieber erhöht, bei Unterkühlung verlangsamt).

Tab. 79

Weg	Lage
Sinusknoten (KEITH-FLACK'scher Knoten)	rechter Vorhof von Mündung der V. cava sup. ausgehend
↓ über Arbeitsmyokard der Vorhofwand ↓	
Atrio-Ventrikularknoten (ASCHOFF-TAWARA-Knoten)	Boden des rechten Vorhofs
↓	
HIS'sches Bündel	oberhalb des Kammerseptum
↓	
Kammerschenkel	an den Rändern des Kammerseptum
↓	
PURKINJE'sche Fasern	zum Arbeitsmyokard der Kammern und Papillarmuskeln

HERZKRANZARTERIEN (CORONARARTERIEN)

Die beiden Coronararterien sind funktionelle Endarterien. Sie entspringen aus der Aorta oberhalb der Aortenklappe. Der Sauerstoffverbrauch des Herzens beträgt in Ruhe etwa $1/10$ der Gesamtsauerstoffaufnahme des Menschen.

A. coronaria sinistra: Sie versorgt größtenteils das linke Herz, einen großen Anteil des Kammerseptum, sowie einen kleineren Anteil der rechten Kammer. Der häufigste Herzinfarkt wird durch eine Unterbrechung im Stromgebiet ihres R. interventricularis anterior verursacht.

A. coronaria dextra: Sie versorgt u. a. die Wand des rechten Vorhofs und den größten Teil der Wand der rechten Kammer.

HEAD'SCHE ZONE DES HERZENS

Z 78
Z 79
Durch die Reizung der zugehörigen Spinalganglienzellen werden bei Erkrankungen des Herzens «Scheinschmerzen» in die zugehörigen Dermatome projiziert. Sie betreffen bevorzugt die Dermatome TH_3–Th_6 an der linken Brustwand, können aber auch in die benachbarten Dermatome bis C_3 und Th_8 ausstrahlen. Schmerzprojektionen auf die Innenseite des linken Armes manchmal bis zum kleinen Finger herunter sind häufig, ebenso Schulterschmerzen links und Schmerzpunkte um das linke Auge.

BLUTGEFÄSSE

Aufbau

Arterien und Venen haben einen Wandaufbau, der aus 3 Schichten besteht:

Adventitia = äußere Gefäßwandhülle aus Bindegewebe (Schirrgewebe)

Media = mittlere Gefäßwandschicht

    herznahe große Arterien: elastische Bindegewebslamellen mit wenigen glatten Muskelzellen

    muskulöse Arterien: viele Schichten glatter Muskelzellen

    praekapilläre Arterien: eine Lage glatter Muskelzellen

    große Venenstämme: nur wenig elastisches Bindegewebe, einzelne glatte Muskelzellen

Intima = innere Gefäßauskleidung durch Endothelzellen

Die Venen an Armen, Hals und Beinen haben Taschenklappen, die als Ventile die Richtung des Blutrückflusses zum Herz vorgeben.

Kleiner Körperkreislauf

Im kleinen Körperkreislauf, dem Lungenkreislauf, wird das sauerstoffarme und kohlendioxydreiche venöse Blut vom rechten Ventrikel in den Truncus pulmonalis und über rechte bzw. linke A. pulmonalis zur Lunge transportiert. Das mit Sauerstoff angereicherte, kohlendioxydarme arterielle Blut fließt von der rechten und linken Lunge über je 2 Vv. pulmonales zum linken Vorhof zurück.

Großer Körperkreislauf

Im großen Körperkreislauf wird das arterielle Blut vom linken Ventrikel über die Aorta in die Arterien von Kopf, Hals, Rumpf und Extremitäten gepumpt (s. Abb. 29). Das Blut aus den Kopf-, Hals-, Thorax- und Armvenen sammelt sich in der V. cava superior und mündet in den rechten Vorhof. Beinvenen, Beckenvenen und Venen der Retroperitonaealorgane münden in die V. cava inferior. Die Venen der Bauchhöhlenorgane sammeln sich zur V. portae. Sie führt das nährstoffreiche Blut zur Leber. Die Lebervenen münden zwerchfellnah in die V. cava inferior. Wenige mm nach ihrem Zwerchfelldurchtritt endet die V. cava inferior am rechten Vorhof (s. Abb. 30).

Kreislaufmotoren

1. Das Herz ist eine Druck-Saugpumpe.
2. Die Höhenverlagerungen der Ventilebene des Herzens entsprechen den Zwerchfellbewegungen. Bei der Inspiration führt dies während der Vorhofdiastole zu einem Hineinstürzen des Blutes in die Vorhöfe.
3. Die Elastizität der Aorta und der großen Arterien fängt die kurzzeitig auftretende potentielle Energie des Herzens bei der Ventrikelsystole auf und gibt sie dynamisch auch während der Ventrikeldiastole wieder an die Blutsäule zurück.
4. Die atementsprechend wechselnden Druck-Sogverhältnisse in der Brust- und Bauchhöhle übertragen sich auch auf die Blutsäule in den Gefäßen der beiden Körperhöhlen.
5. Verformungen und Tonusveränderungen der Skelettmuskeln massieren das Blut besonders aus den Extremitätenvenen herzwärts. Venenklappen richten den Blutfluß herzwärts.
6. Der Blutfluß ist vom Vasomotorenspiel abhängig.

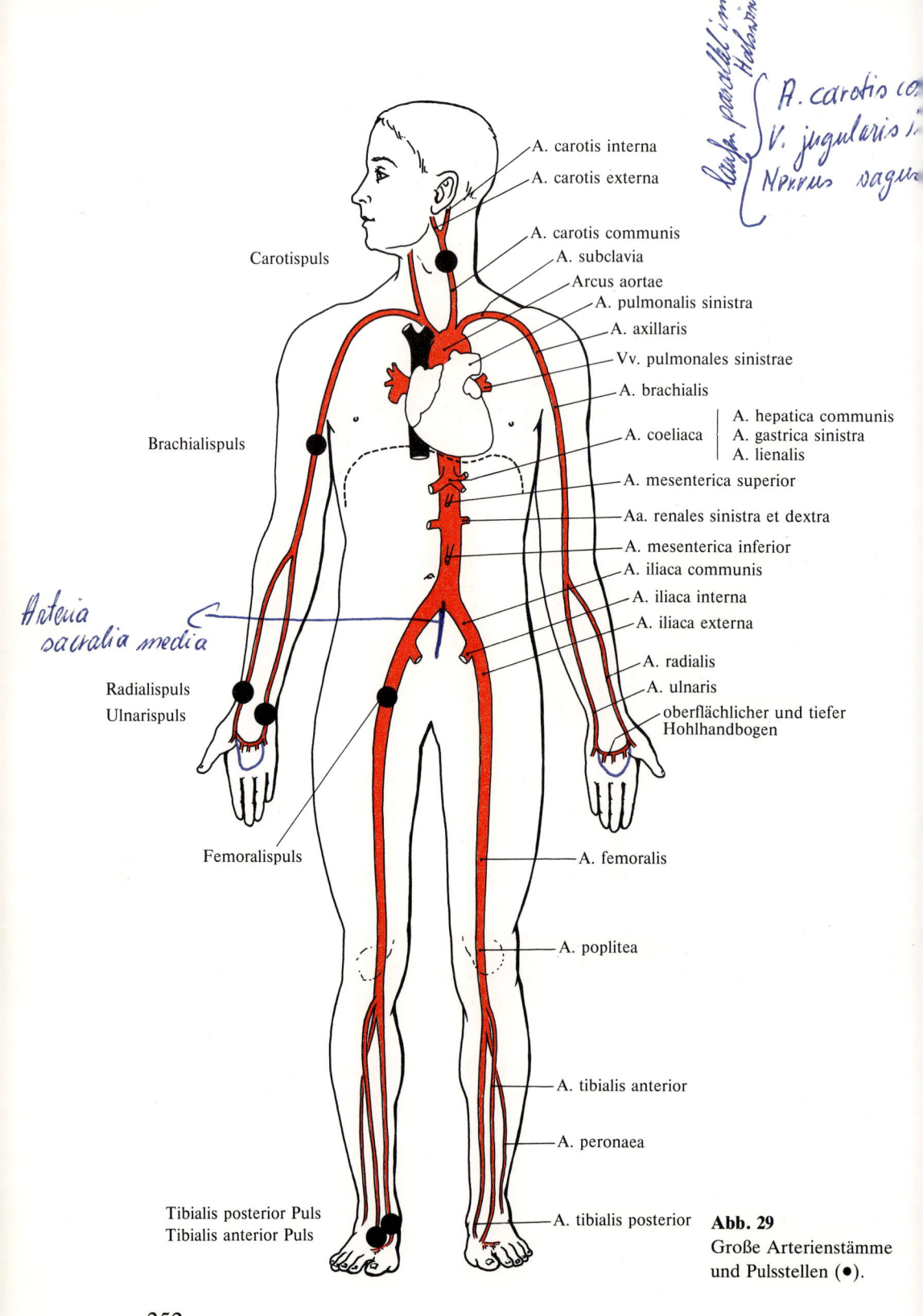

A. carotis interna
A. carotis externa
Carotispuls
A. carotis communis
A. subclavia
Arcus aortae
A. pulmonalis sinistra
A. axillaris
Vv. pulmonales sinistrae
A. brachialis
Brachialispuls
A. coeliaca — A. hepatica communis / A. gastrica sinistra / A. lienalis
A. mesenterica superior
Aa. renales sinistra et dextra
A. mesenterica inferior
A. iliaca communis
A. iliaca interna
A. iliaca externa
Arteria sacralia media
A. radialis
A. ulnaris
Radialispuls
Ulnarispuls
oberflächlicher und tiefer Hohlhandbogen
Femoralispuls
A. femoralis
A. poplitea
A. tibialis anterior
A. peronaea
Tibialis posterior Puls
Tibialis anterior Puls
A. tibialis posterior

A. carotis co(mmunis)
V. jugularis i(nterna)
Nervus vagus
laufen parallel im Halsinnern

Abb. 29
Große Arterienstämme und Pulsstellen (●).

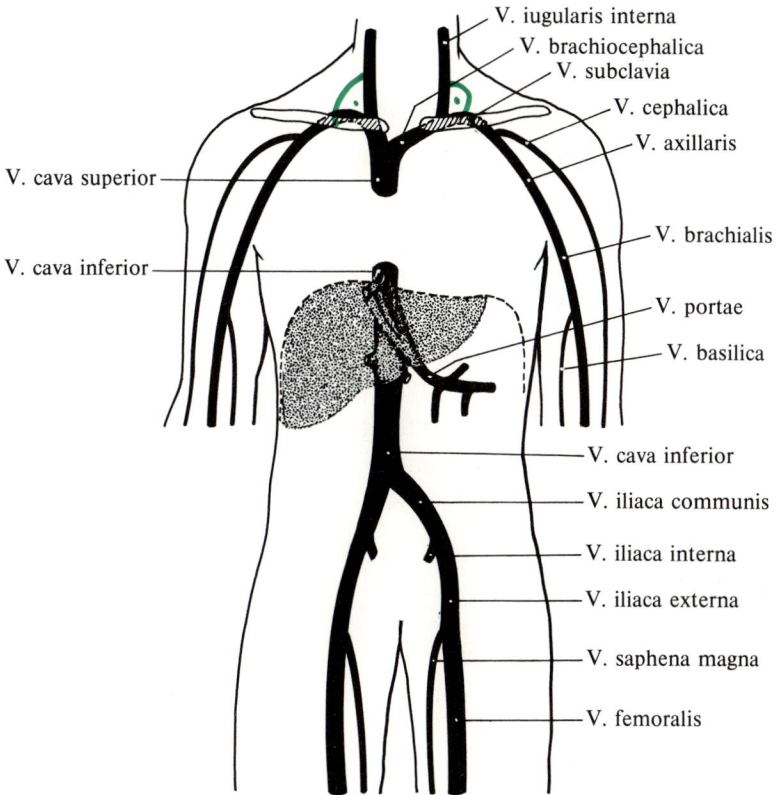

Abb. 30 Große Venenstämme.

Funktionelle Besonderheiten von Gefäßen

Anatomische Endarterie
Arterie, die ein definiertes Gebiet alleine versorgt.

Funktionelle Endarterie
Arterie, die für ein definiertes Gebiet als wesentliches Gefäß zuständig ist. Ihr Ausfall führt zu Funktionsstörungen des Versorgungsgebietes.

Arterio-venöse Anastomose
Verschließbare Shuntverbindung zwischen peripherer Arterie und Vene.

Kollateralgefäße

Zusätzliche Gefäße, die die Aufgaben der Hauptgefäße für ein Versorgungsgebiet übernehmen können.

Sperrarterien

Kleine Arterien, die durch Kontraktion ihrer glatten Muskulatur ihr Lumen verschließen können.

Innervation von Gefäßen

Die glatten Muskelzellen der Gefäße werden vom adrenergen Teil des vegetativen Nervensystems motorisch innerviert. Dies ist bei den Arteriolen besonders ausgeprägt. Ein adrenerger Sympathicusreiz führt bei den Herzkranzgefäßen und bei den Hirnarterien zur Erweiterung. Viele andere Gefäße (wie Haut- und Schleimhautgefäße) verengen sich auf einen adrenergen Reiz (s. auch S. 339).

ZUR KLINIK

Herzschlag

Vorhöfe und Ventrikel kontrahieren sich alternierend. Bei einer Kontraktion der Vorhofwand **(Vorhofsystole)** sind die Kammern erschlafft **(Kammerdiastole),** bei einer Erschlaffung der Vorhofwand **(Vorhofdiastole)** kontrahieren sich die Kammern **(Kammersystole)**. Bei der Kammersystole verschiebt sich die Ventilebene herzspitzenwärts.

In der Vorhofdiastole wird das Blut aus den zuführenden Venen in die Vorhöfe angesaugt. Bei der Kammerdiastole «fällt» das Blut in die Herzkammern und wird bei der Kammersystole in die Aorta bzw. in den Truncus pulmonalis ausgepreßt. Bei der Herzauskultation hört man zunächst den dumpfen 1. Herzton, der bei der Anspannung der Ventrikelmuskulatur entsteht, der hellere 2. Herzton entsteht beim Schluß der Taschenklappen.

Die pro Herzschlag aus dem linken Ventrikel ausgeworfene Blutmenge (Schlagvolumen) beträgt in der Ruhe beim Erwachsenen zwischen 70 bis 100 ml. Das in einer Minute geförderte «Minutenvolumen» erreicht beim Erwachsenen in der Ruhe etwa 5–7 l, bei schwerster körperlicher Beanspruchung um 25 l.

Puls

Beim Puls achtet man auf Frequenz (Neugeborenes etwa 130/Min., Erwachsener etwa 70/Min.), Regelmäßigkeit, Unterdrückbarkeit (Härte: hart = hoher Blutdruck, weich = niedriger Blutdruck), Größe (läßt Rückschlüsse auf Schlagvolumen zu) und auf Druckveränderungen während eines einzelnen Pulsschlages.

Pulsstellen (s. Abb. 29)

A. carotis communis
Ihr Puls läßt sich am Vorderrand des M. sternocleidomastoideus in Kehlkopfhöhe palpieren.

A. brachialis
Der Puls der A. brachialis läßt sich an der Oberarminnenseite im Sulcus bicipitalis medialis gut tasten.

A. radialis
Der Puls der A. radialis läßt sich proximal der Handgelenke zwischen den Sehnen des M. brachioradialis und des M. flexor carpi radialis fühlen.

A. femoralis
Der Puls der A. femoralis läßt sich unterhalb der Leistenbandmitte gegen das Pecten ossis pubis zu tasten.

A. poplitea
Der Puls der A. poplitea läßt sich bei passiv gebeugtem Kniegelenk zwischen den beiden Gastrocnemiusköpfen in der Tiefe der Fossa poplitea fühlen.

A. tibialis posterior
Der Puls der A. tibialis posterior läßt sich besonders gut bei dorsalflektiertem Fuß in der Mitte zwischen dem Malleolus medialis und dem Tuber calcanei tasten.

A. dorsalis pedis
Der Puls der A. dorsalis pedis ist am Fußrist zwischen den Sehnen des M. extensor hallucis longus und des M. extensor digitorum longus zu palpieren.

Blutdruck

Systolischer Blutdruck   = arterieller Blutdruck während der Kammersystole

Diastolischer Blutdruck = arterieller Blutdruck während der Kammerdiastole

Steuerung des Blutdruckes

1. Reflektorisch durch Kreislaufregulationszentrum im Hirnstamm
2. Pressoreceptoren für Druckregistrierung in:
    a) rechtem Vorhof
    b) linker Kammer
    c) Aortenbogen
    d) Carotissinus

Blutdruckmessung («RR» = nach Riva-Rocci)

Anlegen einer Blutdruckmanschette am Oberarm. Manschette auf Wert um 100 aufpumpen. Über der gestreckten Ellenbeuge etwas ulnar wird der Puls auskultiert. Aufpumpen der Manschette, bis «Klopfton» verschwindet, danach langsames Absenken des Manometerdruckes. Beim ersten Hören des «pochenden Pulstones», bei dem das Blut nur während der Systole durch die komprimierte A. brachialis gedrückt werden kann, wird der Manometerstand abgelesen. Der Wert entspricht dem systolischen Blutdruck an der Meßstelle. Beim weiteren Absenken des Manometerdruckes wird ein Druck erreicht, bei dem der «pochende Ton» verschwindet. Der Manometerstand entspricht dem diastolischen Blutdruck an der Meßstelle. Bei Blutdruckwerten des Erwachsenen von systolisch über 160 mm Hg und diastolisch über 95 mm Hg spricht man von Hochdruck.

Zur Kontrolle von Puls und Blutdruck bei Umlagerungen (z. B. Stehbrett) hat der Krankengymnast Folgendes zu beachten:

1. Der Blutdruck (Messung am Arm) soll den Ausgangswert weder um 20 mm Hg unterschreiten noch um 30 mm Hg überschreiten.
2. Der Puls darf nur um 20 Schläge/Min. steigen oder fallen.

Für die Erstbelastung des Kreislaufs gibt der behandelnde Arzt die Erlaubnis. Er wird auch über die bei der krankengymnastischen Behandlung beobachteten Kreislaufverhältnisse informiert.

Schock

Kreislaufzusammenbruch. Die kardiale Förderleistung ist plötzlich unter den Strömungsbedarf abgesunken.

Hochdruck (Hypertonie)

Als Hochdruck bezeichnet man beim Erwachsenen Blutdruckwerte, die systolisch über 160 mm Hg und diastolisch über 95 mm Hg liegen.

Krampfadern (Varicen)

Krampfadern sind erweiterte und geschlängelte, oft knotig verdickte Venen, die besonders häufig die Vv. saphenae magna et parva in der Subcutis des Beines betreffen. Varicenartige Gefäßerweiterungen kommen auch an der Speiseröhre, an den tiefen Becken- und Beinvenen und an den subcutanen Venen der Bauchwand vor.

Kardiale Oedeme

Ein Rückstau im venösen Schenkel des großen Körperkreislaufes bis in das Kapillargebiet führt zur erhöhten Durchlässigkeit der Kapillarwände für Plasmaeiweiße und zur vermehrten Einlagerung von interstitieller Gewebsflüssigkeit. Kardiale Oedeme sind besonders augenfällig an den Beinen zu erkennen.

LYMPHSYSTEM
LYMPHOCYTEN UND ABWEHR

Lymphocyten sind zwischen 7–16 µm große weiße Blutkörperchen, die als B(**b**onemarrow)-Lymphocyten und als T(**T**hymus)-Lymphocyten vorkommen.

B-Lymphocyten kommen im Blut und in anderen Geweben vor. Sie können mitsamt den von ihnen abstammenden Plasmazellen viele spezifische Antikörper gegen körperfremde oder körpereigene Antigene bilden. Mit ihnen gehen sie Immunokomplexe ein, in denen die Antigene unschädlich geworden sind. Die Möglichkeit der B-Lymphocyten und der Plasmazellen, vielfache Antikörperspezialitäten zu bilden, wird als **humorales Abwehrsystem** bezeichnet.

Die T-Lymphocyten haben im Thymus die Fähigkeit erhalten, unspezifische Abwehrstoffe zu bilden, welche extrazellulär-enzymatisch Zellen andauen oder Viren angreifen können. Sie sind der wichtigste Bestandteil der zellulären Abwehr. Weitere Zellen des zellulären Abwehrsystems sind die phagozytierenden Zellen des reticulo-endothelialen Systems (RES) (u. a. Reticulumzellen in Lymphknoten, Milz, Knochenmark), die Monocyten und schließlich rechnen hierzu auch die neutrophilen Granulocyten.

LYMPHE UND LYMPHKREISLAUF

Die etwa 2–3 l Lymphe, die pro Tag gebildet werden, stammen aus der Gewebsflüssigkeit. Die Lymphe enthält weniger Eiweiß als das Blutplasma, entspricht diesem aber ansonsten in der Zusammensetzung. Aus den Lymphknoten werden bei Bedarf Lymphocyten in den Lymphfluß eingeschleust.

Aus der interstitiellen Gewebsflüssigkeit drainieren Lymphkapillaren die Lymphe zu den Lymphgefäßen. Mehrere taschenklappenartige Lymphgefäße sammeln sich in einem zugehörigen Lymphknoten. Sein einziges abführendes Lymphgefäß sammelt sich mit gleichwertigen anderen wiederum an einem übergeordneten Lymphknoten. Dies wiederholt sich öfters, bis sich große Lymphstämme bilden. Die großen Lymphstämme folgen an Hals, Armen und Beinen den Blutgefäßen. Große regionäre Lymphknotenstationen für die Lymphstämme des Armes und der Brustwand finden sich in der Achselhöhle, für den Kopf und Hals verlaufen sie neben der A. carotis communis und für das Bein, den Beckenboden, die untere Bauchwand und manche Beckenorgane sind sie in der Leistengegend medial der A. und V. femoralis angeordnet.

Die großen Bein- und Beckenlymphstämme sammeln sich in Höhe des 1. und 2. Lendenwirbels in der Cisterna chyli, in die auch die Lymphe der Bauchhöhlenorgane abfließt. In einem häkelnadelstarken Lymphstamm mit rhythmischer Eigen-

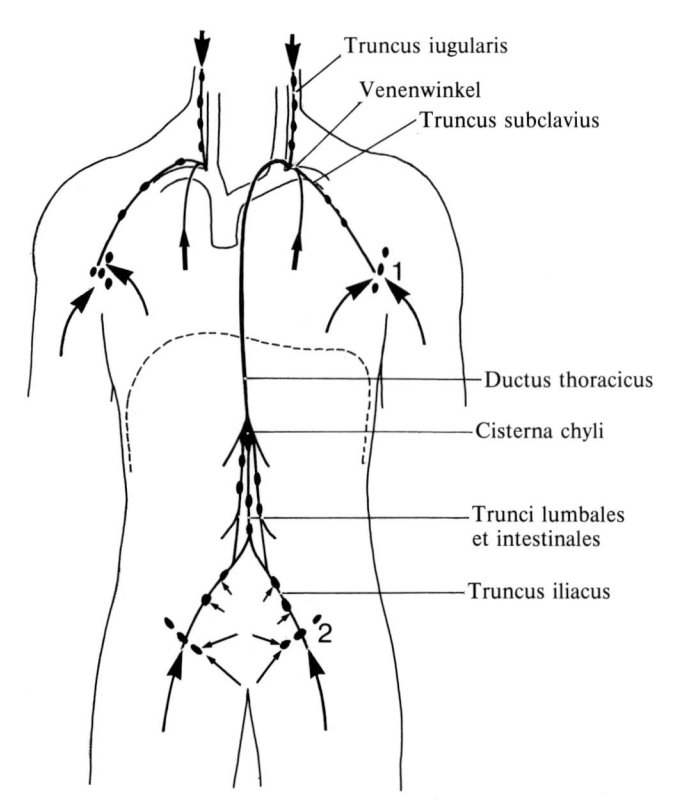

Abb. 31 Große Lymphstämme und Einzugsgebiete der axillären und inguinalen Lymphknoten.

motorik, dem Ductus thoracicus, wird die Lymphe von der Cisterna chyli hinter der Aorta durch das Zwerchfell geleitet und im Thoraxraum hinter dem Oesophagus zum linken Venenwinkel geführt. Der Ductus thoracicus nimmt unterwegs die Lymphe der Brusthöhlenorgane auf, mündungsnah auch den Lymphstamm von linker Kopf- und Halshälfte, linker Thoraxwand und linkem Arm. In dem Winkel zwischen linker V. iugularis interna und linker V. subclavia ergießt sich die Lymphe in das venöse Blut. In den rechten Venenwinkel mündet die Lymphe der rechten Kopf- und Halshälfte, der rechten Thoraxwand und des rechten Armes (s. Abb. 31).

LYMPHATISCHE ORGANE (LYMPHKNOTEN, MILZ, TONSILLEN)

Unter den lymphatischen Organen wie Lymphknoten, Milz, Thymus, Tonsillen und den vielen Lymphfollikeln in der Wand des Magen-Darm-Traktes soll hier nur kurz auf die Lymphknoten, Milz und Tonsillen eingegangen werden.

Lymphknoten

Lymphknoten bestehen aus reticulärem Bindegewebe mit darin eingelagerten Lymphocyten. Die Lymphknoten sind von einer Kapsel umgeben. Zwischen Kapsel und den Lymphfollikeln der Rindenzone befindet sich der Randsinus, in den die zuführenden Lymphgefäße münden. Das eine abführende Lymphgefäß sammelt die Lymphe aus den zwischen den Marksträngen gelegenen Intermediärsinus und aus dem Randsinus.

Lymphknoten sind lokale, für ihre zugehörige Region zuständige Filterstationen im Lymphsystem. Sie dienen der Abwehr von Erregern und sind die wichtigsten Bildungsstätten für die Lymphocyten.

Milz

Die beim Erwachsenen etwa 150–180 g schwere und handtellergroße Milz liegt, von Bauchfell eingehüllt, unter der linken Zwerchfellkuppel der dorsolateralen Thoraxwand zwischen 8. und 12. Rippe an. Eine normal große Milz ist nicht palpierbar. Das die kleineren Milzarterien umgebende lymphatische Gewebe macht die weiße Milzpulpa aus. Hier werden Lymphocyten gebildet. Das weiche, blutgefüllte schwammartige Gewebe der roten Milzpulpa ist Blutspeicher und Eisenspeicher. Die hier vorhandenen Reticulumzellen sind für die «Blutzellmauserung», d. h. für den Abbau überalterter Erythrocyten zuständig.

Tonsillen

Tonsillen sind abgegrenzte lymphoretikuläre Organe, die in die Wand des Schlundes eingebaut sind. In ihnen werden die mit der Atemluft und der Speise eindringenden schädlichen Erreger über Makrophagen registriert und deren Information an antigenempfindliche T- oder B-Lymphocyten weitergegeben. In den Reaktionszentren der tonsillären Lymphfollikel teilen sich diese Lymphocyten dann u. a. auch in antikörperproduzierende Plasmazellen. Die Tonsillen haben also wichtige Aufgaben bei der Abwehr von Erregern, die über den Schlund eingedrungen sind.

Am Rachendach befindet sich die unpaare **Tonsilla pharyngea** (Rachendachmandel), neben rechter und linker Tuba auditiva, dem Zugang zum Mittelohr, die **Tonsillae tubales,** zwischen den beiden Gaumenbögen die rechte und linke **Tonsilla palatina** (Gaumenmandel) und am Zungengrund die unpaare **Tonsilla lingualis** (Zungenmandel). Die im Schlund in Form eines Ringes angeordneten Tonsillen werden auch als WALDEYER'scher Rachenring bezeichnet.

RESPIRATIONSTRAKT

NASE UND NASENNEBENHÖHLEN

NASE

Aufgaben

Anfeuchtung, Erwärmung, Reinigung der Atemluft. Geruchsorgan.

Einteilung

1. Hyalinknorpeliger Anteil
2. Knöcherner Anteil
3. Trennung der rechten und linken Nasenhälfte durch das Nasenseptum

Wände

Z 46

Dach	Siebbeinplatte, Nasenanteil des Stirnbeins, Nasenbein
Boden	harter Gaumen
Mediale Wand	Nasenseptum (vorn hyalinknorpelig, hinten und oben knöchern)
Laterale Wand	obere, mittlere und untere Nasenmuschel
Dorsale Wand	oben Keilbeinkörper, darunter Choanen (Öffnungen zum Schlund)

Tab. 80

Nasengang	Lage und Bedeutung
Oberer Nasengang	zwischen oberer und mittlerer Nasenmuschel Riechweg
Mittlerer Nasengang	zwischen mittlerer und unterer Nasenmuschel Zusatzweg für Atemluft
Unterer Nasengang	zwischen unterer Nasenmuschel und Boden der Nasenhöhle Hauptweg für Atemluft

Nasenmuscheln

Die Nasenmuscheln sind in der Form «Miesmuscheln» ähnliche spongiöse, dünne oft «gewölbte» Knochenwülste, die von Nasenschleimhaut überzogen sind.

Nasenschleimhaut

Der respiratorische Anteil der Nasenhöhle hat ein mehrreihiges Flimmerepithel mit vielen eingelagerten seromukösen Drüsen, sinusoidartig erweiterten Venen, Venen mit vielen Muskelzellen in der Media und arterio-venösen Anastomosen. Beim Schnupfen kann die Nasenschleimhaut durch Drosselung des venösen Abflusses um 0,5 cm an Dicke zunehmen und dadurch die engen Nasengänge verlegen.

Nasennebenhöhlen

Die paarigen, mit zunehmendem Lebensalter größer werdenden Nasennebenhöhlen sind von respiratorischem Epithel ausgekleidet. Sie vergrößern die Kontaktfläche zwischen Nasenschleimhaut und Atemluft beträchtlich und sind für die Resonanz unserer Stimme wichtig. Da sie im Alter z. T. beträchtliche Volumina in den Schädelknochen erreichen (Kieferhöhle etwa Pflaumengröße) führt dies auch zu einer Einsparung an Knochensubstanz und Gewicht. Die Kieferhöhle, die größte Nasennebenhöhle, hat an ihrem medialen Oberrand eine ausgesprochen ungünstige, schmale knopflochartige Abflußöffnung.

Z 46

Tab. 81

Nasennebenhöhlen	Mündung (a) und Drainage (b)
Keilbeinhöhlen (Sinus sphenoidales)	a) hinter oberem Nasengang b) an der Vorderwand der Keilbeinhöhle unten
Siebbeinzellen (Sinus ethmoidales)	a) teils in mittleren, teils hinter oberem Nasengang b) nach medio-caudal
Stirnhöhlen (Sinus frontales)	a) mittlerer Nasengang b) am Boden der Stirnhöhle nach causal und dorsal
Kieferhöhlen (Sinus maxillares)	a) mittlerer Nasengang b) am Oberrand der medialen Kieferhöhlenwand

Larynx (Kehlkopf)

Durch die Nase und die Choanen oder über die Mundhöhle erreicht die Respirationsluft den gemeinsamen Luft-Speiseweg, den Pharynx (Schlund). Die Atemluft wird nun über den Kehlkopf zur Luftröhre geleitet. Aufgaben des Kehlkopfes sind:

Stimmbildung und Schutz vor Fremdkörperaspiration in Trachea und Bronchialbaum. Die Kehlkopfschließmuskeln ermöglichen in Zusammenarbeit mit der Bauchpresse eine Kompression der in der Lunge angestauten Atemluft. So wird der für den Hustenvorgang notwendige Luftstoß erzielt.

Aufbau

Z 47 Der Larynx ist mit Ausnahme des Kehldeckels aus hyalinen Knorpeln aufgebaut. Im Laufe des Lebens verknöchern sie. Die größeren Knorpel sind untereinander gelenkig oder syndesmotisch verbunden.

Tab. 82

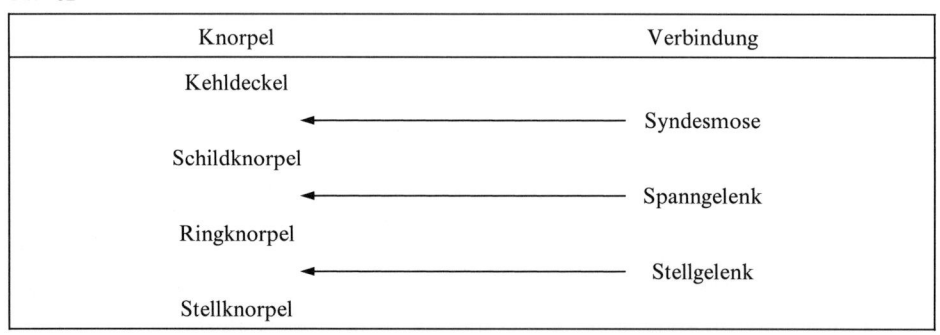

Knorpel	Verbindung
Kehldeckel	
	Syndesmose
Schildknorpel	
	Spanngelenk
Ringknorpel	
	Stellgelenk
Stellknorpel	

Der siegelringartige *Ringknorpel* ist die Basis des Kehlkopfskeletts. Er ist praktisch die kontinuierliche Fortsetzung der Trachea nach kranial.

Auf seinem dorsalen oberen Rand ruhen gelenkig (Stellgelenke) die beiden pyramidenförmigen kleinen *Stellknorpel*. Sie verstellen mit ihrem vorderen Fortsatz die beiden elastischen Stimmbänder, die sagittal und paramedian orientiert, zur Innenseite des vorderen Schildknorpelrandes verlaufen. Die Stimmbänder sind die freien Oberränder einer paarigen elastischen Membranplatte (Conus elasticus), die von der Innenseite des Ringknorpels von rechts und links dachartig nach oben in das Kehlkopflumen ragt. Der Dachfirst wäre abgeschnitten, der Schnittrand entspricht den Stimmbändern. Die Stellknorpel bewegen somit nicht nur die Stimmbänder, sondern den gesamten Conus elasticus der rechten und linken Seite.

Der schiffsbugartige *Schildknorpel*, der von vorn als «Adamsapfel» palpierbar ist, steht mit seinen beiden unteren Hörnern gelenkig mit dem Ringknorpel in Verbindung. Bei Kippbewegungen des Schildknorpels nach ventral oder des Ringknorpels nach dorsal, werden die Stimmbänder indirekt angespannt. Daher rührt der Name «Spanngelenke» für die beiden Schildknorpel-Ringknorpel-Gelenke.

Der *Kehldeckel* ähnelt der Zunge eines Schuhs und ist an seinem schmalen unteren Ende syndesmotisch mit der Innenseite des Schildknorpels verbunden. Beim Schlucken wird der Kehlkopf hochgezogen, wobei der Kehldeckel passiv nach dorsal über den Kehlkopfeingang gedrückt wird.

Die Kehlkopfknorpel werden durch *Muskeln* untereinander verbunden. Unter **Z 48** diesen sind die an den Stellknorpeln ansetzenden Muskeln besonders wichtig, da sie den Spaltraum zwischen den Stimmbändern (Stimmritze) erweitern und dadurch die Respiration zulassen («Posticus») oder verengen und dadurch die Phonation ermöglichen («Lateralis» und «Transversus»). Diese Muskeln werden vom N. laryngeus inferior, einem Endast des N. laryngeus recurrens innerviert.

Kehlkopfschleimhaut

Knorpel, Bänder und Muskeln des Kehlkopfes werden zum Kehlkopfbinnenraum zu von einer ihnen locker anliegenden Schleimhaut überzogen. Sie kann daher bei Entzündungen leicht ödematös anschwellen. An den Stimmbändern ist das Plattenepithel unverschieblich mit der Unterlage verwachsen. Die Schleimhaut überzieht auch den Kehldeckel und spannt sich von hier seitlich zu den Stellknorpeln hin. Zwischen dieser, von kleinen elastischen Knorpeln und einer Membran stabilisierten Schleimhautfalte und der schleimhautüberzogenen Innenseite des Schildknorpels ist ein taschenartiger Raum (Recessus piriformis), der trichterförmig in die Speiseröhre mündet. In ihm fließt die flüssige Nahrung am Kehlkopfbinnenraum vorbei. Die Kehlkopfschleimhaut wird sensibel über die Nn. laryngei superior et inferior versorgt.

Stimmbildung und Stimmbeeinflussung

Für die Stimmbildung wird die Stimmritze in schneller Folge verengt und erweitert. Die aus der Lunge über die Luftröhre zwischen den Stimmbändern hindurch in den darüber befindlichen erweiterten Kehlkopfbinnenraum geführte Luft wird so abwechselnd verdünnt oder verdichtet. Nicht nur die Stimmbänder, auch der Conus elasticus geraten so in Schwingung. Länge, Dicke und Spannungszustand der Stimmbänder sind für die Stimmhöhe besonders wichtig. Die Klangfarbe wird durch die Ausgestaltung der Resonanzräume (z. B. Nasennebenhöhlen) mitbestimmt. Die Sprachbildung erfolgt in der Mundhöhle (Zunge, Zähne).

Fettkörper – Kehldeckel – Mechanismus   **Z 49**

Über dem Kehlkopf kreuzen sich Speise- und Respirationsweg. Soll ein Verschlucken vermieden werden, muß der Zugang zum Kehlkopf beim Schlucken verschlossen werden. Den Verschluß bewirkt der Kehldeckel. Verantwortlich für das Umlegen des Kehldeckels nach dorsal ist ein Fettkörper, der sich vor und neben dem Kehldeckel befindet. Beim Hochziehen des Kehlkopfes gegen den Zungengrund verlagert sich der Fettkörper aus Platzmangel nach dorsal, schiebt sich auf den Kehldeckel und drückt ihn dabei dorsocaudalwärts über den Kehlkopfeingang (s. Tab. 118, S. 343).

TRACHEA (LUFTRÖHRE)

Z 50 Die Luftröhre ist beim Erwachsenen ein ungefähr 12 cm langes Rohr, das bei tiefer Inspiration und Dorsalflexion des Halses auf etwa 15 cm dehnbar ist. Die Trachea beginnt am unteren Ringknorpelrand und endet an ihrer Aufteilung in die beiden Stammbronchien (beim Erwachsenen etwa in Höhe des 4. Brustwirbelkörpers).

Das Lumen der Luftröhre wird durch 16–20 in ihrer Wand eingebaute, hufeisenförmige hyaline Knorpelspangen offengehalten. Zwischen den Knorpelspangen befinden sich die Ligg. anularia. Eine Bindegewebsplatte mit transversal eingelagerten Muskelzügen (M. trachealis) verbindet auf der Dorsalseite der Trachea die Enden der Knorpelspangen.

Ein respiratorisches Epithel, das von seromukösen Drüsen und Becherzellen angefeuchtet wird, kleidet die Trachea aus. Durch «Flimmerhaare» (Kinozilien) an den Epithelzellen wird der fein verteilte Trachealschleim langsam rachenwärts befördert.

LUNGE

Äußere Form

Z 51 Rechte und linke Lunge befinden sich in den beiden Pleurahöhlen. Sie passen sich in Oberfläche und Form den dortigen Raumverhältnissen an: Die engen Verhältnisse an der oberen Thoraxöffnung formen die Spitzen der beiden Lungen, das Zwerchfell bewirkt die Konkavität an der Lungenbasis, die Organe des Mediastinum hinterlassen Impressionen an der medialen Seite der Lungen (z. B. Herz an der linken und Aorta an der linken Lunge) und die Flächenkrümmung der Rippen führt zur konvexen Facies costalis an der laterodorsalen, lateralen und lateroanterioren Lungenoberfläche.

An ihrer mediastinalen Seite treten durch den *Lungenhilus* Bronchien, Arterien und Nerven in die Lunge ein. Die sauerstoffreiches Blut führenden Lungenvenen und die Lymphgefäße verlassen die Lunge hier.

Die größere, rechte Lunge besteht aus 3 Lungenlappen, die gegeneinander durch tiefe Furchen (Fissura obliqua und horizontalis) abgegrenzt sind.

Die kleinere linke Lunge hat 2 Lungenlappen, die voneinander durch eine Fissura obliqua getrennt sind. Das Herz drängt sich gegen die linke Lunge und nimmt ihr so einen Teil des Platzes weg (Incisura und Impressio cardiaca).

Jede Lunge ist von *Pleura visceralis (Lungenfell)*, einer serösen Hülle, überzogen. Sie folgt der Lappen- und Segmentgliederung an der Lunge hiluswärts. Die Pleura visceralis geht am Lungenhilus und am Lig. pulmonale in die *Pleura parietalis* über. Diese bildet die Wand der beiden Pleurahöhlen. Das intensiv sensibel innervierte Rippenfell ist jener Teil der Pleura parietalis, der den Rippen anliegt.

Zwischen den gegeneinander verschieblichen Pleura parietalis und Pleura visceralis befindet sich ein kapillärer Spaltraum, der *Pleuraspalt*.

BRONCHIALBAUM

Z 52
Z 53

Der Bronchialbaum ist das luftleitende stabile Gerüst der Lunge. Es mündet in seiner Peripherie in Alveolengänge und Alveolen, die für den Gasaustausch zuständig sind.

Die großen Stamm- und Lappenbronchien ähneln in ihrem Aufbau der Trachea. Ab den Segmentbronchi bis zu den kleinsten Bronchi sind unregelmäßig verteilte hyaline Knorpelstückchen zur Wandversteifung vorhanden. Daneben finden sich glatte Muskulatur, seromuköse Drüsen und das respiratorische Epithel. Von den Bronchioli an peripherwärts fehlt der hyaline Knorpel, die glatte Muskulatur kann hier also zur vollen Wirkung kommen (s. Asthma bronchiale). Die Alveolen werden von einem dichten Netz elastischer Fasern, sowie von Ruhe- und Arbeitskapillaren umsponnen und von Alveolarzellen ausgekleidet.

Tab. 83   **Aufbau des Bronchialbaumes**

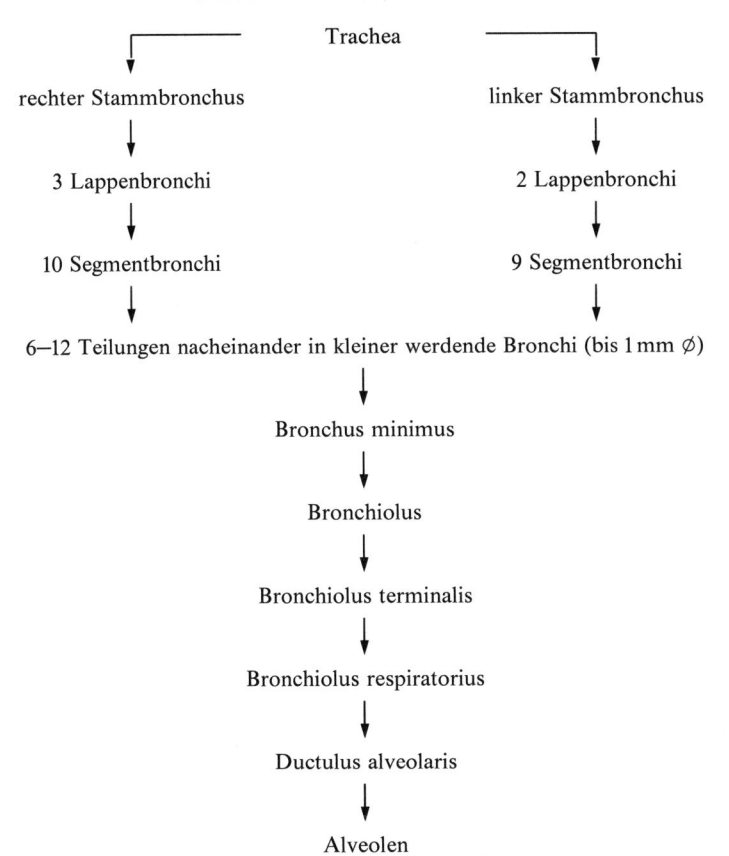

```
                    Trachea
         ┌─────────────┴─────────────┐
         ▼                           ▼
  rechter Stammbronchus      linker Stammbronchus
         │                           │
         ▼                           ▼
    3 Lappenbronchi             2 Lappenbronchi
         │                           │
         ▼                           ▼
   10 Segmentbronchi           9 Segmentbronchi
         │                           │
         └─────────────┬─────────────┘
                       ▼
     6–12 Teilungen nacheinander in kleiner werdende Bronchi (bis 1 mm ⌀)
                       │
                       ▼
               Bronchus minimus
                       │
                       ▼
                  Bronchiolus
                       │
                       ▼
             Bronchiolus terminalis
                       │
                       ▼
            Bronchiolus respiratorius
                       │
                       ▼
              Ductulus alveolaris
                       │
                       ▼
                    Alveolen
```

Lappen- und Segmentbronchi
Tab. 84   Bronchi lobares und Bronchi segmentales

rechts			links		
Oberlappen	B. s. apicalis	1	Oberlappen	B. s. apicoposterior	1 + 2
B. l. superior	B. s. posterior	2	B. l. superior	B. s. anterior	3
	B. s. anterior	3		B. lingularis superior	4
				B. lingularis inferior	5
Mittellappen	B. s. lateralis	4			
B. l. medius	B. s. medialis	5	Unterlappen	B. s. apicalis	6
			B. l. inferior	B. s. basalis medialis	7
Unterlappen	B. s. apicalis	6		B. s. basalis anterior	8
B. l. inferior	B. s. basalis medialis	7		B. s. basalis lateralis	9
	B. s. basalis anterior	8		B. s. basalis posterior	10
	B. s. basalis lateralis	9			
	B. s. basalis posterior	10			

Segmentbronchi haben daher für die einzelnen Segmente ganz unterschiedliche Verlaufsrichtungen. Ihre Kenntnis ist für die Lagerungsdrainage des Segments und des gesamten Lappens wichtig.

Lagerungsdrainage der Segmentbronchi

Z 54 **Oberlappen apicales und anteriores Segment (rechts und links)**

Lagerung sitzend in einem Winkel von 30° nach dorsal (Kissen zwischen Rücken und Lehne).

Oberlappen apicales und posteriores Segment (rechts und links)

Lagerung sitzend in einem Winkel von 30° nach vorn (Kissen zwischen Oberschenkel, vorgenommenen Armen und Thorax).

Oberlappen anteriores Segment (rechts und links)

Lagerung flach auf dem Rücken
(Kissen unter Kopf und Knie).

Oberlappen posterolateraler Bereich (rechts)

Lagerung auf der linken Seite mit noch weiterer ¼-Drehung nach links auf ein abpolsterndes Kissen zu.

Oberlappen posterolateraler Bereich (links)

Lagerung auf der rechten Seite mit einem vom Kopf zum Becken gerichteten Gefälle von etwa 35°, weitere ¼-Drehung nach rechts auf ein abpolsterndes Kissen zu.

Oberlappen Lingula (links)

Lagerung auf der rechten Seite in Kopftieflage mit einem Gefälle von 15°. ¼-Drehung des Körpers nach links auf ein abpolsterndes Kissen zu.

Mittellappen (rechts)

Lagerung auf der linken Seite in Kopftieflage mit einem Gefälle von 15°. ¼-Drehung des Körpers nach rechts auf ein abpolsterndes Kissen zu.

Unterlappen laterobasales Segment (rechts)

Lagerung auf der linken Seite in Kopftieflage mit einem Gefälle von 25°. Abstützendes Kissen im Rücken, kleine Kissen unter Kopf und Taille. Kissen zwischen beiden gebeugten Beinen.

Unterlappen laterobasales Segment (links)

Lagerung auf der rechten Seite in Kopftieflage mit einem Gefälle von 25°. Abstützendes Kissen im Rücken, kleine Kissen unter Kopf und Taille. Kissen zwischen beiden gebeugten Beinen.

Unterlappen anterobasales Segment (rechts und links)

Lagerung auf dem Rücken in Kopftieflage mit einem Gefälle von 25°. Kissen unter Kopf und Knien.

Unterlappen posterobasales Segment (rechts und links)

Lagerung auf dem Bauch in Kopftieflage mit einem Gefälle von 45°. Kissen unter Bauch und Hüfte.

PLEURA UND PLEURASPALT

Die Thoraxhöhle wird in 3 Räume untergliedert: In der Mitte befindet sich das Mediastinum, rechts und links die Pleurahöhlen. Die Pleurahöhlen werden von Pleura parietalis, einer serösen Haut, ausgekleidet. Entsprechend der Nachbarschaft unterscheidet man an ihr zwischen Pleura costalis (Rippenfell), Pleura diaphragmatica und Pleura mediastinalis. Das Rippenfell hat eine intensive sensible Innervation über die benachbarten Intercostalnerven. Die Pleura parietalis schlägt sich am Lungenhilus und an dem von hier caudalwärts ziehenden Lig. pulmonale auf die Lungenoberfläche. Sie wird zur Pleura visceralis, zum «Lungenfell». An den Spalten zwischen den Lungenlappen dringt die Pleura visceralis in die Tiefe lungenhiluswärts ein. Die Lungenlappen sind daher gegeneinander beweglich.

Zwischen Pleura parietalis und Pleura visceralis befindet sich ein kapillärer Spaltraum, der Pleuraspalt. Vermittels eines geringen Flüssigkeitsüberzuges sind beide «Pleurablätter» über Adhäsionskräfte verschieblich miteinander verbunden. Zwischen dem Zwerchfellrand und dem unteren Bereich der Thoraxwand, sind größere spaltförmige Aussackungen der Pleura parietalis vorhanden. Es sind Recessus pleurales, die bei der Inspiration weitgestellt werden und in welche benachbarte Lungenabschnitte dann hineingesaugt werden. Größter und wichtigster Recessus ist der Recessus costodiaphragmaticus. Er ist für die Belüftung der Lunge, insbesonderer ihrer basalen Abschnitte entscheidend.

Z 55

MECHANIK DER ATMUNG

Die etwa 300 Millionen Alveolen beider Lungen, sowie die Ductuli alveolares haben bei mittlerer Atmung eine Gesamtoberfläche von etwa 55 m^2. Bei tiefer Einatmung vergrößert sie sich auf 75–80 m^2 (Erwachsener).

Bei der Einatmung wird über die Inspirationsmuskeln der Thoraxraum in der Longitudinalen, Transversalen und Sagittalen vergrößert. Beim Neugeborenen und beim Greis kann durch den fixierten Stand der Rippen der Brustraum nach kranial nur gering, besonders aber nach caudal vergrößert werden. Die Lunge muß wegen der Adhäsionskräfte zwischen den beiden Pleuralblättern den vergrößerten Raumverhältnissen folgen. Dabei werden ihre elastischen Fasern gedehnt. Läßt bei der Exspiration der erhöhte Tonus der Inspirationsmuskeln nach, so zieht sich die elastische Lunge auf ihre Ausgangsgröße zurück. Die eigenelastische Thoraxwand folgt, das Zwerchfell wird kranialwärts gezogen (Lungenretraktion) und gedrückt (Bauchpresse).

Im Pleuraspalt herrscht ein gegenüber dem atmosphärischen Außendruck um 3 bis 6 cm H$_2$O erniedrigter Druck. Er wird durch die Retraktionskraft der elastischen Fasern in der Lunge eingestellt. Bei einem atmosphärischen Außendruck «a», der sowohl auf der äußeren Körperfläche als auch auf dem Epithel des Bronchialbaumes ruht und bei einer Retraktionskraft der elastischen Fasern in der Lunge von «b», ergibt sich für den Druck im Pleuraspaltraum die Differenz «a–b».

Zwischen den Alveolen sind ausgedehnte Kapillarnetze vorhanden. In ihnen erfolgt der Austausch von CO$_2$ gegen O$_2$. Er erfolgt nach den physikalischen Gesetzen des Gasaustausches entsprechend dem Partialdruckgefälle, vom Ort hohen Gasdrucks zur Stelle des niederen Drucks. CO$_2$ dringt dabei von dem Ort hohen Drucks in den Kapillaren zur Stelle des niedrigen Drucks in der Alveole, O$_2$ von dem Ort hohen Drucks in der Alveole zur Stelle des niedrigen Drucks in den Kapillaren.

Das Atemzentrum in der Medulla oblongata steuert unseren Atemrythmus und die Atemtiefe. Dazu erhält es Rückmeldung von nervalen Receptoren in den Lungenalveolen und von Chemoreceptoren, die auf Veränderungen des O$_2$- und CO$_2$-Gehaltes im Blut reagieren.

Lungen- und Pleuragrenzen

Bei den Atembewegungen der Lunge verschieben sich die Lungen- und Pleuragrenzen:

Die Lungenspitzen und die ihr benachbarte Pleura parietalis ragen über die obere Thoraxapertur ventral etwa 3 cm hinaus. Zum Mediastinum hin müssen Lunge und Pleura den Medialstinalorganen ausweichen. Rechts verlaufen die mediastinale Lungen- und Pleuragrenze retrosternal, links finden sie sich zunächst hinter dem linken lateralen Rand des oberen Sternum, darunter weichen sie lateralwärts um den Herzbeutel aus.

Tab. 85 **Projektion der unteren Lungen- und Pleuragrenzen auf die Rippen bei mittlerer Inspiration**

	Lungengrenze		Pleuragrenze	
	rechts	links	rechts	links
parasternal	Oberrand 6.	Unterrand 3.	6.	4.
medioclaviculär	Unterrand 6.	6.	7.	7.
vordere Axillarlinie	7.	7.	8.	8.
mittlere Axillarlinie	8.	8.	9.	9.
hintere Axillarlinie	9.	9.	10.	10.
Scapularlinie	10.	10.	11.	11.
paravertebral	11.	11.	12.	12.

ZUR KLINIK

Techniken krankengymnastischer Atemtherapie
(nach EHRENBERG, HAEUSERMANN, JÜCKSTOCK)

1. therapeutische Körperstellungen
2. Wahrnehmen von Atembewegungen
3. manuelle Techniken
4. Atemtechniken (Ein-, Ausatmen-, kombinierte Ein-Ausatemtechnik)
5. Hustentechniken
6. Bewegungstechniken
   a) Koppelung von Körper- und Atembewegungen beim Bewegen
   b) Weiteratmen beim Halten
7. unterstützende Maßnahmen

Ziele und Wirkungen der Atemtechniken

1. Verbessern der Lungenbelüftung und der Lungenausdehnung
2. Verbessern der Lungendurchblutung
3. Fördern einer «zirkulären Atembewegung»
   (Ausnutzen aller Möglichkeiten zur Vergrößerung und Verkleinerung des Thoraxraumes über aktives oder passives Training von Muskeln, Bändern und Gelenken).
4. Herabsetzen von Gewebswiderständen, die einer Thoraxausdehnung hinderlich sind, Verbesserung der Thoraxbeweglichkeit

5. Fördern der Sekretlösung und und des Sekrettransportes im Bronchialbaum
6. Kräftigung der Atemmuskulatur
7. Erlernen einer ökonomischen Atemtechnik in Ruhe und bei Belastung
8. Herabsetzen eines erhöhten Atemwiderstandes (z. B. Lippenbremse, Hustentechniken, endinspiratorisches Luftanhalten), zur Vermeidung des Atemwegkollapses
9. Wahrnehmung der Atembewegungen und Erkennen des Zusammenwirkens von: Spannung und Atemerschwerung; Entspannung und Atemerleichterung

Begriffe und Krankheitsbilder

thorakale Atmung = Atmung durch Formveränderungen des Thoraxraumes, vorwiegend in sagittaler und transversaler Richtung
(= costale Atmung = Atmung über Veränderungen der Rippenstellungen)

abdominelle Atmung = Atmung durch Formveränderung des Thoraxraumes vorwiegend oder ausschließlich in longitudinaler Richtung
(= diaphragmale Atmung = Bauchatmung = Atmung über die Zwerchfellbewegungen)

Dyspnoe = Atemnot, Kurzatmigkeit, erschwerte Atmung

Tachypnoe = beschleunigte Atmung

Emphysem = Formveränderungen der Alveolen, die teils überblähte Kugelform erhalten, teils miteinander konfluieren, teils zu Grunde gehen. Resultat: Herabsetzung der atmenden Lungenoberfläche und Belastungsdyspnoe.

Asthma bronchiale = Krampf der glatten Muskulatur in den Bronchioli mit Einengung von deren Lumina. Die kontrahierte Muskulatur behindert die Ausatmung der Alveolarluft. Mittels der kräftigeren Inspirationsmuskeln kann für die Einatmungsluft der Widerstand in den Bronchioli besser überwunden werden. Die Alveolen werden also überbläht. (Therapie: Sympathicuswirkstoffe lösen den Spasmus; krankengymnastische Therapie u. a. über «Lippenbremse»).

Hustenreflex

1. Reizung von Rezeptoren vegetativ sensibler Nerven in der Schleimhaut von Trachea und Bronchialbaum.
2. Die Impulse werden zum Rautenhirn geleitet und hier Schaltungen zu motorischen Kernen der Hirnnerven V, VII, IX, X, XI und XII, sowie zu den α-Motoneuronen aller Hals- und Brustmarksegmente hergestellt.
3. Motorische Efferenzen werden zu allen am Hustenvorgang beteiligten Muskeln geführt: Mimische Muskeln, Kaumuskeln, Zungen- und Rachenmuskeln, Muskeln der Zungenbeingurtung, Zwerchfell, Brustwand- und Bauchwandmuskeln, M. latissimus dorsi.

SCHÄDEL UND SINNESORGANE

OSTEOLOGIE DES SCHÄDELS

Der Schädel (Cranium) wird in Hirnschädel und Gesichtsschädel untergliedert. Der Hirnschädel umschließt Gehirn und Sinnesorgane. Der Gesichtsschädel stellt das Knochengerüst für den Beginn des Respirations- und Verdauungssystems.

HIRNSCHÄDEL

Am Hirnschädel unterscheiden wir das **Schädeldach (Schädelkalotte)** und die **Schädelbasis**.

Die Knochen des Schädeldaches greifen in Nähten (Suturen) ineinander. Diese sind im Säuglings- und Kleinkindalter Syndesmosen und synostosieren mit höherem Lebensalter. Beim Neugeborenen und Säugling sind die mit kollagenem Bindegewebe überbrückten weiten Nähte am Schädeldach gut palpierbar. Besonders breite Lücken zwischen den Knochen des Schädeldaches werden als Fontanellen bezeichnet. Unter ihnen sind die große, viereckige, vordere und die kleinere, dreieckige, hintere Fontanelle am bekanntesten, da sie vor der Geburt eine Aussage über die Lage des kindlichen Kopfes zulassen.

An der Schädelbasis sind die Schädelknochen beim Neugeborenen syndesmotisch oder synchondrotisch untereinander verbunden. Sie verknöchern mit höherem Lebensalter. An der Schädelbasis unterscheiden wir eine vordere, mittlere und hintere Schädelgrube. Zur Stabilisierung sind in sagittaler und transversaler Richtung dickere Knochenbereiche, «Festigkeitspfeiler», eingebaut: Die sagittal orientierten Stirnpfeiler und Hinterhauptpfeiler und die queren Wangenpfeiler und Felsenbeinpfeiler.

Tab. 86 **Knochen des Schädeldaches**

Name	Zahl
Squama des Os frontale = Stirnbeinschuppe	1 (paarig angelegt)
Os parietale = Scheitelbein	2
Squama des Os temporale = Schläfenbeinschuppe	2
Squama des Os occipitale = Hinterhauptschuppe	1

Schädelbasis

Tab. 87 **Knochen der Schädelbasis**

Name		Zahl
Os frontale	= Stirnbein	1 (paarig angelegt)
Os ethmoidale	= Siebbein mit Siebbeinplatte	1
Os sphenoidale	= Keilbein	1
Os temporale	= Schläfenbein	2
aus:		
a) Pars petrosa	= Felsenbeinteil	
b) Pars squamosa	= Schuppenteil	
Os occipitale	= Hinterhauptsbein	1

Z 56 Tab. 88 **Öffnungen in der Schädelbasis**

Schädelgrube	Schädelknochen	Öffnung	Inhalt
vordere	Os ethmoidale	Siebbeinplatte	N. I (Fila olfactoria)
mittlere	Os sphenoidale	Canalis opticus	N. II (N. opticus) A. ophthalmica
		Fissura orbitalis superior	N. III (N. oculomotorius) N. IV (N. trochlearis) N. V_1 (N. ophthalmicus) N. VI (N. abducens) V. ophthalmica superior
		Foramen rotundum	N. V_2 (N. maxillaris)
		Foramen ovale	N. V_3 (N. mandibularis)
		Foramen spinosum	A. meningea media
	Os temporale (Pars petrosa)	Canalis caroticus	A. carotis interna

Fortsetzung auf der nächsten Seite

Fortsetzung von Tab. 88

Schädelgrube	Schädelknochen	Öffnung	Inhalt
hintere	Os temporale (Pars petrosa)	Porus acusticus internus	N. VII (N. facialis mit N. intermedius) N. VIII (N. vestibulocochlearis) A. V. labyrinthi
	zwischen Pars petrosa ossis temporalis und Os occipitale	Foramen iugulare	N. IX (N. glossopharyngeus) N. X (N. vagus) N. XI (N. accessorius) V. iugularis interna Sinus petrosus inferior A. meningea posterior
	Os occipitale	Foramen magnum	Medulla oblongata N. XI Pars spinalis aufsteigend Aa. vertebrales Aa. spinales (anterior 1, posterior 2)
	Os occipitale	Canalis hypoglossi	N. XII (N. hypoglossus)

Schädelbrüche

Die transversalen Festigkeitspfeiler der Schädelbasis liegen an den Grenzen der Schädelgruben, die longitudinalen neben der Medianen. Die zusätzlich durch die Öffnungen in den Schädelgruben bedingten relativ schwachen Bereiche der Schädelbasis sind frakturgefährdet. Es gibt äußerlich erkennbare Zeichen für schwere Schädelbasisfrakturen, die Hinweise auf den Bruchverlauf geben:

Tab. 89

Lokalisation der Fraktur	Mögliche äußere Symptomatik
vordere Schädelgrube	Brillenhämatom Nasenbluten Liquor-Nasenfistel
mittlere Schädelgrube	Parese des N. abducens Blut-Liquor aus äußerem Gehörgang
hintere Schädelgrube	Hämatom über dem Proc. mastoideus (Warzenfortsatz)

Gesichtsschädel

Die Knochen des Gesichtschädels sind:

Os nasale	= Nasenbein
Os lacrimale	= Tränenbein
Maxilla	= Oberkiefer
Os zygomaticum	= Jochbein
Vomer	= Pflugscharbein
Os palatinum	= Gaumenbein
Mandibula	= Unterkiefer

Kiefergelenk

Knochenpartner: a) Caput mandibulae

b) Facies articularis der Fossa mandibularis am Os temporale bis über das Tuberculum articulare

c) dazwischen faserknorpeliger Discus articularis, der das Gelenk in 2 Teilgelenke gliedert

Gelenkkapsel: schlaff (Gefahr der Verrenkung)

Bänder: für die Hemmung der Lateral- und Dorsalverschiebung der Mandibula wichtig: Lig. laterale

Funktion: Dreh-Gleit-Schiebegelenk

Tab. 90

Bewegungen	Verschiebung der Gelenkpartner	Muskel
Öffnen des Mundes	1. Caput mandibulae mit Discus auf Tuberculum articulare 2. Abrollen des Caput mandibulae auf Discus	Mundbodenmuskulatur M. pterygoideus lat.
Schließen des Mundes	1. Caput mandibulae mit Discus in vorderem Teil der Fossa mandibularis 2. Rückrollen des Caput mandibulae auf Discus	M. temporalis M. masseter M. pterygoideus med.
Ventralverschieben des Unterkiefers	Discus ventralwärts, Caput mandibulae folgt mit	M. pterygoideus lat. M. masseter
Dorsalverschieben des Unterkiefers	Discus dorsalwärts, Caput mandibulae folgt mit	M. temporalis
Lateralverschieben des Unterkiefers	Lateralverschiebung des Caput mandibulae mit Schrägstellung der Mandibula	M. pterygoideus lat.

AUGE

Das Sinnesorgan Auge liegt geschützt in der Augenhöhle (Orbita). Äußere Augenmuskeln verstellen das Auge und lassen somit eine andere Blickrichtung zu, innere Augenmuskeln können die Brechkraft der Linse ändern (= Akkommodation) oder den Lichteinfall auf die Netzhaut dosieren (= Pupillenspiel).

Am Auge unterscheiden wir:

>Augapfel (Bulbus oculi)
>Bindegewebskapsel
>äußere Augenmuskeln
>Tränenapparat (Tränendrüse, ableitende Tränenwege)
>Augenlider

Bulbus oculi

Die Durahülle um den N. opticus setzt sich auf dem Bulbus oculi als derbe, sehnige Lederhaut (Sklera) fort. Vorn am Auge geht die Sklera in die durchsichtige und äußerst schmerzempfindliche Hornhaut (Cornea) über. Unter der Sklera befindet sich die dünne gefäß- und pigmentreiche Aderhaut (Chorioidea).

Sie geht vorn zunächst in den Ciliarkörper und dann in die Regenbogenhaut (Iris) über. Die Iris begrenzt die Pupillenöffnung.

An die Aderhaut schließt sich eng die Netzhaut an. Sie beinhaltet die Sinneszellen für das Farbempfinden (Zapfenzellen) und für die Schwarz-Weiß- oder Hell-Dunkel-Empfindung (Stäbchenzellen), das 2. Neuron sowie die Perikaryen und den Beginn des Neuriten vom 3. Neuron der Sehbahn.

Am Ciliarkörper ist die verformbare Linse fixiert. Der Raum zwischen Iris und Hornhaut wird als vordere Augenkammer bezeichnet, der Raum zwischen Iris, Linse und Ciliarkörper als hintere Augenkammer. Beide Räume, die untereinander in Verbindung stehen, sind mit Kammerwasser gefüllt, das nach außen drainiert wird. Zwischen Linse und Netzhaut befindet sich der Glaskörper.

Strahlengang am Auge

1. Hornhaut
2. Vordere Augenkammer
3. Iris – Pupille
4. Linse
5. Glaskörper
6. Netzhaut

Augenmuskeln

Tab. 91 **Innere Augenmuskeln**

Innerer Augenmuskel	Funktion	Innervation
M. sphincter pupillae	verengt Pupille	parasympatisch über N. oculomotorius
M. dilatator pupillae	erweitert Pupille	sympathisch aus Ganglion cervicale superius
M. ciliaris	entspannt die Aufhängung der Linse, die sich auf Grund ihrer Eigenelastizität daraufhin stärker kugelig krümmt	Parasympathisch, über N. oculomotorius und Ganglion ciliare

Tab. 92 **Äußere Augenmuskeln**

Bewegungen des Bulbus oculi	Muskel	Hirnnerv
heben	M. rectus superior M. obliquus inferior	III III
senken	M. rectus inferior M. obliquus superior	III IV
adduzieren	M. rectus medialis M. rectus superior M. rectus inferior	III III III
abduzieren	M. rectus lateralis M. obliquus inferior M. obliquus superior	VI III IV
einwärtsrollen	M. obliquus superior M. rectus superior	IV III
auswärtsrollen	M. rectus inferior M. obliquus inferior	III III

Der M. levator palpebrae (Oberlidmuskel) wird vom N. III, der M. orbicularis oculi (um Lidspalte und Augenlider) als mimischer Muskel aus dem N. facialis (VII. Hirnnerv) innerviert. Beide Muskeln sind für Lidschlag und Weite der Lidspalte verantwortlich.

SEHBAHN UND PUPILLARREFLEX

In einer konvergierenden Erregungsleitung werden die 3 Neuronenschichten der Netzhaut untereinander verknüpft. Die Neuriten des 3. Neurons bilden den N. opticus (N. II). Rechter und linker N. opticus treffen sich an der Sehnervenkreuzung

(Chiasma opticum). Die im N. opticus lateral gelegenen Fasern, die aus der lateralen Netzhauthälfte kommen, bleiben auf der gleichen Seite, die medial gelegenen kommen aus der medialen Netzhauthälfte und kreuzen zur Gegenseite. Nach der Sehnervenkreuzung wird das aus Anteilen beider Nn. optici gebildete Nervenbündel als Tractus opticus bezeichnet. Im rechten Tractus opticus befinden sich damit die Neuriten der 3. Neurone, die grob den rechten Netzhauthälften zuzuordnen sind, im linken die der linken Netzhauthälften. Die Neuriten enden im Corpus geniculatum laterale. Hier liegen die Perikaryen des 4. Neurons, deren Neuriten durch den dorsalen Schenkel der Capsula interna als GRATIOLET'sche Sehstrahlung zur Sehrinde im Cuneusgebiet des Occipitallappens gelangen (s. Tab. 95).

Vom Corpus geniculatum laterale bestehen Verknüpfungen zum Mesencephalon und für den Pupillarreflex zu praetectalen Kernen.

Die praetectalen Kerne haben Verbindung mit Perikaryen im parasympathischen WESTPHAL-EDINGER Kern, deren Neuriten sich dem N. oculomotorius beilagern. Sie werden im Ganglion ciliare auf ein neues Perikaryon umgeschaltet und erreichen als Nn. ciliares breves schließlich den M. sphincter pupillae (Pupillarreflex).

Die optischen Reflexzentren im Bereich der vorderen 2 Hügel stehen mit Augenmuskelkernen und, über den Tractus tectospinalis, mit den motorischen Vorderhornzellen im Rückenmark in Kontakt. Über den Tractus tectocerebellaris erreichen auch Informationen die Kleinhirnrinde. Schon im Bereich der Sehnervenkreuzung werden Informationen zum Hypothalamus abgegeben.

ZUR KLINIK
Gesichtsfeldausfälle

Homolaterale Amaurose	Totaler Ausfall des Sehvermögens eines Auges (N. opticus Ausfall).
Heteronyme bitemporale Hemianopsie	Beidseitiger lateraler Gesichtsfeldausfall (Ausfall der im Chiasma opticum kreuzenden Nervenfasern).
Heteronyme binasale Hemianopsie	Beidseitiger nasaler Gesichtsfeldausfall (Ausfall der im Chiasma opticum nicht kreuzenden Nervenfasern).
Homonyme Hemianopsie	Rechter oder linker Gesichtsfeldausfall (Ausfall z. B. eines Tractus opticus).

Es gibt eine größere Anzahl an weiteren kontralateralen homonymen Hemianopsien mit kleineren Gesichtsfeldausfällen. Ihre Ursachen liegen in Störungen in der Sehstrahlung oder Sehrinde.

Paresen von Nerven der Augenmuskeln

Allgemeines Erscheinungsbild

1. Doppeltsehen
2. Schwindelgefühl
3. Kompensatorische Kopfzwangshaltung

Spezielles Erscheinungsbild

Ausfall des N. oculomotorius
Oberlid hängt herunter, Auge steht abduziert, die weite Pupille verengt sich nicht auf Lichteinfall.

Ausfall des N. trochlearis
Auge leicht adduziert, auswärtsgerollt, gehoben.
Kopfzwangshaltung: Neigung und Drehung zur gesunden Seite hin.

Ausfall des N. abducens
Auge nach medial gerichtet.
Kopfzwangshaltung: Drehung zur erkrankten Seite hin.

OHR UND GLEICHGEWICHTSAPPARAT

OHR

EINTEILUNG: äußeres Ohr
Mittelohr
Innenohr

Mittelohr und Innenohr befinden sich im Os petrosum des Os temporale. Das Mittelohr dient der Schallübertragung vom Trommelfell auf die Cochlea (Schnekkenapparat). Das Innenohr ist für Hörempfindungen (Cochlea) und den Gleichgewichtssinn (3 Bögengänge, Utriculus, Sacculus) zuständig.

MITTELOHR (= PAUKENHÖHLE)

Das Trommelfell (Membrana tympani) ist die Grenze zwischen äußerem Gehörgang und Mittelohr. Die Außenfläche des Trommelfells wird über den N. trigeminus, die Innenfläche über die Nn. glossopharyngeus, facialis und über den Sympathicus sensibel innerviert. Der M. tensor tympani (N. V) spannt das Trommelfell. Im Mittelohr befinden sich in der Paukenhöhle die schallübertragenden und miteinander gelenkenden Gehörknöchelchen Hammer, Amboß und Steigbügel. Der Hammer übernimmt vom Trommelfell aufgefangene Schallwellen und leitet sie über den Amboß an den Steigbügel. Der M. stapedius (N. VII) zügelt den Steigbügel. Dieser überträgt die Schwingungen auf die Perilymphe des Innenohrs. Zwischen Hammergriff und Amboß verläuft die Chorda tympani, die Geschmacksinformationen von der Zunge leitet. Beim Schlucken wird die Ohrtrompete (Tuba auditiva), die Paukenhöhle und Rachen verbindet, weiter gestellt. Über sie erfolgt der Druckausgleich. Die Paukenhöhle steht mit pneumatisierten Knochenkammern im Warzenfortsatz (Proc. mastoideus) in Verbindung. In der dorsocaudalen Wand der Paukenhöhle verläuft in einem Knochenkanal der N. facialis.

INNENOHR

Das Innenohr besteht aus dem häutigen Labyrinth (Gebilde des endolymphatischen und perilymphatischen Raumes) und dem es umgebenden knöchernen Labyrinth. Es setzt sich aus dem Hörorgan und dem Gleichgewichtsorgan zusammen.

Hörorgan und Hörbahn

Für das Umsetzen der Schallwellen in Nervenimpulse des N. cochlearis (N. VIII) sind die Sinneszellen im CORTI'schen Organ der Schnecke verantwortlich. Sie reagieren auf die über die Perilymphe ankommenden und auf die Endolymphe übertragenen Schallwellen.

Hörbahn

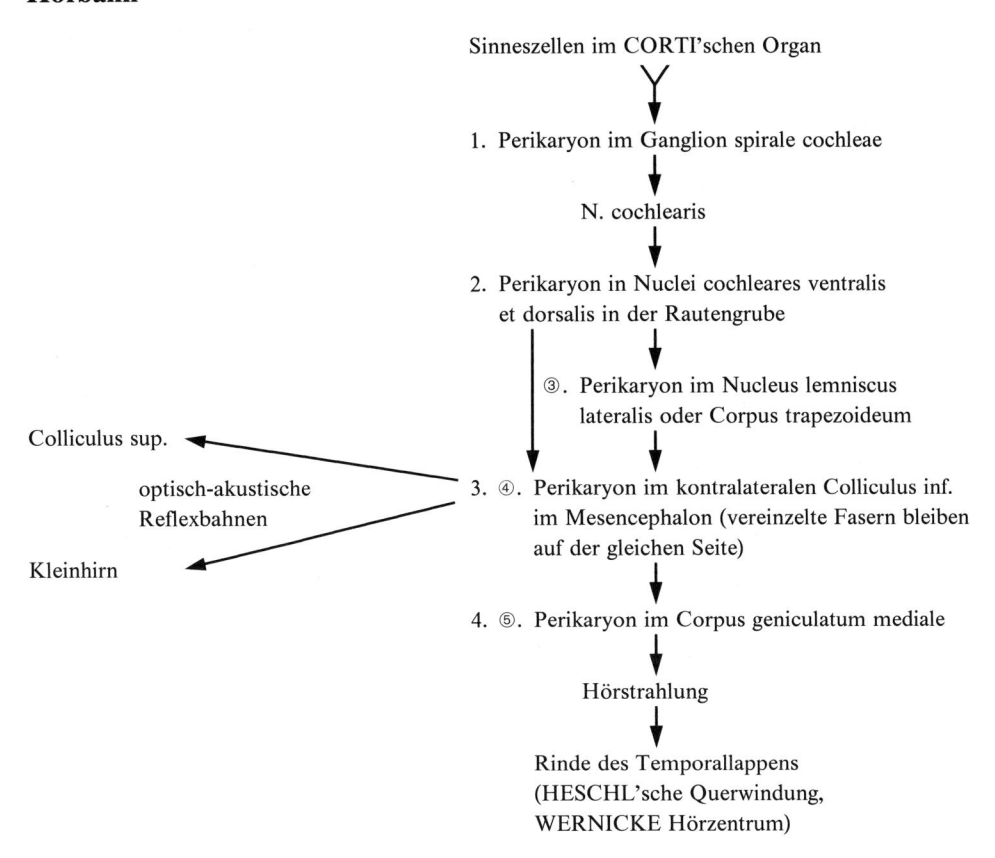

Sinneszellen im CORTI'schen Organ
↓
1. Perikaryon im Ganglion spirale cochleae
↓
N. cochlearis
↓
2. Perikaryon in Nuclei cochleares ventralis et dorsalis in der Rautengrube
↓
③. Perikaryon im Nucleus lemniscus lateralis oder Corpus trapezoideum
↓
3. ④. Perikaryon im kontralateralen Colliculus inf. im Mesencephalon (vereinzelte Fasern bleiben auf der gleichen Seite)
↓
4. ⑤. Perikaryon im Corpus geniculatum mediale
↓
Hörstrahlung
↓
Rinde des Temporallappens (HESCHL'sche Querwindung, WERNICKE Hörzentrum)

Colliculus sup. ←
optisch-akustische Reflexbahnen
Kleinhirn ←

Gleichgewichtsorgan (Vestibularapparat) und Gleichgewichtsbahn (N. VIII)

Das Gleichgewichtsorgan ist ein Teil des mit Endolymphe gefüllten häutigen Labyrinths. Es umfaßt die 3 Bogengänge, die in 3 aufeinander senkrecht stehenden Ebenen des Raumes ausgerichtet sind, ferner die beiden miteinander in Verbindung stehenden Vorhofsäckchen, den Utriculus und den Sacculus. Die 3 Bogengänge beginnen und enden jeweils am Utriculus und sind in ihrem Anfangsteil ampullär erweitert.

Die mit Sinneshaaren versehenen Sinneszellen in den Ampullen der Bogengänge nehmen Verschiebungen der Endolymphe wahr, sie reagieren auf Drehbeschleunigung.

Die in Feldern zusammengelagerten Sinneszellen des Utriculus und Sacculus sind ebenfalls mit Sinneshaaren versehen. Diese ragen in eine gallertige Membran, in welche Kalkkonkremente eingelagert sind. Die Sinneshaare reagieren auf alle Druckveränderungen und Lageverschiebungen, die diese feinsten Kalksteinchen auf sie nach den Gesetzen der Schwerkraft ausüben. Die Sinneszellen in Utriculus und Sacculus reagieren damit auf Richtung und Größe einer linearen Beschleunigung und auf die Schwerkraft der Erde.

Aufgabe

Unser Gleichgewichtsorgan ist in enger Zusammenarbeit mit extrapyramidalmotorischen Zentren verantwortlich für:

1. Orientierung im Raum.
2. Korrigierende Kopfhaltung auf Drehbeschleunigung, Lage- und Schwerkraftänderungen.
3. Impulsgebung für den Muskeltonus, der für das Aufrechterhalten des Gleichgewichts verantwortlich ist.
4. Mitbeteiligung an Augenmotorik.

Gleichgewichtsbahn

Sinneszellen
↓
1. Perikaryon im Ganglion vestibulare
↓
N. vestibularis
↓
2. Perikaryon in Rautengrube

    a) Nucleus vestibularis superior   (BECHTEREW)
    b) Nucleus vestibularis medialis   (SCHWALBE)
    c) Nucleus vestibularis lateralis   (DEITER)
    d) Nucleus vestibularis inferior   (ROLLER)

Verbindungen der Vestibulariskerne (a–d)

a–d: über Tractus vestibulocerebellaris zur Kleinhirnrinde (Wurm, Flocculus) und zurück

a: über Tractus vestibulothalamicus zum Thalamus

b+c+d: über Tractus vestibulospinalis sowie über Formatio reticularis und Tractus reticulospinalis zu motorischen Vorderhornzellen des Rückenmarks (Halte- und Stellreflexe, statokinetische Reaktionen)

c: über Fasciculus longitudinalis medialis zu
    1. Nucleus ruber
    2. motorische Perikaryen der Hirnnerven V, VII, IX, X

b+d: über Fasciculus longitudinalis medialis zu den Kernen der Augenmuskelnerven (Nystagmus)

Zur Klinik

Prüfung des N. vestibularis

Bei einer zentralen Gleichgewichtsstörung fällt oder schwankt ein Patient nach lateral oder dorsal (= ROMBERG +), wenn er aufgefordert wird, bei geschlossenen Füßen die Augen zu schließen und ruhig stehen zu bleiben.

Nystagmus

Unwillkürliche, gleichartige, schnell aufeinander folgende rhythmische Augenbewegungen nennt man Nystagmus. Der Nystagmus wird u. a. nach der Bewegungsrichtung und nach der zeitlichen Beziehung der einzelnen Phasen zueinander bezeichnet.

Nystagmus zur kranken Seite hin
    bei Reizung des N. vestibularis

Nystagmus zur gesunden Seite hin
    bei Ausfall des N. vestibularis

ZENTRALES NERVENSYSTEM

GEHIRN

HIRNHÄUTE

Das Gehirn wird von den 3 Hirnhäuten umhüllt:
1. Dura mater encephali
   (harte Hirnhaut)
2. Arachnoidea
   (Spinngewebehaut)
3. Pia mater encephali
   (weiche Hirnhaut)

Dura mater encephali

Die kollagenfaserige Dura mater ist zugleich derbe Umhüllung des Gehirns, und Periost zu den angrenzenden Schädelknochen. Sie liegt damit den Schädelknochen eng an. Zwischen Dura mater und Schädelknochen verlaufen die Aa. meningeales anterior, media und posterior. Zur Stabilisierung des Gehirns und zur Verstärkung der Schädelkalotte stehen sagittal und horizontal ausgerichtete Duraplatten in den Schädelinnenraum. Die wichtigsten sind:

Die sagittale *Falx cerebri* reicht vom Siebbein bis zum Giebel des Tentorium cerebelli, sowie der Protuberantia occipitalis interna und trennt beide Großhirnhemisphären.

Das zeltdachähnliche *Tentorium cerebelli* liegt zwischen Occipitallappen und Kleinhirn und schließt die hintere Schädelgrube nach kranial. Zum Kleinbeinkörper hin ist eine Lücke für den Hirnstamm vorhanden.

Arachnoidea

Die Arachnoidea ist dünn, durchsichtig und erscheint gefäßfrei. Sie ist über wenige Bindegewebsbrücken durch einen kapillären Spaltraum mit der Dura mater verbunden. Kugelige Arachnoideaausbuchtungen (Arachnoidealzotten) drängen sich durch die Dura in benachbarte Sinus. Die Arachnoidea überbrückt die Einfaltungen der Hirnrinde und Nischen zwischen den Hirnabschnitten.

Pia mater encephali

Die gefäßreiche Pia mater liegt der Hirnrinde an. Sie folgt den Hirnwindungen und dringt trichterartig mit den Hirngefäßen in die Hirnrinde ein.

Innervation der Hirnhäute

Dura und Pia mater encephali werden über die Hirnnerven V, IX und X sensibel innerviert. Ein erhöhter Liquordruck führt daher zu Kopfschmerzen und zeigt Vagusreizsymptomatik. Die Arachnoidea enthält keine Nervenendigungen.

RÄUME ZWISCHEN HIRNHÄUTEN

Epiduralraum

Um das Gehirn physiologischer Weise nicht vorhanden.
(Pathologischer Weise sich langsam entfaltend bei Blutung aus einer Meningealarterie).
Im Wirbelkanal ist ein Epiduralraum vorhanden.

Subduralraum

Kapillärer Spaltraum.
(Pathologischer Weise vergrößert bei Blutung aus subduralen Gefäßen).

Subarachnoidealraum

Von Arachnoidealtrabekeln und Gefäßen durchzogener Raum zwischen Arachnoidea und Pia mater, der mit Liquor cerebrospinalis gefüllt ist. Da die Arachnoidea die Sulci überspannt, die Pia mater aber der Hirnrinde eng anliegt, ist der Subarachnoidealraum im Bereich der Gyri schmaler, im Bereich der Sulci aber tiefer. An mehreren Stellen ist der Liquorraum zu Cisternen erweitert (z. B. Cisterna basalis,

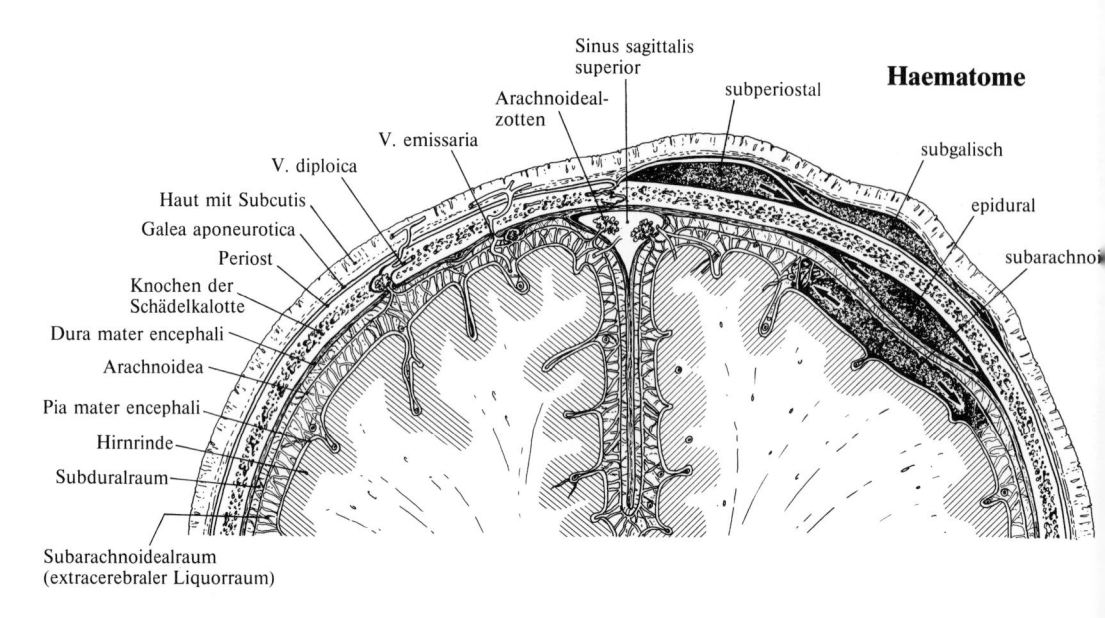

Abb. 32 Schichtenfolge am Schädel zwischen Kopfhaut und Hirnoberfläche.

Cisterna cerebellomedullaris, Cisterna ambiens). Der Subarachnoidealraum, der auch als extracerebraler Liquorraum bezeichnet wird, steht über die Aperturae laterales und mediana am 4. Ventrikel mit den intracerebralen Liquorräumen in Verbindung.

SINUS

Sinus sind stets offene venöse Blutleiter, die in die Dura mater eingebaut sind. Ihre kollagenfaserige Wand wird innen von Endothel ausgekleidet. Große Sinus befinden sich an den Grenzen zwischen den Schädelgruben und entlang der Randzonen der Falx cerebri und des Tentorium cerebelli. Die Sinus beziehen ihr Blut von der harten und weichen Hirnhaut und der ihnen benachbarten Hirnrinde. Über die V. cerebri magna mündet die Hauptmenge des venösen Hirnblutes in den Sinus rectus. Sinus haben Verbindungen über Vv. emissariae zu Diploevenen benachbarter Schädelknochen und damit auch zu äußeren Kopfvenen. Über die Vv. emissariae kann eine Druckentlastung der Sinus erfolgen.

Tab. 93   **Auswahl wichtiger Sinus**

Sinus	Verlauf	Besonderheit
S. sagittalis sup.	entlang Oberrand Falx cerebri	Vv. emissariae, Arachnoidealzotten im Sinus
S. sagittalis inf.	entlang Unterrand Falx cerebri	
S. rectus	entlang Vereinigung Falx cerebri und Tentorium cerebelli	Mündung der V. cerebri magna und des S. sagittalis inf.
Confluens sinuum	Mündung von S. sagittalis sup. und S. rectus	
S. transversus	vom Confluens sinuum entlang lateralem Rand des Tentorium cerebelli	
S. sigmoideus	s-förmige Fortsetzung des S. transversus zum Foramen iugulare	enge Nachbarschaft zum Mittelohr (bes. beim Säugling und Kleinkind dünne Trennwand, Mittelohreiterung!)
S. cavernosus	paariges netzartiges Venengeflecht um Sella turcica, geht nach dorsal in Plexus basilaris über	den Sinus durchlaufen: A. carotis interna, Nn. III, IV, V_1, VI. Anastomosen: über V. ophthalmica sup. zu Gesichtsvenen (Ausbreitungsweg für Entzündungen)
S. petrosus sup.	entlang oberer Felsenbeinkante	Abfluß des S. cavernosus
S. petrosus inf.	entlang dorsalem Unterrand Felsenbein	Abfluß des S. cavernosus
S. marginalis	entlang Foramen magnum	leitet Blut aus Plexus basilaris über S. occipitalis zum Confluens sinuum

LIQUOR UND LIQUORZIRKULATION
Liquor

Der Liquor cerebrospinalis ist eine wasserhelle und wasserklare Flüssigkeit, welche die Hirnhohlräume und den Subarachnoidealraum um Gehirn und Rückenmark füllt. Die durchschnittlichen 140 ml (100–180 ml) Liquor des Erwachsenen enthalten wenig Eiweiß (25–40 mg pro 100 ml), 40–90 mg Glucose pro 100 ml, Elektrolyte in spezifischer Zusammensetzung und vereinzelte Leukozyten (bis zu 8 Zellen pro mm^3 physiologisch). Der Gehalt an Eiweiß, Glucose und die Elektrolytverteilung im Liquor der Hirnhohlräume und des Subarachnoidealraumes sind unterschiedlich.

Die tägliche Liquorproduktion des Erwachsenen macht etwa 500 ml aus. Der physiologische Liquordruck beim liegenden Erwachsenen beträgt zwischen 8 und 20 cm Wassersäule, beim Kind zwischen 5 und 10 cm.

Aufgaben des Liquor cerebrospinalis sind: Ausgleich von Volumenschwankungen bei Durchblutungsänderungen von Gehirn und Rückenmark, Schutz vor Erschütterung des zentralen Nervensystems, Entlastung der Auflagefläche des Gehirns und der Aufhängung des Rückenmarks durch «Schwimmen» von Gehirn und Rückenmark im Liquor, geringe Ernährungsaufgabe (Glucosegehalt) und Transportmedium u. a. für Elektrolyte, bestimmte Gammaglobuline und Leukozyten.

Liquorbildung

In den Hirnventrikeln und im Subarachnoidealraum wird etwa die gleiche Menge Liquor gebildet. Als Bildungsstätten gelten:

1. Die Epithelzellen der Plexus chorioidei aller 4 Hirnventrikel (Sekretion)
2. das Wandependym der 4 Hirnventrikel
3. die Pia mater
4. die extracerebralen Verlaufsstrecken der Hirngefäße

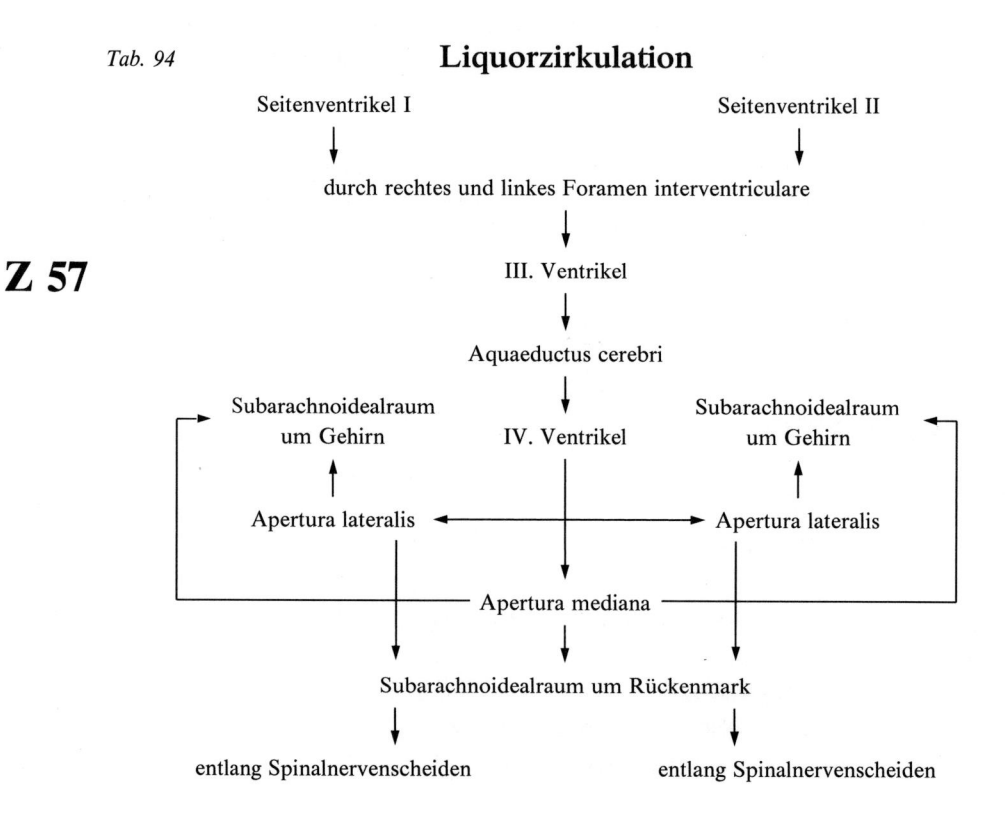

Tab. 94 **Liquorzirkulation**

Z 57

Seitenventrikel I → Seitenventrikel II →
durch rechtes und linkes Foramen interventriculare
↓
III. Ventrikel
↓
Aquaeductus cerebri
↓
Subarachnoidealraum um Gehirn ← IV. Ventrikel → Subarachnoidealraum um Gehirn
↑ ↑
Apertura lateralis ← → Apertura lateralis
↓
Apertura mediana
↓
Subarachnoidealraum um Rückenmark
↓ ↓
entlang Spinalnervenscheiden   entlang Spinalnervenscheiden

Liquorresorption

Als Resorptionsbereiche des Liquors gelten:
1. Die Arachnoidealzotten in den Sinus durae matris
2. die Lymphbahnen entlang der Nervenscheiden von Hirn- und Spinalnerven
3. die epiduralen Venen des Wirbelkanals
4. das Ependym der Hirnventrikel
5. die Plexus chorioidei nehmen auch bestimmte Stoffe aus dem Liquor auf

Zur Klinik

Hydrocephalus internus

Meist Vergrößerung der Hirnventrikel I–III durch Zirkulationsbehinderung des Liquors im engen Aquaeductus cerebri. Ohne Ventrikeldrainage würde die Hirnsubstanz zunehmend gegen die Knochen der Schädelkalotte gedrückt, die beim Neugeborenen und Säugling noch gegeneinander verschieblich sind. Die Knochen würden dem Druck nach außen ausweichen, der Kopf würde größer.

Hydrocephalus externus

Resorptionsstörung des Liquors im Subarachnoidealraum. Der vermehrt vorhandene extracerebrale Liquor drückt die Hirnsubstanz zusammen, wenn nicht eine Drainage Entlastung schafft. Die Knochen besonders der Schädelkalotte würden dem erhöhten Liquordruck nach außen ausweichen, der Kopf würde größer.

Blut-Liquorschranke

Die Blut-Liquorschranke ist für die qualitative und quantitative Zusammensetzung des Liquors verantwortlich. Sie befindet sich in der Epithelschicht der Plexus chorioidei und in der Pia mater. Die selektiv arbeitende Blut-Liquorschranke ist z. B. bei der Hirnhautentzündung gestört.

HIRNGLIEDERUNG

Allgemeine Daten

Gewicht (Erwachsener) etwa 1350 g (1250–1800)
graue Substanz 38–39%
(Hirnrinde und basale Ganglien des Endhirns)
weiße Substanz 61–62%
(Marklager des Endhirns)
Hirnrindendicke (Neocortex) etwa 2,5 mm
Hirnoberfläche (Endhirn) 1876–2195 cm^2 (WAGNER)

Gliederung und Definitionen

Z 58

Endhirn (Telencephalon)
Zwischenhirn (Diencephalon) } Großhirn
Mittelhirn (Mesencephalon)

Hinterhirn (Metencephalon)
Nachhirn (Myelencephalon } Rautenhirn
= Medulla oblongata) (Rhombencephalon)

Hirnstamm = basale Ganglien des Telencephalon; Diencephalon; Mesencephalon und Rhombencephalon (ohne Kleinhirn)

Hirnmantel = Rinde und Marklager des Telencephalon

Stammhirn = Diencephalon, Mesencephalon und Rhombencephalon (ohne Kleinhirn)

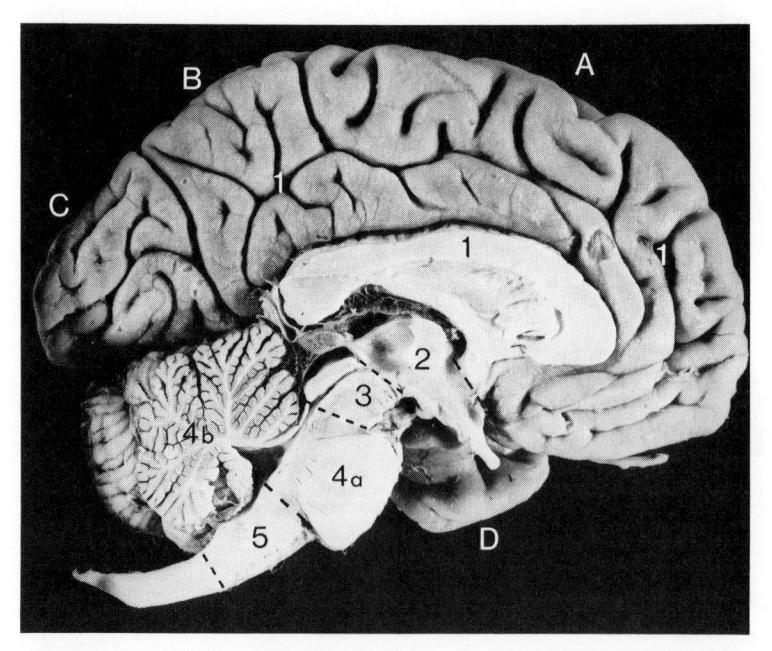

Abb. 33 Medianschnitt durch das Gehirn. Die einzelnen Hirnabschnitte sind mit gestrichelten Linien gegeneinander abgesetzt.
A = Frontallappen, B = Parietallappen, C = Occipitallappen, D = Temporallappen.
1 = Telencephalon, 2 = Diencephalon, 3 = Mesencephalon, 4 = Metencephalon: 4a Pons, 4b Cerebellum, 5 = Myelencephalon (Medulla oblongata).

Telencephalon

Das Telencephalon besteht aus:
1. Hirnmantel (Rinde und Marklager)
2. Bulbus und Tractus olfactorius
3. basalen Endhirnkernen
   a) Nucleus caudatus
      (geschweifter Kern)   ⎫
   b) Putamen   ⎬ = Striatum (Streifenkörper)
      (dunkler Schalenkern)   ⎭
   c) Claustrum
      (Vormauer)
   d) Corpus amygdaloideum
      (Mandelkern)

Hirnmantel

Die beiden Endhirnhemisphären werden durch einen medianen Spalt, in dem sich die Falx cerebri befindet, getrennt. Die Rinde des Hirnmantels ist gefältelt, wodurch die Oberfläche vergrößert wird. Furchen (Sulci) und Windungen (Gyri) bewirken eine territoriale Gliederung der Oberfläche. Eine transversale Spalte, in der das Tentorium cerebelli ausgespannt ist, trennt Endhirn von Kleinhirn.

Einander entsprechende Gebiete der Endhirnhemisphären werden untereinander durch eine dicke Kommisurenbahnplatte, das Corpus callosum, verbunden. Im Marklager befinden sich weiterhin u. a. kurze und lange Assoziationsbahnen, die benachbarte oder entfernte Rindengebiete einer Seite verknüpfen, sowie lange Projektionsbahnen, die entweder Verbindungen von der Körperperipherie zur Hirnrinde oder von der Hirnrinde zur Peripherie herstellen.

Die beiden Seitenventrikel sind die intracerebralen Liquorräume des Telencephalon. Sie verzweigen sich mit Vorderhorn, Unterhorn und Hinterhorn in die 4 Lappen jeder Endhirnhemisphäre.

Endhirnoberfläche

Die Hirnrindenfältelung läßt eine Lappengliederung und eine differenzierte Feldereinteilung zu.

Lappengliederung

Frontal-, Parietal-, Temporal- und Occipitallappen. Die Insel ist das basalganglien-nahe Rindengebiet des Telencephalon, das von dem rascher gewachsenen Frontal-, Temporal- und Parietallappen überlagert wurde.

Z 59
Z 60

Die Lappen sind gegeneinander durch markante Sulci getrennt: z. B. Sulcus centralis (Frontal- gegen Parietallappen) und Sulcus lateralis (Frontal- und Parietal- gegen Temporallappen).

Feldereinteilung

BRODMANN hat die strenge Gyruseinteilung der Großhirnrinde nach neurocytoarchitektonischen Gesichtspunkten in Felder (Areae) gegliedert und beziffert. In der Tab. 95 werden hier nur einige der über 200 bekannten Felder angegeben. Im Gyrus praecentralis sowie im Gyrus postcentralis ist jeweils die kontralaterale Körperhälfte mit dem Kopf nach unten projiziert. Dabei haben die Körperregionen entsprechend ihrer Wertigkeit unterschiedlich große Rindengebiete (z. B. Kopf und Hand übermäßig groß).

Tab. 95

Area	Aufgabe	Lokalisation
2	Oberflächen- und Tiefensensibilität	Gyrus postcentralis am Parietallappen
4	isolierte Innervation einzelner Muskeln oder Muskelgruppen der kontralateralen Seite	Gyrus praecentralis am Frontallappen
6	weniger präzise Spezialbewegungen einzelner Muskeln, komplexe Einstellbewegungen	vor Gyrus praecentralis am Frontallappen
17	Wahrnehmungsfeld für Sehen	um Sulcus calcarinus am Occipitallappen
18, 19	optische Erinnerungsfelder, Verständnis für Gesehenes	Occipitallappen vor Area 17 und dorsaler Teil Parietallappen

Basale Endhirnkerne (s. Abb. 34f)

Sie sind Bestandteil des extrapyramidalmotorischen Systems (EPS), eines Systems, das aus untereinander über Regelkreise verknüpften Kerngebieten und Bahnen besteht und unsere unbewußte, zeitliche und räumliche Koordination der Muskeltätigkeit bewirkt.

1. Nucleus caudatus und Putamen

Sie werden als Striatum zusammengefaßt, da sie einheitlicher Herkunft sind und nur durch die Capsula interna auseinandergedrängt wurden. Beide Kerne stehen zwischen Faserbündeln der inneren Kapsel hindurch untereinander in Verbindung. Der Nucleus caudatus begrenzt die Seitenventrikel nach lateral. Das Putamen befindet sich zwischen den Capsulae interna und externa. Die kleinzelligen Perikaryen zeichnen sich im EPS durch eine Hemmfunktion, die großzelligen durch bahnende Aufgaben aus.

2. Claustrum

Das Claustrum befindet sich zwischen dem Marklager der Inselrinde (Capsula extrema) und der Capsula externa. Es hat enge Beziehung zum limbischen System.

3. Corpus amygdaloideum

Der Mandelkern befindet sich an der medialen Seite des Unterhornendes. Er steht mit der Rinde des Gyrus hippocampalis, der Area olfactoria, und mit dem Claustrum in Verbindung. Er hat enge Beziehung zum limbischen System.

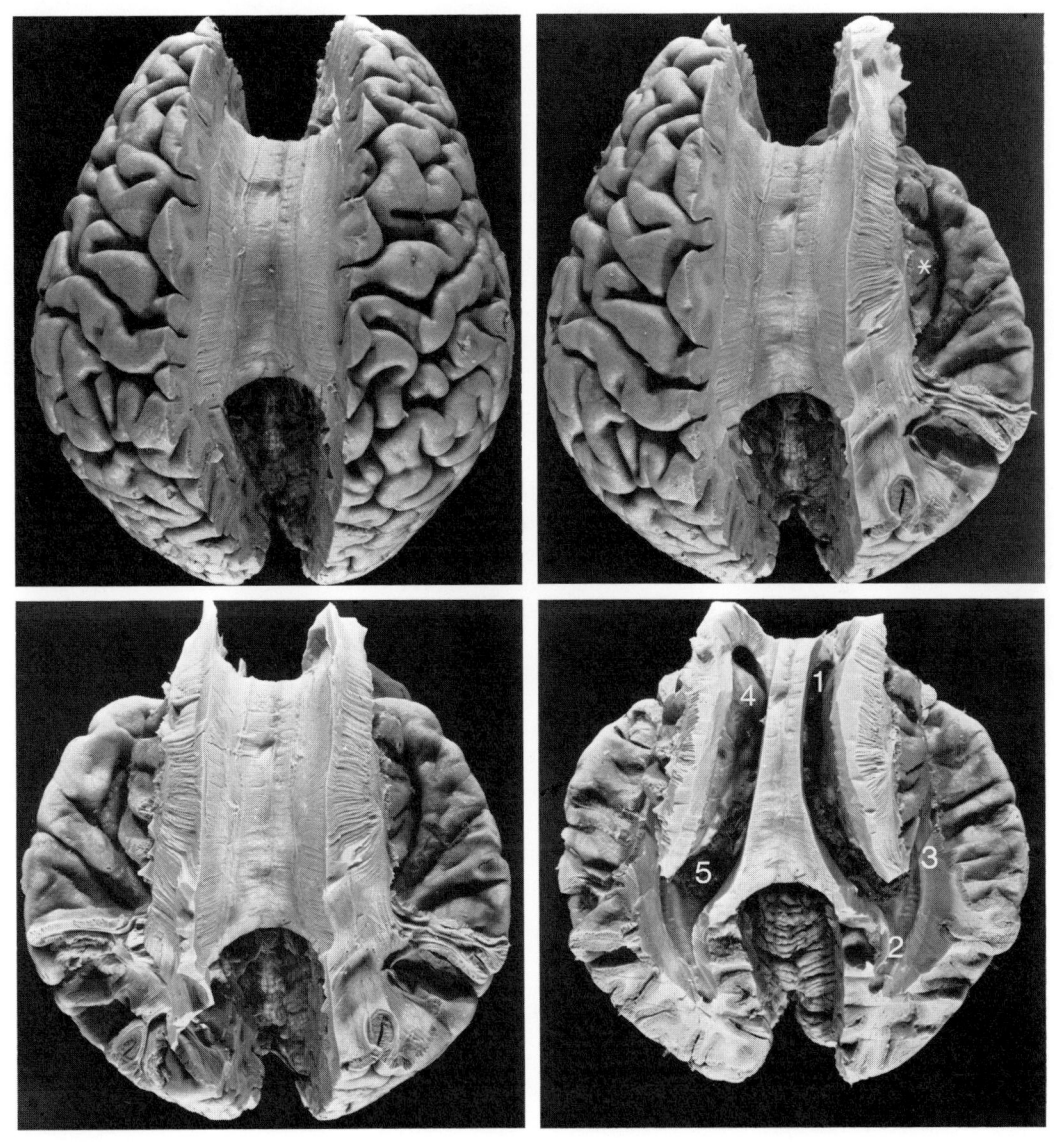

Abb. 34a–d   *Fortsetzung auf der nächsten Seite*

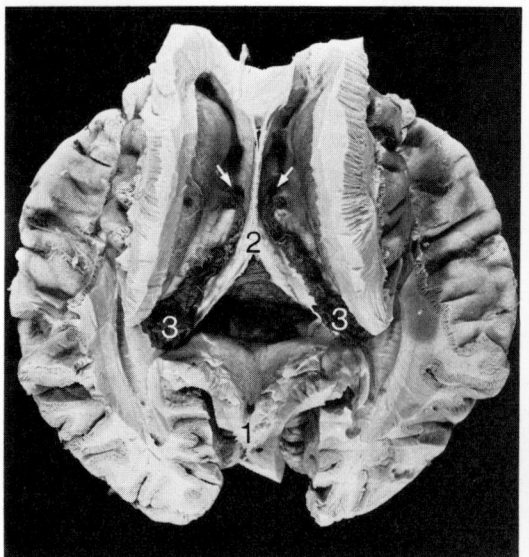

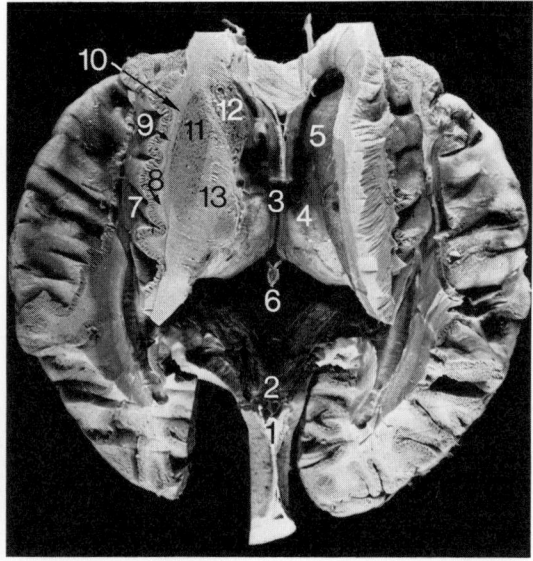

Abb. 34a–f sind eine Präparationsfolge auf dem Weg zur Darstellung des III. Ventrikels.
a Ansicht von kranial auf das Telencephalon. Darstellung der Balkenfaserung durch Entfernen des Gyrus cinguli und der der Falx cerebri benachbarten Rindenbereiche.
b Die Telencephalonabschnitte (Opercula), welche die Insel (*) überlagern, wurden weggebrochen, dabei stellt sich die Stabkranzfaserung von lateral dar.
c An den Durchflechtungszonen zwischen Balkenstrahlung und Stabkranzfaserung lassen sich die beiden etwa im 90° Winkel zueinander verlaufenden Fasermassen nicht gleichzeitig weiterverfolgen, sie brechen ab.
d Der Balken wird paramedian eingeschnitten und die Seitenventrikel dargestellt. Seitenventrikel: 1 = Vorderhorn, 2 = Hinterhorn, 3 = Unterhorn. Im Seitenventrikel sieht man nach lateral zu den Nucleus caudatus (4), am Boden den Plexus chorioideus (5).
e Ansicht von kranial auf die eröffneten Seitenventrikel. Der schmale Längsbügel des Balken, der in Abb. 35d noch vorhanden ist, wurde im Bereich der beiden Vorderhörner durchtrennt und dorsalwärts geklappt (1). Man blickt auf die Crura fornicis (2). Am Boden der Seitenventrikel erkennt man den Plexus chorioideus (3). Die Pfeile zeigen in rechtes und linkes Foramen interventriculare.
f Ansicht von kranial auf den eröffneten III. Ventrikel. Die Fornixbahnen wurden in Höhe der Foramina interventricularia durchtrennt und dorsalwärts geklappt (1). Der Plexus chorioideus der Seitenventrikel und der das Dach des III. Ventrikels bildende Plexus chorioideus des III. Ventrikels wurden nach dorsal gewendet (2). 3 = III. Ventrikel, 4 = Thalamus, 5 = Nucleus caudatus, 6 = Zirbeldrüse. An der linken Hälfte des Präparates wurde zusätzlich ein Horizontalschnitt durch die Insel gelegt, der unmittelbar in Höhe des Oberrandes des Thalamus verläuft. Man erkennt so: 7 = Inselrinde, 8 = Capsula extrema, 9 = Claustrum, 10 = Capsula externa, Striatum: 11 = Putamen, 12 = Nucleus caudatus, 13 = Capsula interna.

Diencephalon

Z 63   Das Zwischenhirn umgrenzt den III. Ventrikel. Größtes Kerngebiet ist der **Thalamus** (Integrationszentrum für Tast-, Temperatur-, Schmerzempfindung; Tiefensensibilität, Seh- und Riechempfindungen). Der **Hypothalamus** gilt als Zentralstelle des vegetativen Nervensystems und als Befehlszentrale endokriner Organe. Der **Globus pallidus** ist eines der wichtigen Zentren der extrapyramidalen Motorik.

Diencephalon

Tab. 96

Einteilung	Untergliederung	Aufgaben
Thalamus	Nuclei anteriores Nucleus medialis Nuclei laterales Nucleus posterior Nucleus reticularis	*spezifische Relaiskerne:* projizieren peripher aufgenommene Reize auf spezifische Hirnrinde *SC-Kerne mit vorwiegend subcorticalen Verbindungen:* erhalten über lange Latenzzeit Afferenzen von Formatio reticularis *Assoziationskerne:* reziproke Verbindungen mit Assoziationsarealen der Großhirnrinde und anderen Thalamuskernen
Epithalamus	Plexus chorioideus des III. Ventrikels Stria medullaris thalami Zirbeldrüse	Plexus chorioideus: Liquorbildung Zirbeldrüse: beim Menschen nicht bekannte Aufgaben
Metathalamus	Corpus geniculatum mediale Corpus geniculatum laterale	im Dienst akustischer Bahnen Lokalisation des 4. Perikaryons der Sehbahn, subcorticales Sehzentrum
Globus pallidus und Nucleus subthalamicus		Pallidum: wichtiges Kerngebiet des EPS. Nucl. subthalamicus steht mit EPS-Kerngebieten in Verbindung
Hypothalamus	Kerngruppen im lateralen Hypothalamusbereich Corpora mamillaria Neurohypophyse mit zugehörigen Kerngebieten: Nuclei supraopticus und paraventricularis	übergeordnetes Zentrum vegetativer Vorgänge (u. a. Regulation von Wasserhaushalt und Körpertemperatur, Zentrum für limbisches System) Neurosekretion in Neurohypophyse (Oxytocin, Vasopressin), Regulation der Hormone des Hypophysenvorderlappens über «Releasing»- und «Inhibiting»-Faktoren

Mesencephalon (Mittelhirn)

Das knapp 2 cm lange Mittelhirn wird von dorsokranial ausgehend in 3 Abschnitte gegliedert: **Tectum** (Dach, Vierhügelplatte), **Tegmentum** (Haube) und **Crura cerebri** (Hirnschenkel). An der Grenzzone zwischen Tectum und Tegmentum verläuft der Aquaeductus cerebri, der den III. mit dem IV. Ventrikel verbindet.

Das Mesencephalon gilt als übergeordnetes Reflexzentrum, ist Durchgangsstraße für Afferenzen aus der Körperperipherie und Efferenzen dorthin und enthält wichtige Kerngebiete (Nucleus ruber, Substantia nigra) für die Extrapyramidalmotorik, die Kerngebiete für den III. und IV. Hirnnerv und, in seiner Formatio reticularis, Zentren für das vegetativ-affektive Verhalten.

Z 64

Tab. 97

Einteilung	Einzelbereiche	Aufgaben
Tectum (Vierhügelplatte)	obere 2 Hügel untere 2 Hügel	**«Übergeordnetes Reflexzentrum»**: Die Kerne des Tectum erhalten Informationen aus der Sehbahn, der Hörbahn und über den Tractus spinotectalis von der Peripherie. Die Tractus tectobulbaris und tectospinalis geben Impulse an motorische Hirnnervenkerne bzw. an α-Motoneuronen des Rückenmarks.
Tegmentum (Haube)	**Kerngebiete** a) motorischer Kern (N. III) b) parasympathischer Kern Nucleus ni. trochlearis Formatio reticularis Nucleus ruber Substantia nigra **Bahnen** Fasciculus longitudinalis medialis Lemnicus lateralis (laterale Schleifenbahn) Tractus rubro-reticulo-spinalis Tractus cerebello-rubralis	 äußere Augenmuskeln M. sphincter pupillae, M. ciliaris M. obliquus oculi superior Zentren vegetativ affektiven Verhaltens EPS-Kern EPS-Kerngebiet (dopaminhaltig) Reflexweg für Augen- und Kopfbewegungen unter Kontrolle der Vestibulariskerne Teil der Hörbahn EPS-Bahn zu motorischen Vorderhornzellen, auch vasomotorische Fasern Beeinflussung der gleichseitigen Motorik
2 Crura cerebri (Hirnschenkel)	Tractus frontopontinus Tractus corticonuclearis Tractus corticospinalis Tractus occipitopontinus	Assoziationsbahn Bahn vom motorischen Cortex zu den motorischen Hirnnervenkernen Bahn vom motorischen Cortex zu den α-Motoneuronen im Rückenmark Assoziationsbahn

Metencephalon (Hinterhirn)

Das Metencephalon liegt unter dem Tentorium cerebelli und füllt die hintere Schädelgrube aus. Es besteht aus der **Brücke (Pons)** mit dem **ventralen Teil der Rautengrube** und dem **Kleinhirn (Cerebellum)**.

Das Kleinhirn integriert Einzelinformationen aus der Peripherie zu einem Gesamtmuster, kontrolliert die Motorik und synchronisiert die Bewegungen. Es registriert über Afferenzen in den Kleinhirnseitenstrangbahnen Gelenk-, Muskel- und Sehnenempfindungen, sowie Muskeltonus und Gelenkstellung. Schließlich erhält das Kleinhirn Informationen aus Kerngebieten des N. vestibularis und ist mitverantwortlich für das Erhalten des Gleichgewichtes.

Im ventralen Teil des Bodens der Rautengrube befinden sich u. a. Kerngebiete der Hirnnerven V, VI, VII und VIII, Nuclei pontis und das Netzwerk der Neuronen der Formatio reticularis, das sich caudal- und kranialwärts fortsetzt. In der Brücke verlaufen ferner die Pyramidenbahn, die Großhirnbrückenbahn, EPS-Bahnen, visceromotorische Fasern und die afferente Erregungen leitenden medialen und lateralen Schleifenbahnen.

Von der Lateralseite der Brücke verläuft der mittlere Kleinhirnstiel zum Kleinhirn.

Myelencephalon
(verlängertes Mark = Medulla oblongata)

Das beim Erwachsenen etwa 3 cm lange Myelencephalon reicht von der caudalen Brückenkante bis zur Pyramidenkreuzung.

Es enthält die dorsale Hälfte der Rautengrube mit Kerngebieten der Hirnnerven V, VII, VIII, IX, X, XII, sowie die parasympathischen Speichelkerne. Das Neuronengeflecht «Formatio reticularis» zieht sich vom Myelencephalon bis in das Diencephalon hinein. Hier im verlängerten Mark beinhaltet es u. a. das Atemzentrum, das Vasomotorenzentrum und die Zentrale für die Regulierung des Schlagrythmus und der Kontraktionskraft des Herzens. Im Myelencephalon sind Schaltstellen vieler Schutzreflexe (wie u. a. Schluckreflex, Hustenreflex, Brechreflex), ebenso von Stellreflexen, die den Kopf im Raum ausrichten und die Orientierung ermöglichen. Durch das verlängerte Mark verlaufen die langen sensiblen und motorischen Projektionsbahnen, von denen die meisten hier zur Gegenseite kreuzen. An der Lateralseite der Medulla oblongata befindet sich die Olive (Nucleus olivaris). Sie schaltet Verbindungen zwischen corticalen und subcorticalen motorischen Neuronen und über das Rückenmark ankommender afferenter Fasern zum Kleinhirn. Auf der Dorsalseite, unmittelbar an das Ende der Rautengrube anschließend, befinden sich lateral des Sulcus medianus die länglichen Erhabenheiten des Fasciculus gracilis und des Fasciculus cuneatus, der Tiefensensibilitätsbahnen.

Rautenhirn und Rautengrube

Brücke, Kleinhirn sowie das verlängerte Mark bilden das Rautenhirn. Es umschließt den 4. Ventrikel.

Den Boden des 4. Ventrikels bildet die Rautengrube. Sie wird nach lateral zu von den paarigen unteren und mittleren Kleinhirnstielen, nach kranial zu vom vorderen Marksegel und von den beiden oberen Kleinhirnstielen begrenzt. Die caudale Grenze bilden rechts und links die Plexus chorioidei des 4. Ventrikels mit ihren Taenien. Im Boden der Rautengrube findet sich eine charakteristische Anordnung der Kerngebiete und Fasersysteme nach ihrer Qualität (Tab. 98).

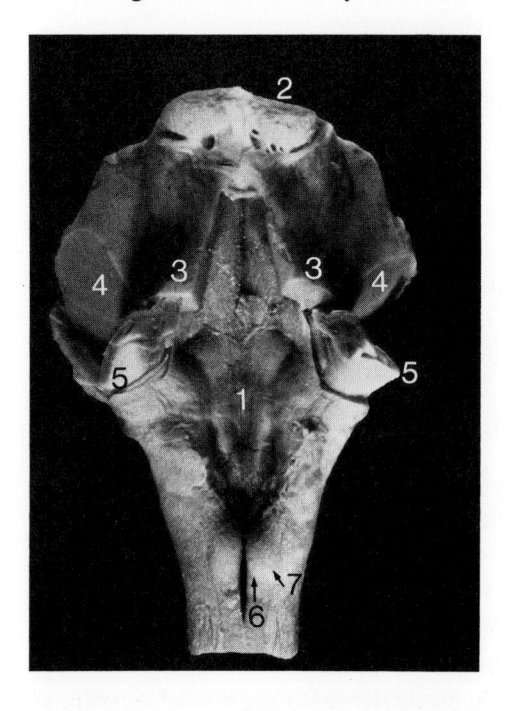

Abb. 35 Ansicht von dorsal auf die Rautengrube. Die Kleinhirnstiele wurden durchtrennt.
1 = Rautengrube
2 = Mesencephalon
3 = Pedunculus cerebellaris superior
4 = Pedunculus cerebellaris medius
5 = Pedunculus cerebellaris inferior
6 = Tuberculum nuclei gracilis
7 = Tuberculum nuclei cuneati

Tab. 98

Anordnung der Kerngebiete in der Rautengrube von lateral nach medial

1. Kerngebiete «spezielle Somatosensibilität»	(Gleichgewicht, Hören) N. VIII
2. Kerngebiete «allgemeine Somatosensibilität»	(Hautsensibilität für N. V; Kerngebiet für Druck-, Tastsinn und Tiefensensibilität)
3. Kerngebiete «allgemeine Viscerosensibilität»	(Schleimhautsensibilität) N. V, VII, IX, X
4. Kerngebiete «spezielle Viscerosensibilität»	(Geschmackssinn) N. VII, IX, X

5. Kerngebiete für die Visceromotorik
    a) für glatte Muskulatur und Sekretion   N. VII, IX, X: Speichelkerne und Nucleus dorsalis ni. X

    b) für quergestreifte Muskulatur   (u. a. Kaumuskeln, Gesichts-, Rachen-, Kehlkopfmuskeln, M. trapezius, M. sternocleidomastoideus)
N. V, VII, IX, X, XI

6. Kerngebiete für die Somatomotorik   (für lateralen äußeren Augenmuskel und Zungenmuskeln)
N. VI, XII

Formatio reticularis

Die Formatio reticularis ist ein meist lockeres Interneuronennetz, das vom Thalamus bis in das Rückenmark reicht. An einigen Stellen ist das Neuronennetz zu Kernen verdichtet, so u. a. zum Nucleus olivaris in der Medulla oblongata, zum Nucleus vestibularis lateralis im Metencephalon und im Mesencephalon zum Nucleus ruber. Im Rautenhirn breitet sich das umfangreiche, stark verzweigte und polysynaptische Neuronennetz der Formatio reticularis zwischen den Hirnnervenkerngebieten auf seiner Dorsalseite und der Pyramidenbahn sowie der medialen Schleifenbahn auf seiner Ventralseite aus.

Z 65

Die Interneurone verknüpfen vielfach Afferenzen und Somatoefferenzen untereinander und greifen in vegetative Neuronensysteme ein. So erhält die Formatio reticularis Afferenzen von allen Sinnesbahnen. Über den Tractus reticulospinalis kann sie die γ-Motoneuronen des Rückenmarks direkt fördernd oder hemmend beeinflussen. Vom Nucleus olivaris verlaufen vielfache Verbindungen zu EPS-Kerngebieten, sodaß über diesen Weg eine indirekte Beeinflussung der γ-Motoneuronen des Rückenmarks erfolgt. Über den rechten und linken unteren Kleinhirnstiel erhält die Kleinhirnrinde Informationen von den Olivenkernen. Die Formatio reticularis ist über den Fasciculus longitudinalis dorsalis mit vegetativen Zentren im Diencephalon, sowie mit Kerngebieten des Parasympathicus im Mes-, Met- und Myelencephalon verknüpft. Verbindungen werden auch zu vegetativen Zentren im Rückenmark hergestellt.

Die Formatio reticularis ist somit ein ausgedehntes Assoziationsgebiet. Sie ist u. a. das Regulationszentrum für Atmung und Kreislauf. Lebensnotwendige Reflexe verlaufen über sie, z. B. Atmungs-, Kreislauf-, Saug-, Brechreflex. Die Formatio reticularis übt eine «Weckwirkung» auf die Großhirnrinde aus und ist damit für den Zustand unseres Bewußtseins verantwortlich.

MOTORIK

Bei der Motorik unterscheidet man «3 Formen», die integral zusammenwirken:
1. Die bewußte, willkürliche Motorik (= pyramidales System = PS).
2. Die unbewußte, zeitlich und räumlich koordinierende Muskeltätigkeit (= extrapyramidales System = EPS).
3. Koordination der extrapyramidalen und der pyramidalen Motorik durch die «Kleinhirnmotorik»:
   z. B. Steuerung von Halte- und Stellreflexen, Regulierung des Muskeltonus, Steuerung von rasch aufeinander folgenden Gegenbewegungen und zeitliche Koordination eines Bewegungsablaufes.

Pyramidale Motorik und Pyramidenbahn (s. auch S. 327ff)

Die zentralen Perikaryen der Pyramidalmotorik – die großen und kleinen Pyramidenzellen – befinden sich in den motorischen Rindenfeldern 4, 6, 8, 5 und 7. Ihre Neuriten verlaufen durch die Mitte der Capsula interna, ziehen durch die Hirnschenkel und erreichen die Brücke. Zu den motorischen Kerngebieten der Hirnnerven zweigen vom «Pyramidenfaserbündel» Neuriten ab, die kerngebietnah zur kontralateralen Seite kreuzen. Die meisten Neuriten ziehen jedoch im Tractus corticospinalis zur Medulla oblongata weiter. Hier, in Höhe der Pyramide, kreuzen etwa 90% der Neuriten des 1. Neurons zur Gegenseite und steigen als Tractus corticospinalis lateralis im Seitenstrang des Rückenmarks abwärts. Sie erreichen meist über Zwischenneuronen, wenige auch direkt, die ihnen zugehörigen segmentalen α-Motoneuronen im Vorderhorn des Rückenmarks. Der 10%-Anteil des Tractus corticospinalis, der in Höhe der Pyramide nicht zur Gegenseite kreuzte, steigt als Tractus corticospinalis anterior im Rückenmark abwärts. Seine für jedes Segment zugehörigen Fasern kreuzen erst in Höhe des betreffenden Segments zur Gegenseite. Auch bei ihnen ist die gleiche Verknüpfung zu den α-Motoneuronen gegeben. Über den Neuriten des α-Motoneurons in einem peripheren Nerv wird der motorische Impuls zum Muskel geführt. Kleine Schaltneuronen im Vorderhorn des Rückenmarks (Renshaw-Zellen) sind über Axonkollateralen mit den α-Motoneuronen verknüpft und wirken «bremsend» auf diese ein (= inhibitorische Rückkoppelung), hemmen aber auch die α-Motoneuronen für den Antagonisten.

Bei jeder Willkürbewegung werden über Axonkollateralen auch die EPS-Kerngebiete mitaktiviert. Dadurch werden die an der Willkürbewegung beteiligten Muskeln unbewußt in ihrer Tätigkeit beeinflußt und so die Bewegung sinnvoll abgestimmt.

Extrapyramidale Motorik
und EPS-Bahnen (s. auch S. 329)

Das extrapyramidale System (EPS) beinhaltet alle motorischen Zentren, deren Efferenzen weder über den Tractus corticobulbaris zu den Motoneuronen des Mes-, Met- und Myelencephalon, noch über den Tractus corticospinalis zu denen im Rückenmark geleitet werden. Zu den Zentren des EPS zählen: motorische Hirnrindenfelder, Striatum, Pallidum, Nuclei ventrales anterolateralis et intermedius des Thalamus, Nucleus subthalamicus, Nucleus ruber, Substantia nigra, Gebiete in der Formatio reticularis, Nucleus vestibularis lateralis, Nucleus olivaris und Kleinhirngebiete. Die Zentren des EPS erhalten ständig Meldungen von den Sinnesorganen und aus dem vegetativen Nervensystem. Auch bei allen Willkürbewegungen werden die extrapyramidalen Kerngebiete über Axonkollateralen mitaktiviert.

Die Erregungsleitung im EPS wird auf dem Weg zum Rückenmark wiederholt unterbrochen, sodaß die Zentren des EPS, die sich jeweils aus aktivierenden und hemmenden Anteilen zusammensetzen, über «Rückmeldekreise» in Verbindung stehen können. Grob skizziert könnte man sagen, daß die motorische Hirnrinde und das Striatum einen solchen «Rückmeldekreis» bilden, das Striatum mit dem Pallidum, das Pallidum mit dem Nucleus ruber, der Substantia nigra und der Formatio reticularis. Von der Formatio reticularis steigen dann polysynaptische Bahnen ins Rückenmark ab, von denen die meisten zur kontralateralen Seite kreuzen. Wichtige **EPS-Bahnen** sind:

Tab. 99

EPS-Bahn		Lage im Rückenmark
Tractus reticulospinalis ventrolateralis		im Vorderstrang des
Tractus tectospinalis		Rückenmarks
Tractus tegmentospinalis	(differenzierte Motorik von	
Tractus rubrospinalis	Kopf und Arm)	
Tractus olivospinalis	(Gleichgewicht, Muskeltonus)	im Seitenstrang des
Tractus vestibulospinalis		Rückenmarks
Tractus reticulospinalis lateralis		

Die EPS-Bahnen enden überwiegend an spinalen Schaltneuronen, die die Erregung dann zunächst an γ-Motoneuronen, geringgradig an α-Motoneuronen im Vorderhorn weiterleiten. Die efferenten Impulse aus der Formatio reticularis erreichen bevorzugt die Motoneuronen der Strecker. Sie neutralisieren auf diese Weise die Erregungen, die von Hautreceptoren ausgehen und über den Reflexbogen zu einseitig hauptsächlich auf die Beuger wirken. Die stufenweisen «Rückmeldekreise» im EPS und die Regelungen im Reflexbogen sind für den Bewegungsfluß und die Zielsicherheit einer Bewegung entscheidend wichtig.

«Kleinhirnmotorik» (s. auch S. 322 ff)

Die Kleinhirnrinde erhält viele Informationen von den Mechanorezeptoren der Tiefensensibilität und von Gleichgewichtsrezeptoren. Über das Reflexzentrum im Tectum werden dem Kleinhirn auch akustische und optische Signale vermittelt. Kleinhirn und Formatio reticularis stehen über den Tractus reticulocerebellaris in Verbindung.

Die von den PURKINJE-Zellen in der Kleinhirnrinde ausgehenden Efferenzen erreichen die multipolaren Nervenzellen der Kleinhirnkerne (Nucl. dentatus, Nucl. emboliformis, Nucl. fastigii, Nucl. globosus). Deren Neuriten verlaufen teils durch den oberen Kleinhirnstiel, kreuzen zur Gegenseite und erreichen die Formatio reticularis, den Nucleus ruber und den Thalamus, teils ziehen sie durch den unteren Kleinhirnstiel zum Nucleus olivaris. Damit erreichen die efferenten Kleinhirnbahnen quasi im Nebenschluß EPS-Zentren im Hirnstamm.

Die «Kleinhirnmotorik» koordiniert die extrapyramidale und pyramidale Motorik. Sie ist entscheidend mitverantwortlich für die Tonusregelung der Skelettmuskeln und die zeitliche Koordination eines gezielten Bewegungsablaufes. Die «Kleinhirnmotorik» ist für das Halten des Gleichgewichts verantwortlich, sie steuert Halte- und Stellreflexe, so auch die Kopf- und Augenstellungen bei Lageveränderungen des Körpers.

Zur Klinik

Pyramidale Motorik

Ein Ausfall des zentralen Neurons der Pyramidenbahn führt zunächst zur schlaffen Parese (Reflexbogen ist intakt), später zur spastischen Parese. Liegt die Unterbrechung im Rückenmark und werden hierbei die EPS-Bahnen mitbetroffen (Querschnittslähmung), so entwickelt sich bei intaktem Reflexbogen eine spastische Parese (Spastik der Flexoren).

Extrapyramidale Motorik

Hypokinetisches Syndrom (Morbus Parkinson)

Störung in der Substantia nigra oder im Rückregelkreis zum Striatum (dopaminerges System): starre Mimik, fehlende Mitbewegung der Arme beim Gehen u. a.

Hyperkinesen

Übermäßige Bewegungsunruhe und Bewegungstätigkeit.

«Kleinhirnmotorik»

Adiadochokinese

Bei cerebellärer Störung kann der Patient rasch aufeinanderfolgende antagonistische Bewegungen nicht mehr durchführen (z. B. rasche Folge von Umwendbewegungen des Unterarmes).

Fehlende Bewegungskoordination

Bei cerebellärer Störung fehlende Koordination im Bewegungsablauf und gestörte Zielrichtung (z. B. Finger-Nase-Versuch; Hacken-Knie-Versuch).

Störung im Muskeltonus

Cerebelläre Erkrankungen können zum Absinken des Skelettmuskeltonus führen (Widerstand bei passiven Bewegungen im Gelenk herabgesetzt).

Abasie

Gangunsicherheit oder Unvermögen zu Gehen, obwohl die pyramidale Motorik intakt ist.

Astasie

Unsicherheit oder Unvermögen zu stehen (Vestibularissystem- oder Kleinhirnerkrankung), obwohl die pyramidale Motorik intakt ist.

BAHNTYPEN UND CAPSULA INTERNA

Bahntypen

Zwischen der Rinde des Telencephalon und seinen subcorticalen Kerngebieten befindet sich das weiße Marklager. Darin verlaufen Dendriten und Neuriten. Das Marklager durchziehen 3 generelle Bahnsysteme:

Tab. 100

Bahntypen	Aufgabe	Beispiel
1. Assoziationsbahnen	verbinden benachbarte oder entferntere Rinden- oder Kerngebiete der gleichen Seiten untereinander.	Tractus fronto-occipitopontinus
2. Komissurenbahnen	verbinden symmetrisch bilateral angelegte Rinden- oder Kerngebiete untereinander.	Balken
3. Projektionsbahnen	verbinden als *efferente* Bahnen Hirnrinden- oder Kerngebiete mit der Peripherie, als *afferente* Bahnen Receptoren mit zugehörigen Hirnkern- und Hirnrindengebieten.	Pyramidenbahn Tractus spino-thalamicus

Capsula interna (innere Kapsel)

Die Capsula interna ist eine Nervenfasermasse von Assoziations- und Projektionsbahnen. Sie wird medial von Nucleus caudatus und Thalamus, lateral von Pallidum und Putamen begrenzt. Oberhalb der Seitenventrikel werden die zu oder von den zugehörigen Hirnrindengebieten führenden oder ankommenden Nervenfasern der Capsula interna von den Nervenfasern der Kommissurenbahnplatte «Balken» durchwoben. Die Nervenfasern der Capsula interna haben sich zwischen die ehemals einheitlichen Nucleus caudatus und Putamen hindurchgedrängt und diese so voneinander abgegliedert. Wie der Name Striatum (Streifenkörper) besagt, stehen beide Kerne aber noch mit «grauen Streifen» zwischen den Faserbahnmassen der Capsula interna untereinander in Verbindung.

Die efferenten Fasern der bewußten Willkürmotorik werden in ihrem Verlauf aus den motorischen Hirnrindenarealen zu den Hirnschenkeln auf zunehmend engerem Raum gebündelt, sie konvergieren dorthin. Die in den Schleifenbahnen des Tegmentum eng zusammengefaßt ankommenden Afferenzen divergieren kranialwärts. Dabei werden sie in Thalamuskernen auf ein neues Neuron übertragen und streben von hier auf die zugehörigen Hirnrindenareale auseinander. Die Verknüpfungen der Thalamuskerne mit Rindengebieten in den 4 Lappen des Telencephalon werden als «Thalamusstiele» oder auch als «Stabkranzfaserung» bezeichnet.

Im Bereich der Capsula interna sind efferente und afferente Nervenfasermassen eng nebeneinandergedrängt. Dabei haben Putamen und Pallidum von lateral und

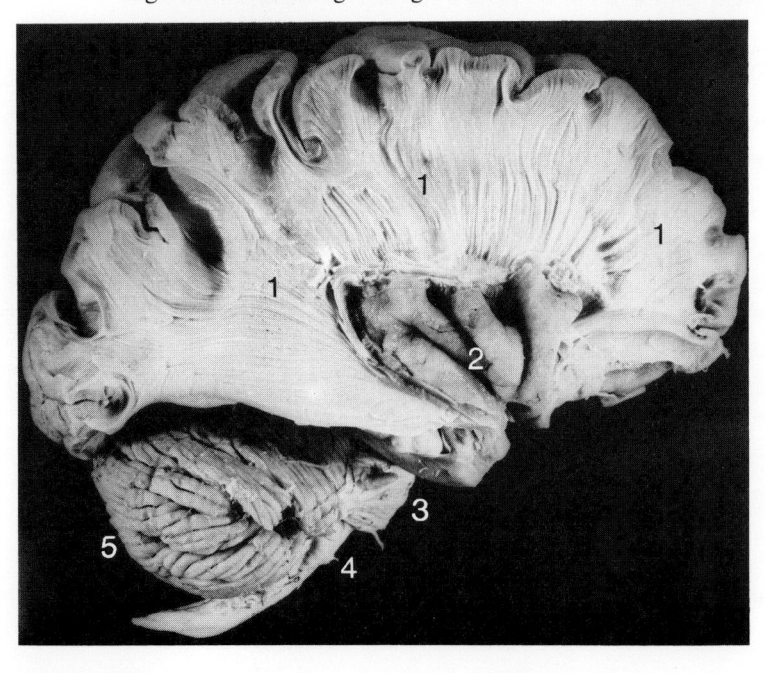

Abb. 36 Ansicht von lateral auf die rechte Seite des Gehirns. Vom Telencephalon wurden die Anteile weggebrochen, welche die Insel (2) überlagern. Dabei stellt sich die Stabkranzfaserung (1) dar.
3 = Pons
4 = Medulla oblongata
5 = Cerebellum

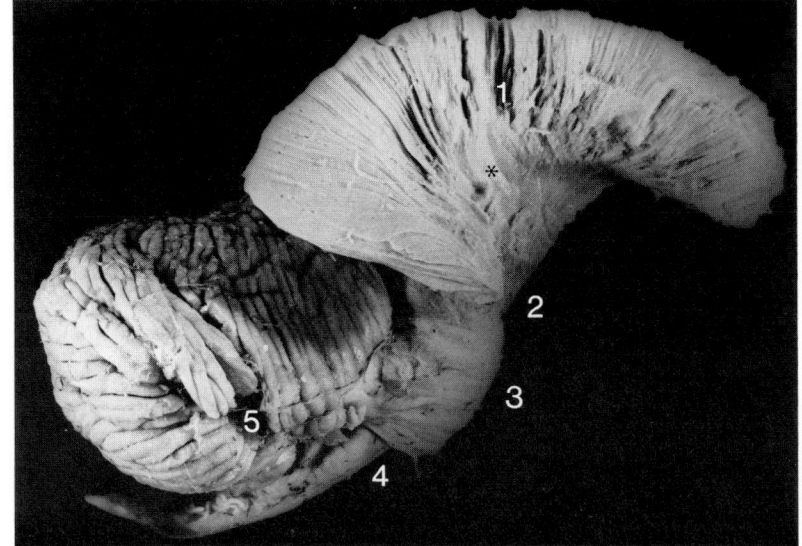

Abb. 37 Ansicht von lateral auf das «fächerartig geraffte» Faserbüschel der Capsula interna (1) der rechten Seite und deren Kniebereich (*).
2 = Crura cerebri
3 = Pons
4 = Myelencephalon
5 = Cerebellum

Nucleus caudatus und Thalamus von medial auf die Form der Capsula interna Einfluß genommen: Sie ist in ihrem mittleren Bereich nach medial zu «eingedrückt». Der Scheitelpunkt des «Knicks» wird «Knie» der Capsula interna genannt. Er liegt an der Grenze zwischen dem Kopfbereich des Nucleus caudatus und dem Thalamus. Die ventral davon gelegenen Anteile der Capsula interna werden als «vorderer Schenkel», die dorsalen als «hinterer Schenkel» der inneren Kapsel bezeichnet.

Tab. 101

Anordnung von Assoziations- und Projektionsbahnen in der Capsula interna

Lage	Bahn	Aufgabe
vorderer Schenkel	vorderer Thalamusstiel	u. a. im Dienst des limbischen Systems
	Tractus frontopontinus	lange Assoziationsbahn
Kniebereich	Tractus corticonuclearis	Information für motorische Kerne der Hirnnerven
hinterer Schenkel	thalamocorticale Fasern zur praemotorischen Hirnrinde	Informationen vom Nucl. ventralis ant. thalami
	Tractus corticospinalis für Hals, Arm, Rumpf und Bein	Bahn für Willkürmotorik
	parietaler Thalamusstiel	Körperfühlbahnen
	temporaler Thalamusstiel	u. a. Hörstrahlung
	Sehstrahlung	Teil der Sehbahn
	Tractus temporooccipitopontinus	lange Assoziationsbahn
	occipitaler Thalamusstiel	verbindet Pulvinar thalami mit Occipital-, Parietal- und Temporallappen

HIRNARTERIEN

Z 66 Hirnarterien sind funktionelle Endarterien. Ihre Versorgungsgebiete können über Anastomosen nicht ausreichend ernährt werden. Die Verlegung einer Hirnarterie führt deshalb zu neurologischen Ausfällen.

Tab. 102 **Arterielle Versorgung des Gehirns**

Hirnarterie	Verlauf	Versorgungsgebiet
A. cerebri anterior	im Interhemispärenspalt oberhalb des Corpus callosum bis Occipitallappen	vordere Abschnitte von: Hypothalamus, Striatum, Pallidum, Capsula interna
		Frontallappenrinden, Corpus callosum, Hirnrinde neben Falx cerebri
A. cerebri media	in Kaliber und Verlauf Fortsetzung der A. carotis interna, Verästelung im Sulcus lateralis in etwa 10 Zweige	mittlere Bereiche von: Thalamus, Striatum, Pallidum, Capsula interna, Claustrum, Insel, Plexus chorioideus des Unterhorns
		Hirnrinde an basalen Frontallappenbereichen, laterale Bereiche von Temporal- und Parietallappen
A. cerebri posterior	bogenförmig um Mesencephalon, dann an freiem Oberrand des Tentorium cerebelli	dorsale Bereiche von: Thalamus, basale Ganglien, Capsula interna
		Tectum, Tegmentum, Corpus geniculatum laterale, Plexus chorioideus der Ventrikel I–III
		Hirnrinde an Occipitallappen, basale Flächen der Rinde des Temporallappens
A. basilaris	unpaar, entlang der Pons	1. über Aa. cerebellares superior et inferior anterior: Kleinhirn
		2. über A. labyrinthi Hör- und Gleichgewichtsorgane
		3. über Rami ad pontem: 8–18 feinste Seitenästchen u. a. zu Kerngebieten der Rautengrube
		4. über A. cerebri posterior s. o.
A. vertebralis	durch Foramen magnum zur Vereinigung mit der gegenseitigen A. vertebralis als A. basilaris am Ende der Brücke	1. über A. cerebellaris inferior posterior: Kleinhirn
		2. über unpaare A. spinalis anterior: Rückenmark

Die Hirnarterien des Großhirns bekommen ihr Blut zu je einem Drittel aus den beiden Aa. carotes internae und der unpaaren A. basilaris. Die A. basilaris entsteht aus der Vereinigung beider Aa. vertebrales. Die Arterien des Großhirns stehen an ihrem Ursprung durch Anastomosen in Verbindung, die in Zahl und Kaliber sehr variantenreich sind. Um die Sella turcica hat sich auf diese Weise ein Arterienkreisel gebildet (Circulus arteriosus WILLISI), der aber bei Verlegung einer der 3 Hauptzuflüsse nicht in der Lage ist, die arterielle Gesamtversorgung des Gehirns sicherzustellen.

Zur Klinik

Umschriebene kleinere arterielle Versorgungsstörung oder Blutung im Bereich

des vorderen Schenkels der Capsula interna (hinterer Teil)
Störung der Blickmotorik

des Knies der Capsula interna
Störung von Mimik-, Zungen-, Schluckmotorik

des hinteren Schenkels der Capsula interna (knienaher Teil)
partieller oder totaler Ausfall der kontralateralen Motorik

des hinteren Schenkels der Capsula interna (vorderer bis mittlerer Teil)
totaler Ausfall der kontralateralen Motorik und Sensibilität

des hinteren Schenkels der Capsula interna (mittlerer Teil)
kontralateraler Gehörausfall

des hinteren Schenkels der Capsula interna (hinterer Teil)
kontralateraler Gesichtsfeldausfall (homonyme Hemianopsie)

Totalverschluß der A. cerebri media
kontralaterale Halbseitenlähmung (Motorik und Sensibilität), völliges Unvermögen zu sprechen (Möglichkeit der Sprachformulierung sowie des Sprachverständnisses gestört)

LIMBISCHES SYSTEM

Das limbische System (limbus = Saum) ist ein durch vielgliedrige Regelkreise verknüpftes System von Rinden- und Kerngebieten des Gehirns, das folgende Aufgaben umfaßt:
1. Steuerung des emotionalen Verhaltens (z. B. Abneigung, Angst, Freude, Lust, Wut, Zuneigung).
2. Beeinflussung der hormonellen Steuerung und des Sexualverhaltens.
3. Beeinflussung des vegetativen Nervensystems und darüber auch die Funktionen innerer Organe.
4. Beeinflussung des Lernvorgangs und der Speicherfähigkeit unseres Gedächtnisses.

**Gebiete des limbischen Systems
(saumartig um Balken)**

a) Äußerer Bogen

    Gyrus cinguli (ehemals Gyrus limbicus)
    Gyrus parahippocampalis

b) Innerer Bogen

    Indusium griseum
    Striae longitudinales
    Gyrus paraterminalis
    Septum pellucidum
    Corpus amygdaloideum
    Hippocampus
    Gyrus dentatus
    Gyrus fasciolaris
    Fornix
    Corpus mamillare
    Tractus mamillothalamicus
    Nucleus anterior thalami
    Nuclei habenulae
    Neuronennetze in der Formatio reticularis
    Nucleus interpeduncularis

Z 67 HIRNNERVEN

Nn. olfactorii (N. I)

Die Riechsinneszellen (1. Neuron) liegen in der Schleimhaut der oberen Nasenmuschel. Die Neuriten ziehen durch die Siebbeinplatte zum Bulbus olfactorius (2. Neuron, primäres Riechzentrum). Im Tractus olfactorius verlaufen die Neuriten des 2. Neurons zu den sekundären Riechzentren in der Rinde des Telencephalon.

N. opticus (N. II)

Sehnerv und Sehbahn sind beim Auge behandelt (s. S. 276).

N. oculomotorius (N. III)

Der N. oculomotorius versorgt den Oberlidheber (M. levator palpebrae) und die geraden Augenmuskeln mit Ausnahme des M. rectus lateralis (N. VI). Sein parasympathischer Anteil innerviert die beiden «glatten» Muskeln: M. sphincter pupillae und M. ciliaris (s. S. 276ff).

Funktionsprüfung: Augenlid gegen Widerstand heben lassen

Ausfall: Oberlid hängt (Ptosis)
                weite Pupille (Mydriasis)
                Auge steht abduziert

N. trochlearis (N. IV)

Der N. trochlearis versorgt den Einwärtsroller des Auges, den M. obliquus oculi superior. In dem langen subarachnoidealen Verlauf von seinem Ursprung caudal der Vierhügelplatte zur Orbita hat der Nerv engen Kontakt zu den weichen Hirnhäuten. Daher treten bei einer Meningitis beim N. IV häufig Reizerscheinungen auf (s. S. 276ff).

N. trigeminus (N. V)

Der N. trigeminus ist ein gemischter, hauptsächlich sensible, aber auch motorische Nervenfasern führender Hirnnerv.

Sensibler Anteil (= Portio maior)
1. Perikaryon   im Ganglion trigeminale
2. Perikaryon   im Nucleus sensorius principalis ni V und in den Nuclei tractus ni V
                   im Mes-, Met-, Myelencephalon bis in das Halsmark herab

Motorischer Anteil (= Portio minor)
1. Perikaryon   im motorischen Hirnrindenfeld
2. Perikaryon   im Nucleus motorius ni V im Boden der Rautengrube

Der N. trigeminus ist in 3 Hauptäste gegliedert:
N. ophthalmicus (V_1), N. maxillaris (V_2) und N. mandibularis (V_3). N. ophthalmicus und N. maxillaris sind rein sensible Nerven, der N. mandibularis ist gemischt motorisch und sensibel. In der Tabelle 103 werden für den N. trigeminus die Versorgungsgebiete, seine Druckpunkte und typische Ausfallserscheinungen angegeben.

Tab. 103

Trigeminusast	Druckpunkt (NAP)	Versorgungsgebiet	Ausfall peripher des Ganglion trigeminale
N. ophthalmicus (nur sensibel)	Foramen supraorbitale (Eintrittstelle seiner Hautnerven am Os frontale in die Orbita. Bei Entzündungen im Bereich des N. V_1 druckschmerzhaft)	Haut von Nasenrücken, Stirn, Oberlid Coniunctiva Orbitaorgane (wie u. a. auch Cornea) Schleimhaut von vorderen Nasennebenhöhlen und Nasenbereich	anaesthetische Hautzone Coniunctivalreflex fehlt Corneareflex fehlt
N. maxillaris (nur sensibel)	Foramen infraorbitale (Eintrittstelle seiner Hautnerven in die Maxilla. Bei Entzündung im Bereich des N. V_2 druckschmerzhaft)	Haut mittlere Gesichtsregion (unterhalb des Auges bis Mundspalte) Oberkieferzähne Schleimhaut von hinteren Nasennebenhöhlen und hinterem Nasenbereich, Rachen und Gaumen	anaesthetische Hautzone Oberkieferzähne schmerzunempfindlich anaesthetische Schleimhautzone
N. mandibularis (sensibel und motorisch)	Foramen mentale (Eintrittstelle seiner Nervenfasern von der Kinnhaut. Bei einer Entzündung im Bereich des N. V_3 druckschmerzhaft)	Haut: untere und seitliche Gesichtsregion (Unterlippe, Kinn, ventraler Ohrbereich, Teil der Schläfengegend) Unterkieferzähne Schleimhaut von Zunge, Wange, Unterkieferzahnfleisch Kaumuskeln, Mundbodenmuskeln M. tensor tympani (Trommelfellspanner)	anaesthetische Hautzone Unterkieferzähne schmerzunempfindlich anaesthetische Hautzone veränderte Bewegungen des Unterkiefers Hörleistung vermindert

N. abducens (N. VI)

Der motorische VI. Hirnnerv versorgt den M. rectus lateralis in der Orbita. Sein Kerngebiet (Nucleus ni abducentis) liegt im Boden der Rautengrube. Der Nerv hat einen langen epiduralen Verlauf in enger Anlehnung an den Keilbeinkörper (Verletzungsgefahr bei Schädelbasisbruch) und zieht durch den Venenplexus des Sinus cavernosus (s. S. 276 ff).

N. facialis (N. VII)

Der N. facialis ist ein gemischter Nerv. Seine Faseranalyse ist in Tabelle 104 mit Kerngebieten und Versorgungsbereichen zusammengestellt.

Tab. 104

Faserqualität	Kerngebiet	Versorgungsbereich
motorisch	Nucleus ni VII (in Rautengrube)	mimische Gesichtsmuskeln, M. stylohyoideus und dorsaler Bauch des M. digastricus, M. levator veli palatini, M. stapedius
sensibel	Nuclei tractus trigemini (in Rautengrube)	Schleimhautgebiet in Mittelohr und Tuba auditiva
sekretorisch	Nucleus salivatorius pontis	Mundspeicheldrüsen (ohne Ohrspeicheldrüse), Tränendrüse
sensorisch (Geschmackssinn)	Nucleus tractus solitarii (Myelencephalon)	vordere Zweidrittel der Zunge: Geschmacksknospen für süß, sauer, salzig

Tab. 105 **Motorische Leitungsbahn des N. facialis und klinisches Bild bei Läsionen**

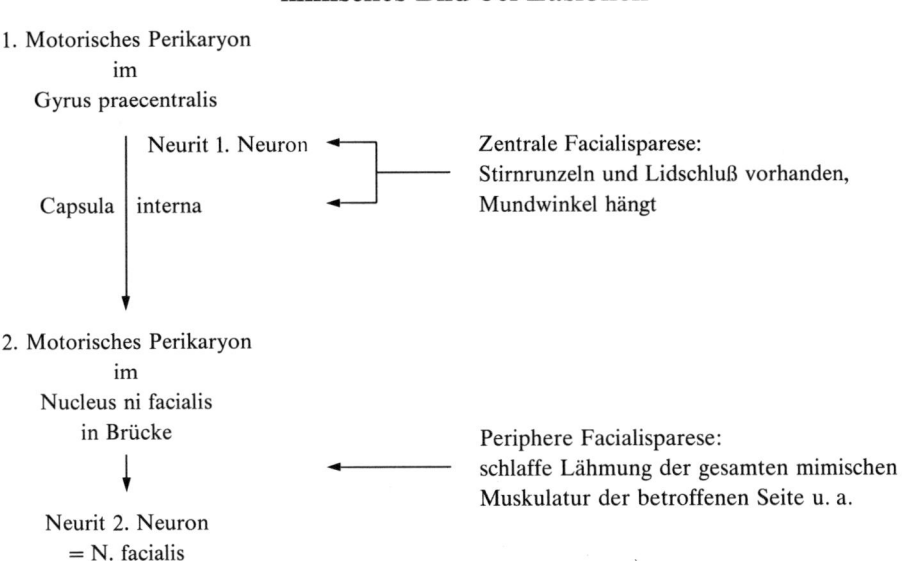

1. Motorisches Perikaryon
   im
   Gyrus praecentralis

   | Neurit 1. Neuron ← ┐
   Capsula | interna   ← ┘

   Zentrale Facialisparese:
   Stirnrunzeln und Lidschluß vorhanden,
   Mundwinkel hängt

   ↓

2. Motorisches Perikaryon
   im
   Nucleus ni facialis
   in Brücke

   ↓ ←——— Periphere Facialisparese:
   schlaffe Lähmung der gesamten mimischen
   Muskulatur der betroffenen Seite u. a.

   Neurit 2. Neuron
   = N. facialis

Der N. facialis tritt am Kleinhirnbrückenwinkel aus dem Hirnstamm aus bzw. ein. Nach kurzem Verlauf durch den Porus acusticus internus dringt er in den Canalis ni facialis ein. Hier trennt sich der N. intermedius mit den sekretorischen

Fasern für Speicheldrüsen und den Geschmacksfasern von den Geschmacksknospen an den vorderen Zweidrittel der Zunge vom Stamm des N. facialis. Der motorische Anteil des N. facialis verläuft durch den Canalis ni facialis, verläßt die Schädelbasis am Foramen stylomastoideum (hinter dem Warzenfortsatz) und verzweigt sich plexusartig vor allem zu den mimischen Muskeln (hier besonders wichtig: M. orbicularis oculi, M. orbicularis oris, M. zygomaticus maior, M. buccinator).

N. vestibulocochlearis (N. VIII)

Der N. vestibulocochlearis ist beim Hör- und Gleichgewichtsapparat behandelt (s. S. 279ff).

N. glossopharyngeus (N. IX)

Der N. glossopharyngeus ist ein gemischter Nerv (motorische und sensible Nervenfasern, Geschmacksfasern, sekretorische Fasern). Die sensiblen Nervenfasern leiten Empfindungen, die von Rezeptoren in der Schleimhaut des Rachens, der Paukenhöhle und der Tuba auditiva aufgenommen wurden. Die motorischen Fasern sind insbesondere für die Schlundschnürer zuständig. Die Geschmacksfasern leiten die Informationen von den Papillen des hinteren Zungendrittels (Bitterstoffe). Die sekretorischen Fasern führen Impulse zur Ohrspeicheldrüse.

N. vagus (N. X)

Der N. vagus führt *skelettmotorische* Fasern zu den Kehlkopfmuskeln, sowie zu Schlundmuskeln und *visceromotorische* Fasern zur Muskulatur der Eingeweide. Seine *sensiblen* Fasern leiten Empfindungen, die über Rezeptoren in der Schleimhaut und in den Organen von Hals, Brust- und Bauchhöhle aufgenommen wurden. Sein R. meningeus leitet Empfindungen von den Meningen aus der hinteren Schädelgrube (daher Vagussymptomatik bei Meningealreiz!). *Sekretorische* Fasern erreichen alle Drüsen des Magendarmtraktes und des Respirationstraktes (s. S. 336ff Parasympathicus).

N. accessorius (N. XI)

Der N. accessorius ist ein motorischer Nerv, der die Mm. trapezius und sternocleidomastoideus innerviert. Er hat einen cerebralen Anteil (Nucleus ambiguus im Myelencephalon) und einen spinalen Anteil (motorische Vorderhornsäule zwischen C_1 und C_5), die sich nach zunächst getrenntem Verlauf am Foramen iugulare treffen und ab hier peripherwärts gemeinsam den N. XI bilden.

Beim Ausfall des N. accessorius hängt die Schulter, dadurch schmerzhafte Dehnung des Armplexus. Das Zurückführen der Schulter ist beeinträchtigt.

N. hypoglossus (N. XII)

Der motorische Hirnnerv versorgt die Zungenskelett- und Zungenbinnenmuskulatur. Sein Nucleus originis ni XII befindet sich im Myelencephalon.

RÜCKENMARK
(MEDULLA SPINALIS)

Das Rückenmark liegt, von den Rückenmarkshäuten umgeben, geschützt im Wirbelkanal. Es ist beim Erwachsenen etwa 1 cm dick und rund 45 cm lang. Im Bereich der Anschlußstellen von Arm- und Beinnerven ist das Rückenmark spindelförmig zu «Intumeszenzen» etwas verdickt. Kranial grenzt es an das untere Ende der Medulla oblongata. Es reicht beim Erwachsenen bis in Höhe des 2. Lendenwirbels, beim Neugeborenen bis zum 3. Lumbalwirbel herab. Zwischen zwei benachbarten Wirbeln, durch das Foramen intervertebrale, findet der Segmentnerv Anschluß an sein zugehöriges Rückenmarkssegment. Das Rückenmark wird in folgende Abschnitte unterteilt:

Halsmark	mit beidseits	8	Halssegmentnerven (Cervicalnerven)
Brustmark	mit beidseits	12	Brustsegmentnerven (Thorakalnerven)
Lendenmark	mit beidseits	5	Lendensegmentnerven (Lumbalnerven)
Sacralmark	mit jeweils	5	Kreuzsegmentnerven (Sacralverven)
	mit jeweils	1–2	Steißsegmentnerven (Coccygealnerven)

Da sowohl im praenatalen wie auch im postnatalen Wachstum die Wirbelsäule rascher in die Länge wächst als das Rückenmark, bestehen besonders im unteren Bereich des Rückenmarks Höhendifferenzen zwischen Lage des Rückenmarkssegmentes und Austritt des Segmentnervs durch sein Foramen intervertebrale. Diese Höhenunterschiede werden durch die längeren Segmentnervenwurzeln überbrückt. Die Gesamtheit der unteren langen Segmentnervenwurzeln wird als «Cauda equina» bezeichnet.

Rückenmarkshäute

Das Rückenmark wird in Parallelität zum Gehirn von Pia mater spinalis, Arachnoidea und Dura mater spinalis umhüllt. Zwischen dem Periost des Wirbelkanals und der Dura mater spinalis ist jedoch ein mit lockerem Bindegewebe ausgefüllter und von Venengeflechten durchzogener Epiduralraum vorhanden.

Im Subarachnoidealraum um Rückenmark und Cauda equina befindet sich Liquor cerebrospinalis. Dieser läßt sich beim Erwachsenen caudal des 2. Lumbal-

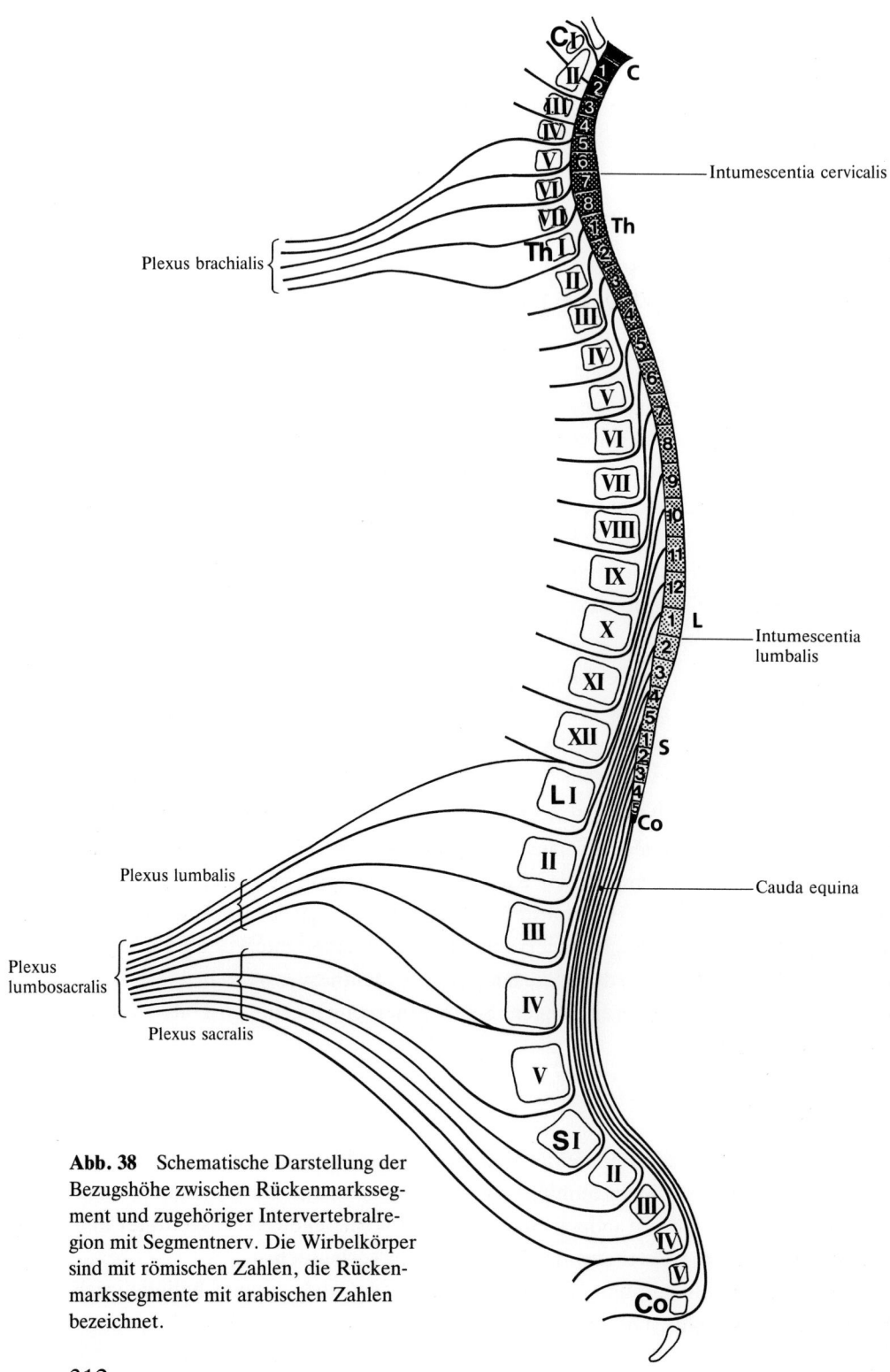

Abb. 38 Schematische Darstellung der Bezugshöhe zwischen Rückenmarkssegment und zugehöriger Intervertebralregion mit Segmentnerv. Die Wirbelkörper sind mit römischen Zahlen, die Rückenmarkssegmente mit arabischen Zahlen bezeichnet.

wirbels, also im Bereich der Cauda equina, ohne Gefährdung des Rückenmarks für diagnostische Zwecke punktieren.

Die Durahülle des Rückenmarks folgt den segmentalen Rückenmarkswurzeln ins Foramen intervertebrale hinein.

Fixierung des Rückenmarks

Das Rückenmark hat im Subarachnoidealraum und im Durasack durch die Länge seiner Segmentnervenwurzeln eine gewisse Beweglichkeit. Es kann sich damit Beuge- und Streckbewegungen der Wirbelsäule anpassen.

Folgende Strukturen und Einrichtungen zur Fixierung des Rückenmarks sind vorhanden:
1. Ligamenta denticulata (verbinden lateral am Rückenmark Pia und Dura mater spinalis)
2. Weitere Bindegewebstrabekel zwischen Pia-Arachnoidea-Dura mater spinalis
3. Segmentnervenwurzeln der Spinalnerven
4. Aussackungen der Durahülle des Rückenmarks in die segmentalen Foramina intervertebralia hinein.

FEINAUFBAU DES RÜCKENMARKS

Das Rückenmark wird beidseits durchzogen von grauen Zellsäulen: Vordersäule, Seitensäule und Hintersäule. Die Säulen beider Seiten bilden im Horizontalschnitt «Hörner» oder die typische graue «Schmetterlingsform». Umgeben ist die graue Substanz von Leitungsbahnen, weißer Substanz. An der Ventralseite des Rückenmarks befindet sich eine mediane Längsfurche (Fissura anterior), auf der Dorsalseite eine geringe longitudinale mediane Einsenkung (Sulcus posterior).

Z 68

Graue Substanz

In der grauen Substanz des Rückenmarks finden sich neben *«Wurzelzellen»*, die mit ihren Fortsätzen das Rückenmark verlassen, auch sogenannte *«Strangzellen»*, deren Neuriten aus der grauen Substanz in die weiße überwechseln und hier zu Kerngebieten im Gehirn oder anderen Kerngebieten im Rückenmark verlaufen. Schließlich sind in der grauen Substanz eine Vielzahl von kleinen *«Schaltzellen»* vorhanden. Ihre Fortsätze verknüpfen benachbarte Zellgruppen miteinander.

In den Vordersäulen befinden sich die motorischen Perikaryen. Darunter werden 3 Typen unterschieden:

1. Große α_1-Motoneuronen für die schnellen Bewegungen der Skelettmuskeln.
2. Kleinere α_2-Motoneuronen für die langsamen Bewegungen der Haltemuskeln.
3. Kleine γ-Motoneuronen zur Beeinflussung des Muskeltonus.

Neben den α- und γ-Motoneuronen sind in den Vordersäulen viele kleine Interneuronen vorhanden, die RENSHAW-Zellen, welche die Aktivität der α-Motoneuronen kontrollieren und abschwächen.

In den Hintersäulen befinden sich eine Vielzahl sensibler Perikaryen. Hier werden bestimmte Afferenzen, die über die hinteren Wurzeln dem Rückenmark zugeleitet werden, auf ihr 2. Perikaryon umgeschaltet.

Die Seitensäulen enthalten Perikaryen des Sympathicus (C_8–L_3) und des Parasympathicus (S_2–S_4).

Weiße Substanz

Die weiße Substanz des Rückenmarks wird durch die Fissura mediana (anterior), durch den Beginn der vorderen und den Anschluß der hinteren Wurzeln an die Rückenmarkssegmente und durch den Sulcus medianus (posterior) in beidseits je 3 Bereiche gegliedert:

Vorderstrang = Bezirk zwischen Fissura mediana und Abzweigungen der vorderen Wurzeln

Seitenstrang = Bezirk zwischen den Anschlüssen von vorderen und hinteren Wurzeln an die Rückenmarksegmente

Hinterstrang = Bezirk zwischen den Anschlüssen der hinteren Wurzeln an die Rückenmarksegmente und dem Sulcus medianus

Beide Vorderstränge stehen über die Commissura alba miteinander in Verbindung. In der weißen Substanz findet sich eine somatotopische Ordnung: Alle aus einem Segmentnerv kommenden oder zu ihm hinziehenden Nervenfasern verlaufen eng beieinander in einer Schicht. Im Hinterstrang liegen diejenigen Nervenfasern, die einen langen Weg zurückzulegen haben (z. B. von einem Sacralsegment) medial, die kurzen (z. B. von einem Cervicalsegment) lateral. In Seiten- und Vorderstrang sind lange Bahnen weiter außen, kurze Bahnen weiter nach innen zu angeordnet.

In der Tabelle 106 ist die Topographie der Bahnen des Rückenmarks und deren Aufgaben angegeben:

ARTERIEN DES RÜCKENMARKS

Z 69 **Vordere Zweidrittel des Rückenmarks:**

In Fissura mediana longitudinal ziehende, unpaare A. spinalis anterior (aus Aa. vertebrales).

Anordnung von Bahnen im Rückenmark

Tab. 106

Strang	Bahn	Aufgabe
Vorderstrang	Tractus olivospinalis	EPS-Bahn in Beziehung zu EPS-Kernen und zum Kleinhirn
	Tractus vestibulospinalis	EPS-Bahn mit bahnendem Effekt auf Motoneuronen zu Extensoren, Tonusregulation für Gleichgewichtserhaltung
	Tractus tectospinalis	EPS-Bahn für reflektorische Kopfbewegungen auf Sinnesreize
	Tractus corticospinalis anterior	10% Anteil der Willkürmotorikbahn (Pyramidenbahn), der erst segmental kreuzt
Seitenstrang	Tractus spinothalamicus anterior	Leitung von Druck- und grober Berührungsempfindung
	Tractus spinothalamicus lateralis	Leitung von Schmerz- und Temperaturempfindung
	Tractus spinocerebellaris anterior Tractus spinocerebellaris posterior	Leitung von Lage, Bewegungen und Stellung des Körpers, sowie der Arme und Beine; Gefühl für Gewicht und Vibration; Druck- und tiefe Schmerzempfindung an Gelenken, Muskeln, Sehnen
	Tractus spinoreticularis	verschiedenartige Afferenzen zur Formatio reticularis, die für den Wachheitszustand wichtig sind
	Tractus corticospinalis lateralis	Bahn der Willkürmotorik (90%)
	Tractus rubrospinalis	EPS-Bahn für Kopf- und Halsmuskeln
	Tractus reticulospinalis	EPS-Bahn aus oft mehrfach unterbrochenen Neuronenketten mit EPS-Informationen für Vorderhornzellen, Vasomotorik, Impulse vom Atemzentrum zur Atemmuskulatur
Hinterstrang	Fasciculus cuneatus (lateral) = BURDACH'sches Bündel	feine Berührungs- und Tastempfindung mit Empfindung für Lokalisation des Reizes (Diskrimination) im Bereich der oberen Körperhälfte (insbesondere Arme). Tiefensensibilität (Druck, Vibration, Gelenkstellung, u.a.)
	Fasciculus gracilis (medial) = GOLL'sches Bündel	feine Berührungs- und Tastempfindung mit Empfindung für Lokalisation des Reizes (Diskrimination) im Bereich der unteren Körperhälfte (insbesondere Beine). Tiefensensibilität (Druck, Vibration, Gelenkstellung, tiefer Schmerz in Muskel, Gelenk, u.a.)

Hinteres Drittel des Rückenmarks:

Zwei longitudinal verlaufende Aa. spinales posterolaterales.

Die Rückenmarksarterien bekommen vielfach Zuflüsse über in Zahl und Kaliber variable Aa. radiculares (häufig Äste der Aorta). In variabler Höhe zwischen den Wirbelkörpern Th_6 bis L_2 kommt regelmäßig eine besonders kräftige A. radicularis magna vor.

SEGMENTNERV (= SPINALNERV) UND PLEXUSBILDUNGEN

Z 70

Die aus einem Rückenmarkssegment austretenden Nervenfasern bilden die Radix anterior (vordere Wurzel), die dem Rückenmarkssegment von der Peripherie Impulse zuführenden Nervenfasern bilden die Radix posterior (hintere Wurzel). Radix anterior und Radix posterior vereinigen sich im Foramen intervertebrale zum Spinalnerv. Der Spinalnerv teilt sich außerhalb des Foramen intervertebrale in zwei sowohl Afferenzen wie Efferenzen führende Hauptäste: in den Ramus anterior und in einen Ramus posterior. Ein feiner R. duralis zweigt zur sensiblen Versorgung der Dura mater spinalis ab. Der Segmentnerv ist für die nervale Versorgung der dem Rückenmarkssegment zugehörigen Muskulatur (Myotom) sowie dessem Hautbezirk (Dermatom) zuständig. Die motorischen Perikaryen der Spinalnerven befinden sich im Vorderhorn, die sensiblen bilden das Spinalganglion in der Radix posterior. Die 2. Perikaryen der sympathischen Efferenzen befinden sich im Grenzstrang und schließen sich dem Segmentnerv über den Ramus communicans griseus an.

Die Rami ventrales der Spinalnerven sind im Hals- und Lenden-Kreuzbeinbereich untereinander vielfach verbunden. Sie bauen **Nervenplexus** auf, aus denen sich u. a. die Arm- bzw. Beinnerven formieren.

Tab. 107

Nervenplexus	Rückenmarkssegmente	Versorgungsgebiet
Plexus cervicalis	C_1–C_4	Halsmuskeln, Halshaut
Plexus brachialis	C_5–Th_1	Arm
Plexus lumbalis	(Th_{12}) L_1–$L_{3 1/2}$	Bein, untere Bereiche der Bauchmuskeln und der Bauchwandhaut
Plexus sacralis	$L_{3 1/2}$–$S_{3 1/2}$	
Plexus pudendus	S_2–S_4	Haut der Genitalregion, Muskeln des Dammes, dem Beckenboden aufliegende Eingeweide
Plexus coccygeus	S_4–Co_2	Haut der Analgegend

REFLEXBOGEN

Der Weg, den ein an einem Rezeptor ausgelöster Impuls über eine Nervenleitung nimmt, bis er an seinem Effektor wirksam wird, heißt Reflexbogen. Zu einem Reflexbogen gehören mindestens:

Z 71

1. ein Rezeptor
2. ein sensibles Neuron
3. eine Synapse
4. ein motorisches Neuron
5. ein Effektor (Muskel)

Befindet sich der Rezeptor (dehnungsempfindliche Muskelspindel oder spannungsempfindlicher «Fühler» in Sehne) innerhalb des Erfolgsorgans, so nennt man diesen Reflex einen *Eigenreflex*. Eigenreflexe (propriozeptive Reflexe) werden hauptsächlich monosynaptisch übertragen.

Befindet sich der Rezeptor in der Haut (als Schmerz-, Temperatur- oder Tastrezeptor), so wird sein Impuls (exterozeptiver Impuls) von dem sensiblen Neuron polysynaptisch über mehrere kleine Interneuronen, über Axonkollateralen auf eine größere Zahl von motorischen Neuronen in verschiedenen Rückenmarkssegmenten übertragen. Der Effekt erfolgt von der Reizstelle entfernt an einem anderen Organ. Diesen Reflex nennt man *Fremdreflex*.

Tab. 108

Reflextyp	Synapsen	Effekt
Eigenreflex (propriozeptiv)	meist monosynaptisch	Erregung der α-Motoneuronen des gedehnten Muskels, Hemmung der γ-Motoneuronen, Hemmung der Antagonisten
Fremdreflex (exterozeptiv)	polysynaptisch	α- und γ-Motoneuronen werden gleichsinnig verändert; meist: Kontraktion der Beuger bei Hemmung der Extensoren
visceraler Reflex	polysynaptisch	a) *viscero-visceral* Rezeptor und Effektor im gleichen Eingeweideorgan b) *viscero-somatisch* Rezeptor im Eingeweideorgan, Effektor z. B. in Muskulatur der Bauchwand

Reflexe

Bei den in der Praxis überprüften Reflexen beobachtet man im Seitenvergleich die Reaktion (verzögert, übersteigert, Ausfall).

Tab. 109

Eigenreflex	Rückenmarkssegment	Auslösung (A) und Effekt (E)
Bicepssehnenreflex	C_5–C_6	A: Schlag auf Bicepssehne E: Flexion im Ellenbogengelenk
Tricepssehnenreflex	C_7–C_8	A: Schlag auf Tricepssehne E: Streckung im Ellenbogengelenk
«Radiusperiostreflex»	C_6	A: Schlag auf M. brachioradialis gegen Radius E: Flexion im Ellenbogengelenk
Fingerbeugerreflex (Knips-Reflex) (TRÖMNER-Reflex)	C_7–Th_1	A: Fingerendglieder werden rasch auf der Streckseite «angeknipst» bzw. Beugeseite angeschlagen E: Flexion in den Fingermittel- und Fingerendgelenken
Patellarsehnenreflex	L_3–L_4	A: Schlag auf Lig. patellae E: Extension im Kniegelenk
Achillessehnenreflex	S_1–S_2	A: Schlag auf Achillessehne E: Flexion in Sprunggelenken

Tab. 110

Fremdreflex	Rückenmarkssegment	Auslösung (A) und Effekt (E)
Bauchdeckenreflex	Th_7–Th_{12}	A: In verschiedenen Höhen an Bauchwand horizontal von lateral nach medial mit spitzem Gegenstand streichen E: Zuckung der Bauchwandmuskulatur
Fußsohlenreflex (BABINSKI)	L_5–S_2	A: Bestreichen des lateralen Randes der Fußsohle E: Plantarflexion der Zehen (BABINSKI +: Spreizung der Zehen und Dorsalflexion der Großzehe)

HEAD'SCHE ZONEN
(nach H. H. HEAD 1861–1940)

Entsprechend dem ehemaligen bilateralen symmetrischen Körperbau (metamerer Bau) hat jedes Rückenmarkssegment ein ihm nerval zugeordnetes Gebiet an Skelettmuskulatur und Haut. Für die Innervation der Organe von Hals, Brust-, Bauch- und Beckenhöhle ist das vegetative Nervensystem zuständig. Sowohl der Sympathicus als auch die Nn. vagi führen auf verschiedenen Wegen sensible Afferenzen von den Organen der Körperhöhlen. Dabei läßt jedoch nur der Sympathicus anatomische Andeutungen einer metameren Gliederung erkennen. Das bei Erkrankungen innerer Organe auftretende, klinische Bild der segmentgebundenen reflektorischen Spannungserhöhung der Bauchdeckenmuskulatur oder das der schmerzhaften Hautzone und andere Schmerzphänomene, haben zu der Vorstellung geführt, daß sich bei der Entwicklung der Gefäßversorgung der Organe der Körperhöhlen auch bei ihnen eine Art segmentale Innervation eingestellt hat. Die Hautareale (HEAD'sche Zonen), in die Eingeweideschmerzen projiziert werden, umfassen häufig mehrere Segmente, oft auch voneinander isoliert gelegene Hautgebiete. Dies beruht auf den unterschiedlichen Wegen, über die afferente Impulse in den Ästen des Vagus und Sympathicus verlaufen müssen und auf uns noch nicht bekannten Schaltungen im Rückenmark.

Die HEAD'schen Zonen für die inneren Organe werden bei der Beschreibung dieser Organe angegeben.

Entsprechend dem Weg, auf dem Organschmerzen in zugehörige Hautareale reflektiert werden, können umgekehrt auch Hautreize in HEAD'schen Zonen an den entsprechenden inneren Organen eine Wirkung zeigen. So ist es beispielsweise allgemein bekannt, daß sich bei Erregungen von Temperaturrezeptoren in der Bauchhaut (Wärmflasche), ein Krampf der glatten Muskulatur des Magen-Darm-Traktes löst.

Während sich die Schmerzempfindungen meldenden Nervenfasern streng an ihr zugehöriges Dermatom halten, überlappen sich die segmentalen Hautfelder für Tast- und Temperaturempfindungen untereinander.

RÜCKENMARKSBAHNEN MIT CEREBRALEN UND PERIPHEREN VERKNÜPFUNGEN

Afferenzen

Druck- und grobe Berührungsempfindung (a)
Schmerz- und Temperaturempfindung (b)

Mechanoreceptoren (a)
Schmerz- und Kälte-Wärme-Receptoren (b)

Dendrit 1. Neuron

Spinalganglion
1. Perikaryon

Neurit 1. Neuron

Strangzellen des Hinterhorns
2. Perikaryon

Neurit 2. Neuron
kreuzt über Commissura alba
zur kontralateralen Seite

Tractus spinothalamicus   anterior (a)
                              lateralis (b)

laterales Kerngebiet des Thalamus
3. Perikaryon

Neurit 3. Neuron

parietaler Thalamusstiel

Großhirnrinde
Areae 3,1,2

Thalamus

parietaler Thalamusstiel
zu den Areae 3, 1, 2

Mesencephalon

im Tegmentum lateral
der medialen Schleifenbahn

Medulla oblongata

Olive

Rückenmark

Tractus spinothalamicus lateralis

Tractus spinothalamicus anterior

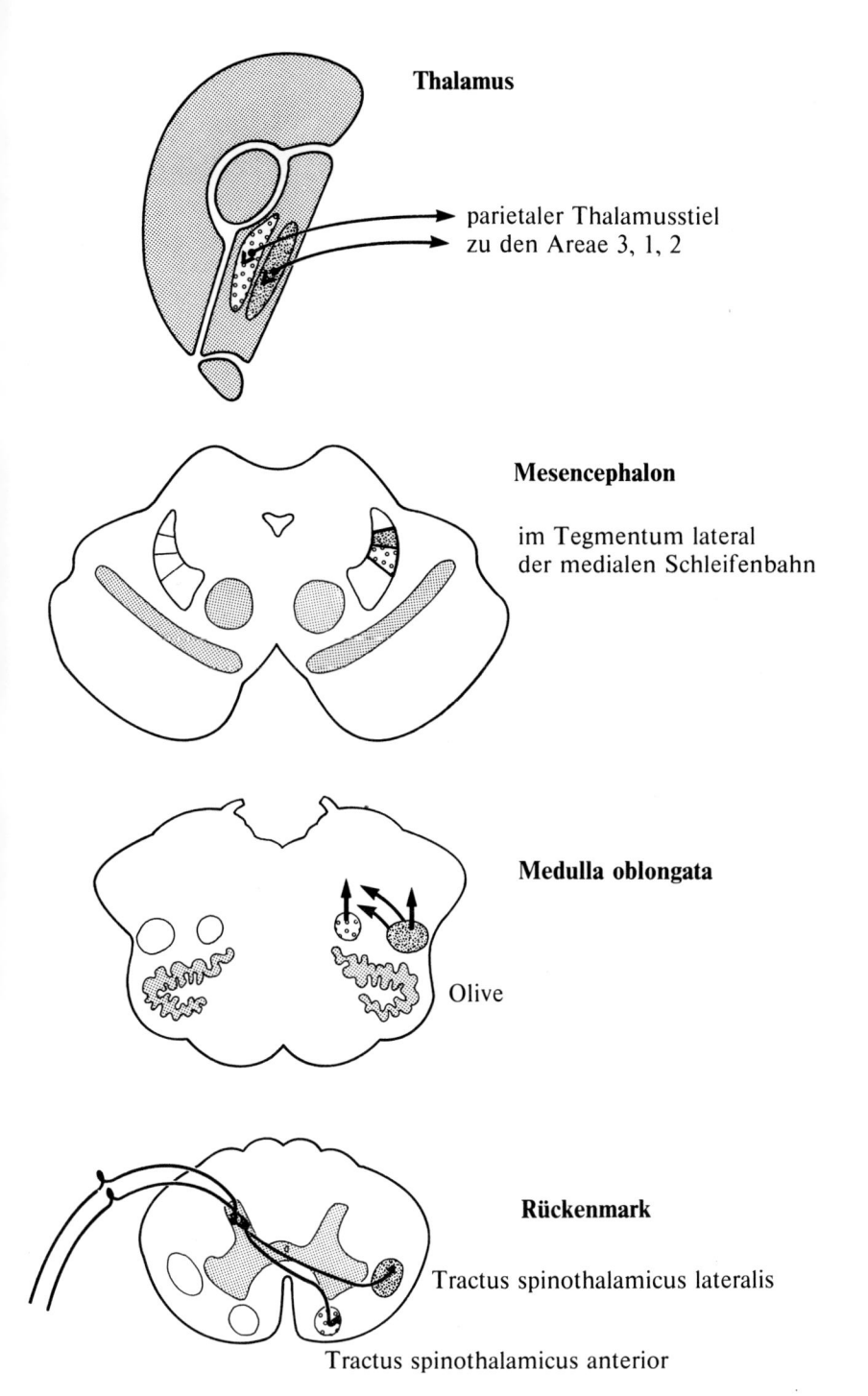

Abb. 39 Bahnverlauf für Oberflächenschmerz und Temperaturempfindung, sowie für Druck- und grobes Berührungsgefühl.

**Gefühl für Stellung und Bewegungen
von Armen und oberer Rumpfhälfte;**

Gefühl für Gewicht, Vibration, Druck;

tiefe Schmerzempfindung in Gelenken, Muskeln, Sehnen

Mechanoreceptoren in Haut, Muskelspindeln, Sehnenreceptoren, Receptoren in Gelenkkapseln

Dendrit 1. Neuron

Spinalganglion
1. Perikaryon

Neurit 1. Neuron

Strangzellen (Nucleus thoracicus)
2. Perikaryon

Neurit 2. Neuron

Tractus spinocerebellaris posterior
(FLECHSIG)

bleibt auf gleicher Seite

Medulla oblongata

unterer Kleinhirnstiel

Kleinhirn

**Gefühl für Stellung und Bewegung
von Beinen und unterer Rumpfhälfte;**

**Gefühl für Gewicht, Vibration, Druck;
tiefe Schmerzempfindung in Gelenken, Muskeln, Sehnen**

Mechanoreceptoren in Haut, Muskelspindeln, Sehnenreceptoren, Receptoren in Gelenkkapseln

Dendrit 1. Neuron

Spinalganglion
1. Perikaryon

Neurit 1. Neuron

Strangzellen des Hinterhorns
2. Perikaryon

Neurit 2. Neuron
kreuzt in Commissura alba
zur kontralateralen Seite

Tractus spinocerebellaris anterior (GOWERS)

Medulla oblongata

Pons

oberer Kleinhirnstiel

Kleinhirn

hier kreuzen die Neuriten des 2. Neuron nochmals
und erreichen so ihre Ausgangsseite.
Ein geringer Teil der Neuriten des 2. Neuron kreuzt
weder im Rückenmark noch im Kleinhirn.

Tractus spino-
cerebellaris anterior
mit „überschießenden"
Fasern über oberen
Kleinhirnstiel

Mesencephalon

Tractus spinocere-
bellaris posterior über
unteren Kleinhirnstiel

Metencephalon

Medulla oblongata

Tractus spino-
cerebellaris posterior
(FLECHSIG)

Rückenmark

Tractus spino-
cerebellaris anterior
(GOWERS)

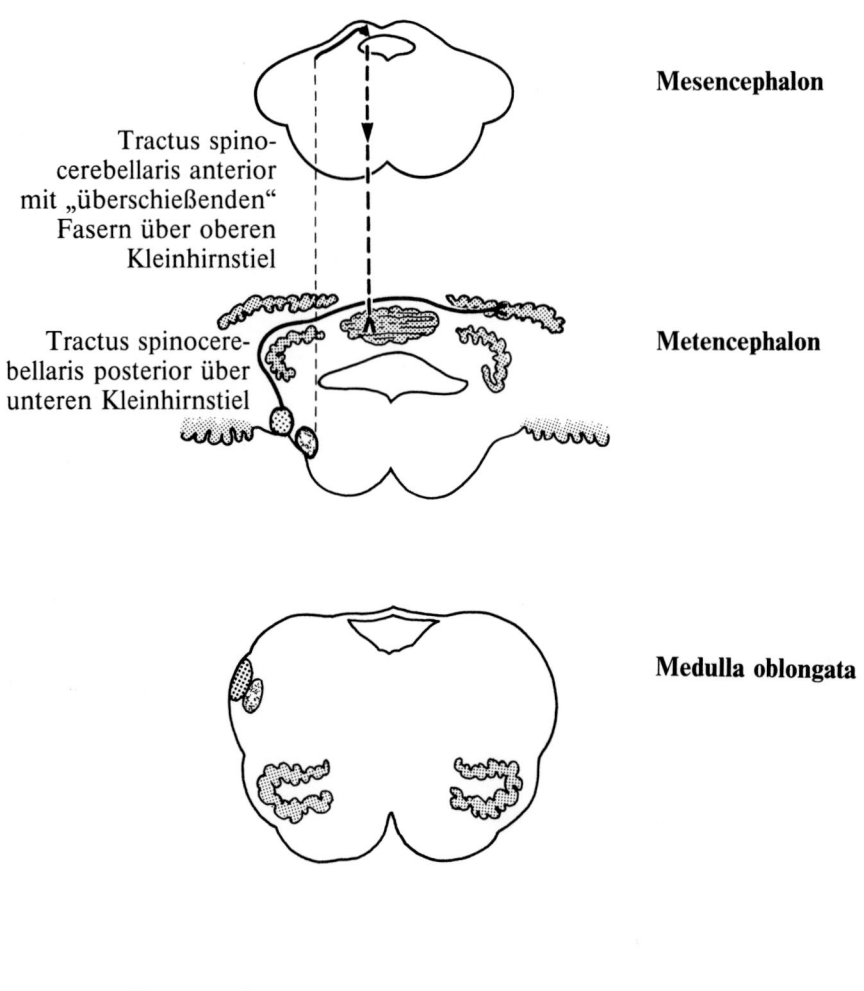

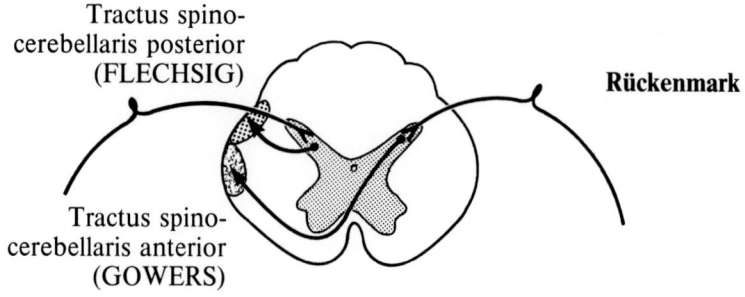

Abb. 40 Bahnverlauf für Stellungs- und Bewegungsempfindungen, Gewichtsgefühl, Vibrations- und Druckempfinden in Gelenken, Muskeln und Sehnen.

Feine Berührungs- und Tastempfindung, Lokalisationsempfinden des Reizes; Tiefensibilität

aus unterer Körperhälfte (GOLL a)
aus oberer Körperhälfte (BURDACH b)

Mechanoreceptoren in Haut,
Muskelspindeln, Sehnen- und Gelenkreceptoren

    Dendrit 1. Neuron

    Spinalganglion
    1. Perikaryon

    Neurit 1. Neuron

    gleiche Seite im Hinterstrang des Rückenmarks

    medial: Fasciculus gracilis (GOLL)   (a)
    lateral: Fasciculus cuneatus (BURDACH) (b)

    in Medulla oblongata
    2. Perikaryon für

    (a) Nucleus gracilis
    (b) Nucleus cuneatus

    Neurit 2. Neuron

    Kreuzung als mediale Schleifenbahn im Met- und Mesencephalon zur kontralateralen Seite

    laterales Thalamuskerngebiet
    3. Perikaryon

    Neurit 3. Neuron

    parietaler Thalamusstiel

    Großhirnrinde
    Areae 3,1,2

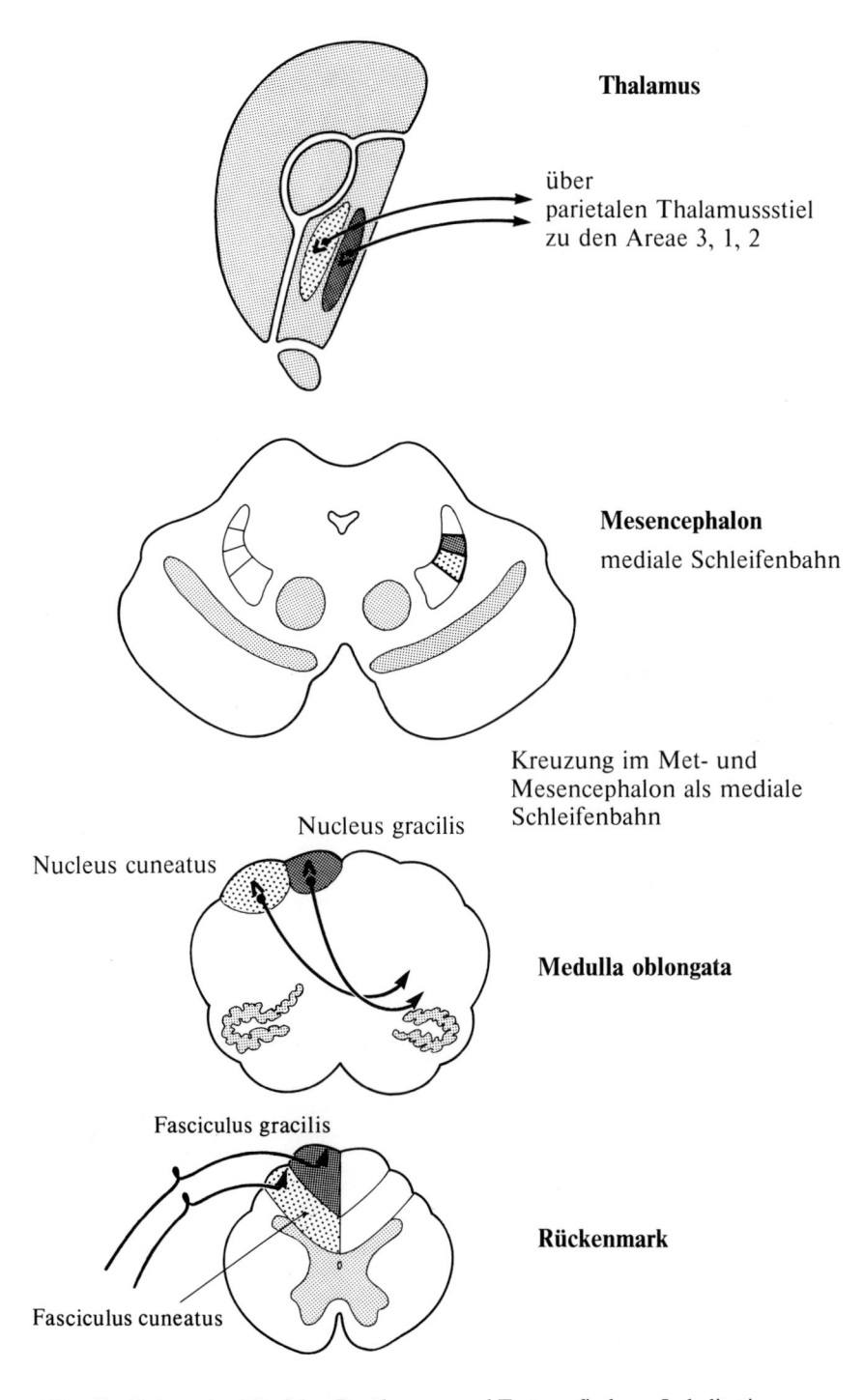

Abb. 41 Bahnverlauf für feine Berührungs- und Tastempfindung, Lokalisationsgefühl für den Reiz, Tiefensibilität.

Efferenzen

Bewußte Motorik

- Zellen der motorischen Großhirnrinde
  Areae 4,6
  1. Perikaryon

  Neurit 1. Neuron

  Capsula interna («Kniebereich»)

  Hirnschenkel

  Pons

  Medulla oblongata

  an «Decussatio pyramidum» 90% (a) der Neuriten kreuzen
  zur kontralateralen Seite,
  10% (b) bleiben auf gleicher Seite
  (a) Tractus corticospinalis lateralis
  (b) Tractus corticospinalis anterior

  (a) α-Motoneuron in Vorderhorn
      2. Perikaryon

  (b) nach segmentaler Kreuzung zur Gegenseite meist über
      Interneurone zu α-Motoneuron im Vorderhorn

  Neurit 2. Neuron

  motorische Endplatte

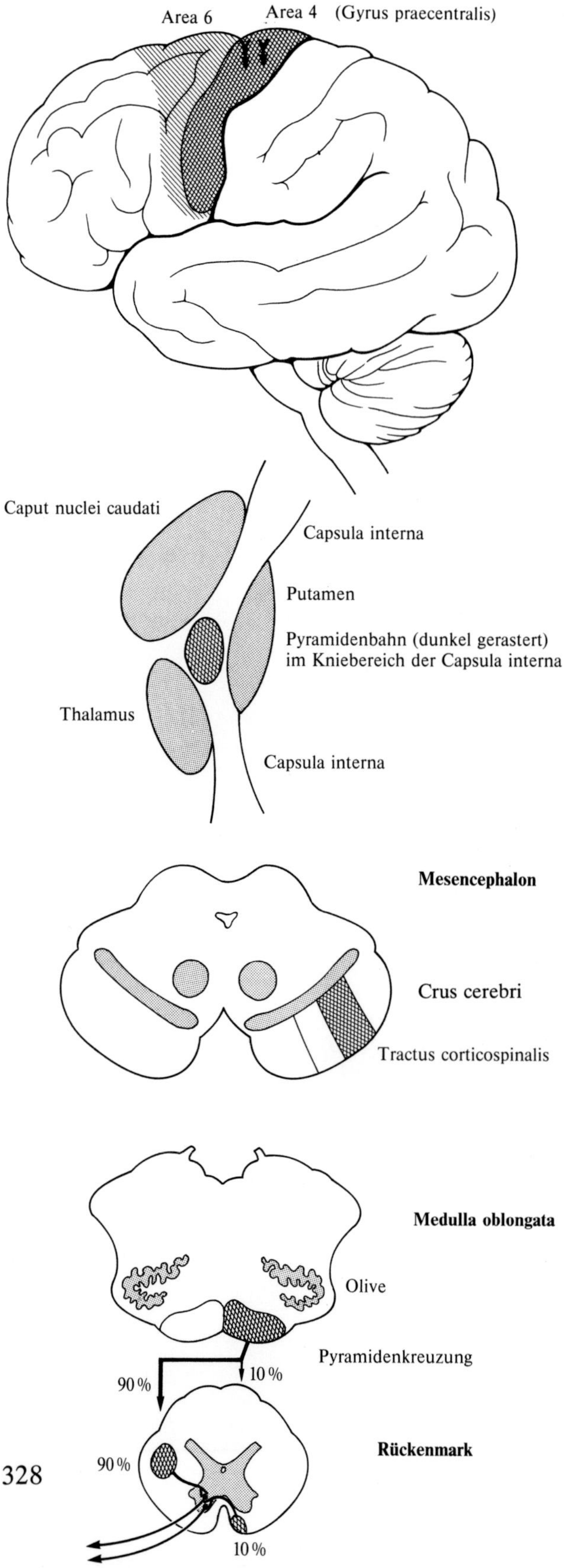

Abb. 42 Schematische Darstellung der pyramidalen Fasern des Tractus corticospinalis.

EPS-Motorik mit bahnendem Effekt auf Motoneuronen zu Extensoren

Tonusregulation für das Erhalten des Gleichgewichtes

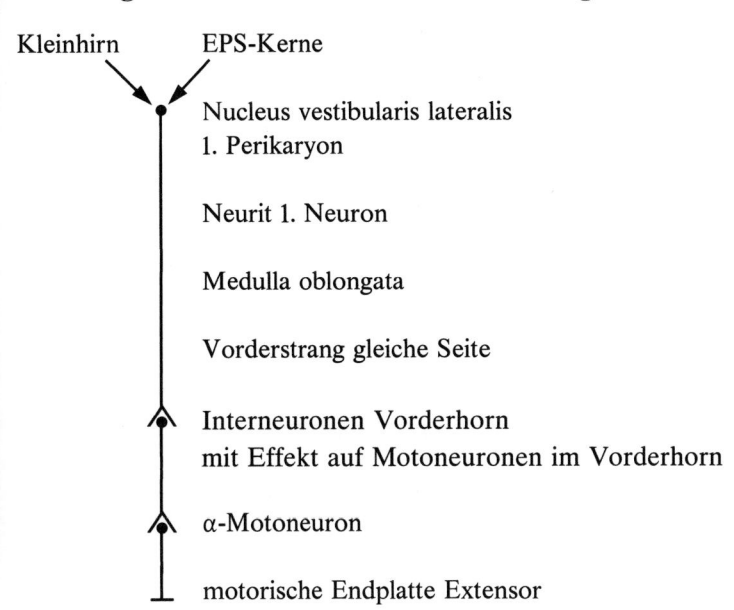

Kleinhirn   EPS-Kerne

- Nucleus vestibularis lateralis
  1. Perikaryon

  Neurit 1. Neuron

  Medulla oblongata

  Vorderstrang gleiche Seite

- Interneuronen Vorderhorn
  mit Effekt auf Motoneuronen im Vorderhorn

- α-Motoneuron

  motorische Endplatte Extensor

EPS-Motorik, auch Vasomotorik, Motorik der Atemmuskulatur u. a.

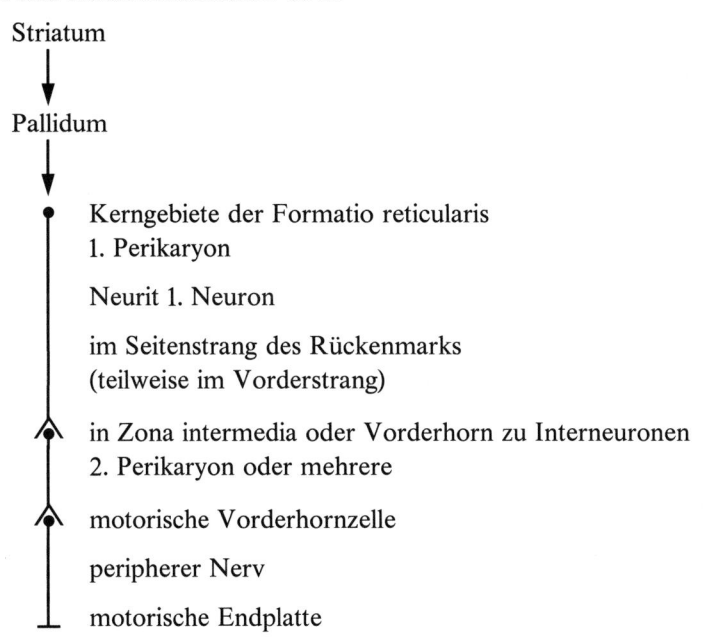

Striatum

↓

Pallidum

↓

- Kerngebiete der Formatio reticularis
  1. Perikaryon

  Neurit 1. Neuron

  im Seitenstrang des Rückenmarks
  (teilweise im Vorderstrang)

- in Zona intermedia oder Vorderhorn zu Interneuronen
  2. Perikaryon oder mehrere

- motorische Vorderhornzelle

  peripherer Nerv

  motorische Endplatte

ZUR KLINIK

Tab. III

Ausfallserscheinungen für ausgewählte Rückenmarkssegmente

Wirbel	Rückenmarkssegment	Ausfall (u. a.)
3. Halswirbel	C_4	N. phrenicus ($C_{3,4,5}$) für Zwerchfellmotorik! Lähmung ab Hals caudalwärts
6. auf 7. Halswirbel	C_8–Th_2	Sympathisches Centrum ciliospinale. Bei Ausfall: u. a. enge Pupille! Lähmung ab Hals und Arme caudalwärts
10. Brustwirbel	Th_{12}	Komplette Lähmung beider Beine
1. Lendenwirbel	S_3	Kontrolle über Harn- und Stuhlentleerung verloren
Spina bifida an Lenden- oder Steißbeinwirbel	Ab S_3 abwärts Verwerfungen im Rückenmark	Anaesthetische Zone an Gesäß und Oberschenkeln wie bei einem Reithosenbesatz. Störungen bei Harn- und Stuhlentleerung häufig.

Halbe Querschnittslähmung
(BROWN-SÉQUARD'sches Phänomen)

Ausfall in Höhe der Läsion auf der betroffenen Seite:

Reflexbogen; völlige Anaesthesie im zugehörigen Segment

Ausfall auf der betroffenen Seite (unterhalb der Läsion):

Motorik
Tiefensensibilität, Diskrimination
Gefühl für Stellung der Extremität

Ausfall auf der gesunden Seite (unterhalb der Läsion):

Druck- und grobe Berührungsempfindung
Schmerz- und Temperaturempfindung

Schmale hyperästhetische Hautzone oberhalb der Läsion auf der betroffenen Seite und unterhalb der Läsion auf der Gegenseite.

PERIPHERES NERVENSYSTEM

AUFBAU EINES PERIPHEREN NERVEN

Die in Zahl, Kaliber und Qualität ihrer Nervenfasern sehr unterschiedlichen peripheren Nerven verbinden die Körperperipherie mit dem Zentralnervensystem. Periphere Nerven enthalten meist gemischt afferente und efferente Nervenfasern, sie können aber auch rein afferent (sensibel oder sensorisch) oder rein efferent (motorisch oder sekretorisch) sein. Auch die Dicke des Markscheidenmantels um die verschiedenen Nervenfasern ist unterschiedlich: So ist bei den die Erregungen langsam leitenden vegetativen Nervenfasern im peripheren Nerv die Markscheide entweder sehr dünn (praeganglionäre vegetative Nervenfaser) oder sie fehlt (postganglionäre vegetative Nervenfaser). Bei den übrigen, die Erregungen rasch leitenden Nervenfasern sind Markscheiden vorhanden, besonders dicke bei den Efferenzen zu den Skelettmuskeln. Periphere Nerven haben eine gewisse Dehnreservelänge, da ihre Nervenfasern einen schraubenförmigen Verlauf haben.

Ein lockeres Bindegewebe mit längsgerichteten kollagenen Fasern (Epineurium) umhüllt den Nerv und erlaubt ihm einen Bewegungsspielraum zu den benachbarten Muskeln und Gefäßen. Das straffe Perineurium umschließt Nervenfaserbündel, das dünne Endoneurium die einzelne Nervenfaser.

N. occipitalis maior

Der im wesentlichen sensible N. occipitalis maior ist ein Ast des Ramus dorsalis von C_2. Der fast stricknadeldicke Hautnerv zieht etwa 1½–3 cm paramedian neben der Protuberantia occipitalis externa kranialwärts und versorgt die Haut der Hinterhauptsregion. Über den N. occipitalis maior wird auch der M. semispinalis capitis innerviert.

Occipitalneuralgien (Hinterkopfschmerz) kommen bei Fehlstellungen der oberen HWS vor, auch HWS-Zwangshaltungen nach ventral können über die Dehnung des M. semispinalis capitis zum hinteren Kopfschmerz führen.

N. phrenicus

Der N. phrenicus ist ein gemischt motorisch-sensibler peripherer Nerv. Seine motorischen Perikaryen befinden sich im Vorderhorn der Segmente C_3–C_5, seine sensiblen Perikaryen in den Spinalganglien der gleichen Segmente. Der Nerv innerviert motorisch das Zwerchfell, seine sensiblen Ästchen kommen von Leberkapsel, benachbartem Bauchfell, Zwerchfell, Herzbeutel und Pleura mediastinalis.

Der N. phrenicus, ein Ast des Plexus cervicalis, verläuft im Halsbereich längs auf dem M. scalenus anterior, zieht durch die obere Thoraxöffnung ins Mediastinum und drängt sich hier zwischen der Lateralseite des Herzbeutels und der Pleura mediastinalis zum Zwerchfell.

Plexus brachialis mit Ästen

Der Plexus brachialis umfaßt die Rami ventrales der Segmentnerven C_5 bis Th_1 (feine Ästchen aus C_4 und Th_2 lagern sich ihm bei). Das für die motorische und sensible Versorgung des Armes zuständige Nervengeflecht gliedert sich in der Achselgegend um die A. axillaris zu 3 Hauptsträngen: Fasciculus lateralis, Fasciculus medialis und Fasciculus posterior. Aus diesen Strängen zweigen die Armnerven ab. Bevor sich das Armnervengeflecht zu den 3 Fasciceln formiert, gibt es kurze dorsale Plexusäste (N. dorsalis scapulae, N. suprascapularis, N. thoracicus longus, N. thoracodorsalis) und kurze ventrale Äste (N. subclavius und Nn. pectorales) ab.

Die Tab. 112 gibt eine Übersicht über die den Fasciceln zuzuordnenden Armnerven.

Tab. 112   **Äste des Plexus brachialis**

Fasciculus und Segmente	Armnerv und Segmente	Versorgungsgebiet	Gefährdung und klinische Problematik
Fasciculus posterior (C_5–Th_1)	N. axillaris (C_5–C_6)	M. deltoideus M. teres minor Haut über Schulter	relativ häufige Verletzung bei Schulterluxation oder Oberarmhalsbrüchen
	N. radialis (C_5–Th_1)	alle Extensoren an Arm und Hand, M. supinator, M. brachioradialis Hautäste: N. cut. brachii post. N. cut. antebrachii post. R. superfic. ni. radialis	bei Oberarmbrüchen besonders gefährdet (auch bei Osteosynthesen!); gefährdet auch bei supracondylären Humerusfrakturen, Frakturen des Capitulum radii. «Fallhand» Rasche Regeneration nach Radialisschäden zeigen die Nervenäste zum M. triceps, besonders langsam regeneriert sich die motorische Innervation der «kleinen» Extensoren für Daumen, Zeige- und Kleinfinger.

Fortsetzung auf der nächsten Seite

Fortsetzung der Tabelle 112

Fasciculus und Segmente	Armnerv und Segmente	Versorgungsgebiet	Gefährdung und klinische Problematik
Fasciculus lateralis (C_5–C_7)	N. musculocutaneus (C_5–C_7)	M. biceps M. brachialis M. coracobrachialis Hautast: N. cut. antebrachii lat.	Schädigung Rarität
	lateraler «Zinken» des N. medianus (C_6–C_7)	Mm. pronatores M. flex. carpi radialis Mm. flex. digit. superfic. et prof. II, III Mm. flex poll. long. et brevis	Schädigung bei suprakondylärer Extensionsfraktur des Humerus, ebenso im Carpaltunnel möglich. bei Läsion: «Schwurhand» bei Aufforderung zum Faustschluß. Fehlende Flexion und Opposition des Daumens
Fasciculus medialis (C_8–Th_1)	medialer «Zinken» des N. medianus (C_8–Th_1)	M. abductor pollicis brev. M. opponens pollicis M. palmaris longus Mm. lumbricales I, II Hautäste zur Hohlhand und zur Beugeseite der Finger I–IV	
	N. ulnaris (C_7–Th_1)	M. flex. carpi ulnaris M. flex. digit. prof. IV, V Mm. interossei Mm. lumbricales III, IV M. adductor pollicis alle Muskeln des Kleinfingerballen Hautäste zur ulnaren Seite von Hohlhand und Handrücken und zu den Fingern V, IV	gefährdet im Sulcus ni. ulnaris, z. B. bei Frakturen des Epiconcylus med. humeri bei Läsion: Abduktion der Hand nach ulnar verringert und fester Fautschluß unmöglich: «Krallenhand».
	N. cutaneus antebr. med. (C_8–Th_1)	Haut: mediale Seite Unterarm	
	N. cutaneus brachii med. (Th_1–Th_2)	Haut: Innenseite Oberarm	

«Segmentale Innervation» der Bauchwandmuskeln

Bauchwandmuskeln werden mehrfach, «segmental» von Intercostalnerven und Lumbalnerven innerviert. Sie lassen sich daher auch abschnittsweise «wellenförmig» kontrahieren («Oberbauchkugel», «Unterbauchkugel»).

Tab. 113

Bauchwandmuskeln	Segmentale Innervation
M. rectus abdominis	$Th_7 - Th_{12}$
M. obliquus externus abdominis	$Th_5 - Th_{12}$
M. obliquus internus abdominis	$Th_{(8)\,10} - L_2$
M. transversus abdominis	$Th_{(5)\,7} - L_2$

Plexus lumbosacralis mit Ästen

Z 73

Der Plexus lumbosacralis ((Th_{12})L_1–S_3) umfaßt die Plexus lumbalis und sacralis (s. S. 312). Aus dem Plexus lumbosacralis bauen sich die gemischten peripheren Nerven (sensibel, motorisch, sympathisch) für das Bein, die Hüftregion und den unteren Bereich der Bauchwand auf.

In der Tabelle 114 sind die Äste des Plexus lumbosacralis mit ihren Segmentbezügen, Versorgungsgebieten und verletzungsgefährdeten Abschnitten aufgeführt.

Tab. 114   **Äste des Plexus lumbosacralis**

Nerv und Segmentbezug	Versorgungsgebiet	Gefährdung und klinische Problematik
N. iliohypogastricus (Th_{12}–L_1)	Bauchwandmuskeln, Haut: Leistenbeuge und laterale Hüftgegend	
N. ilioinguinalis (L_1)	Bauchwandmuskeln Haut: Leistengegend	bei Operationen am äußeren Leistenring gefährdet
N. genitofemoralis (L_1–L_2)	Haut: Genitalregion und Innenseite Oberschenkel	
N. cut. femoris lat. (L_2–L_3)	Haut: über M. tensor fasciae latae	
N. femoralis (L_1–L_4)	M. iliopsoas M. quadriceps femoris M. sartorius M. pectineus	
	Haut: an Vorderseite des Oberschenkels; über N. saphenus auch Innenseite Unterschenkel und Fuß bis Großzehe	N. saphenus z. B. bei Krampfaderoperationen (BABCOCK) gefährdet; auch druckgefährdet an Unterschenkel und Fuß.

Fortsetzung auf der nächsten Seite

Fortsetzung Tab. 114

Nerv und Segmentbezug	Versorgungsgebiet	Gefährdung und klinische Problematik
N. obturatorius (L_1–L_4)	Mm. adductores M. gracilis M. pectineus Haut: Innenseite Oberschenkel	bei Beckenbrüchen gefährdet
N. glutaeus superior (L_4–S_1)	Mm. glutaei medius et minimus M. tensor fasciae latae	bei Lähmung auf der Standbeinseite sinkt Becken auf der Spielbeinseite ab (TRENDELENBURG)
N. glutaeus inferior (L_5–S_2)	M. glutaeus maximus	bei Lähmung besonders Streckschwäche im Hüftgelenk
N. cut. fem. posterior	Haut: dorsale Oberschenkelseite	
N. ischiadicus (L_4–S_3)	alle dorsalen Muskeln des Oberschenkels, alle Unterschenkel- und Fußmuskeln Haut: Unterschenkel und Fuß	Reizung der Nerven bei Kälte (Sitzen auf kalter Bank) und bei LWS-Schäden häufig: Besonderer Dehnschmerz (LASÈGUE)
N. tibialis (L_4–$S_{2(3)}$)	M. semitendinosus M. semimembranosus Caput long. des M. biceps Mm. gastrocnemius und soleus lange und kurze Flexoren der Zehen, alle Muskeln der Fußsohle Haut: der Wadengegend, Fußsohle, Zehen	gefährdet wie N. ischiadicus; peripher sehr selten im Knöchelbereich Lähmung: «Hackenfuß»
N. peronaeus communis (L_4–S_2)	Caput breve des M. biceps Haut: Wadenbeingegend, Vorderseite Unterschenkel. ab Kniekehle Teilung des N. peronaeus communis in: a) *N. peronaeus superficialis* b) *N. peronaeus profundus*	auf Druck gefährdet unterhalb des Wadenbeinköpfchens Lähmung: Spitzfußstellung und Supination
	a) *N. peronaeus superficialis* Mm. peronaei long. et brevis Haut: Fußrücken	Lähmung: lat. Fußrand hängt Hautäste druckgefährdet bei zu engen Schuhen
	b) *N. peronaeus profundus* M. tibialis anterior M. ext. digit. longus M. ext. hallucis longus kurze Zehenstrecker Haut: Dorsalseite Fuß nur 1. Zwischenzehenraum	Lähmung: Spitzfußstellung

VEGETATIVES NERVENSYSTEM

Aufbau

Das vegetative oder «autonome» Nervensystem umfaßt u. a. alle die Neuronen, die Afferenzen von den inneren Organen führen oder Efferenzen zur glatten Muskulatur, zum Herz und zu den Drüsen leiten. Dieses Neuronennetz regelt das innere Körpermilieu und stellt dies auf die äußeren Körpereinflüsse ein. Deshalb sind die vegetativen Regelkreise auch nicht autonom, sondern sind mit unserem animalischen oder somatischen Nervensystem (Nervensystem des bewußt möglichen Handelns, der bewußt oder unbewußt vermerkten Sinneseindrücke) vielfach verknüpft. Übergeordnete Zentren unseres vegetativen Nervensystems sind Kerngebiete im Hypothalamus. Auf Umweltreize antworten wir mit vegetativen Reaktionen. Reizsetzungen an inneren Organen werden über vegetative Afferenzen mit dem animalen Nervensystem verschaltet und führen zu Reaktionen an Skelettmuskeln (z. B. Abwehrspannung der Bauchmuskeln bei Appendicitis) oder zu hyperästhetischen Hautzonen (s. auch HEAD-Zonen S. 319).

Auch am vegetativen Nervensystem kann man verallgemeinernd einen zentralen und einen peripheren Anteil unterscheiden. Nach morphologischen und funktionellen Gesichtspunkten gliedert man das «Vegetativum» in **Sympathicus** und **Parasympathicus** und schafft schon mit der Wortgebung ein nicht genau zutreffendes Bild, so, als ob beide Nervenanteile Antagonisten zueinander seien.

Z 74 Dabei zeigt schon der **prinzipielle Aufbau** beider Nerven Parallelen:

So haben Sympathicus und Parasympathicus zwischen Bereichen des Zentralnervensystems und dem Effektor meist eine 2-Neuronenfolge. Das mit seinem Perikaryon im zentralen Nervensystem gelegene markscheidenarme 1. Neuron nennt man auch «präganglionäres», das peripher gelegene meist markscheidenlose 2. Neuron «postganglionäres Neuron». Die Transmittersubstanz in der Synapse zwischen dem 1. und 2. Neuron ist sowohl beim Sympathicus als auch beim Parasympathicus Acetylcholin. Sympathicus und Parasympathicus bilden in den Körperhöhlen auf dem Weg zu den Organen gemeinsame Nervengeflechte, die sich peripherwärts zunehmend um die Arterien lagern. Nicht selten ergänzen sich

Sympathicus und Parasympathicus in ihrer Wirkung (z. B. in der Wirkung auf die Zusammensetzung des Magensaftes).

Die peripheren afferenten Neuronen des vegetativen Nervensystems nehmen über Rezeptoren Informationen von den inneren Organen auf. Ihre zugehörigen Perikaryen befinden sich in den Spinalganglien, beim Parasympathicus auch im Ganglion nodosum und im Ganglion iugulare. Die afferenten peripheren vegetativen Neuronen haben im Rückenmark Anschluß zu zentralen vegetativen Neuronen, zu:

a) Interneuronen
b) Perikaryen des 2. Neurons der Schmerz- und Temperaturerregungsleitung von der Haut.
c) Über aufsteigende Rückenmarksbahnen zu Zentren des Hirnstammes und zu übergeordneten diencephalen und corticalen Bereichen.

Sympathicus und Parasympathicus haben viele morphologische Unterschiede und vielfältige, oft antagonistische Aufgaben: So liegt beim Sympathicus das 2. Perikaryon meist nahe am Zentralnervensystem, sodaß der postganglionäre Neurit einen langen Weg zum Effektor hat. Beim Parasympathicus liegt das 2. Perikaryon effektornah, meist in einem organnahen Ganglion oder in der Wand des zu innervierenden Organs selbst. Damit ist der postganglionäre parasympathische Neurit (Neurit des 2. Neurons) kurz, während der präganglionäre parasympathische Neurit (Neurit des 1. Neurons) lang ist. Der Sympathicus hat eine stärker divergierende Neuronenfolge als der Parasympathicus und wirkt damit «breitflächiger». Die Transmittersubstanz zwischen dem Neurit des efferenten 2. Neurons des Sympathicus und den α- und β-Rezeptoren am Effektor ist das Noradrenalin. Bei den parasympathischen Nervenfasern ist Acetylcholin als Transmittersubstanz am Effektor wirksam. Der Sympathicus wird deshalb auch als adrenerges, der Parasympathicus als cholinerges System bezeichnet. Alle Neuriten, an deren Synapsenendigungen Acetylcholin freigesetzt werden, nennt man daher auch *cholinerg*, Neuriten, an deren Synapsenendigungen Noradrenalin ausgeschüttet wird, *adrenerg*.

In der Tabelle 115 sind für den efferenten Anteil von Sympathicus und Parasympathicus die **Lage der zentralen und peripheren Perikaryen** und die zugehörigen **Versorgungsgebiete** aufgeführt.

α- und β-Rezeptoren (Membranrezeptoren)

Es gibt verschiedene, unterschiedlich wirkende Typen von adrenergen Rezeptoren in der Muskelfasermembran: $\alpha_{1,2}$-, β_1- und β_2-Rezeptoren. Adrenalin aktiviert die verschiedenen Membranrezeptoren alle in gleicher Weise. Noradrenalin reagiert vorrangig mit den α-Rezeptoren.

Tab. 115 **Lage der zentralen und peripheren Perikaryen und Versorgungsgebiete von Sympathicus und Parasymphaticus**

	Sympathicus	Parasympathicus
1. Perikaryon	im Seitenhorn des Rückenmarks C_8–L_3	I. *cerebraler Anteil* a) Westphal-Edinger-Kern b) Nucl. salivatorius sup. c) Nucl. salivatorius inf. d) Nucl. dorsalis ni. vagi II. *sakraler Anteil* Nucleus intermedio-medialis im Sakralmark
2. Perikaryon	a) in einem der 3 großen sympathischen Halsganglien für: M. dilatator pupillae; Speicheldrüsen; Herz; Kopf- und Halsgefäße; Bronchialbaum b) in einem der 3 sympathischen Halsganglien oder im thorakalen, lumbalen oder sakro-coccygealen Grenzstrangabschnitt für höhenentsprechende Segmentnerven zu: Schweißdrüsen, Muskulatur der Gefäßwand u. a. c) in einem der praevertebralen oder paravertebralen Ganglien für: Bronchialbaum, Magen-Darm-Trakt, Harnblase, Geschlechtsorgane d) selten «versprengte» periphere sympathische Perikaryen	*peripherer Anteil zu I a-d* a) Ganglion ciliare für: M. sphincter pupillae, M. ciliaris und M. tarsalis sup. b) α) Ganglion pterygopalatinum für: Sekretion der Tränendrüse u. a. β) Ganglion submandibulare für: Sekretion von Speicheldrüsen (ohne Gl. parotis) c) Ganglion oticum für: Sekretion der Gl. parotis d) Ganglien α) in vegetativen Nervenplexus der Körperhöhlen β) in der Wand des versorgten Organs (intramurale Ganglien) für: Organe von Brusthöhle und Oberbauch *peripherer Anteil zu II* Ganglien im Plexus pelvicus, in der Nähe oder in der Wand der zu versorgenden Becken- und Retroperitonaealorgane (intramurale Ganglien) für: glatte Muskulatur (Stuhl-, Harnentleerung, Genitalreflexe)

Im Gefäßsystem sind α- und $β_2$-Rezeptoren in einem unterschiedlichen Verhältnis zueinander verteilt. Noradrenalin bewirkt über seine Reaktion an den α-Rezeptoren eine Kontraktion der Gefäße. Die Adrenalinwirkung an den α- und $β_2$-

Rezeptoren in der Gefäßwand ist abhängig von der Adrenalinkonzentration. Bei niedriger Konzentration bewirkt Adrenalin über die niedrigere Aktivierungsschwelle der β_2-Rezeptoren eine Gefäßerweiterung, bei höherer Konzentration über die Aktivierung der α-Rezeptoren eine Gefäßverengung.

Adrenalin und Noradrenalin werden vom Nebennierenmark auf einen Sympathicusreiz hin ins Blut abgegeben.

Von den peripheren efferenten Neuronen des Sympathicus wird als Transmittersubstanz nur Noradrenalin freigesetzt. Es hat an der glatten Muskulatur der Eingeweide und an den Kreislauforganen organspezifisch eine verschiedenartige Wirkungsweise.

In der Tabelle 116 sind einige ausgewählte innere Organe mit ihrem Membranrezeptortyp angegeben, und wie sie auf einen Noradrenalin- und Adrenalinreiz regieren.

Tab. 116 **Reaktionen verschiedener Organe auf adrenerge Reize**
(nach GOODMAN und GILMAN)

Organ	«Rezeptor»	Reaktion
Auge		
radialer Irismuskel	α	Mydriasis (Kontraktion, weite Pupille)
M. ciliaris	β	Dilatation
Lunge		
Bronchialmuskulatur	β	Dilatation
Bronchialdrüsen	?	Hemmung der Sekretion
Herz		
Sinusknoten	α + β	Steigerung der Frequenz
Vorhofmuskulator	β	Steigerung der Kontraktilität
AV-Knoten und		
Erregungsleitungssystem	β	Leitungsgeschwindigkeit erhöht
Kammermuskulatur	β	Kraft und Kontraktionsgeschwindigkeit erhöht
Blutgefäße		
grundsätzlich	α + β	
Coronararterien	β ≫ α	fast nur Dilatation
Skelettmuskelarterien	β > α	überwiegend Dilatation
Gefäße des Bauchraumes	α (β)	überwiegend Konstriktion
Haut- und Schleimhautgefäße	α ≫ (β)	Konstriktion
Hirngefäße	α ≫ (β)	Konstriktion
Magen-Darm-Trakt		
Magenwand	β	Dilatation
Darmwand	$α_3$ β	Dilatation
Spinkteren	α	Konstriktion

Durch die Entwicklung bestimmter Medikamente, die selektiv α- oder β-Rezeptoren zu blocken vermögen, ergaben sich speziell für den vasculär bedingten Bluthochdruck, das Asthma bronchiale und die Mangeldurchblutung des Herzmuskels neue therapeutische Möglichkeiten.

Tab. 117

Wirkungen des Sympathicus und Parasympathicus an ausgewählten Organen

Organ	Sympathicus	Parasympathicus
Herzmuskel:		
Schlagfrequenz	erhöht	verlangsamt
Coronararterien	erweitert	verengt
periphere Arterien	verengt	erweitert
Atmung	beschleunigt	verlangsamt
Bronchialmuskulatur	erschlafft	kontrahiert
Speicheldrüsen, Drüsen des Magen-Darm-Traktes und des Respirationstraktes	Sekretion gehemmt	Sekretion gesteigert
Muskulatur der Wand des Magen-Darm-Traktes	Darmpassage verlangsamt (Kontraktur der Sphinkteren)	Peristaltik erhöht

VERDAUUNGSSYSTEM

MUNDHÖHLE, SCHLUND, SPEISERÖHRE

ZÄHNE: 20 Milchzähne
28–32 bleibende Zähne (möglich: 4 Weisheitszähne)

Zähne haben eine Zahnkrone (sichtbarer Teil des Zahnes), einen Zahnhals und eine Zahnwurzel. Der Zahnschmelz ist der diamantharte, sich nicht regenerierende Überzug der Zahnkrone. Das Dentin (Elfenbein) macht die Hauptmasse des Zahnes aus und kann sich neu bilden. In der Zahnhöhle (Pulpahöhle) befinden sich Gefäße und Nerven des Zahnes.

Z 75

Die sensible Innervation der Oberkieferzähne erfolgt über viele Einzelnerven aus Ästen des N. maxillaris (V_2), die Innervation der Unterkieferzähne über einen gemeinsamen im Unterkiefer verlaufenden Zweig des N. mandibularis (V_3).

Zahnformel

I_1 = 1. Schneidezahn (1. Incisivus)
I_2 = 2. Schneidezahn (2. Incisivus)
C = Eckzahn (Caninus)
P_1 = 1. Backenzahn (Praemolar I)
P_2 = 2. Backenzahn (Praemolar II)
M_1 = 1. Mahlzahn (Molar I)
M_2 = 2. Mahlzahn (Molar II)
M_3 = 3. Mahlzahn (Molar III)
(Weisheitszahn = Serotinus)

ZUNGE

Die Zunge ist ein Muskelorgan, das von einer Schleimhaut überzogen ist. Wir unterscheiden Zungenspitze, Zungenrücken und Zungengrund. Zungenbinnenmuskeln können die Zunge in sich verformen, Zungenskelettmuskeln bewegen die Zunge. Die Zungenmuskeln werden vom N. hypoglossus motorisch innerviert.

In die Zungenschleimhaut sind Geschmackspapillen und Fadenpapillen eingelagert. Die Fadenpapillen sind für das so feine Tastempfinden der Zunge wichtig. Die Sensibilität aus den vorderen ⅔ der Zunge wird über den N. lingualis, einen Ast des N. mandibularis (V_3) abgeleitet. Für die sensible Innervation des dorsalen Zungendrittels ist der N. glossopharyngeus zuständig. Die Geschmackspapillen sind für das Registrieren von «süß», «sauer», «salzig» und «bitter» verantwortlich.

Zunge und Zähne sind, neben ihrer Funktion beim Kauen, für das Sprechen (Artikulation von Worten) notwendig. Die Tonbildung erfolgt im Kehlkopf.

Die Farbe der Zunge (Durchblutungsverhältnisse) und der Zustand des Schleimhautbelages auf der Zunge, lassen vielfache Rückschlüsse auf Erkrankungen zu.

MUNDSPEICHELDRÜSEN

In die Mundhöhle münden Speicheldrüsen, deren Sekret den gekauten Bissen durchfeuchtet und Kohlenhydrate andaut.

Speicheldrüsen der Mundhöhle

Glandula parotis	(Ohrspeicheldrüse)
Glandula sublingualis	(Unterzungenspeicheldrüse)
Glandula submandibularis	(Unterkieferspeicheldrüse)

PHARYNX (= RACHEN = SCHLUND)

Der Schlund ist ein mit Schleimhaut ausgekleideter Muskelschlauch, in dem sich Speise- und Luftweg kreuzen. Nach kranial und vorne zu hat der Schlund über die Choanen Verbindung zur Nasenhöhle, in der Mitte und nach vorn zu geht er zwischen den Gaumenbögen in die Mundhöhle über und caudalwärts mündet er in den Kehlkopf und in die dahintergelegene Speiseröhre.

Horizontalebenen durch die Spitze des Zäpfchens (Uvula) und durch den Oberrand des Kehldeckels unterteilen den Pharynx (Schlund) in 3 Etagen:

Epipharynx (ohne Spiegel nicht einsehbar; Lage der Rachentonsille am «Dach» des Epipharynx)
Mesopharynx (einsehbar; zwischen Gaumenbögen Lage der Gaumenmandeln)
Hypopharynx (ohne Spiegel nicht einsehbar; Lage des Recessus piriformis)

Innervation

Die Muskeln des Schlundes werden vom N. glossopharyngeus motorisch innerviert. Die sensible Innervation des Schlundes erfolgt über den N. trigeminus V_2 (Epipharynx), den N. glossopharyngeus (N. IX) (Mesopharynx) und den N. vagus (N. X) (Hypopharynx).

Tab. 118   **Schluckakt**

Ablauf	Hirnnerv
1. Der zerkaute Bissen wird von der Zunge gegen den Gaumen und dann dorsalwärts gedrückt.	XII
2. Verschluß des Zugangsweges zum Epipharynx (über Gaumensegel und oberen Schlundschnürer).	V, IX, X
3. Die Gaumenbögen «schneiden» den Bissen ab und verhindern dessen Rückkehr zur Mundhöhle.	IX
4. Das Zungenbein wird kranialwärts gezogen. Der Kehlkopf folgt passiv mit (Mundbodenmuskeln u. a.).	V_3, VII
5. Schlundhebermuskeln ziehen den Pharynxschlauch über den Bissen.	IX
6. Der Kehlkopf wird an das Zungenbein herangezogen (M. thyreohyoideus). Dabei weicht der Kehlkopffettkörper nach dorsal aus und drückt den Kehldeckel dorso-caudalwärts über den Zugang zum Kehlkopfbinnenraum.	X
7. Mittlere und untere Schlundschnürer halten den Bissen fest, der Schlundhebertonus läßt nach. Der Bissen senkt sich mit dem wieder länger werdenden Schlundschlauch und erreicht den Recessus piriformis.	IX, X
8. Die Speiseröhrenperistaltik übernimmt den Bissen. Die Schlundmuskulatur erschlafft.	X

Die Darstellung der komplizierten Folge der einzelnen Stufen im Schluckakt und die dabei beteiligten verschiedenen Hirnnerven zeigen auf, daß der Schluckakt ein empfindlicher «Indikator» (Verschlucken) für eine Läsion an einem dieser Hirnnerven ist.

SPEISERÖHRE (OESOPHAGUS)

Die Speiseröhre verbindet den Hypopharynx mit der Cardia des Magens. Sie verläuft zwischen Luftröhre und Wirbelsäule durch die obere Thoraxöffnung ins Mediastinum, liegt hier dorsal des Herzbeutels und drängt sich zwischen den medialen Pfeilern des Zwerchfells hindurch in die Bauchhöhle. Der mit Plattenepithel ausgekleidete, beim Erwachsenen etwa 25 cm lange und auf etwa 3 cm Durchmesser dehnbare, elastische Muskelschlauch (glatte Muskulatur), hat einen typischen Wandaufbau, der im Prinzip für das gesamte Magen-Darm-Rohr zutrifft.

Wandaufbau

äußeres «Schirrgewebe»
äußere Längsmuskulatur
                                    ← vegetativer Plexus myentericus
innere Ringmuskulatur
Submucosa mit Drüsen   ← vegetativer Plexus submucosus
und Venenplexus
Muscularis mucosae
Lamina propria
Epithel ↗ Speiseröhre = mehrschichtiges Plattenepithel
        ↘ Magen-Darm = einschichtiges prismatisches Epithel

Die vegetativ innervierte glatte Muskulatur in der Wand der Speiseröhre übernimmt den Bissen vom Recessus piriformis und transportiert ihn durch ihre «wellenförmige» Kontraktionsweise (= Peristaltik) magenwärts. Dabei kann der Bissen an 3 typischen Engstellen (in Höhe des Ringknorpels, in Höhe der Aufteilung der Luftröhre und in Höhe des Zwerchfelldurchtritts) «hängenbleiben».

MAGEN-DARM-TRAKT

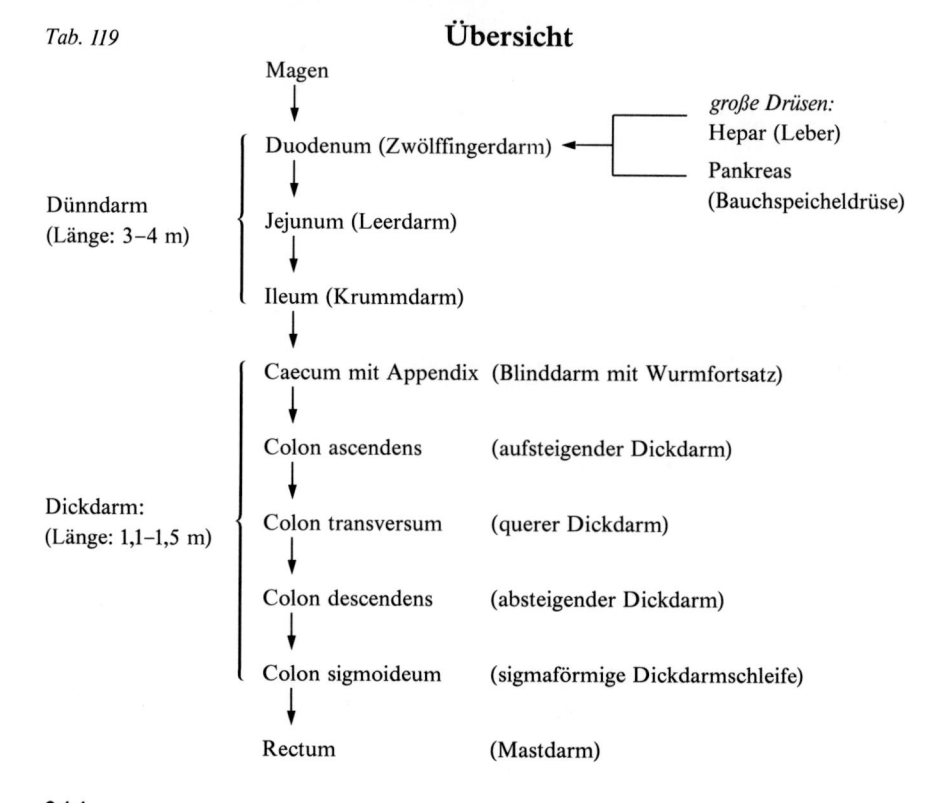

Tab. 119 **Übersicht**

Magen
↓
Dünndarm   Duodenum (Zwölffingerdarm) ← ┐   *große Drüsen:*
(Länge: 3–4 m) ↓   ├── Hepar (Leber)
                Jejunum (Leerdarm)   └── Pankreas
                ↓   (Bauchspeicheldrüse)
                Ileum (Krummdarm)
                ↓

                Caecum mit Appendix (Blinddarm mit Wurmfortsatz)
                ↓
                Colon ascendens   (aufsteigender Dickdarm)
                ↓
Dickdarm: Colon transversum   (querer Dickdarm)
(Länge: 1,1–1,5 m) ↓
                Colon descendens   (absteigender Dickdarm)
                ↓
                Colon sigmoideum   (sigmaförmige Dickdarmschleife)
                ↓
                Rectum   (Mastdarm)

PERITONAEUM UND PERITONAEALVERHÄLTNISSE

Das Peritonaeum (Bauchfell) ist eine seröse Haut (ähnlich der Pleura). Es kleidet die Bauchhöhlenwand von innen aus (Peritonaeum parietale) und umschließt die beweglichen Organe der Bauchhöhle, sowie deren «Gefäß-Nervenstiele» (Peritonaeum viscerale). Der geringe Flüssigkeitsüberzug des Peritonaeum gewährleistet die leichte Verschieblichkeit der Organe der Peritonaealhöhle gegeneinander. Ist die Flüssigkeit vermehrt, so spricht man von «Ascites».

Das Peritonaeum parietale ist äußerst schmerzempfindlich, das Peritonaeum viscerale nahezu schmerzunempfindlich.

An den Gefäß-Nervenstraßen zu den Organen der Peritonaealhöhle folgt das Peritonaeum parietale mit und wird dabei zum Peritonaeum viscerale. Die Peritonaealzügel zwischen Peritonaeum parietale und dem Bauchfellüberzug des Organs werden Mesenterien (= Gekröse) oder auch abgekürzt «Mesos» genannt. Das vom Magen nach dorsal führende Meso ist stark in die Länge gewachsen und hat sich als «großes Netz» (Omentum maius) über den Dünndarm vorgebuchtet. Das ventrale Mesenterium des Magens bezeichnet man als kleines Netz (Omentum minus).

Das disproportionierte enorme Längenwachstum des Magen-Darmrohres hat den Darm gezwungen, sich der Kürze der Bauchhöhle anpassen zu müssen. Er hat sich so umgelagert, daß bestimmte Abschnitte dorsalwärts gedrängt wurden und hier mit der Bauchwand unverschieblich verklebt sind.

Organe, die in der Peritonaealhöhle noch frei beweglich sind, liegen **«intraperitonaeal»** (Magen, Leber, Jejunum, Ileum, Caecum mit Appendix, Colon transversum, Colon sigmoideum, Milz).

Organe, die ehemals intraperitonaeal waren, im Zuge der Umlagerung des Darmrohres aber mit der Bauchwand verwachsen sind, haben sich sekundär **«retroperitonaeal»** verlagert (Duodenum und Pankreas, Colon ascendens, Colon descendens). Von Anfang an außerhalb der Peritonaealhöhle gelegen (= extraperitonaeal = primär **retroperitonaeal**) ist das Rectum.

Einteilung der Peritonaealhöhle

Oberbauch = Peritonaealhöhle und Bauchhöhlenorgane oberhalb des «Quercolons» und seines Mesenterium

Unterbauch = Peritonaealhöhle und Bauchhöhlenorgane unterhalb des «Quercolons» und seines Mesenterium

Beckenhöhle = Peritonaealhöhle des kleinen Beckens. Fließender Übergang in Höhe der Beckeneingangsebene vom Unterbauch in die Beckenhöhle.

MAGEN

Der beim Erwachsenen etwa 1500 cm^3 fassende, intraperitonaeale und gut bewegliche Magen befindet sich im Oberbauch links und in der Mitte. Er grenzt kranial an das Zwerchfell, mit seiner Rückseite an die Bauchspeicheldrüse, nach links an die Milz, nach rechts an die Leber und nach caudal an das «Quercolon». Nach vorne zu wird der Magen vom linken Rippenbogen überlagert.

Z 77   Am Magen unterscheiden wir: Cardia (Mageneingang), Fundus, Corpus, Antrum und Pylorus (Magenausgang). Die rechte Magenkurvatur wird als kleine Kurvatur, die linke als große Kurvatur bezeichnet.

Die glatte Muskulatur der Magenwand kann am Mageneingang und am Magenausgang durch ihren dort spiraligen bis cirkulären Verlauf den Speisebrei abschnüren. Die portionsweise Entleerung des Magens erfolgt über die vom Vegetativum gesteuerte Magenwandmotorik. Ist der Magen stark gefüllt, behindert er die inspiratorische Zwerchfellbewegung nach caudal.

Magenschleimhaut und Magensekretion

Magenschleimhaut

Die Magenschleimhaut formt schlauchartige Drüsen. Darin befinden sich verschieden differenzierte Epithelzellen:

1. Belegzellen (für die Bildung von Vorstufen der Magensäure)
   (im Fundus-Corpus)
2. Hauptzellen (für die Bildung von Pepsinogen und verschiedenen Schleimstoffen)
3. Nebenzellen (für die Bildung von Schleim- und Schutzstoffen)
4. Gastrinzellen (für die Bildung des Hormons Gastrin, das die Magensekretion stimuliert)

Das Sekret von Beleg-, Haupt- und Nebenzellen ist der saure Magensaft, von dem bei normalem Essen täglich etwa 2 l produziert werden. Im Magensaft befinden sich u. a.:

1. Magensalzsäure (für Eiweißfällung und Aktivierung des Pepsinogens zu Pepsin; bakterizide Wirkung)
2. Pepsin (Enzym zur Eiweißspaltung in Peptide)
3. Kathepsin (Enzym zur Eiweißandauung)
4. Schleimstoffe (Gleit- und Schutzstoffe)

Steuerung der Magensekretion

Die Magensekretion wird über 3 Wege gesteuert:

Cephale Phase: Auf Sinnesreize (Geruch, Sehen und Schmecken) und schon auf Vorstellungen von einem besonders feinen Essen werden sekretorische Kerngebiete der Nn. vagi aktiv. Die parasympathisch sekretorischen Fasern in den Nn. vagi lösen durch Acetylcholinfreisetzung die Magensekretion aus.

Gastrische Phase: Auf den Dehnungsreiz des gefüllten Magens und den chemischen Reiz an der Magenschleimhaut schütten Gastrinzellen ihr Inkret, das Hormon Gastrin, aus. Es bewirkt einen zusätzlichen Reiz auf die exkretorisch tätigen Drüsenzellen in der Magenschleimhaut.

Intestinale Phase: In der Schleimhaut des Duodenum und des oberen Jejunum sind Gastrinzellen. Sie schütten auf den chemischen Reiz an der Schleimhaut und den Dehnungsreiz im oberen Dünndarm zusätzlich Gastrin aus und erzielen so eine weitere Steigerung der Magensekretion.

HEAD'SCHE Zone des Magens

Magenschmerzen projizieren sich auf die linken Dermatome Th_5–Th_9. Direkt unterhalb des Proc. xiphoideus etwas links der Medianen befindet sich dabei eine Hautzone besonderer Schmerzhaftigkeit. «Ausstrahlende Schmerzen» in die Haut über der linken Schulter sind bei Magenbeschwerden häufig.

Z 78
Z 79

DUODENUM (ZWÖLFFINGERDARM)

Der beim Erwachsenen etwa 25 cm lange hauptsächlich retroperitonaeale Zwölffingerdarm nimmt den aus dem Magen schubweise ankommenden, sauren, angedauten Speisebrei auf. Mit dem alkalischen Sekret seiner Wanddrüsen und den ins Duodenum einmündenden Sekreten von Leber und Bauchspeicheldrüse wird der saure Speisebrei neutralisiert.

LEBER (HEPAR)

Die beim Erwachsenen etwa 1500 g schwere intraperitonaeale Leber liegt verborgen im rechten subphrenischen Raum und reicht aber noch in den linken subphrenischen Raum hinüber. Sie paßt sich in Form und Lage ihrer Umgebung an. Die Leberoberseite grenzt an das Zwerchfell und ist mit ihm teilweise verwachsen (Area

Z 80 nuda). Der Leberunterrand unterschreitet in Höhe der rechten Medioclavicular-Linie den Rippenbogen nach medial. Nur bei tiefer Inspiration drängt sich der Leberunterrand auch geringfügig unter dem restlichen Rippenbogen hervor.

Die Hauptmasse der Leberzellen besteht aus Epithelzellen (Derivate des Duodenalepithels), die übrigen Zellen im Leberparenchym stammen aus der Zwerchfellanlage (daher noch Verwachsung mit dem Zwerchfell).

Die Leber ist die größte Drüse des Verdauungssystems. Sie ist das zentrale Stoffwechsellabor und hat wichtige Aufgaben als Blutspeicher und für die Zusammensetzung des Blutes.

Leberbefestigung

1. Über Verwachsungen mit dem Zwerchfell (Area nuda)
2. Über Adhäsionskräfte am Zwerchfell
3. Über «Peritonaealzügel» der Leber:
    a) Lig. falciforme hepatis, Lig. teres hepatis
    b) Lig. coronarium hepatis
    c) Lig. hepatoduodenale und Lig. hepatogastricum
4. Über Vv. hepaticae an V. cava inferior

Lebergliederung

Lig. falciforme hepatis und Lig. venosum gliedern die Leberoberfläche in einen linken und rechten Leberlappen. Die beiden kleinen Lobus caudatus und Lobus quadratus erscheinen wie zum rechten Leberlappen gehörend. Der intrahepatische Verzweigungsmodus der V. portae sowie der A. hepatica propria weisen Lobus quadratus und Lobus caudatus dem linken Versorgungsgebiet an der Leber zu.

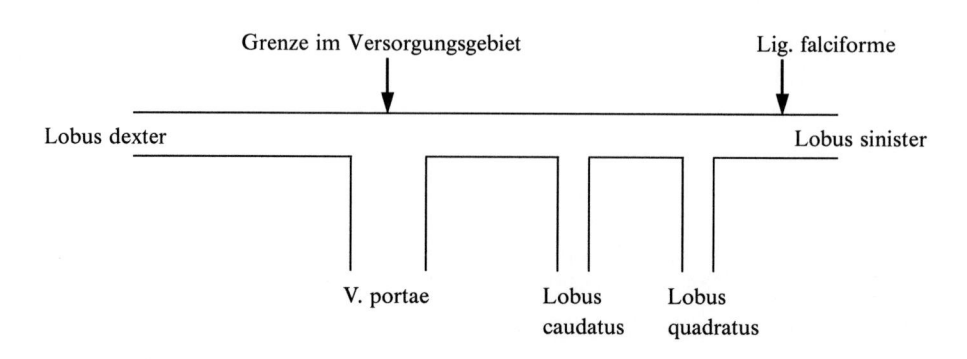

```
                    Grenze im Versorgungsgebiet           Lig. falciforme
                              ↓                                 ↓
        ─────────────────────────────────────────────────────────────
        Lobus dexter                                      Lobus sinister
                    │     │      │      │      │      │
                          V. portae    Lobus    Lobus
                                      caudatus quadratus
```

Lebergefäße und Leberläppchen

Über die V. portae erhält die Leber das mit Nährstoffen beladene venöse – aber relativ sauerstoffreiche – Darmblut zugeführt. Die A. hepatica propria leitet arterielles Blut zur Leber. Beide Gefäße treten am Leberhilus in das Leberparenchym ein. Sie verzweigen sich und erreichen über feinste Äste die kleinsten funktionellen Einheiten der Leber, die gerade noch mit freiem Auge erkennbaren Leberläppchen. Pfortaderästchen und Leberarterienästchen münden hier in die Lebersinusoide, die im Leberläppchen radiär auf eine zentral gelegene Vene zu ausgerichtet sind. An die Sinusoide grenzen die ebenfalls radiär angeordneten Epithelzellstränge des Leberläppchens. Die Epithelzellen synthetisieren aus den in den Lebersinusoiden angebotenen Nahrungsstoffen die für Aufbau und Funktion des Körpers notwendigen Stoffe und setzen Energie frei. Nicht mehr verwertbare Abbauprodukte werden zwischen benachbarte Epithelzellplatten in Gallenkapillaren ausgeschieden und über die ableitenden Gallenwege durch die Leberpforte zum Duodenum geführt. Das Blut aus den Zentralvenen der Leberläppchen sammelt sich in Lebervenen. Diese (3–20 an der Zahl) münden auf der Dorsalseite der Leber in die V. cava inferior.

Funktionen der Leber

1. Zentrales Stoffwechsellabor

    a) Glykogenbildung
    b) Bildung körpereigener Eiweiße (Albumine, Globuline, Fibrinogen)
    c) Bildung von Harnstoff beim Eiweißstoffwechsel
    d) Energiefreisetzung (Wärmekern)
    e) Neutralisierung von Giftstoffen

2. Bildung der Galle, die für die Emulgierung von Fetten im Darm notwendig ist. Sie enthält die dafür notwendigen Gallensäuren. Daneben enthält die Galle u. a. auch Bilirubin. Dies ist ein Umbauprodukt des Blutfarbstoffes Hämoglobin, das die Leberzellen beim Abbau überalterter Erythrocyten bilden. Kann das Bilirubin über die Gallenwege nicht aus der Leber abfließen, staut es sich auf und tritt in die Lebersinusoide über (Gelbsucht bei Gallenstau).

3. Großer Blutspeicher, aus dem bei Bedarf dem Kreislauf Blut zugeführt werden kann.

4. Speicher von Glykogen, Eisen und Vitamin K

5. Abbau überalterter Erythrocyten

Ableitende Gallenwege

Das Sekret der Leber, die Galle, wird aus den Gallenkapillaren über intrahepatische Lebergänge zum Ductus hepaticus dexter und Ductus hepaticus sinister geleitet. Am Leberhilus vereinigen sich beide oft noch innerhalb der Leber zum Lebergallengang, dem Ductus hepaticus communis. Dieser geht in den fast 1 cm starken Ductus choledochus (großer Gallengang) über, der die Galle durch eine muskulär verschließbare Ampulle in das Duodenum drainiert. Im Nebenschluß befindet sich am Beginn des Ductus choledochus der zur Gallenblase führende Ductus cysticus. Bei Verschluß der Ampulla choledochi staut sich die von der Leber abfließende Lebergalle auf und drängt sich in die Gallenblase. Hier wird sie zur Blasengalle eingedickt und bei Bedarf durch Kontraktion der Gallenblasenmuskulatur ins Duodenum entleert (Steuerung über: Cholecystokinin und Parasympathicus).

HEAD'SCHE Zone von Leber und ableitenden Gallenwegen

Z 81
Z 82 Gürtelförmige Zone an der Rumpfwand entsprechend den rechten Dermatonen Th_6–Th_{10}. Besonderer Schmerzpunkt rechts paramedian zwischen Proc. xiphoideus und Nabel. Ausstrahlende Schmerzen über der rechten Schulter sind häufig (rechter N. phrenicus, $C_{3,4}$).

PANKREAS (BAUCHSPEICHELDRÜSE)

Die beim Erwachsenen etwa 65–70 g schwere Bauchspeicheldrüse produziert täglich zwischen 300 und 1500 ml dünnflüssiges enzymreiches Sekret (Lipase, Amylase u. a.), das in den Zwölffingerdarm abfließt. Daneben ist sie mit ihrem endokrinen Anteil (LANGERHANS'sche Inseln) für die Bildung von Insulin (B-Zellen) und Glukagon (A_2-Zellen) wichtig.

Insulin = Polypeptidhormon, das die Glykogenbildung in Leber und Muskeln erhöht und dadurch den Blutzuckerspiegel senkt

Glukagon = Polypeptidhormon, das durch seine Glykogenolysewirkung in der Leber den Blutzuckerspiegel erhöht

Z 83 Das Pankreas wird in Caput, Corpus und Cauda unterteilt. Der Kopfbereich wird vom Duodenum umrahmt. Der Körper der Drüse quert dorsal des Magens den ersten Lendenwirbel, und die Cauda grenzt an die Milzpforte.

HEAD'SCHE Zone

Gürtelförmige Hautzone in den linken Dermatomen (Th$_7$–Th$_9$). Über den linken N. phrenicus (C$_3$, C$_4$) nicht selten ausstrahlende Schmerzen in die Gegend über der linken Schulter.

Z 81
Z 82

DÜNNDARM

Duodenum, Jejunum und Ileum sind etwa 3–4 m lang und haben einen Durchmesser um 3–4 cm. Der Dünndarm ist für die Resorption der enzymatisch aufbereiteten Nahrungsstoffe verantwortlich. Bei einem starren, innen glatten Rohr der angegebenen Dimensionen beträgt die Oberfläche etwa 0,5 m^2. Da wir beim Gesamtdarm aber auf eine resorbierende Oberfläche von fast 300 m^2 kommen, muß die Fältelungsweise der Darmschleimhaut entscheidend für die Oberflächenvergrößerung sein. Die Dünndarmschleimhaut besitzt dazu Mikrovilli, Zotten und im oberen Abschnitt Falten.

Mikrovilli = fingerförmige, verschieden lange, feinste Ausstülpungen resorbierender Epithelzellen ins Darmlumen

Zotte = blatt- oder fingerartige Ausstülpungen des Epithels und seiner Lamina propria ins Darmlumen

Falte = quer zum Längsverlauf des Darmrohres in dessen Lumen vorspringende Ausbuchtungen von Mucosa, Muscularis mucosae und Submucosa

Die zu Aminosäuren abgebauten Polypeptide und die einfachen Zucker (Glukose, Galaktose und Fruktose) werden über die Zotten resorbiert und über deren Kapillarnetz dem Pfortadersystem und damit der Leber zugeführt. Die von Lipasen gespaltenen Fette werden größtenteils über das Lymphsystem abtransportiert. Über den Ductus thoracicus fließen sie am Venenwinkel in die V. brachiocephalica sinistra.

Bewegungen des Dünndarmes

Die Dünndarmmuskulatur wird über den Plexus myentericus vom vegetativen Nervensystem gesteuert. Die äußere Längsmuskulatur der Darmwand kann das Darmrohr verkürzen, die innere Ringmuskulatur sein Lumen verengen und abschnüren.

Beide Muskelschichten der Darmwand bewirken gemeinsam die Dünndarmperistaltik. Sie wird verursacht durch individuell in unterschiedlichem Zeitabstand folgende Kontraktionen der Wandmuskulatur, die sich wellenartig langsam dickdarmwärts vorarbeiten. Die Peristaltik drückt so den Dünndarminhalt vor sich her und damit in Richtung Dickdarm.

Kontrahiert sich nur die äußere Längsmuskulatur einzelner Dünndarmabschnitte, so verkürzen sich diese Darmstücke und ihr Inhalt wird großenteils in benachbarte nicht verkürzte Dünndarmbereiche verlagert. Durch diese Pendelbewegungen wird die Darmpassage verlangsamt, und der besser durchmischte Darminhalt der resorbierenden Oberfläche längerzeitig ausgesetzt.

Bei abschnittsweiser Kontraktion der inneren Ringmuskulatur und Weitstellung benachbarter Dünndarmabschnitte («Segmentbewegungen») wird der Darminhalt schubweise in die benachbarten weitgestellten Darmabschnitte verlagert und mit dem dortigen Inhalt vermischt.

COLON (DICKDARM)

Beim Lebenden ist der Dickdarm etwa 1,25 m lang. Seine äußere Längsmuskulatur ist zu 3 streifenartigen longitudinalen Bündeln (Taenien) gerafft. Die innere Ringmuskulatur kommt daher besser zur Geltung und bewirkt durch ihre Einschnürungen die typischen halbmondförmigen Faltenbildungen im Dickdarm. Die dazwischen gelegenen Ausbuchtungen nennt man Haustren. Die Dickdarmschleimhaut ist zottenfrei, aber reich an Becherzellen, die Schleim produzieren.

Der Dickdarm bildet einen girlandenartigen Rahmen um das Mesenterium des Dünndarms mit den Dünndarmschlingen. Rechts befindet sich das intraperitonaeale Caecum und das retroperitonaeale Colon ascendens, den oberen Rahmen formt das intraperitonaeale Colon transversum, den Abschluß nach links stellen das retroperitonaeal fixierte Colon descendens und das in der Bauchhöhle an seinem Meso frei bewegliche Sigma. Die etwa 9 cm lange, blind endende Appendix (Wurmfortsatz) ist ein Anhangsgebilde des Caecum.

Der Dickdarm enthält die Hauptmasse der Colibakterien des Darmes. Diese schränken als Antagonisten zu Fäulnisbakterien die Fäulnisbildung im Dickdarm ein und haben Bedeutung als Vitaminproduzenten (Folsäure, Thiamin, Vitamin C). Wichtigste Aufgabe des Dickdarms ist die Wasserrückresorption. Eine stark beschleunigte Dickdarmpassage oder die Resektion eines großen Dickdarmabschnittes führt deshalb zu dünnflüssigem Stuhl und damit zu erhöhten Wasserverlusten.

Bewegungen des Colon

Bis zur linken Colonflexur (Übergang von Quercolon in Colon descendens, sogenannter «CANNON-BÖHM'scher Punkt») erfolgt die Steuerung der Dickdarmmotorik über die cephalen Parasympathicusanteile in den Nn. vagi. Ab hier analwärts ist der sakrale Anteil des Parasympathicus dafür verantwortlich. Die motorische Aktivität des Dickdarms ist gering. Im oberen Dickdarmabschnitt kommen leichte Peristaltikbewegungen vor («Haustrenfließen»). Ab dem CANNON-BÖHM'schen Punkt erfolgt alle 2 bis 3 Stunden eine etwa 3 Sekunden dauernde Colonmassenbewegung. Bei ihr wird durch Kontraktionswellen in der glatten Muskulatur der walzenförmige Coloninhalt um seine ganze Länge weitertransportiert. Nach 3 oder 4 Colonmassenbewegungen hat der Dickdarminhalt das Sigma und danach die Ampulle des Mastdarmes erreicht. Ihr Dehnreiz löst den Stuhldrang aus.

Appendices epiploicae

Am Colon (besonders am Sigma) kommen an Zahl und Größe individuell unterschiedliche, mit Fett und subserösem Bindegewebe ausgefüllte kleinzipfelige Peritonaealaussackungen vor. In diese Appendices epiploicae drängt sich nicht selten auch Schleimhaut. Die so entstehenden Divertikel des Dickdarms, die mit dem Darmlumen in Verbindung stehen, können sich entzünden (Diverticulitis).

RECTUM (MASTDARM)

Das im Mittel etwa 13–15 cm lange Rectum liegt zunächst ein kurzes Stück retroperitonaeal, dann extraperitonaeal. Das Rectum hat keinen geraden Verlauf sondern Krümmungen: In der Sagittalebene anfangs eine nach dorsal konvexe Biegung (entspricht der Sacralkyphose), dann in Beckenbodenhöhe durch die Zugwirkung der Pars pubica des M. levator ani eine konvexe Krümmung nach ventral. In der Mitte des kleinen Beckens biegt das Rectum leicht nach links aus.

Am Rectum unterscheidet man die **Ampulla recti,** die **Zona haemorrhoidalis** und den **Analkanal.** Die stark dehnbare, etwa 250 ml fassende Ampulle ist normalerweise leer. Ist sie durch eine Colonmassenbewegung gefüllt worden, empfinden wir den Stuhldrang. Die Zona haemorrhoidalis zeigt longitudinale Schleimhautfalten, die von arterio-venösen Gefäßknäueln unterfüttert sind. Sie sind für die Feinabdichtung des Darmverschlusses wichtig. Die Zona haemorrhoidalis wird vom M. sphincter ani internus umgeben. Der Analkanal ist der von Plattenepithel ausgekleidete 1,5–2 cm lange Endabschnitt des Darmrohres. Er wird umgeben von einem quergestreiften Ringmuskel, dem M. sphincter ani externus.

Verschluß des Analkanals

1. M. sphincter ani internus wird in Verschlußstellung gehalten (sympathisch innervierter, glatter Muskel, Perikaryen: Seitenhorn Th_{11}–S_3)
2. M. sphincter ani externus (willkürlich innervierter Muskel über N. pudendus S_2–S_4)
3. M. puborectalis (Pars pubica des M. levator ani) drückt Rectumrückwand gegen Vorderwand und zieht Rectum ventralwärts (direkte Äste aus S_3 und S_4)

4. Die Gefäßknäuel des Plexus haemorrhoidalis bewirken die Feinabdichtung des Rectum. Bei Kontraktion des M. sphincter ani externus wird der Blutabfluß aus der Zona haemorrhoidalis stärker abgeschnürt, der Gefäßplexus wird praller.

Entleerung des Rectum

1. Die Ampulla recti ist durch eine Colonmassenbewegung gefüllt worden. Dehnungsreceptoren nehmen den Reiz auf und geben ihn über afferente Äste des Beckennervengeflechts an:

    a) Zona intermedia S_2–S_5 für Parasympathicus

    b) Sympathische Reflexzentren im Seitenhorn der Rückenmarksegmente Th_{11}–L_3

2. Erschlaffung des M. sphincter ani internus (Th_{11}–L_3).
3. Erschlaffung des M. levator ani und des M. sphincter ani externus (S_2–S_4).
4. Kontraktion der äußeren longitudinalen Rectummuskulatur über efferente parasympathische Nervenfasern der Nn. pelvici (S_2–S_5).
5. Streckung des Rectum durch Längsverkürzung von Sigma und Colon descendens.
6. Muskeln der Bauchpresse (Th_5–L_1) drücken Stuhl durch erschlafften Analkanal.

Rectuminkontinenz

a) **Mit Kontrolle**

   1. bei zu schlaffem M. puborectalis (Pars pubica des M. levator ani), der zur Beckenbodeninsuffizienz geführt hat.
   2. nach zu weitgehender Entfernung der Gefäßknäuel in der Zona haemorrhoidalis nach Haemorrhoidenoperationen.

b) **Ohne Kontrolle**

Nach Querschnittslähmung oberhalb der Rückenmarksegmente S_3 und S_4 fehlt die willkürliche Verschlußmöglichkeit des Analkanals. Die Rectumentleerung erfolgt spontan über den vegetativen Reflexbogen. Der Dehnungsreiz der Ampulla recti kann nicht mehr wahrgenommen werden.

UROGENITALSYSTEM

NIERE UND ABLEITENDE HARNWEGE

ÜBERSICHT

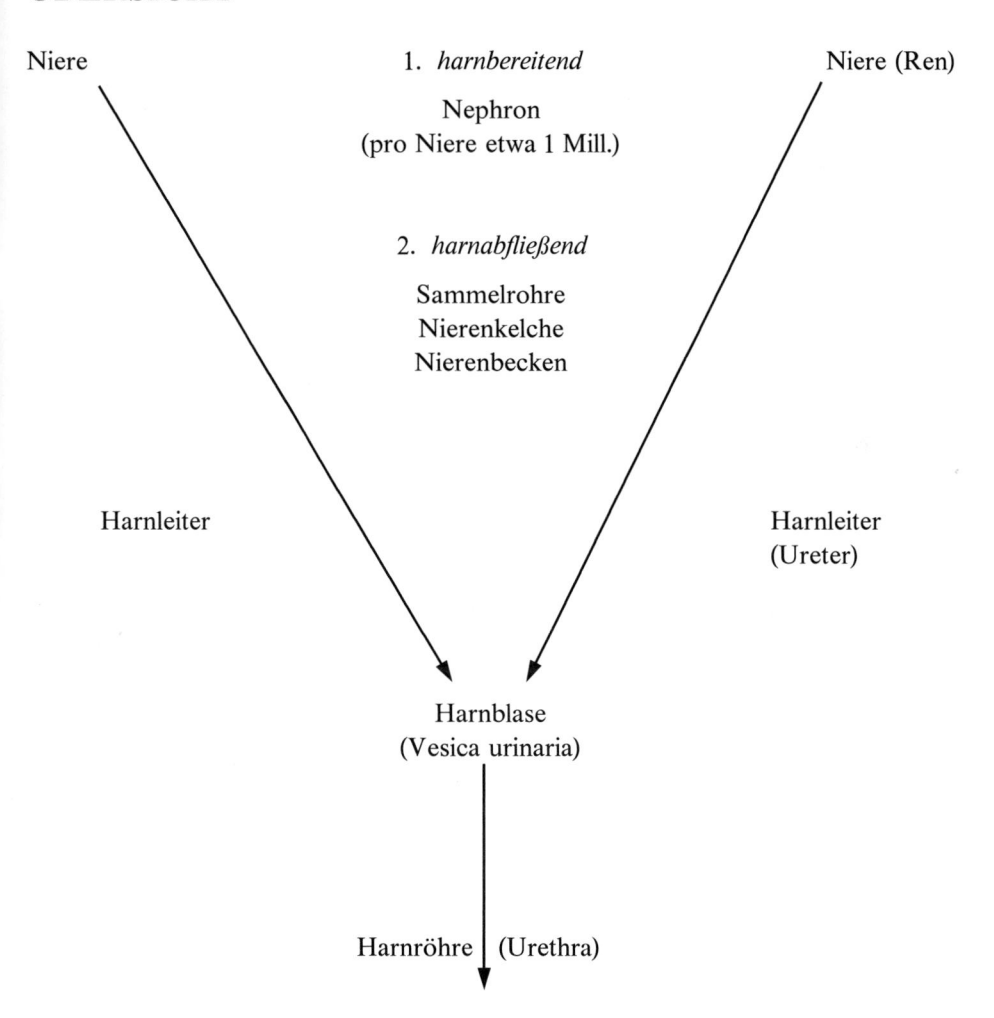

Niere   1. *harnbereitend*   Niere (Ren)

Nephron
(pro Niere etwa 1 Mill.)

2. *harnabfließend*

Sammelrohre
Nierenkelche
Nierenbecken

Harnleiter   Harnleiter
                                                                     (Ureter)

Harnblase
(Vesica urinaria)

Harnröhre (Urethra)

NIERE

Lage

Z 85 Die in ihrer Form einem Bohnenkern ähnlichen Nieren liegen retroperitoneal und paravertebral auf dem M. psoas und M. quadratus lumborum. Die gering tieferstehende rechte Niere grenzt mit ihrem oberen Pol an die Leberunterseite, die linke an die Milz. Der Nierenhilus ist Gefäßpforte und Austrittstelle des Nierenbeckentrichters, der in den Harnleiter übergeht. Horizontale Linien durch den oberen und unteren Nierenpol schneiden die Wirbelsäule in Höhe der Wirbelkörper Th_{12} und L_3. Nach dorsal zu grenzen die Nieren an die Rippen 11 und 12. Die Nieren verschieben sich um etwa 3 cm synchron zu den Zwerchfellbewegungen.

Meßwerte

Länge	10– 12 cm
Breite	5– 6 cm
Dicke	3,5– 4 cm
Gewicht	120–290 g (abhängig vom Körpergewicht und Eiweißgehalt in Nahrung)

Kapsel

Die Nierenumhüllungen sind mechanischer und thermischer Schutz für die Niere. Über die Fascia renalis ist die Niere an die umgebenden Fascien- und Peritonaealstrukturen fixiert. Man unterscheidet:

Organkapsel	(= Capsula fibrosa)
Fettkapsel	(= Capsula adiposa)
Nierenfascie	(= Fascia renalis)

Da die sackartige Fascienumhüllung der Niere nach caudal zu offen ist, kann die Niere bei entsprechender Disposition caudalwärts gleiten (Senkniere).

Einteilung der Niere

Z 86 Harnbereitende Zone = Nierenrinde
Harnabfließende Zone = Nierenmark

Nierenrinde

In dieser etwa 1 cm breiten und stark vaskularisierten dunklen Außenzone der Niere sind die etwa 1 Million Nierenkörperchen verstreut, die als Anfangsteil des Nephrons (kleinste funktionelle Arbeitseinheit s. Tab. 120) den Primärharn bilden. In der Rinde befinden sich in Nachbarschaft zu den Glomeruli auch die gewundenen

Anfangs- und Endstücke des Nephrons. Die gestreckt verlaufenden Anteile des Nephrons reichen in das Nierenmark.

Nierenmark

Der gerade Teil der Nephrone und die den Harn verschiedener Nephrone aufnehmenden «Sammelrohre» liegen eng und parallel zueinander gebündelt und formen die 6–15 hellen «Nierenpyramiden». Die breite Basis der Pyramide hat keine scharfe Grenze zur Nierenrinde. An der Pyramidenspitze münden die Sammelrohre in die Nierenkelche. Zwischen benachbarten Nierenpyramiden befindet sich eine säulenartige Zone von Nierenrinde (Columnae renales).

Tab. 120   **Nephron und Harnweg bis Nierenbecken**

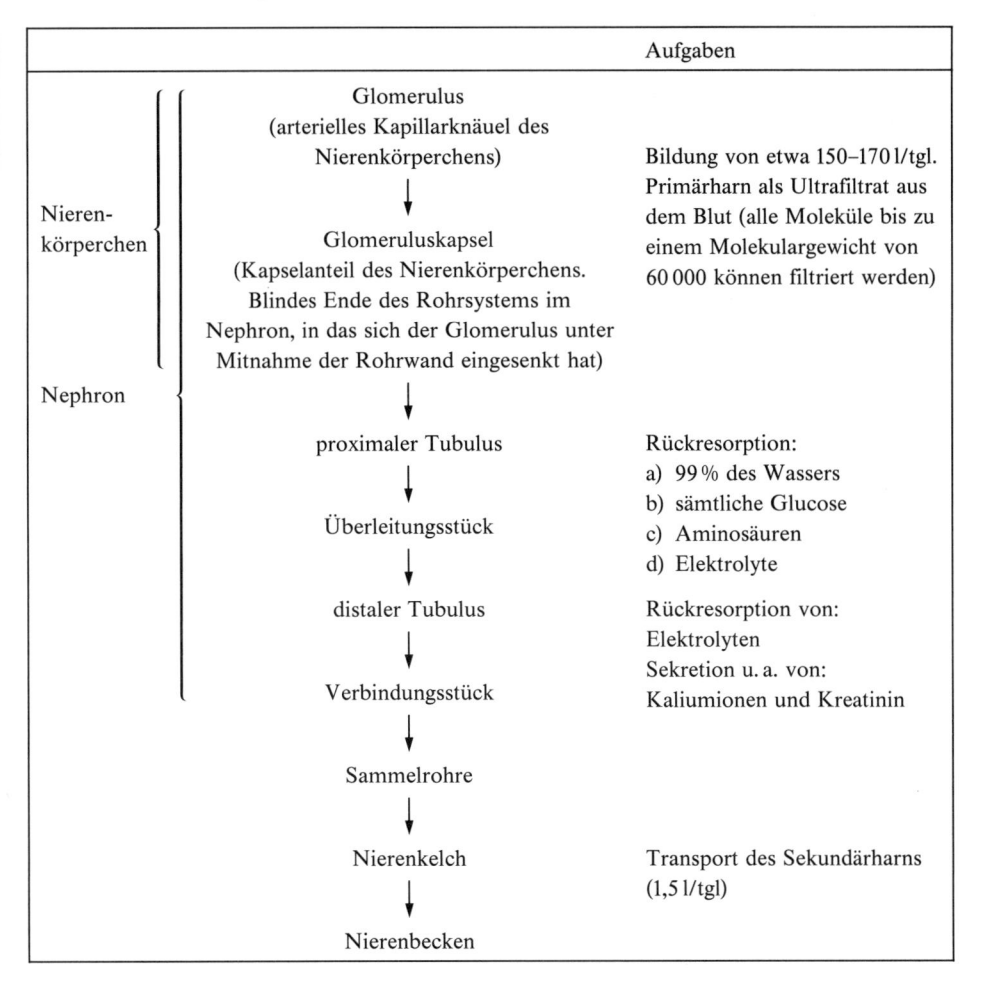

			Aufgaben
Nierenkörperchen		Glomerulus (arterielles Kapillarknäuel des Nierenkörperchens) ↓	Bildung von etwa 150–170 l/tgl. Primärharn als Ultrafiltrat aus dem Blut (alle Moleküle bis zu einem Molekulargewicht von 60 000 können filtriert werden)
	Nephron	Glomeruluskapsel (Kapselanteil des Nierenkörperchens. Blindes Ende des Rohrsystems im Nephron, in das sich der Glomerulus unter Mitnahme der Rohrwand eingesenkt hat) ↓	
		proximaler Tubulus ↓	Rückresorption: a) 99 % des Wassers b) sämtliche Glucose c) Aminosäuren d) Elektrolyte
		Überleitungsstück ↓	
		distaler Tubulus ↓	Rückresorption von: Elektrolyten Sekretion u. a. von: Kaliumionen und Kreatinin
		Verbindungsstück ↓	
		Sammelrohre ↓	
		Nierenkelch ↓	Transport des Sekundärharns (1,5 l/tgl)
		Nierenbecken	

Aufgaben der Niere

Die Harnbereitung und Harnzusammensetzung werden über die Hormone Adiuretin, Aldosteron und Parathormon gesteuert. Aufgaben der Nieren sind:
1. Konstanthalten des Elektrolytgleichgewichtes im Blut
2. Konstanthalten des Wasserhaushaltes im Körper
3. Ausscheidung von Stoffwechselprodukten (z. B. Harnstoff und Harnsäure aus dem Eiweißstoffwechsel)
4. Konstanthalten des osmotischen Druckes
5. Ausscheidung von Fremdstoffen (wie z. B. Röntgenkontrastmittel beim Urogramm)

HARNLEITER UND HARNBLASE

HARNLEITER

Über peristaltikartige, wellenförmige Kontraktionen (1–5/Min) der glatten Muskulatur des Harnleiters wird der Harn vom Nierenbecken zur Harnblase transportiert. Die häkelnadelstarken Harnleiter sind beim Erwachsenen 25–30 cm lang, bei einem Lumen von 4–8 mm. Sie sind auf etwa 1,5 cm dehnbar. Auf der Blasenrückseite, nahe des Blasengrundes, dringen die Harnleiter schräg durch die Harnblasenwand. Bei gedehnter Harnblase werden deshalb die mündungsnahen Abschnitte der Harnleiter wie über ein Rückstauventil verschlossen.

HARNBLASE

Z 87
Z 88

Die muskulös-membranöse Harnblase hat ein Fassungsvolumen von normalerweise 250–500 ml (Harndrang), Maximalwerte 1200–1500 ml. Sie liegt außerhalb der Peritonaealhöhle. Eine suprapubische Harnblasenpunktion geht also ohne Eröffnen der Peritonaealhöhle einher. Die leere Harnblase befindet sich dorsal der Symphyse oberhalb des Beckenbodens. Eine maximal prall gefüllte Harnblase kann Nabelhöhe erreichen. Harnleitermündungen und Harnröhrenbeginn liegen am Blasengrund nah beieinander. Verbindet man die Öffnungen in Gedanken durch Linien, so entsteht ein auf seiner Spitze stehendes Dreieck, dessen Spitze in die Öffnung zur Harnröhre weist.

Verschluß und Entleerung der Harnblase

Die Harnblase wird vom vegetativen Nervensystem innerviert. Die glatte Muskulatur in der Harnblasenwand kontrahiert sich auf einen Parasympathicusreiz, der Harnblasenausgang und der proximale Harnröhrenabschnitt öffnen sich dabei.

Unter dem Einfluß des Sympathicus erschlafft die Harnblasenmuskulatur, Harnblasenausgang und proximaler Harnröhrenabschnitt werden verschlossen.

Neben motorischen vegetativen Efferenzen verlaufen in den vegetativen Nerven, die zur Blase führen, auch Afferenzen. Die Tab. 121 gibt Auskunft über die segmentale Lage der Perikaryen vegetativer und somatischer Nerven, die Impulse von oder zu der Harnblase führen.

Tab. 121

Faserqualität	Lage der Perikaryen
Viscerosensible Afferenzen (Volumengefühl, Schmerz)	Spinalganglien der Segmente $L_{1,2}$ und S_2–S_4
Visceromotorische Efferenzen (unbewußte Entleerung und unbewußter Verschluß der Harnblase)	parasympathisch: S_2–S_4 sympathisch: Seitenhorn Th_{11}–L_2
Somatomotorische Efferenzen (bewußter Verschluß der «oberen Harnröhre»)	Vorderhorn S_2–S_4

Tab. 122 **Der muskuläre Mechanismus für Verschluß und Öffnung des Harnröhrenausgangs aus der Blase**

Schließ- und Öffnungsmechanismen	Muskel	Innervation
unwillkürlicher Verschluß des Blasenhalses und des Harnröhrenbeginns	M. sphincter vesicae internus	sympathische Fasern aus Th_{11}–L_2 in Nn. splanchnici lumbales
willkürlicher Verschluß der oberen Harnröhre in Höhe des Beckenbodens	M. sphincter vesicae externus und M. sphincter urethrae	über N. pudendus (S_2–S_4) und direkte Plexusäste aus S_3–S_4
Öffnung des Blasenhalses	M. detrusor vesicae	
Öffnung der inneren Harnröhrenmündung	Muskelschlingen um Uretermündung und M. retractor uvulae	parasympathische Fasern aus S_2–S_4
Erweiterung der geöffneten inneren Harnröhrenmündung	M. pubovesicalis M. rectovesicalis	

Zur Klinik

Reflexblase = Harnblasenzustand nach Querschnittslähmung oberhalb Th_{12}, die Tage oder Wochen zurückliegt: automatische Entleerung der Harnblase über den vegetativen Reflexbogen ohne Großhirnkontrolle.

Atonische Blase = Bei Zerstörung der Rückenmarkssegmente S_2–S_4, deren Radices oder der Durchtrennung aller Nerven der Harnblase, wird die Harnblasenmuskulatur schlaff. Die Blase hat dann ein großes Füllungsvermögen. Es zeigt sich das klinische Bild der «Überlaufblase».

HARNRÖHRE (Urethra)

Z 88 **Bei der Frau** 3–4 cm lang
gerader Verlauf
7–8 mm Durchmesser

Beim Mann

Z 87 **Einteilung:** 1. Pars prostatica (durch Prostata)
2. Pars membranacea (durch Beckenboden)
3. Pars spongiosa (im Penis)

Verlauf: Die beim Neugeborenen 5–6 cm, beim Erwachsenen um 18 cm lange Harnröhre hat Weiten (11–12 mm Durchmesser) und Engen (7–9 mm Durchmesser). Engstellen sind das äußere und innere Harnröhrenende, sowie die Durchtrittstelle der Harnröhre durch den Beckenboden.

Zur Klinik

Der kurze und gestreckte Verlauf der weiblichen Harnröhre bietet beim Katheterisieren keine Probleme, dafür ist eine aufsteigende bakterielle Blasenentzündung leicht möglich. Der lange und gekrümmte Verlauf der männlichen Harnröhre bietet durch die Harnröhrenengen und -weiten beim Katheterisieren (bes. bei der Prostatahypertrophie) Probleme. Die Keimascension ist erschwert.

WEIBLICHE GESCHLECHTSORGANE

Übersicht mit Meßwertangaben

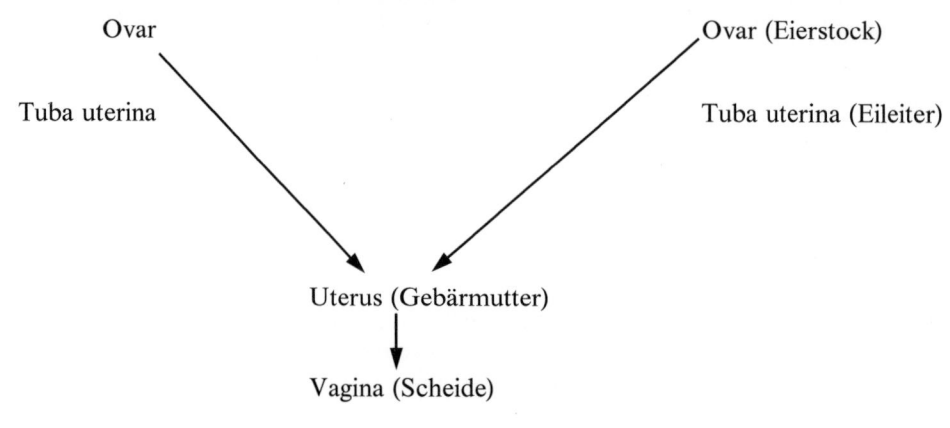

Z 88

Ovar   Ovar (Eierstock)

Tuba uterina   Tuba uterina (Eileiter)

Uterus (Gebärmutter)

Vagina (Scheide)

Eierstock (Ovar)

Lage:	intraperitonaeal, im Gabelungsbereich der A. iliaca communis
Gewicht:	etwa 6 g
Form:	ähnlich einem Bohnenkern
Aufgaben:	1. Enthält die Eizellen in verschiedenen Reifestadien (Primär-, Sekundär- und Tertiärfollikel); Größe des maximal ausgereiften und flüssigkeitsgefüllten Tertiärfollikels (= GRAAF'scher Follikel) etwa Kirschgröße, Durchmesser der darin enthaltenen reifen Eizelle: 0,11–0,13 mm.
	2. Bildet in wechselnder Intensität die Hormone «Östrogene» und «Gestagene».

Eileiter (Tuba uterina)

Lage:	intraperitonaeal
Form:	Etwa 10–11 cm langer, 4–10 mm starker, glatter Muskelschlauch mit Schleimhautauskleidung. Freie Öffnung in die Peritonaealhöhle, distale Öffnung in das Uteruslumen. Fimbrientrichter an dem abdominalen Ende.
Einteilung:	Infundibulum, Ampulla, Isthmus, Pars uterina.
Aufgaben:	1. Fimbrientrichter legt sich über sprungreifen Tertiärfollikel.
	2. Transport der Eizelle durch Tube (Dauer 4–5 Tage).
	3. Befruchtung der Eizelle in Ampulla tubae (nur 12–24 Std. möglich).

Gebärmutter (Uterus)

Lage:	Extraperitonaeal zwischen Harnblase und Mastdarm. Nach ventral gewendet (Anteversio) und in sich nach ventral geknickt (Anteflexio).
Form:	Ähnelt einer kleinen Birne, die auf ihrem Stiel steht (Länge etwa 7 cm).
Einteilung:	Fundus, Corpus, Isthmus, Cervix.
Aufgaben:	Das muskulöse (= Myometrium) Hohlorgan mit Schleimhautauskleidung (= Endometrium) dient als «Nistorgan» und «Bruthöhle» für die befruchtete Eizelle.
Uterusstand	nicht gravid: dorsal Symphyse
	6. Monat: Nabelhöhe
	9. Monat: Rippenbogenhöhe

Befestigung: 1. über Bindegewebs- und glatte Muskelzügel zur seitlichen Becken-
wand (Parametrien)
2. über Bindegewebs- und glatte Muskelzügel zu Blase und Mastdarm

Scheide (Vagina)

7–10 cm langer, leicht s-förmig gekrümmter Muskel-Bindegewebsschlauch. Seine Vorder- und Hinterwand liegen durch den Zug der Pars pubica des M. levator ani und durch den Blasendruck einander an. Die Cervix uteri ragt als «Portio» etwa 1 cm in das Scheidenrohr. Der Raum dorsal der «Portio» ist höher als der ventral von ihr gelegene.

OVARIALZYKLUS UND MENSTRUATIONSZYKLUS UND IHRE HORMONALE STEUERUNG

Ovarialzyklus

Der 28-tägige, regelmäßige Ovarialzyklus ist gekennzeichnet durch: 1. Heranreifen eines Primärfollikels zu einem Tertiärfollikel. 2. Follikelsprung mit Ausstoßung der Eizelle (Ovulation). 3. Aufbau eines Corpus luteum (Gelbkörper) aus den Resten des geplatzten GRAAF'schen Follikels und 4. Rückbildung des Gelbkörpers zum Corpus albicans.

Menstruationszyklus

Parallel zum Ovarialzyklus wird die Schleimhaut des Uterus («Functionalis») für die mögliche Aufnahme einer befruchteten Eizelle vorbereitet. Während des Heranreifens eines Primärfollikels zu einem neuen Tertiärfollikel wird die während der Desquamationsphase zunächst abgebaute alte Functionalis neu aufgebaut (Prolife-rationsphase etwa 11 Tage). Vom Zeitpunkt der Ovulation wird die aufgebaute, hohe, sezernierende Functionalis für etwa 11 Tage erhalten (Sekretionsphase). Daran schließt sich für etwa 2 Tage eine Mangeldurchblutung der Uterusschleimhaut an, worauf die Abstoßung der Functionalis erfolgt (Desquamationsphase 4 Tage).

Hormonale Steuerung

Die zyklischen Veränderungen im Ovar und an der Uterusschleimhaut werden von einem übergeordneten, rhythmisch arbeitenden Zentrum im Hypothalamus (oberhalb des Nucleus supraopticus) gesteuert. Das übergeordnete Zentrum registriert die Konzentrationen von Oestrogenen und Gestagenen, den weiblichen Sexualhormonen, im Blut. Es gibt dem Hypophysenvorderlappen über Releasing-Hormone Signale, in welcher zeitlichen Folge und in welcher Menge er Gonadotropine in die Blutbahn abgeben muß. Das Gonadotropin FSH (Follikelstimulierendes Hormon) ist für Wachstum und Reifung des Primärfollikels zum Tertiärfollikel verantwortlich. Es induziert die Ausreifung der Follikelepithelzellen und bereitet dadurch die Oestrogenbildung vor. Das Gonadotropin LH (Luteinisierungshormon) fördert die Eizellreifung und induziert den Follikelsprung und die Bildung des Corpus luteum (Gelbkörper). Das Hormon des Gelbkörpers ist das Progesteron.

Wirkung von Östradiol
(Hormon der Follikelepithelzellen)

1. Wachstum der Geschlechtsorgane wird gefördert
2. Schluß der Epiphysenfugen in der Pubertät
3. Aufbau der Uterusschleimhaut in der Proliferationsphase

Wirkung von Progesteron
(Hormon des Gelbkörpers)

1. Verhindert die Ausreifung eines neuen Tertiärfollikels
2. Fördert das Wachstum der Brustdrüse
3. Bewirkt mit Östrogenen zusammen die Umwandlung der Functionalis aus dem Proliferationsstadium in das Sekretionsstadium
4. Erhöht Atmung, Herzfrequenz und Körpertemperatur
5. In der Schwangerschaft etwa 10fach höhere tägl. Progesteronproduktion in der Placenta als während eines normalen Zyklustages durch den Gelbkörper. Erhöhte Wassereinlagerung im Bindegewebe.

MÄNNLICHE GENITALORGANE

ÜBERSICHT

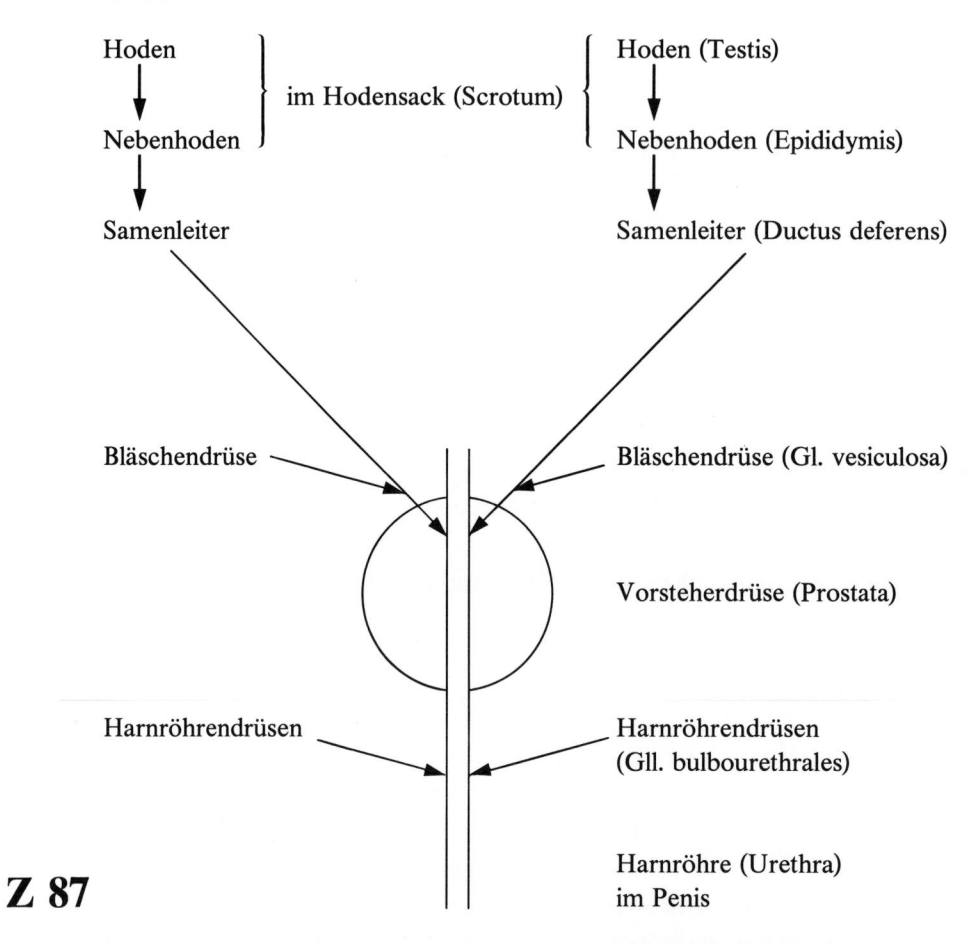

Hoden ⎫
⎬ im Hodensack (Scrotum)   Hoden (Testis)
Nebenhoden ⎭   ↓
↓   Nebenhoden (Epididymis)
Samenleiter   ↓
                             Samenleiter (Ductus deferens)

Bläschendrüse   Bläschendrüse (Gl. vesiculosa)

                             Vorsteherdrüse (Prostata)

Harnröhrendrüsen   Harnröhrendrüsen
                             (Gll. bulbourethrales)

Z 87   Harnröhre (Urethra)
                             im Penis

Die beiden Hoden und Nebenhoden sind in den Hodensack (Scrotum) eingelagert, da für die Bildung der Samenzellen eine niedrigere Temperatur als die Körpertemperatur notwendig ist. In den Hoden werden die Samenzellen gebildet, im Nebenhoden reifen sie aus und werden sie gespeichert. In den LEYDIG'schen Zwischenzellen des Hodens wird das männliche Geschlechtshormon Testosteron gebildet und in die Blutbahn abgegeben.

Der beim Erwachsenen etwa 50–60 cm lange, stricknadelstarke, mit kräftiger glatter Muskulatur versehene Samenleiter führt zu der am Blasengrund gelegenen, die Harnröhre umgebenden Vorsteherdrüse. Hier münden beide Samenleiter zusammen mit den beiden Ausführungsgängen der Bläschendrüsen über einen etwa 2 cm langen gemeinsamen Gang in die Harnröhre. Die Vorsteherdrüse, die in ihrer

Form einer auf ihrer Spitze stehenden Eßkastanie ähnelt, gibt ihr Sekret über mehrere feine Ausführungsgänge in den unmittelbar durch sie verlaufenden Abschnitt der Harnröhre ab.

Zur Klinik

Prostatahypertrophie

Bei einer Vergrößerung der Vorsteherdrüse wird das Lumen des durch die Drüse verlaufenden Harnröhrenabschnittes eingeengt. Der Urin kann nicht mehr im Strahl entleert werden. In der Harnblase verbleibt ein «Restharn», den die auch hypertrophierte und hyperplastische Harnblasenmuskulatur nicht mehr austreiben kann.

Die Vorsteherdrüse wird von einem ausgedehnten Venengeflecht umgeben. Nach Prostataresektionen ist deshalb die Gefahr von Beckenvenenthrombosen gegeben.

ENDOKRINE ORGANE

HYPOPHYSE

Lage: Die beim Erwachsenen etwa haselnußkerngroße (0,35–0,9 g schwere) Hypophyse liegt in dem «Türkensattel» des Keilbeins. Ihr Vorderlappen wird von Arachnoidea und Pia mater umgeben. Die Hypophyse grenzt nach lateral zu an den Sinus cavernosus und nach ventrokranial an das Chiasma opticum. Nach caudal zu ist die Drüse durch eine dünne Knochenlamelle von den Keilbeinhöhlen getrennt.

Aufbau: Hypophysenstiel
Vorderlappen
Hinterlappen

Aufgaben: Die Hypophyse ist das übergeordnete Zentrum der endokrinen Organe und steuert über Regelkreise den gesamten Hormonhaushalt. Sie steht mit anderen Zentren des Hypothalamus über Releasing-Hormone bzw. Releasing-Inhibiting-Hormone in Verbindung.

Vorderlappen (= Adenohypophyse)

1. Somatotropes Hormon (= STH = Wachstumshormon)

Stimuliert das Längenwachstum der Knochen beim Jugendlichen; steigert Eiweißsynthese in den Zellen, hemmt Glucoseaufnahme der Zellen.

2. Glandotrope Hormone

a) Adrenocorticotropes Hormon (ACTH)
Regelt die Ausschüttung von Nebennierenrindenhormonen (Glucocorticoiden).

b) **Thyreotropes Hormon (TSH)**
Regelt die Thyroxin- und Trijodthyroninproduktion der Schilddrüse.
c) **Lactotropes Hormon (LTH)**
Regelt die Milchproduktion der Brustdrüse.

3. **Gonadotrope (auf Keimdrüsen wirkende) Hormone**

   a) Follikel stimulierendes Hormon (FSH)

   Beim Mann: Entwicklung der Hodenkanälchen und Reifung der Samenzellen.

   Bei der Frau: Reifung des Primärfollikels zum sprungreifen Tertiärfollikel, Östrogenproduktion.

   b) Luteinisierungshormon (LH) =
   interstitial cell-stimulating hormone (ICSH)

   Bei der Frau: Aufbau des Gelbkörpers aus Resten des gesprungenen Tertiärfollikels (Produktion von Progesteron) und Beeinflussung des Follikels zur Bildung des Hormons Östradiol.

   Beim Mann: Wirkt auf Leydig'sche Zwischenzellen im Hoden (Testosteron bildende Zellen).

Hinterlappen (= Neurohypophyse)

1. Oxytocin

Hormon, das auf glatte Muskulatur wirkt:
a) Uterusmuskulatur (Wehenmittel)
b) Muskulatur der Milchdrüsengänge

2. Adiuretin (= Vasopressin = ADH).

Wirkt besonders am distalen Bereich des Nephron (Wasserrückresorption). Gefäßverengende Wirkung an kleinen Arterien und dadurch Blutdrucksteigerung.

Zur Klinik

Hypophysenvorderlappen

Unterfunktion

a) proportionierter Zwergwuchs (unter 1,20 m)
b) Fettsucht (Fettstoffwechselstörung)
c) unterentwickelte Genitalien

Überfunktion

a) in der Jugend Riesenwuchs
b) nach Schluß der Epiphysenfugen: Akromegalie (= Vergrößerung und Vergröberung an Händen und Füßen, Schädel (bes. Kinn, Nase) u. a.)

c) Morbus CUSHING (ACTH Überproduktion):
Stammfettsucht, Osteoporose, erhöhter Blutdruck, Impotenz u. a.

Hypophysenhinterlappen

Unterfunktion

Diabetes insipidus (vermehrte Harnausscheidung über 5 l/tgl., trockene Haut)

Überfunktion

Antidiabetes insipidus (Harnausscheidung stark vermindert; Oedeme)

SCHILDDRÜSE (GL. THYREOIDEA)

Lage und Gestalt

Die weiche und verschiebliche, beim Erwachsenen etwa 25–30 g schwere Schilddrüse befindet sich vor dem Kehlkopf und dem oberen Bereich der Luftröhre. Rechter und linker Schilddrüsenlappen stehen in Höhe der 2.–4. Knorpelspange der Trachea untereinander in Verbindung. Die bei der Frau meist etwas größere und zyklusentsprechend im Volumen schwankende Schilddrüse grenzt nach lateral zu an die beiden Mm. sternocleidomastoidei.

Aufgaben

Die endokrine Drüse steht unter der Kontrolle des Hypophysenvorderlappens (TSH).
 Die Schilddrüsenzellen bilden und speichern Thyreoglobuline. Dies sind die an Eiweißkörper gekoppelten Schilddrüsenhormone Trijodthyronin, Thyroxin und Thyreocalcitonin. Die in die Blutbahn abgegebenen Hormone Trijodthyronin und Thyroxin erhöhen die Sauerstoffaufnahme ins Gewebe, steigern den Grundumsatz, fördern das Wachstum und sind für die normale geistige und körperliche Entwicklung notwendig. Thyreocalcitonin ist direkter Antagonist des Parathormons der Nebenschilddrüsen. Es senkt einen erhöhten Calcium- und Phosphatspiegel im Serum.

Zur Klinik

Schilddrüsenunterfunktion (Hypothyreose, Myxödem)

Erniedrigter Grundumsatz, trockene und teigige Haut, kein Appetit, Gewichtszunahme, Frösteln, niedriger Blutdruck, geistige und körperliche Trägheit.

Schilddrüsenüberfunktion (Hyperthyreose, Morbus BASEDOW)

Erhöhter Grundumsatz, feuchte und warme Haut, großer Appetit, Magerkeit, anfallsweises Schwitzen, erhöhter Blutdruck, Herzklopfen, Nervosität und Muskelzittern, geistig und körperlich rasches Reagieren, Durchfälle. Typisch und auffallend auch die Augensymptome: Vortreten des Augapfels (Exophthalmus), weite Pupillen (Mydriasis), glänzende Augen.

NEBENSCHILDDRÜSEN (GL. PARATHYREOIDEAE)

Lage und Gestalt

An Zahl unterschiedlich, meist 4 linsengroße Drüsen an der Dorsalseite der Schilddrüse.

Aufgaben

Das Hormon der Nebenschilddrüsen, das Parathormon, greift regelnd in den Calciumstoffwechsel ein (mitsamt Thyreocalcitonin und Vit. D). Parathormon ist für die physiologische Einstellung des Calcium- und Phosphatspiegels im Serum notwendig. Es verzögert die Calciumausscheidung und erhöht die Phosphatausscheidung aus der Niere, steigert die Calciumresorption im Dünndarm und mobilisiert, sofern notwendig, Calcium aus den Knochen. Es kann dazu die Osteoklasten zu erhöhtem Abbau von Knochensubstanz anregen.

Zur Klinik

Unterfunktion der Nebenschilddrüsen

Absinken des Serumcalciumspiegels, Erhöhung der neuromuskulären Erregbarkeit, Bereitschaft zu tetanischen Krämpfen.

Überfunktion der Nebenschilddrüsen

Anstieg des Serumcalciumspiegels, Absinken des Serumphosphatspiegels, erhöhter Abbau von Knochensubstanz (Knochenerweichung), Bildung von Nierencalciumsteinen.

NEBENNIEREN (GL. SUPRARENALES)

Lage und Gestalt

Die Nebennieren sind beim Erwachsenen etwa 12 g schwere endokrine Drüsen, die auf dem oberen Pol der Nieren «reiten». Die rechte und linke Nebenniere sind ausgesprochen stark vaskularisiert.

80–90% der Nebenniere macht ihre Rindenzone, der Rest das Nebennierenmark aus. Die Nebennierenrinde hat 3 Zonen: Zona glomerulosa, Zona fasciculata, Zona reticulosa.

Aufgaben

Tab. 123 **Nebennierenrinde**

Zone	Hormone	Wirkung
Zona glomerulosa	Mineralocorticoide: Aldosteron (u. a.)	Erhöht in Niere: Kaliumausscheidung und Natriumrückresorption
Zona fasciculata	Glucocorticoide: Cortisol Corticosteron	1. erhöht Blutzuckerspiegel (durch Glykogenabbau in Leber und Neubildung von Zucker (Gluconeogenese)) 2. hemmt Entzündungen 3. hemmt Immunreaktionen und Infektabwehr (Lymphozytenzahl und eosinophile Leukozyten nehmen ab) 4. Erythrozyten, Thrombozyten, neutrophile Granulozyten werden vermehrt. 5. erhöht Abgabe von Gerinnungsfaktoren ins Plasma
Zona reticulosa	Androgene	wie Testosteron (männliches Sexualhormon): Vermännlichung (tiefe Stimme, Bartwuchs) u. a.

Nebennierenmark

Das Nebennierenmark hat sich aus Sympathicusmaterial entwickelt. Es enthält körnchenförmig gespeichert Adrenalin (etwa 75–80%), Noradrenalin (etwa 20–25%) und Dopamin (etwa 2%). Adrenalin und Noradrenalin sind als Wirkstoffe des Sympathicus (s. S. 337) bekannt.

Noradrenalin: Kontraktion der glatten Muskulatur in kleinen Arterien führt zum Blutdruckanstieg.

Adrenalin: Tachykardie, Anstieg des Herzminutenvolumens. Glykogenabbau zu Glucose (Anstieg des Blutzuckerspiegels).
Fettsäurefreisetzung aus Fettdepots.

Zur Klinik

Unterfunktion der Nebennierenrinde

Morbus ADDISON (Schwäche, leichte Ermüdbarkeit, Appetitlosigkeit und Abmagerung, übermäßige Pigmentierung an lichtausgesetzten Hautbereichen, Abnahme der Sekundärbehaarung, Übelkeit).

Überfunktion der Nebennierenrinde

a) Zuviel an Glucocorticoiden (auch bei hohen Cortisondauergaben):
Morbus CUSHING («Vollmondgesicht», Fettsucht, Muskelschwund, Bluthochdruck, Osteoporose, Impotenz, zu seltene oder fehlende Regelblutung).

b) Zuviel an Mineralocorticoiden:
Bluthochdruck; tetanische Anfälle; vermehrte, auch nächtliche Harnabsonderung.

c) Zuviel an Androgenen:
Vermännlichung, vermehrter Aufbau von Eiweißsubstanz, u. a.

Unterfunktion des Nebennierenmarks

Leicht erniedrigter Blutdruck, sonst symptomlos.

Überfunktion (anfallsweise) des Nebennierenmarks

Blutdruckanstieg, Temperaturerhöhung, Puls und Atmung beschleunigt, Schweißausbruch, gerötetes Gesicht (Flush).

INSELAPPARAT DER BAUCHSPEICHELDRÜSE

Die hormonaktiven Zellgruppen in der Bauchspeicheldrüse – die LANGERHANS'-schen Inseln – finden sich bevorzugt in Cauda und Corpus des Pankreas. Die endokrinen Zellhaufen sind im exkretorischen Anteil der Drüse verteilt und setzen sich hauptsächlich aus A- und B-Zellen zusammen (s. S. 350).

A_1-Zellen = Gastrin bildende Zellen
A_2-Zellen = Glukagon bildende Zellen
B-Zellen = Insulin bildende Zellen (80% der Inselzellen)

Aufgaben

Glukagon

Glukagon wird in den A_2-Zellen der Pankreasinseln gebildet und hauptsächlich in der Leber abgebaut.

Wirkung: Abbau von Glykogen in der Leber wird angeregt und Glucose in das Blut freigegeben. Beim Hungern beeinflußt Glukagon die Synthese von Zuckern aus Aminosäuren (Gluconeogenese).

Insulin

Insulin wird in den B-Zellen der Pankreasinseln gebildet.

Wirkung: Erhöht Aufnahmebereitschaft vor allem von Leber- und Muskelzellen für Glucose. Hilft beim Aufbau des Leber- und Muskelglykogens (Speicherform der Glucose).
Regt den Aufbau körpereigener Eiweiße an und senkt dadurch den Aminosäurespiegel im Serum.
Ablagerung von Fetten in den Fettspeichern wird begünstigt, der Abbau vorhandener Fettspeicher wird verzögert.

Zur Klinik

Insulinmangel: Diabetes mellitus (erhöhte Nüchtern-Blutzuckerwerte im Kapillarblut und stark erhöhte Blutzuckerwerte nach Essen bes. Zucker).
Glucoseverwertung in Leber- und Muskelzellen vermindert, Abbau von Glykogen und Neubildung von Glucose aus Aminosäuren gesteigert (Glukagoneffekt). Glucose im Urin bei Schwellenwert um 200 mg% für Blutzucker.

Zuviel Insulin: Hypoglykämie = zu niedriger Blutzuckerspiegel (Hunger, Schweißausbruch, Zittern, Schock).
Zuviel und zu rascher Einbau der im Blut vorhandenen Glucose in die Zellen.

ÜBERSICHT ZU DEN ZEICHENVORLAGEN

Z	1	....	Synchondrose
Z	2	....	Syndesmose
Z	3	....	Synostose
Z	4	....	allgemeiner Gelenkaufbau
Z	5	....	Scharniergelenk
Z	6	....	Eigelenk
Z	7	....	Sattelgelenk
Z	8	....	Kugelgelenk
Z	9	....	Halswirbel
Z	10	....	Brustwirbel
Z	11	....	Brustwirbel mit Rippengelenken
Z	12	....	Lendenwirbel
Z	13	....	Kreuzbein
Z	14, 15, 21, 22	..	Rumpf von dorsal
Z	16	....	Thorax
Z	17–20	......	Rumpf von ventral
Z	23, 25, 27, 30, 32		Arm von ventral
Z	24, 26, 31, 33	..	Arm von dorsal
Z	28, 35, 36	....	Hand von palmar
Z	29, 34	......	Hand von dorsal
Z	37, 39, 42	....	Bein von ventral
Z	38, 40	......	Bein von dorsal
Z	41, 43, 44, 45	..	Fuß von plantar
Z	46	....	Nase und Nasennebenhöhlen
Z	47	....	Kehlkopfskelett von ventral
Z	48	....	Respirations- und Phonationsstellung der Stimmritze
Z	49	....	Sagittalschnitt durch den Kehlkopf
Z	50	....	Querschnitt durch die Trachea
Z	51	....	äußere Lungenoberfläche
Z	52, 54	......	Stamm- und Segmentbronchi

Z	53	......	terminaler Bronchialbaum
Z	55	......	Mechanik der Zwerchfellbewegungen
Z	56	......	Schädelbasis von innen
Z	57	......	Liquorzirkulation
Z	58, 65	......	Medianschnitt durch das Gehirn
Z	59	......	Hirnoberfläche (konvexe Seite)
Z	60, 67	......	Hirnoberfläche (basale Seite), Hirnnerven
Z	61	......	Horizontalschnitt durch Telencephalon und Diencephalon
Z	62	......	Frontalschnitt durch Telencephalon und Diencephalon
Z	63	......	Diencephalon
Z	64	......	Rautenhirn
Z	66	......	Hirnarterien (Circulus arteriosus)
Z	68, 69, 71	....	Querschnitt durch das Rückenmark
Z	70	......	Aufbau eines Segmentnerven
Z	72	......	Plexus brachialis
Z	73	......	Plexus lumbosacralis
Z	74	......	Sympathicus
Z	75	......	Zahnaufbau
Z	76	......	Kreuzung von Respirations- und Speiseweg
Z	77	......	Lage des Magens
Z	78, 81	......	Dermatome von ventral
Z	79, 82	......	Dermatome von dorsal
Z	80	......	Einbau der Leber in die Bauchhöhle
Z	83	......	Pankreas und Milz
Z	84	......	Übersicht zum Colon
Z	85	......	Niere und ableitende Harnwege
Z	86	......	Längsschnitt durch die Niere
Z	87	......	männlicher Beckensitus
Z	88	......	weiblicher Beckensitus

LITERATUR

BENNINGHOFF A. und GOERTTLER K.: Lehrbuch der Anatomie des Menschen. Bd. I–III. 12. Aufl., neu bearbeitet und herausgegeben von H. FERNER und J. STAUBESAND. Urban und Schwarzenberg, München–Wien–Baltimore 1978.

BERNBECK B. und DAHMEN G.: Kinderorthopädie. 2. Aufl., G. Thieme, Stuttgart 1976.

BÖHM B., RUMBERGER E., TILLMANN B. und WURSTER K.: Funktionelle Anatomie des Bewegungsapparates, Physiologie, Allgemeine Krankheitslehre. G. Thieme, Stuttgart–New York 1981.

CLARA M.: Das Nervensystem des Menschen. J. Barth, Leipzig 1942.

DAHHAN, P., DELEPHINE G. and LARDE D.: The femoropatellar joint. Anat. Clin. 3, 23–39 (1981).

EDER M. und TILSCHER H.: Die Rehabilitation von Wirbelgestörten. Springer, Berlin–Heidelberg–New York–Tokyo 1983.

EHRENBERG H., HAEUSERMANN U. und JÜCKSTOCK K.: Grundlagen der Krankengymnastik I. Bd. I. G. Thieme, Stuttgart–New York 1982.

FALLER A.: Der Körper des Menschen. 9. Aufl., G. Thieme, Stuttgart–New York 1980.

FRISCH H.: Programmierte Untersuchung des Bewegungsapparates. Springer, Berlin–Heidelberg–New York–Tokyo 1983.

GODT P., MALIN J. F. und WITTENBORG A.: Das Schulter-Arm Syndrom. G. Thieme, Stuttgart 1981.

GUSTAVSEN R.: Trainingstherapie. G. Thieme, Stuttgart 1984.

HANSEN K. und SCHLIACK H.: Segmentale Innervation. G. Thieme, Stuttgart 1962.

HETTINGER TH.: Isometrisches Muskeltraining. G. Thieme, Stuttgart 1983.

HOHMANN D., KÜGELGEN B., LIEBIG K. und SCHIRMER M.: Neuroorthopädie. Springer, Berlin–Heidelberg–New York–Tokyo 1983.

KRAHMANN H. und STEINER H.: Krankengymnastik in Geburtshilfe und Frauenheilkunde. R. Pflaum, München 1983.

KREJCI V. und KOCH P.: Muskelverletzungen und Tendopathien der Sportler. G. Thieme, Stuttgart 1982.

JANZEN R. W. C. und LIEBENSTUND I.: Taschenlehrbuch der Krankengymnastik. Bd. IX, Neurologie. G. Thieme, Stuttgart–New York 1983.

LANZ U.: Form und Mechanik der Kopfgelenke. Anatom. Seminar v. LANZ, 103–115, München 1963.

Lanz v. T. und Wachsmuth W.: a) Bein und Statik. 2. Aufl., von J. Lang und W. Wachsmuth. Springer, Berlin–Heidelberg–New York 1972.

b) Arm. 2. Aufl., Springer, Berlin–Heidelberg–New York 1959.

c) Kopf. 1. Bd. Teil B von J. Lang. Springer, Berlin–Göttingen–Heidelberg 1979.

d) Rücken. 2. Bd. Teil 7 von J. Rickenbacher. Springer, Berlin–Heidelberg–New York 1982.

e) Becken. 2. Bd. Teil 8A von W. Lierse. Springer, Berlin–Göttingen–Heidelberg–New York–Tokyo 1984.

Leonhardt H.: Histologie, Zytologie und Mikroanatomie des Menschen. 6. Aufl., G. Thieme, Stuttgart 1980.

Lewit K.: Manuelle Medizin. Urban und Schwarzenberg, München 1983.

Loeweneck H.: Diagnostische Anatomie. Springer, Berlin–Heidelberg–New York 1981.

Loeweneck H.: Über die sensible Innervation der Articulationes intervertebrales. Med. Diss. München 1966.

Maquet P. G. J.: Biomechanics of the knee. Springer, Berlin–Heidelberg–New York 1976.

Menschik A.: Mechanik des Kniegelenkes. 1. Teil, Z. Orthop. 112, 388–400 (1975).

Mittelbach H. R.: Die verletzte Hand. 3. Aufl., Springer, Berlin–Heidelberg–New York–Tokyo 1977.

Müller W.: Das Knie. Form, Funktion und ligamentäre Wiederherstellungschirurgie. Springer, Berlin–Heidelberg–New York 1982.

Neumann H. D.: Manuelle Medizin. Springer, Berlin–Heidelberg–New York–Tokyo 1983.

Rauber A. und Kopsch F.: Lehrbuch und Atlas der Anatomie des Menschen. Bd. I, II, 19. Aufl., G. Thieme, Stuttgart 1955.

Scheier H.: Prognose und Behandlung der Skoliose. G. Thieme, Stuttgart 1967.

Schiebler T. H. und Schmidt W.: Lehrbuch der gesamten Anatomie des Menschen. 2. Aufl., Springer, Berlin–Heidelberg–New York 1981.

Sobotta J. und Becher H.: Atlas der Anatomie des Menschen. 18. Aufl. bearbeitet von H. Ferner und J. Staubesand. Urban und Schwarzenberg, München–Berlin–Wien 1983.

Suchenwirth R.: Taschenbuch der klinischen Neurologie. G. Fischer, Stuttgart 1975.

Voss H. und Herrlinger R.: Taschenbuch der Anatomie. Bd. I 17. Aufl., Bd. II 16. Aufl., Bd. III 16. Aufl., Bd. IV 5. Aufl., G. Fischer, Stuttgart 1983.

Wolff H. D.: Neurophysiologische Aspekte der manuellen Medizin. Springer, Berlin–Heidelberg–New York–Tokyo 1983.

SACHREGISTER

Abasie 301
Abduktion 85
Abwehrsystem humorales 257
– zelluläres 257
Acetabulum 200
Acetylcholin 68
Achillessehne 232
Achillessehnenreflex 318
Achsen Kopfgelenke 109
Achsenzylinder 64
Acromion 116, *158,* 159, 166
Adamsapfel 262
Adduktion 85
Adenohypophyse 366
Adenosintriphosphat 42
Aderhaut 275
Adhäsionskräfte 83
Adiadochokinese 301
Adiuretin 367
Adrenalin 370
Adrenalinreiz 339
adrenerg 337
adrenocorticotropes Hormon 366
Adventitia 250
Agonist 95
Akromegalie 72, 367
Akromio-Claviculargelenk 157, 158
Aktin-Myosinfilament 62
Aktivitätshypertrophie 80, 98
Alles-oder-Nichts Gesetz 96
Altersstufen 70
Alveolen 265, 268
Amboß 278
Amine biogene 68
Amphiarthrose 84
Ampulla choledochi 350
– recti 353
Analkanal 353
– Verschluß 353
Anastomosen arterio-venöse 246, 253
Androgene 370
Angulus costae 119
– subpubicus 152
Antagonist 95
Anteflexio 361
Anteversion 85, 361
Antigen 19
Antiplanus-Muskel 237
Antivalgus-Muskel 231, 237
Antrum 346

Ansatz 88
Anulus fibrosus 110
Atasie 301
Aorta 247
– Elastizität 251
Aortenklappe 247, 249
Apertura lateralis 284, 286
– mediana 284, 286
Aplasie 20
Apnoe 20
Aponeurose 93
Apophyse 79
Apophysenfuge 53
Apophysenkern 53
Appendices epiploicae 353
Appendix 352
Aquaeductus cerebri 286
Arachnoidea 282, *283,* 284, 311
Arachnoidealzotten 284
Arcus aortae 252
– costarum 129
– iliopectineus 150
– vertebrae 102, 105
Area intercondylaris ant. 209
– intercondylaris post. 209
Armlänge 73
Arteriolen 254
Arthritis 86
Arthrose 86
Arteria axillaris 252
– basilaris 304
– brachialis 252
– carotis comm. 252
– carotis ext. 252
– carotis int. 252, 272, 305
– cerebri ant. 304
– cerebri media 304
– cerebri post. 304
– coeliaca 252
– coronaria dextra 248, 250
– coronaria sin. 248, 250
– femoralis 252
– gastrica sin. 252
– hepatica comm. 252
– hepatica propria 349
– iliaca comm. 252
– iliaca ext. 252
– iliaca int. 252
– lienalis 252
– meningea media 272
– meningea post. 273
Arteria meningeales 273

Arteria mesenteria inf. 252
– mesenteria sup. 252
– ophthalmica 272
– peronaea 252
– poplitea 252
– pulmonalis 251
– radialis 252
– radicularis magna 316
– renalis 252
Arteriae spinales posterolat. 316
Arteria spinalis ant. 273, 314
– spinalis post. 273
– subclavia 164, 252
– tibialis ant. 252
– tibialis post. 252
– ulnaris 252
– vertebralis 108, 273, 304
Arterien des Rückenmarks 314
Articulatio acromioclavicularis 158
– atlanto-axialis mediana 107
– atlanto-axialis lat. 107
– atlanto-occipitalis 107
– capitis costae 119
– costo-transversaria 119
– humero-radialis 173, 174
– humero-scapularis 166
– humero-ulnaris 173, 174
– intercarpea 178, 179
– radiocarpea 179
– radio-ulnaris proximalis 173, 174
– sacroiliaca 120, 148
– sternoclavicularis 158
– subtalaris 226
– talocalcaneonavicularis 226
– talocruralis 224
– tibiofibularis sup. 221
Asbestfasern 51
Asbestknorpel 86
ASCHOFF-TAWARA-Knoten 249
Ascites 345
Assoziationsbahnen 289, 309
Assoziationsfasern 20
Astheniker 74
Asthma bronchiale 270
Ataxie 20
Atelektase 20
Atemmuskeln 138
Atemrhythmus 268
Atemtherapie 269
Atemtiefe 268
Atemzentrum 268, 295

377

Athlet 74
Atlanto-Occipitalgelenk Innervation 107
Atlas 103, 106
Atlasassimilation 117
Atmung abdominelle 270
– Bauchpresse 268
– costale 270
– Mechanik 268
– thorakale 270
Atrio-Ventrikularknoten 249
Augapfel 275
Auge 275
Augenkammer hintere 275
Augenkammer vordere 275
Augenmuskeln äußere 276
Augenmuskeln innere 276
Außenrotation 85
Automatiezentren 249
Autosome 42
Axis 103, 106
Axolemm 66
Axon 64, 65
– dendritisches 65
Axonscheide 66
A_2-Zellen 371

BABINSKI 318
Balken 291
Balkenstrahlung 292
Bänderführung 84
Bänderhemmung 85
Bandhaft 81
Bandscheibe 110
Bandscheibenprolaps 111, 117
Basalmembran 40
Bauchatmung 270
Bauchdeckenreflex 318
Bauchdecken schlaffe 152
Bauchfell 139
Bauchpresse 142, 143, 152
Bauchspeicheldrüse 350, 371
Bauchwand 139, 140, 144
Bauchwandbereiche schwache 144
Bauchwandbrüche 144
Bauchwandkonstruktion 139
Bauchwandmuskeln 142
Baufett 49
Becken 145
Beckenausgangsebene 147
Beckenboden 150, 151, 152, 154
Beckenbodeninsuffizienz 156
Beckenboden Schichtenfolge 154
Beckenbodentraining 156
Beckeneingangsebene 147
Becken großes 145
Beckenhöhle 345
Beckenkamm 146
Beckenkammhöhe 116, 148
Becken kleines 145

– knöchern 145
Beckenmittelebene 147
Beckenmuskeln 150
Beckenneigungswinkel 148
Beinlänge 73
Belegzellen 346
Beweglichkeit aktive 86
– anguläre 86
– passive 86
Bewegungen Schultergelenk 171
Bewegungshemmung 85
Bewegungskoordination fehlende 301
Bewegungssegment 100, 113
Bewegung translatorische 86
Bicepssehne lange 167, 169
Bicepssehnenreflex 318
Bindegewebe 48
– elastisches 50
– kollagenfaseriges 49
– lockeres 49
– retikuläres 48
– straffes 49
Bindegewebsknochen 54
Bindegewebszellen freie 50
– ortsfeste 48
Bläschendrüse 364
Blase atonische 360
Blockwirbel 117
Blut 242
Blutbestandteile 243
Blutbildung 242
Blutdruck 255
– diastolischer 255
– Messung 256
– Steuerung 255
– systolischer 255
Blutgefäße 250
Blutgerinnung 245
Blutgruppen 244
Blutkörperchen rote 243
Blutkörperchen weiße 243
Blut-Liquorschranke 287
Blutmenge 242
Blutplasma 244
Blutplättchen 243
Blutsenkung 245
Blutserum 244
Blutzellen 243
Blutzellmauserung 259
B-Lymphocyten 244
BOCHDALEK'sches Dreieck 137
Bogengänge 280
Brachialispuls 252
Bronchialbaum 265
Bronchiolus 265
– respiratorius 265
– terminalis 265
Bronchus lobaris 266
– minimus 265
– segmentalis 266

BROWN-SEQUARD'sches Phänomen 330
Brücke 295
Brustbein 128, 129
Brustdrüse 77
Brustkorb 128
Brustkyphose 116
Brustwirbel 104
Brustwirbelsäule 101
Bulbus oculi 275
BURDACH 325
BURDACH'sches Bündel 315
Bursa infrapatellaris profunda 212
– subacromialis 168
– subcoracoidea 168
– subdeltoidea 168
– suprapatellaris 212
– synovialis 92
Bursitis 86
B-Zellen 372

Caecum 352
Calcaneus 222
Calcar femorale 199
Calciumreserve 59
Callus knöchern 60
Callusmantel weicher 60
Cambiumschicht 53, 58, 78
Canalis caroticus 272
– carpi 184
– ni facialis 310
– hypoglossi 273
– obturatorius 150
– opticus 272
– tarsi 226
– vertebralis 102
CANNON-BÖHM'scher Punkt 352
Capitulum humeri 164
Caput femoris 200
– humeri 164, 166, 168
– humeri Knochenkerne 53
– radii 173
– tali 222
– ulnae 178
Capsula externa 292
– extrema 292
– interna 292, 301, 302, 303
Cardia 346
Carotispuls 252
Carpalknochen 178
Carpaltunnel 191
Carpo-Metacarpal-Gelenke 181
Cauda equina 311, 312
Cavitas glenoidalis scapulae 166
Centriol 40
Cerebellum 288, 295, 303
Cervicalsyndrom 169
Chemoreceptoren 136
Chiasma crurale 232
– opticum 277
– plantare 232

Choanen 261
Cholecystokinin 350
cholinerg 337
Chondrocyt 50
Chondroid 50
Chorda tympani 278
Chorioidea 275
Chromosomen 42
Chromosomenaberrationen 42
Chylus 21
Ciliarkörper 275
Circulus arteriosus WILLISI 305
Circumduktion 85
Circumferentia articularis radii 173
Cisternen 283
Cisterna ambiens 284
– basalis 283
– cerebellomedullaris 284
– chyli 257, 258
Clavicula 158
Claustrum 289, 291, 292
Cochlea 278
Colibakterien 352
Collo-Diaphysenwinkel Femur 198
– – Humerus 164
Colon 352
– ascendens 352
– Bewegungen 352
– descendens 352
– Massenbewegung 353
– transversum 352
Commissura alba 314
Compacta 53, 58, 79
Condylus 79
– lateralis femoris 197, 198, 210
– medialis femoris 198, 210
Confluens sinuum 285
Connexus intertendinei 184
Contusion 86
Conus elasticus 262, 263
Corium 75
Cornea 275
Coronararterien 250
Corpus adiposum 83
– albicans 362
– amygdaloideum 289, 291
– callosum 289, 291
– tali 222
– vertebrae 101
Corticalis 58, 79
Costae 128, 129
Coxa valga 199
– vara 199
Cranium 271
Crista iliaca 197
– intertrochanterica 197
– tuberculi maioris 164
– tuberculi minoris 164
Crura cerebri 294, 303

Cutis 74
Cytologie 39
Cytoplasma 39

Darmbein 145
Daumenballenmuskulatur 189
Daumenbeweglichkeit 193
Daumenmuskeln lange 188
Daumensattelgelenk 181
Decidua 23
Deckplatte 101
Decubitus 76
Dehnungsrezeptoren 62, 69
Dendrit 64, 65
Dens axis 103
Dentin 341
Dermatom 316
Dermis 75
Desmosom 40
Desoxyribonukleinsäure 43
Desquamationsphase 362
Diabetes mellitus 372
Diapedese 244
Diaphragma 134
– urogenitale 152, 153, 155
Diaphyse 78, 79
Diarthrose 81
Dickdarm 352
Diencephalon 288, 292
Differentialblutbild 243
Diploevenen 284
Discus articularis 82
– intervertebralis 110
distales Handgelenk 179
Distantia cristarum 148
– spinarum 148
– trochanterica 148
Distorsion 86
Diverticulitis 353
DNS 43
Dopamin 68, 370
Dornfortsatz 102
Druckkonstruktion der Hand 191, 192
Drüse 47
Drüsenepithel 46
Ductulus alveolaris 265
Ductus choledochus 350
– cysticus 350
– deferens 364
– hepaticus comm. 350
– thoracicus 258
Duftdrüsen 77
Dünndarm 351
– Bewegungen 351
– Peristaltik 351
Duodenum 347
DUPUYTREN'sche Kontraktur 193, 196
Dura mater encephali 282, 284

– – spinalis 311
Dyspnoe 270

Eierstock 360
Eigelenk 84
Eigenreflex 317
Eileiter 360
Eizelle 361
– Transport 361
Ektoderm 24
Elle 172
Ellenbogengelenk 173
– Bewegungsumfang 174
Embryonalzeit 70
Eminentia intercondylaris 209
Emphysem 270
Endarterie anatomische 253
– funktionelle 253
Endhirn 288
Endhirnkerne basale 289, 290
Endhirnoberfläche 289
Endokard 247
Endolymphe 280
Endometrium 361
Endomysium 63, 92
Endoneurium 66
endoplasmatisches Reticulum 39
Endothel 24
Endplatte motorische 63
Energie kinetische 96
– potentielle 96
Engstellen Speiseröhre: 344
Entoderm 24
Enzym 24
Ependymzelle 64
Epicondylus 79
– medialis femoris 198
– medialis humeri 164
– lateralis femoris 197, 198
– lateralis humeri 164
Epidermis 75
Epididymis 364
Epiduralraum 283, 311
Epikard 246, 247
Epimysium 63, 92
Epineurium 66
Epipharynx 342
Epiphyse 57, 79
Epiphysenanlagen 56
Epiphysenfuge 57, 79
– primäre 53, 57
– sekundäre 57
Epithalamus 293
Epithelgewebe 46
Epithelzellen Aufgabe 47
EPS-Bahnen 299
EPS-Motorik 329
Erector spinae 122
– trunci 122
Erosion 77

Erregungsleitung divergierende 68
- konvergierende 68
Ersatzknochen 54
Erythrocyten 243
Eversion 227
Exkret 47
Exocytose 40
Exophthalmus 369
Exspiration 135
Exspirationsmuskeln 139
Extension 85
Exterorezeptoren 69
extraperitonaeal 345
extrapyramidales System 298

Facialisparese periphere 309
- zentrale 309
Facies articularis 146
- articularis carpea radii 173, 178
- auricularis 120
- lunata 200
- patellaris 198, 209, 210
- poplitea 198
- symphysialis 146
Falte Darm 351
Falx cerebri 282
Fascia cervicalis 131
- diaphragmatis pelvis inf. 153
- diaphragmatis pelvis sup. 153
- diaphragmatis urogenitalis inf. 153
- diaphragmatis urogenitalis sup. 153
- obturatoria 153
Fasciculus cuneatus 295, 315, *325*, 326
- gracilis 295, 315, *325*, 326
- lateralis 332
- medialis 332
- posterior 332
Fascie 63, 92
Fascienfibrose 196
Faserknorpelgewebe kollagenes 51
Faustschluß 187
Fehlhaltung skoliotische 118
Fehlhaltungen 117
Feldereinteilung 290
Feld rezeptives 69
Felsenbeinpfeiler 271
Femoralispuls 252
Femoro-Patellar-Gelenk 209, 217
- Tibial-Gelenk 208
Femur 197
- Anteversion 208
- Kondylen 209
- Schaftkrümmung 199
- Torsion 199
Fersenbein 222
Festigkeitspfeiler 271
Fetalzeit 70

Fettgewebe 48, 49
Fettkörper-Kehldeckel-Mechanismus 263
Fettpolster 93
Fibrinogen 244
Fibrinolyse 245
Fibrocartilago palmaris 185
Fibrozyt 49
Fibula 221
Fiederungswinkel 93, 95
Fila olfactoria 272
Fingerbeugerreflex 318
Fingerbeweglichkeit 193
Fingergelenke 181
Fingermuskeln 182
Fingerphalangen 178
Fissura anterior 313
- horizontalis 264
- obliqua 264
- orbitalis sup. 272
Flachrücken 117
FLÈCHE-Abstand 115
FLECHSIG 322, 324
Flexion 85
Flimmerhaare 264
Flush 371
follikelstimulierendes Hormon 363
Fontanellen 271
Foramen infrapiriforme 149
- interventriculare 286, 292
- intervertebrale 102
- ischiadicum maius 149
- ischiadicum minus 150
- iugulare 273
- magnum 273
- nutricium 79
- obturatorium 146, 150
- ovale 272
- rotundum 272
- spinosum 272
- stylomastoideum 310
- suprapiriforme 149
- transversarium 103, 106
- vertebrale 102, 105
Foramina sacralia 147
Formatio reticularis 294, 295, *297*, 299, 300
Fornix 292
- humeri 159, 167
Fortsatz effektorischer 64
- receptiver 64
Fossa acetabuli 200
- coronoidea 164
- infraspinata 158, 166
- intercondylaris 198, 209
- ischiorectalis 153, 156
- olecrani 164
- radialis 164
- supraspinata 158, 166
- trochanterica 200

Fovea capitis femoris 201
- capitis radii 173
- dentis 103
Fraktur 60
- intraartikuläre 87
Fremdreflex 317
Frontalebenen 37
Frontallappen 289
Functionalis 362
Fundus 346
Fuß Auflageflächen 236
- Außenband 225
Fußgewölbe aktive Längsverklammerung 236
- Verspannung 239
Fuß Innenband 225
Fußmuskulatur 228
Fußskelett 222
- pronatorische Verwindung 223, 224
- Stützpunkte 239
Fußsohlenreflex 318
Fußwurzelknochen 222

Galea aponeurotica 284
Galle 349
Gallenblase 350
Gallengang großer 350
Gallenwege ableitende 350
Ganglienzelle 64
Ganglion trigeminale 307
- vestibulare 281
Gastrin 346
Gastrinzellen 346
Gaumenbein 274
Gaumenmandeln 259
Gebärmutter 360
Gefäße Innervation 254
Gel 25
Gelbkörper 362
Gelenk 81
Gelenkbeweglichkeit 86
Gelenkbewegungen 85
Gelenkempyem 87
Gelenkerguß 87
Gelenkformen 84
Gelenkführung 84
Gelenkhöhle 82
Gelenk Inaktivitätsatrophie 87
Gelenkkapsel 81, 82
Gelenkknorpel 81
Gelenk kraftschlüssiges 83
Gelenkmaus 87
Gelenk paarschlüssiges 83
Gelenksperre 87
Gelenkspiel 86
Gelenk straffes 84
Gelenkuntersuchung 86
Gelenkwalze 79
Gelenk zusammengesetztes 84

Gelenkzusammenhalt 83
Gekröse 345
Gen 25, 42
Generallamellen äußere 53, 59
– innere 59
Genotyp 245
Genu recurvatum 220
– valgum 220
– varum 220
Geschmackspapillen 342
Gesichtsfeldausfälle 277
Gesichtsschädel 271, 274
Gestagene 363
Gewebe 44
– bradytrophes 49
Gewölbehaltung Fuß aktive 236
– – passive 236
Glandotrope Hormone 366
Glandula parathyreoidea 369
– parotis 342
– sublingualis 342
– submandibularis 342
– suprarenalis 369
– vesiculosa 364
Glanzstreifen 64
Glaskörper 275
Gleichgewicht 300, 329
Gleichgewichtsbahn 281
Gleichgewichtsorgan 280
Gleiten translatorisches 85
Gliazelle 64
Globus pallidus 292, 293
Glomerulus 357
Glomeruluskapsel 357
Glomus aorticum 136
– caroticum 136
Glucocorticoide 370
Glukagon 350, 371
Glyzin 68
Golgi-Apparat 39, 40
GOLL'sches Bündel 315, 325
gonadotrope Hormone 367
Gonadotropine 363
GOWERS 323, 324
GRAAF'scher Follikel 361, 362
Granulocyten basophile 243, 244
– eosinophile 243, 244
– neutrophile 243, 244
GRATIOLET'sche Sehstrahlung 277
graue Substanz 287
Greifformen 193
Griff lumbricaler 194
Grobgriff 195
Großhirn 288
Großzehenballen 234
Grundgewebe 44
Grundhandgriffe 193
Grundplatte 101
Gyrus 289
– postcentralis 290
– praecentralis 290

Haar 77
Hackenfuß 240, 335
Haematom epidural 284
– subarachnoideal 284
– subgalisch 284
Haften 80, 81
Hakengriff 194, 195
Halsfascien 131
Halslordose 116
Halsmuskeln 131
– praevertebrale 134
Halswirbel 103
Halswirbelsäule 101
Haltereflexe 281, 300
Hammer 278
Hämoglobin 243
Handgelenke 180
Handgelenk distales 180
– proximales 179, 180
Handmuskeln 182
Handskelett 178
Handwurzelknochen 178
Harnblase 355, 358
– Entleerung 358
– Verschluß 358
Harnleiter 355, 358
Harnröhre 355, 364
Haube 294
Hauptspannungsrichtungen 80
Hauptzellen 346
Haustren 352
Haut 74
Hautanhangsgebilde 77
Haut Aufbau 75
Hautdefekt offener 76
Hautgefäße 76
Hautleisten 75
Hautnekrose 76
Hautschichten 75
Hautvenen 76
Haut Verankerung 75
– Wundheilung 77
Hautwunde Nachbehandlung 77
HAVERS'sche Arterie 53
– Gefäße 58
HAVERS'scher Kanal 59
HEAD'sche Zonen 319
– Herz 250
– Leber 350
– Magen 347
– Pankreas 351
Hebelarm effektiver 97
– virtueller 97
Hepar 347
Herz 245, 246
– linkes 247
– rechtes 247
Herzbeutel 246
Herz Erregungsleitungssystem 64, 249
Herzklappen 248

Herzkranzarterien 250
Herzmuskulatur quergestreifte 64
Herzschlag 254
Herzton 1. 254
Herzton 2. 254
Heterochromosomen 42
Hiatus aorticus 137
– oesophageus 137
– sacralis 147
Hinterhauptpfeiler 271
Hinterhauptschuppe 272
Hinterhirn 288, 295
Hintersäule 313, 314
Hinterstrang 314
Hirnarterien 304
Hirngliederung 287
Hirnhäute 282
Hirnhaut harte 282
Hirnmantel 288, 289
Hirnnerven 306
Hirnoberfläche 287
Hirnrinde 287, 289, 290
Hirnrindendicke 287
Hirnschädel 271
Hirnschenkel 294
Hirnstamm 288
Hirnventrikel 286
HIS'sches Bündel 249
Histiozyt 49, 50
Hochdruck 256
Hoden 364
Hodensack 364
Hörbahn 279
Hörorgan 279
Hohlfuß 240
Hohlkreuz 117
Hohlhandbogen oberflächlicher 252
– tiefer 252
Horizontale deutsche 109
Hornhaut 275
HOWSHIP'sche Lakune 54, 58
Hubhöhe 95
Hubkraft 95
HUETER'sches Dreieck 176
Hüftbein 145
Hüftgelenk 200
– Adduktoren 206
– Bewegungen 202
– Entlastungsstellung 202
– Mechanik 202
– Muskeln 204
Hüftluxation 202
Hüftmuskeln äußere 205
– innere 151, 205
Hüllzellen 64
Humero-Scapulargelenk 157
Humerus 164
– Apophysenfuge 165
– distale Apophysenfuge 165
– Collum anatomicum 164

381

- Collum chirurgicum 164
- Epiphysenfuge distale 165, 166
- Epiphysenfuge proximale 165
- Epiphysenfuge sekundäre 165
- Knochenkerne 165
Humeruskopf Torsion 164
Hustenreflex 270
Hyaloplasma 39
Hydrocephalus externus 287
- internus 287
Hydroxylapatitkristalle 52
Hyperextensionsanschlag 213
Hyperkinesen 300
Hyperplasie 26, 98
Hyperthyreose 368
Hypertonie 256
Hypertrophie 26, 98
Hypoglykämie 372
Hypomochlion 96
Hypopharynx 342
Hypophyse 366
- Hinterlappen 367
- Vorderlappen 366
Hypothalamus 292, 293
Hypothenar 190, 191
Hypothyreose 368

Ileum 351
Impressio cardiaca 264
Impuls exterozeptiver 317
Inaktivitätsatrophie 59
Incisura 264
- acetabuli 200
- ischiadica maior 146
- ischiadica minor 146
- radialis ulnae 173
- trochlearis 173
- vertebralis inf. 102
- vertebralis sup. 102
Inklinationswinkel 148
Inkret 47
Innenohr 279
Innenrotation 85
Innervation segmentale 140
Insel 289, 291, 292, 302
Inselrinde 292
Inspiration 135
Inspirationsmuskeln 138
Insulin 350, 372
Intercellularraum 76
Intercellularsubstanz 52
Intercostalraum 128, 129
Intermetatarsalgelenke 227
Interspinalabstand 148
Intertarsalgelenke 227
Intervertebralregion 113
Intima 250
intraperitoneaal 345
Intumescentia cervicalis 312
- lumbalis 321
Intumeszenzen 311

Inversion 227
Iris 275

Jejunum 351
Jochbein 274
Joint-play 86

Kahnbein 223
Kammerdiastole 254
Kammer linke 247
- rechte 247
Kammerschenkel 249
Kammersystole 254
Kapsel-Bänder-Sehnenplatte dorsale 215
- innere 302, 303
Karpaltunnel 184
Kehldeckel 262
Kehlkopf 261
Keilbein 272
Keilbeinhöhlen 261
keilförmiger Knochen 223
KEITH-FLACK'scher Knoten 249
Kerngebiete Rautengrube 296
Kern geschweifter 289
Kernmembran 40
Kernporen 40
Kiefergelenk 274
Kieferhöhlen 261
Kinematik 27
Kinesiologie 27
Kinetik 27
Kinozilie 40, 264
Kleinfingerballenmuskulatur 190
Kleinhirn 295
- Brückenwinkel 309
- Motorik 298, *300,* 301
- Rinde 300
- Stiele 296
Kleinzehenballen 234
Klemmgriff 194
Klumpfuß 240
Knickfuß 240
Knick-Hackenfuß 241
Knie Capsula interna 303, 328
Kniegelenk 207
- aktive Stabilisatoren 216, 217
- Außenband 213
- Bewegungsausmaß 214
- Bewegungsmechanik 214
- Innenband 212
- Instabilitäten 217
- Kapselband medial 212
- Kapselverlauf 212
- passive Stabilisatoren 216
- Recessus 212
Kniewinkel 208
Knips-Reflex 318
Knochenanschlag 85
Knochen Biegebeanspruchung 80
Knochenbildung 54

Knochenbruch 60
Knochenbruchanfälligkeit 60
Knochenführung 84
Knochenformen 78
Knochengewebe 52
Knochengrundsubstanz 52, 59
Knochenhaft 81
Knochenhaut 78
Knochenheilung 60
Knochenhemmung 85
Knochenkerne 56
Knochen kurze 78
- lange 78
- Leichtbauprinzip 79
- platte 78
Knochenmanschette 55
Knochenmark primäres 55
- sekundäres 55
Knochenskelett Ausreifung 57
Knochenwachstum 52
Knochenzelle 52
Knochenzustand 59
Knorpelarten 51
Knorpelgewebe 50
- elastisches 51
- hyalines 51
- kollagenes 51
Knorpelgrundsubstanz 51
Knorpelhaft 81
Knorpellakune 55
Knorpelzelle 50
Knorpelzellhof 50
Knorpelzellterritorien 50
Kolik 61
Kollagene 27
Kollateralgefäße 246, 254
Kolloid 27
Kommissurenbahn 301
Kommissurenbahnplatte 289
Kontraktion isometrische 97
- isotonische 97
Kopfgelenke 107, 109
- Innervation 108
Kopfumfang 72
Körperbautypen 73
Körperfascie äußere 92
Körperhöhe halbe 116
Körperkreislauf großer 251
- kleiner 251
Körperoberfläche 74
Körper Proportionen 71
Kraftgriff 193
Krallenhand 333
Krampfadern 76, 256
KRAUSE-Endkörperchen 69
Kreislaufmotoren 251
Kreislauforgane 245
Kreislaufregulationszentrum 255
Kreuzbänder Knie 213
Kreuzbein 101, 104, 147
- Darmbeingelenk 120

Krümmungen Wirbelsäule 112
Kugelgelenk 84
Kyphose 112, 117

Labrum acetabulare 83, 200
– glenoidale 83, 166, 167
Labyrinth häutig 279
– knöchern 279
Lacuna musculorum 150
– vasorum 150
Lamellenknochen 58
Lamellenkörperchen 69
Lamina fibrosa 92
– synovialis 92
LANGERHANS'sche Inseln 350, 371
Längsgewölbe Fuß 224, 236, 237
Längsmuskulatur äußere 344
Lappenbronchus 265, 266
LARREY'sche Spalte 137
Larynx 261, 262
LASÈGUE'sches Zeichen 335
»Lateralis« 263
Leber 347
Leberbefestigung 348
Leber Funktion 349
Lebergallengang 350
Lebergliederung 348
Leberlappen 348
Leberläppchen 349
Lebersinusoide 349
Lebervenen 349
Lederhaut 75, 275
Leistenband 141
Leistenhernie 144
– direkt 145
– indirekt 144
Leistenkanal 144
Lendenlordose 116
Lendenwirbel 104
Lendenwirbelsäule 101
Leptosomer 73, 74
Leukocyten 243
Levatorenschenkel 152
Lidschlag 276
Lidspalte 276
Ligamenta alaria 108
– anularia 264
– articularia 83
– flava 111
– glenohumeralia 167
– intercarpalia 179
– intercarpea 179
– sacroiliaca 120, 149
– sacroiliaca dorsalia 120
– sacroiliaca interossea 120
– sacroiliaca ventralia 120
– sternoclavicularia 158
Ligamentum anulare radii 174
– apicis dentis 108
– bifurcatum 226

– calcaneonaviculare plantare 226, 228
– capitis femoris 201
– carpi radiatum 179
– collaterale carpi radiale 179
– collaterale carpi ulnare 179
– collaterale fibulare 213
– collaterale radiale 174
– collaterale tibiale 212
– collaterale ulnare 174
– coraco-acromiale 159
– coracohumerale 167
– coronarium hepatis 348
– costoclaviculare 158
– cruciatum ant. 213
– cruciatum post. 213
– cruciforme 108
– falciforme hepatis 348
– fibulocalcaneare 225
– fibulotalare ant. 225
– fibulotalare post. 225
– hepatoduodenale 348
– hepatogastricum 348
– iliofemorale 200, 201
– iliolumbale 149
– inguinale 141
– interclaviculare 158
– interspinale 112
– intertransversarium 112
– ischiofemorale 201
– longitudinale ant. 111
– longitudinale post. 111
– mediale deltoideum 225
– meniscofemorale post. 213
– nuchae 112
– patellae 210, 213
– pisohamatum 179
– plantare longum 228
– popliteum arcuatum 213
– popliteum obliquum 213
– pubofemorale 201
– pulmonale 264, 267
– radiocarpeum palmare 179
– sacrospinale 120, 149
– sacrotuberale 120, 149
– supraspinale 112
– talocalcaneum inteross. 226, 239
– teres hepatis 348
– transversum acetabuli 200
– transversum atlantis 108
– transversum genus 211, 213
– ulnocarpeum palmare 179
limbisches System 305
Linea alba 140
– arcuata 146
– aspera 197
– intercondylaris 209
– intertrochanterica 197, 200
– pectinea 197
– semicircularis 140
– terminalis 145, 146

Linse 275
Liquor 285
Liquorbildung 286
Liquordruck 285
Liquorproduktion 285
Liquorresorption 287
Loge de GUYON 195
Longitudinalachsen 37
Lordose 112
Luftröhre 264
Lumbalisation 117
Lunge 264
Lungenbasis 264
Lunge Facies costalis 264
Lungenfell 264, 267
Lungengrenzen 268, 269
Lungenhilus 264
Lunge Lagerungsdrainage 266
Lungenlappen 264
Lungenretraktion 135, 268
Lungenspitze 264
Luteinisierungshormon 363
Luxation 87
Luxatio axillaris 168
– infraspinata 168
– subcoracoidea 168
Luxationswege Humeruskopf 167
Lymphe 257
Lymphknoten 257, 258, 259
– axilläre 258
– inguinale 258
Lymphkreislauf 257
Lymphocyten 243
Lysosomen 28, 39, 40

Magen 346
Magenausgang 346
Magen-Darm-Trakt 344
Mageneingang 346
Magenresektion 346
Magensaft 346
Magenschleimhaut 346
Magensekretion Steuerung 347
Malleolengabel 224
Mandelkern 289, 291
Mandibula 274
Mantelzellen 64
Markhöhle 53, 79
Marklager 287, 289
Marklamelle 66
Markscheide 66
Massa lateralis 103
Massenhemmung 85
Mastdarm 353
Mastzelle 50
MATTHIAS-Test 118
Maxilla 274
Mechanorezeptoren 69
Media 250
Mediastinum 128, 267

383

Medulla oblongata 273, 288, 295
- spinalis 311
Meiose 44
MEISSNER-Tastkörperchen 69
Membrana fibrosa 82
- interossea 173, 176
- interossea cruris 221
- synovialis 82
- tympani 278
Membranrezeptoren 337
Membranrezeptortypen 339
Meningocele 28
Meniscus 83, 210
- Aufgaben 212
- Beweglichkeit 211
- Bewegungen 215
- Fixierung 211
- »Hörner« 210
- lateraler 210
- medialer 210
Menstruationszyklus 362
MERKEL-Zellrezeptoren 69
Mesangium 29
Mesaxon 29
Mesencephalon 288, 294
Mesenchymgewebe 29, 48
Mesenterien 345
Mesoderm 29
Mesotendineum 94
Mesopharynx 342
Metacarpalknochen 178
Metachromasie 29
Metaplasie 29
Metathalamus 293
Metencephalon 288, 295
MICHAELIS'sche Raute 115, 148
Mikrovilli 40, 351
Milz 258, 259
Mineralocorticoide 370
Minutenvolumen 254
Mitochondrium 39, 40
Mitose 44
Mitralklappe 247, 249
Mittelfußknochen 223
Mittelhandknochen 178
Mittelhirn 288, 294
Mittelohr 278
Mongolismus 43
Monocyten 243, 244
Morbus ADDISON 370
- BASEDOW 368
- BECHTEREW 112
- CUSHING 368, 371
- PARKINSON 300
Motoneuronen α, α₁ 298, 314
- α₂ 314
- γ 299, 314
Motorik 298
- extrapyramidale 99, 300
- pyramidale 298, 300
- willkürliche 298

motorische Einheit 96
Mundspeicheldrüsen 342
Muscularis mucosae 344
Musculi intercostales externi 131
- intercostales interni 131
- interossei 186
- interossei dorsales 187, 192, 235, 236
- interossei palmares 187, 192
- interossei plantares 235, 236
- interspinales 125
- intertransversarii post. cervicis 126
- intertransversarii med. lumborum 126
- levatores costarum 127
- lumbricales 186, 235
- multifidi 124
- rotatores 124
Musculus abductor digiti minimi 190, 234
- - hallucis 234
- - pollicis brevis 189
- - pollicis longus 177, 188
- adductor brevis 207
- - hallucis 234, 238
- - longus 207
- - magnus 207
- - pollicis 189
- anconaeus 175
- biceps brachii 171, 175, 177
- biceps femoris 219
- brachialis 175
- brachioradialis 175, 177
- coccygeus 152, 155
- coracobrachialis 170, 171
- deltoideus 170, 171
- extensor carpi radialis brevis 182
- - carpi radialis longus 182
- - carpi ulnaris 182
- - digitorum brevis 233
- - digiti minimi 183
- - digitorum communis 183
- - digitorum longus 229
- - hallucis brevis 233
- - hallucis longus 229, 230
- - indicis 177, 183
- - pollicis brevis 177, 188
- - pollicis longus 177, 188
- flexor carpi radialis 182
- - carpi ulnaris 182
- - digiti minimi 234
- - digiti minimi brevis 190
- - digitorum brevis 235
- - digitorum longus 231, 237
- - digitorum superficialis 183, 185
- - digitorum profundus 183, 185
- - hallucis brevis 234
- - hallucis longus 231, 237, 239
- - pollicis brevis 189

- - pollicis longus 188
- gastrocnemius 231
- glutaeus maximus 203, 205, 219
- glutaeus medius 205
- glutaeus minimus 205
- gracilis 207, 219
- iliacus 151, 205
- iliococcygeus 155
- iliocostalis 127
- iliospoas 151, 203, 205
- infraspinatus 168, 170, 171
- interosseus dorsalis I 185
- latissimus dorsi 169, 171
- levator ani 152, 153, 155
- levator scapulae 133, 134, 155
- lumbricalis I 185
- longissimus 127
- longus capitis 134
- obliquus capitis inf. 126
- obliquus capitis sup. 126
- obliquus ext. abdominis 142
- obliquus int. abdominis 142
- obturatorius ext. 207
- obturatorius int. 151, 153, 205
- opponens digiti minimi 190
- opponens pollicis 189
- palmaris brevis 190
- palmaris longus 182
- pectineus 207
- pectoralis maior 169, 171
- pectoralis minor 162
- peronaeus brevis 230, 237
- peronaeus longus 230, 238
- peronaeus tertius 229
- piriformis 151, 205
- popliteus 217, 219
- pronator teres 177
- pronator quadratus 177
- psoas maior 151, 205
- puborectalis 155, 353
- pubococcygeus 155
- rectus abdominis 143
- rectus capitis ant. 134
- rectus capitis post. maior 125
- rectus capitis post. minor 125
- rectus femoris 218
- rhomboideus maior 161
- rhomboideus minor 161
- sartorius 219
- scalenus ant. 134
- scalenus med. 134
- scalenus post. 134
- semimembranosus 219
- semispinalis capitis 124
- semispinalis cervicis 124
- semispinalis thoracis 124
- semitendinosus 219
- serratus ant. 162
- serratus post. inf. 131
- serratus post. sup. 131
- soleus 231

- sphincter ani ext. 152, 153, 353
- sphincter ani int. 153, 353
- sphincter urethrae 359
- sphincter vesicae ext. 359
- sphincter vesicae int. 359
- spinalis 125
- splenius capitis 126
- splenius cervicis 126
- stapedius 278
- sternocleidomastoideus 132, 133
- subclavius 162
- subcostalis 131
- subscapularis 168, 170, 171
- supinator 177
- supraspinatus 168, 170, 171
- tensor fasciae latae 206, 219
- tensor tympani 278
- teres maior 170, 171
- teres minor 168, 170, 171
- tibialis ant. 229, 237
- tibialis post. 231, 237, 238, 239
- transversus thoracis 131
- transversus abdominis 143
- transversus perinei superficialis 154, 155
- trapezius 161
- triceps brachii 171, 175
- quadratus femoris 206, 218
- quadratus lumborum 143
- quadratus plantae 235

Muskel Ausgangslänge 97
- eingelenkiger 95
- Endkürze 97
- Endlänge 97
Muskelfascie 92
Muskelfaser 62, 92
Muskelfaser phasische 62
Muskelfaserriß 99
Muskelformen 89
Muskelführung 84
Muskelgewebe 61
Muskelgliederung 63, 92
Muskelhemmung 85
Muskelinnervation 63
Muskelinsuffizienz aktive 98
Muskelinsuffizienz passive 98
Muskelkater 99
Muskelkontraktion 97
Muskelkontraktur 97
Muskelmechanik 95
Muskel mehrgelenkiger 95
Muskeln infrahyoidale 133
- spino-costale 121
- spino-scapulare 120
Muskel phasischer 88
- physiologischer Querschnitt 96
- posturaler 87
- Querstreifung 62
- roter 87
- spino-humeraler 121
Muskelprüfung 98

Muskeltest manueller 98
Muskel tonischer 62
Muskeltraining 98
Muskel Verkürzungsgröße 97
- Verkürzungslänge 97
- Vordehnung 97
- weißer 88
Muskelwirksamkeit 95
Muskelzelle 92
Muskelzelle glatte 61
Muskulatur glatte 61
Mutation 29
Mydriasis 307, 369
Myelencephalon 288, *295*, 303
Myofibrillen 61
Myofilament 61, 62
Myogelose 29
Myokard 247
Myometrium 361
Myotom 316
Myxödem 368

Nabelhernie 144
Nachhirn 288
Nackenmuskeln 123
Nagel 77
Narbe 77
Nase 260
Nasenbein 274
Nasengänge 260
Nasenmuscheln 261
Nasennebenhöhlen 261
Nasenschleimhaut 261
Nasenseptum 260
Nebenhoden 364
Nebennieren 369
Nebennierenmark 370
Nebennierenrinde 370
Nebenschilddrüsen 369
Nebenzellen 346
Nephron 355, 357
Nerv 66
- Autonomgebiet 67
- Degeneration 67
Nervenendigung 76
Nervenfaser 66
Nervenfaserbündel 66
Nervengewebe 64
Nervenleitung afferent 64
- efferent 64
Nervenplexus 316
Nervenqualität 67
Nervensystem vegetatives 336
Nervenzelle 64
- bipolare 65
- multipolare 65
- pseudounipolare 65
- unipolare 65
Nervi olfactorii 306
- pectorales 159, 160, 162, 169, 332

- subscapulares 70, 332
Nerv Leitungsgeschwindigkeit 67
- peripherer 331
- Regeneration 67
Nervus abducens 272, 308
- accessorius 159, 160, 161, 273, *310*
- - Ausfall 310
- axillaris 170, 332
- cardiacus 249
- cochlearis 279
- cutaneus antebrachii med. 333
- - brachii med. 333
- - femoris lat. 334
- - femoris post. 335
- dorsalis scapulae 159, 160, 161, 332
- facialis 273, 309
- femoralis 151, 205, 218, 219, *334*
- genitofemoralis 334
- glossopharyngeus 273, 310, 343
- glutaeus inf. 151, 205, 335
- - sup. 205, 206, 335
- hypoglossus 273, 311
- iliohypogastricus 334
- ilioinquinalis 334
- intermedius 273
- ischiadicus 151, 206, 219, *335*
- laryngeus inf. 263
- - recurrens 263
- - sup. 263
- lingualis 342
- mandibularis 272, 307, *308*, 341
- maxillaris 272, 307, *308*, 341
- medianus 177, 182, 183, 188, 189, 190, *333*
- musculocutaneus 170, 175, 177, *333*
- obturatorius 206, 207, 219, *335*
- oculomotorius 272, 307
- occipitalis maior 331
- ophthalmicus 272, 307, 308
- opticus 272, 276
- peronaeus comm. 219, 230, *335*
- peronaeus prof. 229, 233, *335*
- peronaeus superfic. 230, *335*
- phrenicus 332
- plantaris med. 234, 235
- plantaris lat. 234, 235
- pudendus 155
- radialis 175, 182, *332*
- saphenus 334
- subclavius 162, 332
- thoracicus longus 159, 160, 162, 332
- thoracodorsalis 159, 169, 170, 332
- tibialis 219, 231, 335
- trigeminus 307
- trochlearis 272, 307
- ulnaris 182, 183, 186, 189, 190, *333*

385

- vagus 273, 310
- vestibulocochlearis 273
Netz großes 345
Netzhaut 275
Netz kleines 345
Neurofibrille 65, 66
Neurohypophyse 367
Neurinom 67
Neurit 64, 65
Neuron 64
Neutral-O-Stellung 86
Neurotubulus 65
Neurozyt 64
Niemandsland Hand 196
Niere 355, 356
Nierenbecken 355, 357
Nierenkelch 355, 357
Nierenkörpchen 357
Nierenmark 356, 357
Nierenrinde 356
Noradrenalin 68, 370
Noradrenalinreiz 339
Nucleolus 40
Nucleus 40, 42
- caudatus 289, 290, 292
- cuneatus 325, 326
- dentatus 300
- emboliformis 300
- fastigii 300
- globosus 300
- gracilis 325, 326
- olivaris 299
- pulposus 110
- ruber 294, 299
- subthalamicus 293, 299
- vestibularis lat. 299
Nukleinsäuren 43
Nußgelenk 202
Nystagmus 281

O-Bein 220
Oberbauch 345
Oberfläche resorbierende 351
Oberhaut 75
Oberkiefer 274
Occipitallappen 289
Occipitalneuralgie 331
Ödeme cardiale 49, 256
Oesophagus 343
Oestrogene 363
Ohr 278
Ohrspeicheldrüse 342
Ohrtrompete 278
Olecranon ulnae 173
Oligodendrocyt 64
Omentum maius 345
- minus 345
Opposition 85, 181, 189
Organ 44
Orientierungspunkte Hüftgelenk 198

Os capitatum 178
- coxae 145
- cuboideum 223
- ethmoidale 272
- frontale 272
- hamatum 178
- ilium 145, 146
- ischii 145, 146
- lacrimale 274
- lunatum 178
- nasale 274
- naviculare 223
- occipitale 272, 273
- palatinum 274
- parietale 272
- pisiforme 178
- pubis 145, 146
- sacrum 147
- scaphoideum 178
- sphenoidale 272
- temporale 272, 273
- trapezium 178
- trapezoideum 178
- triquetrum 178
- zygomaticum 274
Ossa cuneiformia I-III 223
- digitorum pedis 223
- metacarpalia I-V 178
- metatarsalia I-V 223
Ossifikation 54, 55
- chondrale 55
- desmale 54
- perichondrale 55
Osteoblast 52
Osteocyt 52
osteofibröse Kanäle 185
Osteoid 30, 52
Osteoklast 54
Osteon 53, 58, 59
Osteoporose 52
Osteosynthese 60
Östradiol 363
Ott'sches Maß 117
Ovar 360, 361
Ovarialzyklus 362
Ovulation 362
Oxytocin 62, 367

Pallidum 299
Palma manus 192
Palmaraponeurose 191, 192
- Verankerung 192
Pankreas 350
Papillarmuskeln 248, 249
Papillarschicht 75
Paraganglien 30
Parametrien 362
Parasympathicus 336, 338
- Wirkung 340
Parathormon 369

Parese schlaffe 300
- spastische 300
Parietallappen 289
Patella 209, 210, 217
Patellarsehnenreflex 318
Patella tanzende 220
Paukenhöhle 278
Pecten ossis pubis 146
»Perforans« 185
»Perforatus« 185
Periarthropathia humero-scapularis 169
Perichondrium 51
Perikard 246
Perikaryon 64
Perimysium externum 63, 92
- internum 63, 92
Perineurium 66
Periost 53, 78
Peristaltik Darm 344
Peritendineum 93
Peritonaealverhältnisse 345
Peritonaeum 139, 345
- parietale 345
- viscerale 345
Pes calcaneus 240
- cavus 240
- equinus 240
- equinovarus 240
- planus 239
- transversoplanus 240
- valgus 240
- valgoplanus 239
Pfannenband 226, 228, 239
- aktives 239
Pfannenebene Hüftgelenk 198
Pflugscharbein 274
Phagozytose 31, 40
Phalanx distalis 178
- media 178
- proximalis 178
Phänotyp 245
Pharynx 261, 342
Pia mater encephali 282, 283, 284
- - spinalis 311
Pisiformestern 195
Planta pedis 233
Planum suprapatellare 198
Plattenepithel 46
Plattfuß 239, 240
Platysma 132
Pleura 267
Pleurablätter 267
Pleura costalis 267
- diaphragmatica 267
Pleuragrenzen 268, 269
Pleurahöhlen 128, 267
Pleura mediastinalis 267
- parietalis 264
Pleuraspalt 265, 267, 268
Pleura visceralis 264, 267

Plexus brachialis 164, 312, 316, *332*
– cervicalis 161, 316
– chorioideus 292
– coccygeus 316
– haemorrhoidalis 354
– lumbalis 151, 312, 316
– lumbosacralis 312, *334*
– myentericus 344, 351
– pudendus 316
– sacralis 205, 206, 312, 316
– submucosus 344
Plicae alares 212
Pons 288, 295, 303
Portio 362
Porus acusticus int. 273
»Posticus« 263
postnatales Wachstum 70
Präzisionsgriff 193
Pressorezeptoren 255
Primärbündel 92
prismatisches Epithel 46
Processus accessorius 104
– art. inf. 102, 105
– art. sup. 102, 105
– coracoideus 158, 159, 166
– coronoideus 173
– costarius 104, 105
– mamillaris 104
– mastoideus 278
– styloideus radii 173
– styloideus ulnae 173
– spinosus 102, 105
– transversus 102, 103, 105
– uncinatus 103, 106, 110
Progesteron 363
Proliferationsphase 362
Projektion 137
Projektionsbahnen 289, 301
Promontorium 104, 145, 147
Pronation 85
– Unterarm 174, 176
– Fuß 227
– Muskeln Arm 177
Proprioceptor 32, 69
Prostata 364
Prostatahypertrophie 365
Protoplasma 32
Pseudarthrose 61
Ptosis 307
Pubertas praecox 57
Pulmonalklappe 247, 249
Pulpahöhle 341
Puls 254
Pulsstellen 255
Punctum fixum 89
– mobile 89
Pupille 276
Pupillarreflex 276, 277
PURKINJE Fasern 249
– Zelle 65, 300
Putamen 289, 290, 292

pyramidales System 298
Pyramidenbahn 298
Pyramidenkreuzung 298, 328
Pyramidenzelle 65
Pykniker 74
Pylorus 346

Quergewölbe Fuß 224, 236
– – aktive Verspannung 238
– – passive Verspannung 238
Querfortsatz 102
Querschnittslähmung 330

Rachen 342
Rachendachmandel 259
Radgelenk 84
Radialispuls 252
Radio-Ulnar-Gelenk distales 173
– – – proximales 173
Radius 172, 173
Radiusperiostreflex 318
Radix anterior 316
– posterior 316
Ramus duralis 316
– interventricularis ant. 250
– profundus ni radialis 177, 183, 188, 189, 190
– superficialis ni ulnaris 190
Randleisten 101
RANVIER'scher Schnürring 66
Rautengrube 295, 296
Rautenhirn 288, 296
Rezeptor 69, 317
Rezeptoren α- 337
– β- 337
Rezeptorfeld 65
Rezeptorkombinationen 69
Rezeptororgane 69, 76
Recessus 82
– costodiaphragmaticus 267
– piriformis 263
– pleurales 267
– subpubicus 156
– superior 212
Rectum 353
– Entleerung 354
Rectuminkontinenz 354
Rectusdiastase 32, 144
Rectusscheide 140
Reduktionsteilung 44
Reflexbahnen 279
Reflexblase 359
Reflexbogen 317
Reflexe 318
– propriozeptive 317
– viscerale 317
Reflexzentrum übergeordnetes 294
Reifezeichen Neugeborenes 57
Reinnervation 67
Ren 355

RENSHAW-Zellen 68, 298, 314
Reposition 85, 181, 189
Reservestreckapparat Knie 213
Resorption 351
Restharn 365
Reticulum glattes endoplasmatisches 40
– rauhes endoplasmatisches 40
– sarkoplasmatisches 63
Retikulumzelle 48
Retinacula cutis 75, 192
– patellae 206, 213
Retinaculum extensorum 183
– flexorum 183, 184, 191
retroperitonaeal 345
Retroversion 85
rezeptives Feld 69
Rhesusfaktor 245
Rhombencephalon 288
Ribonukleinsäure 43
Ribosomen 39, 40
Riesenwuchs 367
– hypophysärer proportionierter 57, 72
Rindenfelder motorische 298
Ringknorpel 262
Ringmuskulatur innere 344
Rippen 119, 129
Rippenbogen 116, 129, 139
Rippenfell 264, 267
Rippengelenke 119
– Funktion 130
Rippen Hochstand 130
– Kopfgelenke 119
– Krümmungen 130
– Sternum-Verbindungen 130
– Querfortsatzgelenk 119
– Wirbel-Gelenke 130
RISSER'sches Zeichen 118
RNS 43
Röhrenknochen Dickenwachstum 58
– Längenwachstum 57
Rollen 85
Rollgleiten 85
ROMBERG 281
ROSER-NELATON-Linie 203
Rotatorenmanschette 167, 168, 169
Rücken hohlrunder 117
Rückenmark 311
– Feinaufbau 313
– Fixierung 313
– Häute 311
Rückenmuskeln primäre 121
– sekundäre 120
Rückmeldekreise 299
RUFFINI-Körperchen 69
Rumpf-Oberarm-Muskeln 169
– Schultergürtelmuskeln 161
Rundrücken 117

Sacculus 280
Sacralisation 117
Sagittalachsen 37
Sagittalebenen 37
Sakralkyphose 116
Samenleiter 364
Sammelrohre 355, 357
Sarkomer 63
Sarkoplasma 33
Sattelgelenk 84
Scalenuslücke 133
Scapula 158
Schädel 271
Schädelbasis 271
Schädelbrüche 273
Schädeldach 271
Schädelgrube 271
Schädelkalotte 271
Schalenkern dunkler 289
Schaltlamellen 53, 59
Schaltzellen 313
Schambein 145
Scharniergelenk 84
Scheide 360
Scheinbewegungen 167
– Arm 176
Scheingelenk 61
Scheinschmerzen 250
Scheitelbein 272
Schenkelhalsfraktur 199
Schenkelhernie 145
Schichtung Bauchwand 140
Schiefhals 133
Schienbein 209, 220
Schienbeinkopf 209
Schilddrüse 368
Schildknorpel 262
Schläfenbein 272
Schläfenbeinschuppe 272
Schlagvolumen 254
Schleifenbahn mediale 321, 326
Schleimbeutel 92
Schluckakt 343
Schlucken 263
Schlund 261, 342
Schlüsselbein 157
Schlüsselbeingelenke 166
– Palpation 162
Schlüsselgriff 195
Schlußrotation 215
Schmerzrezeptoren 69
Schneckenapparat 278
SCHOBER'sches Maß oberes 117
– unteres 117
Schock 256
Schubladenpänomen 220
«Schublade hintere» 220
«Schublade vordere» 220
Schulterblatt 157
Schulterblattkrachen 163
Schulterdach 159, 167

Schultereckgelenk 158, 159
Schultergelenk 166, 167
– Kapsel 167, 168
– Ruhestellung 172
– Schonstellung 172
Schultergürtel-Arm-Muskeln 170
– Bewegungsprüfung 162
– Hauptbewegungen 159
– knöcherner 157
– muskulöser, Palpation 163
Schulterhöhe 158, 159
Schulterluxation 168
Schultermuskeln 170
Schulternebengelenk 168, 169, 170
Schutzreflexe 295
SCHWANN'sche Zelle 64
Schweißdrüsen 77
Schwerpunkt des Körpers 122
Schwurhand 333
Scrotum 364
Segelklappen 248
Segelklappe linke 247
– rechte 247
Segment 100
Segmentbewegungen Darm 352
Segmentbronchus 265, 266
Segmentnerv 316
Sehbahn 276
Sehne 93
Sehnenhaut 93
Sehnenruptur 99
Sehnenscheide 94
Sehnenscheidenentzündung 94
Sehnenscheidenfächer Handrücken 184
Sehnenspindeln 69, 93
Seitensäule 313, 314
Seitenstrang 314
Seitenventrikel 286, 289, 291, 292
Sekretion 47
– apokrine 47
– ekkrine 47
– endokrine 47
– exokrine 47
– holokrine 47
Sekretionsphase 362
Sekundärbündel 92
Selektion 33
Semilunarklappen 249
Senkniere 356
Serotonin 68, 243
Serum 244
Sesambein 94
Sesamknorpel 94
SHARPEY'sche Fasern 78
Siebbein 272
Siebbeinplatte 272
Siebbeinzellen 261
Sigma 352
Sinnesepithel 46
Sinus 226, 284

– cavernosus 285, 308
– marginalis 285
– petrosus inf. 273, 285
– petrosus sup. 285
– phrenicocostalis 136
– rectus 284, 285
– sagittalis inf. 285
– sagittalis sup. 285
– sigmoideus 285
– transversus 285
Sinusknoten 249
Sitzbein 145
Skelettmuskel 87, 92
Skelettmuskelzelle 62
Skelettmuskulatur quergestreifte 62
Sklera 275
Sklerotom 33
Skoliosen 117, 118
Sohlenband langes 228
Sol 34
Soma 64
Somatogramm 71
Somatomotorik 297
Somatosensibilität allgemeine 296
– spezielle 296
somatotropes Hormon 70, 71, 72, 366
Somatotropin 70
Somatotropinspiegel 72
Spaltraum synaptischer 68
Spanngelenk 362
Spannungstrajektorien 80
Spasmus 99
Spastik 99
Spatium pelvis subperitonaeale 153
Speiche 172
Speicherfett 49
Speiseröhre 343
Sperrarterien 254
Speziallamelle 59
Spina iliaca ant. inf. 146
– – – sup. 146
– – post. inf. 146
– – – sup. 146
– ischiadica 146
– scapulae 158, 166
Spinalnerv 316
Spinngewebshaut 282
Spitzfuß 240
Spitzfußstellung 335
Spitzgriff 193
Spondylolisthesis 117
Spondylosis deformans 117
Spongiosa 53, 54, 58, 79
Spreizen der Finger 187
Spreizfuß 240
Sprungbein 222
Sprunggelenke 224

Sprunggelenke Gelenkkapsel 225
Sprunggelenk oberes 224, 225
– unteres 226
Stäbchenzellen 275
Stabkranzfaserung 292, 302
Stammbronchien 264
Stammbronchus 265
Stammhirn 288
Steigbügel 278
Steigbügelmuskeln 238
Steißbein 101, 104
Stellgelenk 262
Stellknorpel 262
Stellreflexe 281, 295, 300
Stereozilien 40
Sterno-Claviculargelenk 157, 158
Sternum 128, 129
Stimmbänder 262, 263
Stimmbeeinflussung 263
Stimmbildung 263
Stirnbein 272
Stirnbeinschuppe 272
Stirnhöhlen 261
Stirnpfeiler 271
Strahl fibularer 224
– tibialer 224
Strahlengang Auge 275
Strangzellen 313
Stratum fibrosum 53, 78
Streifenkörper 289
Striatum 289, 290, 292, 299
Stützgewebe 48, 50
Stützorgan 197
Subarachnoidealraum 283, 284
Subcutis 75
subdeltoidealer Gleitraum 169, 170
Subduralraum 283, 284
Subluxation 87
Substantia compacta 58
– nigra 294, 299
– spongiosa 58
Sulci 289
Sulcus calcarinus 290
– centralis 290
– intertubercularis 164, 168
– lateralis 290
– nervi radialis 164
– nervi ulnaris 164
– posterior 313
– tarsi 222
Supination 85
– Unterarm 174, 176
– Fuß 227
– Muskeln Unterarm 177
Supraspinatussehne 169
Sustentaculum tali 222, 231
Suturen 271
Sympathicus 336, 338
Sympathicus Wirkung 340
Symphyse 148

Synapse 68
– axo-axonale 68
– – dendritische 68
– – somatische 68
– erregende 68
– Erregungsübertragung 68
– hemmende 68
– myoneurale 63, 68
Synarthrose 80
Synchondrose 81
Syndesmose 81
Syndesmosis tibiofibularis 221, 224
Syndrom hypokinetisches 300
Synergist 95
Synostose 81
Synovia 51, 82, 94

Tabatière 195
Tachypnoe 270
Taenien 352
Taille 116
Talgdrüsen 77
Talus 222
Tarso-Metatarsalgelenke 227
Taschenklappe 249
– linke 247
– rechte 247
Tectum 294
Tegmentum 294
Telencephalon 288, 289
T-Lymphocyten 244
Temporallappen 289
Tendo 93
Tentorium cerebelli 282
Tertiärfollikel 361
Testis 364
Testosteron 364
Tetanus 97
Thalamus 292, 293, 299
Thalamusstiele 302
– frontaler 303
– occipitaler 303
– parietaler 303, 321, 326
– temporaler 303
Thenar 189, 191
Thermorezeptoren 69
Thorax 128
Thoraxhöhle 128
Thoraxöffnung obere 128
– untere 128
Thoraxwandmuskeln 131
Thrombin 244
Thrombocyten 243
Thrombokinase 243
Thyreocalcitonin 368
thyreotropes Hormon 367
Thyroxin 368
Tibia 209, 220
Tibiakondylen 209
Tibialis anterior Puls 252

Tibialis posterior Puls 252
Tibiatorsion 208
tiefe Hohlhandfascie 191, 192
Tonsillen 258, 259
Tonsilla lingualis 259
– palatina 259
– pharyngea 259
– tubalis 259
Trachea 264
Tractus corticonuclearis 303
– corticospinalis 298, 303, 327, 328
– – ant. 315
– – lat. 315
– iliotibialis 217
– olivospinalis 315
– opticus 277
– reticulospinalis 299, 315
– rubrospinalis 315
– spinocerebellaris ant. 315, 323, 324
– – post. 315, 322, 324
– spinoreticularis 315
– spinothalamicus 320, 321
– – ant. 315, 320
– – lat. 315, 320
– tectospinalis 299, 315
– vestibulospinalis 299, 315
Tragegriff 194
Traglinie 112
Tränenbein 274
Translationsbewegung 83
Transmitterstoffe 68
Transversalachsen 37
Transversalebenen 37
«Transversus» 263
TRENDELENBURG'sches Phänomen 206, 335
Tricepssehnenreflex 328
Tricuspidalklappe 247, 248
Trigonum lumbocostale 137
– sternocostale 137
Trijodthyronin 368
Trisomie 43
Trochanter maior 197
– minor 197
Trochlea humeri 164
Trochlea tali 222, 224
Trommelfell 278
TRÖMNER-Reflex 318
Tropokollagen 52
Trunci intestinales 258
– lumbales 258
Truncus iliacus 258
– iugularis 258
– pulmonalis 247, 251
– subclavius 258
Tuba auditiva 278
– uterina 360, 361
Tuber calcanei 222
– ischiadicum 146
Tuberculum ant. atlantis 106

389

- infraglenoidale scapulae 158, 166
- maius 164
- minus 164
- nuclei cuneati 296
- – gracilis 296
- post. atlantis 106
- pubicum 146
- supraglenoidale scapulae 158, 166
Tuberositas deltoidea 164, 168
- glutaea 197
- ossis metatarsalis V 223
- – navicularis 223
- radii 173
- tibiae 210, 220
- ulnae 173
Tubulus distaler 357
- proximaler 357

Übergangsepithel 46
Überlaufblase 360
Überleitungsstück 357
Ulna 172, 173
Ulnarispuls 252
Umwendachse Unterarm 176
Umwendbewegungen Unterarm 176
Uncovertebralgelenke 110
Unterbauch 345
Unterkiefer 274
Unterkieferspeicheldrüse 342
Unterschenkel knöchern Orientierung 221
Unterschenkelmuskulatur 228
Unterschenkel Traglinie 241
Unterzungenspeicheldrüse 342
Ureter 355
Urethra 355, 360, 364
Ursprung Muskel 88
Uterus 360, 361
Uterusstand 361
Utriculus 280
Uvula 342

Vagina 360, 362
- fibrosa 94
- synovialis 94
- synovialis tendinis 94, 185
valgisierende Muskeln 199
Valva aortae 249
- atrioventricularis dextra 248
- trunci pulmonalis 249
varisierende Muskeln 199
Varizen 76, 256

Vasa nutricia 53
Vasomotorenzentrum 295
Vena axillaris 253
- basilica 253
- brachialis 253
- brachiocephalica 253
- cava inferior 251, 253
- cava superior 251, 253
- cephalica 253
- cerebri magna 284
- diploica 284
- emissaria 284
- femoralis 253
- iliaca communis 253
- – externa 253
- – interna 253, 273
- portae 251, 253, 348
- saphena magna 253, 256
- – parva 256
- subclavia 253
Venae pulmonales 251
- – sinistrae 252
Venen Taschenklappen 250
Venenwinkel 258
Ventilebene 248, 251, 254
Verbindungsstück 357
verlängertes Mark 295
Verschiebeschicht submuskuläre 93
Vertebra prominens 103, 115
Vesica urinaria 355
Vestibularapparat 280
Vestibulariskerne 281
Vierergelenkkette überschlagene 214
Vierhügelplatte 294
Vincula tendinum 185
Visceromotorik 297
Viscerosensibilität allgemeine 296
- spezielle 297
Vomer 274
Vordersäule 313, 314
Vorderstrang 314
Vorhof linker 247
- rechter 247
Vorhofdiastole 254
Vorhofsystole 254
Vorlaufphänomen 120
Vormauer 289
Vorsteherdrüse 364

Wachstum 70
Wachstumsfuge 79

Wachstumshormon 70, 71, 72, 366
Wachstumsschübe 71
Wadenbein 221
WALDEYER'scher Rachenring 259
Wangenpfeiler 271
Warzenfortsatz 278
Weichteilhemmung 85
Windungen Gehirn 289
Wirbel Aufbau 101
- Unterschiede 103
Wirbelbogenspalten 117
Wirbelgelenke 107, 119
- Innervation 107
Wirbelkanal 102
Wirbelkörperspalten 117

X-Bein 220

Zähne 341
Zahnformel 341
Zahnhöhle 341
Zahnschmelz 341
Zäpfchen 342
Zapfengelenk 84
Zapfenzellen 275
Zehenendgelenke 228
Zehengrundgelenke 227
Zehenknochen 223
Zehenmittelgelenke 228
Zehenmuskeln kurze longitudinale 235
Zellmembran 42
Zellorganellen 39
Zellteilung 44
Zentralvene 349
Zentrosom 39
Zirbeldrüse 292
Zona haemorrhoidalis 353
Zona orbicularis 200, 201
Zotte 351
Zuckungsamplitude 96
Zugrezeptor 93
Zunge 342
Zungenmandel 259
Zwerchfell 134
- Aufgaben 136
Zwerchfellkuppel 137
Zwerchfellstand 135
Zwergwuchs proportionierter 72, 367
Zwischenhirn 288
Zwischenrippenraum 128
Zwischenwirbelloch 102
Zwölffingerdarm 347

FACHBUCHREIHE KRANKENGYMNASTIK
Physikalische Therapie – Prävention – Rehabilitation

H. Haase/H. Ehrenberg/M. Schweizer
**Lösungstherapie
in der Krankengymnastik**
Ca. 200 Seiten mit 122 Abb., kart., ca. DM 38,–
ISBN 3-7905-0455-6   **NEU 1985.**

H. Krahmann/F.-J. Kaltenbach
Krankengymnastik bei Senkungszuständen
Ca. 92 Seiten mit 19 Abb., kart., ca. DM 22,–
ISBN 3-7905-0456-4   **NEU 1985.**

W. Arns/A. Hüter-Becker
**Krankengymnastik
bei neurologischen Erkrankungen**
3., überarbeitete und erweiterte Auflage.
272 Seiten mit 175 Abb., kart., DM 36,–
ISBN 3-7905-0364-9

H. Droste/W. Miehle/U. Droste
**Krankengymnastik im Wasser
bei rheumatischen Erkrankungen**
308 Seiten mit ca. 350 Abb., kart., DM 46,50
ISBN 3-7905-0410-6

M. Eklundh
Achte auf deinen Rücken
Aus dem Schwedischen übersetzt von Marie Moll von Miller.
2. Auflage, 94 Seiten mit 138 Abb., kart., DM 24,–
ISBN 3-7905-0297-9

M. Feldkamp
**Ganganalyse bei Kindern
mit zerebraler Bewegungsstörung**
224 Seiten mit 110 Abb., kart., DM 32,–
ISBN 3-7905-0292-8

M. Feldkamp/I. Danielcik
**Krankengymnastische Behandlung
der zerebralen Bewegungsstörung
im Kindesalter**
3. Auflage, 386 Seiten mit 300 Abb., kart.,
DM 36,–
ISBN 3-7905-0342-8

O. Gillert
Elektrotherapie
2., verbesserte Auflage, 276 Seiten mit 170 Abb., kart., DM 38,–
ISBN 3-7905-0372-0

O. Gillert
Hydro- und Balneotherapie
– in Theorie und Praxis –
In völlig neuer Überarbeitung 1985.
216 Seiten mit 83 Abb., kart., DM 26,–
ISBN 3-7905-0373-8

R. Haarer/U. Schauffele
Begreifen kommt von Greifen
Ein Lehr- und Lernmodell für den praktischen Unterricht in Krankengymnastik.
92 Seiten mit Abb., kart., DM 23,80
ISBN 3-7905-0417-3

H. Kosel
Behindertensport
– Körper- und Sinnesbehinderte –
324 Seiten mit 139 Abb., kart., DM 48,–
ISBN 3-7905-0331-2

H. Krahmann/H. Steiner
**Krankengymnastik in Geburtshilfe
und Frauenheilkunde**
288 Seiten mit 120 Abb. und farbigen Beilagen,
kart., DM 43,–
ISBN 3-7905-0365-7

A. Pape
Heben und heben lassen
– Heben und Tragen
bewegungsbehinderter Menschen –
100 Seiten mit 180 Abb., kart., DM 22,–.
ISBN 3-7905-0403-3

I. Scholz-Heidrich
**Die Mukoviszidose und ihre
krankengymnastische Behandlung**
90 Seiten mit 123 Abb., kart., DM 24,–
ISBN 3-7905-0309-6

K. Schüle/S. Trimborn
Rehabilitation nach Mammakarzinom
– unter besonderer Berücksichtigung von
Sport und Bewegungstherapie –
136 Seiten mit Abb., kart., DM 29,80
ISBN 3-7905-0427-0

P. Simon
Rollstuhl-Gebrauchsschulung
88 Seiten mit 70 Abb., kart., DM 22,–
ISBN 3-7905-0430-0

G. Trnavsky
Kyrotherapie
88 Seiten mit zahlreichen Abb., kart., DM 24,–
ISBN 3-7905-0310-X

Preisänderungen vorbehalten

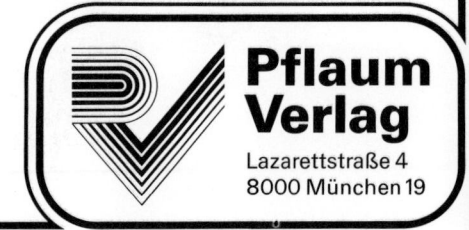

Pflaum Verlag
Lazarettstraße 4
8000 München 19